DIFFERENTIALDIAGNOSE SELTENER LUNGENERKRANKUNGEN IM RÖNTGENBILD

EIN ATLAS, HERAUSGEGEBEN VON

KARL MUSSHOFF
PRIVATDOZENT
RÖNTGEN-RADIUM-ABTEILUNG
DER MEDIZINISCHEN
UNIVERSITÄTSKLINIK FREIBURG I. BR.

JÜRGEN WEINREICH
PRIVATDOZENT
MEDIZINISCHE KLINIK
STÄDTISCHES KRANKENHAUS SÜD
LÜBECK

MIT EINEM GELEITWORT VON

PROF. DR. E. UEHLINGER
ZÜRICH

ZWEITE, ERWEITERTE AUFLAGE

MIT 137 ABBILDUNGEN
IN 263 EINZELDARSTELLUNGEN

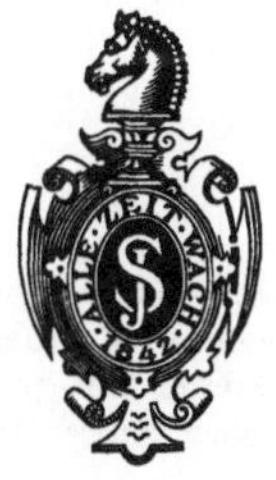

SPRINGER-VERLAG
BERLIN · GÖTTINGEN · HEIDELBERG · NEW YORK
1964

Softcover reprint of the hardcover 2nd edition 1964

Library of Congress Catalog Card Number 64—16734

ISBN 978-3-642-49444-4 ISBN 978-3-642-49723-0 (eBook)

DOI 10.1007/ 978-3-642-49723-0

Titel-Nr. 0154

Geleitwort zur zweiten Auflage

Es ist wohl für die Autoren wie für den Verlag eine Genugtuung und Freude, daß die „Differentialdiagnose seltener Lungenerkrankungen im Röntgenbild“ von den Dozenten Dr. K. Musshoff und Dr. J. Weinreich eine so gute Aufnahme gefunden hat und in kurzer Zeit eine Neuauflage notwendig geworden ist. Zweitauflagen ermöglichen es, das Anschauungsgut zu sichten, zu erweitern, den Text zu klären und zu präzisieren. Die Aufgliederung in Röntgensyndrome (flächenhafte Lungenverschattungen, multiple fleckenförmige Verschattungen, Rundschatten, streifig-reticuläre Verschattungen, Mediastinal- und Hilusverschattungen, Aufhellungen) hat sich bewährt. Jedes dieser Röntgensyndrome ist belegt durch viele wohlgewählte Beispiele, ergänzt durch Früh- und Spätbefunde, Verläufe und Spezialaufnahmen. So kann dieses Buch helfen, in der Differentialdiagnose seltener Lungenerkrankungen den richtigen Entscheid zu fällen. Möge auch dieser sorgfältig erweiterten zweiten Auflage eine gute Aufnahme beschieden sein.

Zürich, im Juli 1964 E. Uehlinger

Vorwort zur zweiten Auflage

Die erste Auflage dieses Buches hat eine freundliche Aufnahme gefunden und war nach Jahresfrist vergriffen. Dies erscheint uns der Ausdruck eines regen Interesses an der Pathologie der Lunge und vor allem an der Kenntnis neuer Krankheitsbilder, wozu dieser Atlas ja beitragen sollte.

Zu dem gesteigerten Interesse an der Diagnostik seltener Lungenerkrankungen haben die großen Fortschritte beigetragen, die auf dem Gebiet der Untersuchungsmethoden der Lunge gemacht wurden. Die Bronchoskopie mit der Bronchusbiopsie, die transbronchiale oder transthorakale Lungenpunktion sowie die systematische Untersuchung des Sputums auf pathologische Zellen ermöglichen in vielen Fällen die Sicherung der Diagnose ohne größeren operativen Eingriff. Die Beurteilung der Lungenfunktion durch Spirometrie und vor allem durch die Prüfung der Diffusionskapazität der Lunge hat tiefe Einblicke in die Störung der Atmung geboten, wie sie gerade im Gefolge chronischer Lungenerkrankungen auftritt. Schließlich lassen sich mit Hilfe der Herzsondierung die Blutdruckwerte im kleinen Kreislauf und das Herzzeitvolumen exakt messen und geben damit differenzierte Auskunft über die Folgen chronischer Lungenkrankheiten auf das Herz-Kreislaufsystem.

Nutznießer dieser verbesserten diagnostischen Methoden der Klinik ist vor allem auch der röntgenologisch tätige Arzt, wurde doch durch die Möglichkeit einer histologischen oder cytologischen Überprüfung der Diagnose die Sicherheit der röntgenologischen Aussage erhöht, durch die Kenntnis der Auswirkungen chronischer Lungenerkrankungen auf Atmung, Herz und Kreislauf das Wissen über die Pathophysiologie der röntgenologischen Veränderungen vertieft und die Aussagebreite des Röntgenbildes über die Morphologie hinaus auf die Funktion ausgeweitet.

Nach wie vor nimmt aber die Röntgenuntersuchung eine zentrale Stellung in der Lungendiagnostik ein, von ihrem Befund leiten sich dann erst die weiteren klinischen Untersuchungen ab. Deshalb blieb auch der Aufbau dieses Atlas nach rein röntgenologischen Symptomen unverändert. Es wurde aber versucht, durch bildliche und textliche Ergänzungen die vielfältigen Aspekte einzelner Erkrankungen noch besser darzustellen und auf neuere noch weniger bekannte Krankheitsbilder (z. B. die alveoläre Lungenproteinose) hinzuweisen. Anregungen von pädiatrischer Seite folgend, haben wir auch einige seltenere Lungenerkrankungen des Kindesalters aufgenommen, wie das kongenitale lobäre Emphysem oder die adenoid-cystische Lungendegeneration des Kleinkindes, da diese Erkrankungen noch nicht allgemein bekannt sind, aber doch allgemeines Interesse beanspruchen. Hierfür verdanken wir wiederum wesentliche Beiträge wie auch sachliche und kritische Hinweise einer Reihe von Kollegen aus dem In- und Ausland, denen an dieser Stelle besonders gedankt werden soll. Der Springer-Verlag ist unserem Wunsche nach Erweiterung des Buches in großzügigster Weise entgegengekommen, wofür wir zu großem Dank verpflichtet sind.

Freiburg i. Br. und Lübeck, im Juni 1964

K. Musshoff J. Weinreich

Vorwort zur ersten Auflage

Anläßlich der Deutschen Tuberkulosetagung 1960 in Freiburg fand zu dem Thema „Chronische nichttuberkulöse Lungenerkrankungen mit besonderer Berücksichtigung seltener Formen" eine wissenschaftliche Ausstellung von Röntgenbildern statt. Da diese Ausstellung bei allen Teilnehmern großes Interesse fand, beschlossen der Vorstand der Deutschen Tuberkulosegesellschaft und des Deutschen Zentralkomites zur Bekämpfung der Tuberkulose ihre Veröffentlichung.

Hierfür war es notwendig, das ausgestellte Bildmaterial zu straffen, um Wiederholungen zu vermeiden, gleichzeitig aber auch durch Aufnahme weiterer Bilder noch vorhandene wesentliche Lücken zu schließen. Wir haben uns dabei besonders auch um Erfassung der Krankheitsbilder bemüht, die erst in den letzten Jahren bekannter geworden sind. Dennoch war es nicht Aufgabe dieser Veröffentlichung, die Gesamtheit aller chronischen Lungenerkrankungen im Sinne einer handbuchmäßigen Aufführung aufzunehmen. Unter bewußtem Verzicht auf extrem seltene Raritäten wurde vielmehr eine Zusammenstellung derjenigen Lungenerkrankungen angestrebt, deren Kenntnis für den röntgenologisch tätigen Arzt wesentlich ist. Nicht berücksichtigt wurden neben der Tuberkulose auch die Pneumokoniosen und das Bronchialcarcinom in seinen verschiedenen Erscheinungsformen.

Die alleinige röntgenologische Diagnose ist vielfach dadurch erschwert, daß gleichartige oder ähnliche Schattenbilder bei ätiologisch ganz unterschiedlichen Krankheitsprozessen vorkommen können. Durch die Aufgliederung des vorliegenden Bildmaterials allein nach den führenden röntgenologischen Leitsymptomen, wie flächenhafte Verschattungen, multiple Fleckschatten wechselnder Größe, solitäre Rundschatten, streifig-netzförmige Verschattungen, sowie lokalisierte oder generalisierte Aufhellungen der Lungenfelder, sollen die verschiedenen ätiologischen Möglichkeiten aufgezeigt werden, die zu gleichen oder ähnlichen Veränderungen im Röntgenbild führen. Die Einordnung des hier zusammengestellten Untersuchungsgutes erfolgte aus diesem Grunde in Form einer Differentialdiagnose nach den genannten röntgenologischen Leitsymptomen. Dabei sind wir uns bewußt, daß die Aufgliederung allein nach diesen Gesichtspunkten ihre Schwächen hat und eine röntgenologische Bildanalyse auch noch andere Gesichtspunkte berücksichtigen muß. Darum haben wir diese in einem einleitenden Abschnitt noch einmal kurz zusammengefaßt und uns auch in den anderen Kapiteln bemüht, auf zusätzliche differentialdiagnostische Röntgensymptome aufmerksam zu machen.

Um der Verbindlichkeit der Aussage willen wurden bis auf wenige Ausnahmen nur solche Fälle aufgeführt, deren Diagnose durch histologische, cytologische oder serologische Untersuchungen eindeutig sichergestellt wurde. Bei den wenigen Ausnahmen war die Diagnose zumindest durch mehrere klinische Befunde wahrscheinlich gemacht worden.

Zu jedem Kapitel wurde eine zusammenfassende Übersicht über die hierzu gehörigen Erkrankungen gegeben. Sie ist absichtlich knapp gehalten, da das Hauptgewicht auf den Bildern selbst liegen soll. Die Literaturhinweise beschränken sich auf die wichtigsten Originalarbeiten und vor allem auf zusammenfassende Übersichten. Eine Aufführung aller das Thema behandelnden Arbeiten entspricht nicht der Aufgabe des Buches, eine vollständige Erfassung wäre bei der Fülle der in Frage kommenden Publikationen auch kaum möglich. Den einzelnen Bildern sind die wichtigsten anamnestischen und klinischen Daten beigegeben.

Abschließend danken wir allen Kollegen aus dem In- und Ausland für die bereitwillig überlassenen Röntgenbilder. Nur durch ihre Mithilfe war die Herausgabe dieses Buches möglich. Unser besonderer Dank gilt vor allem dem Vorsitzenden der Freiburger Tuberkulosetagung, Herrn Prof. Dr. E. Uehlinger, der mit seinem regen Interesse an der Publikation der wissenschaftlichen Ausstellung zum Gelingen wesentlich beigetragen hat, nicht zuletzt auch durch wichtige Zugaben aus der Fülle seines eigenen Materials. Schließlich haben wir dem Springer-Verlag und dabei vor allem Herrn Dr. H. Götze und seinen Mitarbeitern zu danken, die die Herausgabe des Buches übernommen und durch die hervorragende technische Ausstattung entscheidend unterstützt haben.

K. Musshoff J. Weinreich

Inhaltsverzeichnis

Einleitung

1. Vorbemerkungen zur Technik der Lungenaufnahme

Die Thoraxübersichtsaufnahmen im sagittalen und frontalen Strahlengang sind die Grundlage jeder röntgenologischen Beurteilung der Lunge. Ihnen geht als orientierende Untersuchung die Durchleuchtung des Patienten voraus, und sie werden ergänzt durch röntgenologische Spezialverfahren, wie die Tomographie, die Broncho-, Angio- und Lymphographie, den diagnostischen Pneumothorax, das Pneumomediastinum und die Kymographie.

Die Röntgenuntersuchung der Thoraxorgane sollte immer mit der Durchleuchtung beginnen. Da sie im Vergleich zur Aufnahme infolge der sehr viel längeren Exposition eine vielfach größere Strahlenbelastung für den Patienten mit sich bringt, ist sie im Interesse des Patienten auf das notwendige Mindestmaß zu beschränken. Man wird bei Wiederholungsuntersuchungen vielfach ganz auf sie verzichten können, was gerade für Kranke mit chronischen Lungenerkrankungen gilt. Trotz dieser Notwendigkeit, die Durchleuchtung der Thoraxorgane zeitlich zu beschränken, bleibt ihr Wert als einleitende röntgenologische Untersuchungsmaßnahme in der Hand des erfahrenen Untersuchers unbestritten. Sie vermittelt in Form der rotierenden Untersuchung einen schnellen orientierenden Überblick über das Vorhandensein krankhafter Veränderungen, ihrer Art, Lage und Ausdehnung, sowie der Bewegungsvorgänge bei der Atmung und des Kreislaufs. Damit ermöglicht sie die schnelle und gezielte Aufstellung eines detaillierten weiteren Untersuchungsplanes.

In gleichem Maße aber, in welchem die Durchleuchtung immer mehr als orientierende Untersuchung angewandt wird, hat die Bedeutung der Übersichtsaufnahme zugenommen. Die Voraussetzung, daß wirklich eine Übersicht des ganzen Brustkorbes vermittelt wird, ist ihre Anfertigung in zwei senkrecht zueinander stehenden Ebenen im sagittalen und frontalen Strahlengang. Vor allem bei Vorliegen pathologischer Veränderungen darf auf die zweite Übersichtsaufnahme, die Aufnahme im frontalen Strahlengang, nicht verzichtet werden.

Der *diagnostische Wert von Thoraxaufnahmen* wird in hohem Maße von der technischen Bildgüte und ihrer Konstanz bei Wiederholungsuntersuchungen bestimmt. Für diese Forderungen bieten die heutigen technischen Möglichkeiten wichtige Fortschritte, die durch drei Verfahren gekennzeichnet sind: 1. die Anwendung hoher Spannungen (Hartstrahltechnik), 2. die Automatik der Belichtung und 3. die Automatik der Entwicklung.

1. Hartstrahltechnik bezeichnet Aufnahmen mit Spannungen über 100 kV, wobei heute Spannungen bis zu 200 kV verwendet werden. Ob eine Erhöhung der Spannung über 200 kV hinaus weitere Vorteile bringt, ist nach den bisherigen Erfahrungen nicht entschieden. Durch Verwendung dieser hohen Spannungen wird infolge größerer Dosisausbeute der Röhre, größerer Lichtausbeute in den Verstärkerfolien und weitaus geringerer Strahlenresorption im durchstrahlten Objekt zur Erzeugung derselben Filmschwärzung eine geringere Belichtung (in mAs) als bei einer Weichstrahlaufnahme benötigt. Diesen Gewinn an Belichtung benützt man zweckmäßigerweise zur Verwendung größerer Aufnahmeabstände (bis 2 m), feinzeichnenderer Verstärkerfolien und von Streustrahlenrastern zur Kontrastverbesserung. Es verbleibt dann immer noch eine genügend kurze

Belichtungszeit, die — insbesondere bei den höheren Spannungen — weit unter der einer normalen Weichstrahlaufnahme liegt.

Der *diagnostische Vorteil* einer Hartstrahlaufnahme besteht gegenüber der normalen Weichstrahlaufnahme in dem größeren dargestellten Objektumfang, in der besseren Durchstrahlung des knöchernen Brustkorbes und in der größeren Bildschärfe.

Die Vergrößerung des Objektumfanges bedeutet, daß ein größerer Anteil aller im Thorax vorhandenen Objekte unterschiedlichster Dichte gleichzeitig auf einer Aufnahme durch entsprechende Schwärzungsunterschiede abgebildet wird. Die Kontraste im Bereich sehr dichter Objekte sind dabei noch dargestellt, ohne daß die Filmschwärzung im Bereich nur wenig dichter Objekte zu stark wird. Bei seitlichen Aufnahmen stellen sich die stark überlagerten Spitzen der Oberlappen gleichzeitig mit den nicht überstrahlten Unterfeldern dar.

Dabei ist von Bedeutung, daß bei Hartstrahlaufnahmen die Weichteilgewebe der Lungen etwa gleichen Kontrast wie bei Aufnahmen mit normaler Spannung geben, während der Strahlenkontrast zwischen Weichteilen und Knochen und zwischen verschieden dicken Knochenschichten geringer wird. Das hat zur Folge, daß einerseits die Qualität von Lungenherden nicht beeinträchtigt wird und andererseits die Schatten des knöchernen Brustkorbes zurücktreten. Der knöcherne Thorax bekommt dadurch eine „gläserne Durchsichtigkeit", wodurch auch Lungenherde, die auf Weichstrahlaufnahmen hinter den Rippen, dem Schlüsselbein oder dem Sternum verborgen bleiben, hinter den besser durchstrahlten Knochen sichtbar werden.

Die Erhöhung der Bildschärfe ist nicht nur Folge der Möglichkeit, generell feinzeichnende Folien zu verwenden, sondern auch Folge der kürzeren Belichtungszeit, wodurch die Bewegungsunschärfe infolge der Herz- und Gefäßbewegungen erheblich abnimmt oder bei entsprechenden apparativen Voraussetzungen ganz aufgehoben wird.

Weitere technische Voraussetzungen für eine gute Bildqualität sind die richtige Belichtung und Filmverarbeitung.

2. Eine optimale und gleichbleibende Belichtung wird allein durch eine Belichtungsautomatik gewährleistet. Sie ergibt jederzeit gleichbleibende Aufnahmen, unabhängig von der individuellen Patientenbeschaffenheit und unabhängig von der Stellung des Patienten und damit gleichmäßige Verlaufsserien über beliebig lange Zeiträume, was für Vergleichszwecke von großem Vorteil ist.

Seit vielen Jahren hat sich bei uns die Belichtungsautomatik mit der sog. Dreifelderkammer bewährt. Bei einseitigen Verschattungen wird wahlweise die linke oder rechte Lungenhälfte mit den zugeordneten Meßfeldern richtig belichtet, wobei durch zusätzliche Verwendung von Ausgleichsfiltern die gleichzeitige Darstellung beider Lungenhälften mit richtiger Belichtung möglich ist. Dabei werden die Ausgleichsfilter zweckmäßigerweise vor der Tiefenblende der Röhre eingeschoben. Auf diese Weise werden die Begrenzungslinien des Filters auf der Aufnahme nicht mehr erkennbar. Auch ist die Filterung röhrenseitig vor dem Patienten dosismäßig günstiger als das Auflegen von Ausgleichsfiltern unmittelbar vor die Kassette. Unbedingte Voraussetzung für Aufnahmen mit Belichtungsautomatik sind allerdings einheitliche Kassetten, Folien und Filme mit gleichbleibender Empfindlichkeit sowie deren gleichmäßige Dunkelkammerverarbeitung.

3. Die Konstanz der Dunkelkammerverarbeitung, die grundsätzlich auch von Hand durch die Entwicklung nach Zeit, das Gleichhalten der Temperatur und die regelmäßige Regeneration der Chemikalien zufriedenstellend erreicht werden kann, wird in nicht zu überbietender Weise durch die automatische Entwicklungsmaschine gewährleistet.

2. Vorbemerkungen zur Beurteilung der Lungenaufnahme

Die Voraussetzung, eine Untersuchungsmethode diagnostisch voll auszuwerten, ist die Kenntnis ihrer Aussagemöglichkeiten und ihrer Aussagegrenzen. Die Aussagemöglichkeit des Röntgenbildes ist — unter Berücksichtigung der methodisch bedingten unterschiedlichen Betrachtungsweise — am ehesten dem makroskopischen Bereich der Anatomie und pathologischen Anatomie vergleichbar. Ihre Aufgabe ist darum in erster Linie eine deskriptive Darlegung der im Röntgenbild zur Darstellung kommenden anatomischen und pathologisch-anatomischen Verhältnisse. Hierfür ist eine genaue Kenntnis der Anatomie des zu untersuchenden Organs und der Möglichkeiten ihrer krankhaften Veränderungen selbstverständliche Voraussetzung. Bei der Beurteilung eines Röntgenbildes der Lunge ist — auch wenn das nicht in allen Fällen möglich sein wird — eine möglichst genaue Zuordnung der krankhaften Abweichungen vom Normalbild zum zugehörigen Teilsystem des Organs anzustreben. Das sind bei der Lunge das Parenchym und das Gerüst und hier wiederum das Stroma selbst und die im Gerüst geführten Systeme der Lymphwege mit den Lymphknoten, der Luftwege und der Gefäße mit den Arterien, Venen und, davon untrennbar, dem Herzen sowie die Pleura.

Die Röntgenuntersuchung kann selbstredend keine Aussage im mikroskopischen Bereich und damit durchweg keine unmittelbare Artdiagnose geben. Die Möglichkeit aber, in einem Großteil der Fälle eine differenzierte topographische Zuordnung pathologischer Veränderungen durchzuführen, wird den Kreis der differentialdiagnostisch in Frage kommenden Krankheiten einschränken und damit die Diagnose einengen.

Das von uns gewählte Einteilungsprinzip der röntgenologischen Leitsymptome kommt einer solchen morphologischen Zuordnung krankhafter Veränderungen entgegen; es wird in diesem Kapitel und in den einleitenden Worten, die den speziellen Kapiteln vorausgestellt wurden, darauf noch eingegangen werden. Trotzdem bleibt das röntgenologische, auch das topographisch zugeordnete Substrat in einem Großteil der Fälle in seiner Ursache vielfältig und diagnostisch vieldeutig. Um zu einer weiteren Einengung der reinen Röntgendiagnose zu gelangen, ist es deshalb wichtig, nicht nur die Lungenveränderungen an sich zu registrieren, sondern sie auch hinsichtlich ihres Ausgangspunktes in den Lungen, ihrer Lage, Form und Begrenzung genauer zu betrachten und schließlich auch auf zusätzliche Zeichen an den extrapulmonalen Thoraxabschnitten zu achten. Aus der Berücksichtigung all dieser Befunde wird eine Diagnose aus dem Röntgenbild allein eher möglich sein. Es ist deshalb bei Betrachtung eines Röntgenbildes notwendig, stets mit einer gewissen Systematik vorzugehen. Im besonderen sind folgende Punkte zu überprüfen:

1. *Die Topographie der Veränderungen.* Die Veränderungen können in einem oder in mehreren Lungenlappen oder auch in einzelnen Segmenten liegen. Die Zuordnung nach Lappen und Segmenten ist für die Beurteilung der topographischen Situation und des Umfanges krankhafter Befunde wichtig und für die operative Intervention unerläßlich. Die Veränderungen können einen ganzen Lappen, ein ganzes Segment oder Teile davon betreffen; bei teilweisem Befall läßt sich gegebenenfalls noch eine Unterscheidung nach der Lokalisation im Lungen-(Lappen-, Segment-)Kern oder Mantel treffen. Schließlich sind die Änderungen im Röntgenbild ein- oder doppelseitig sowie symmetrisch oder asymmetrisch angeordnet.

2. *Der Charakter der Veränderungen.* Die Veränderungen können als Verschattungen und als Aufhellungen von unterschiedlicher Intensität vorkommen.

a) *Verschattungen.* Die Verschattungen können grundsätzlich flächig, fleckförmig und linear (streifig-reticulär) sein.

α) Flächenhafte Verschattungen werden ganz allgemein durch Veränderungen des Parenchyms (Infiltrate, Neubildungen, Atelektasen) herbeigeführt. Sie können homogen und inhomogen, scharf und unscharf begrenzt sein. Sonderformen sind die Rund- und Keilschatten.

β) Streifig-reticuläre Verschattungen sind durch Veränderungen des Lungengrundgerüstes selbst und der Organe des Gerüstes (Blut- und Lymphgefäße, Bronchien) bedingt.

Die normale charakteristische mehr lineare Lungenzeichnung wird im wesentlichen durch die Gefäßschatten des kleinen Kreislaufs gebildet. Dementsprechend kann eine

Gefäßhypoplasie zu einer einfachen Verminderung, eine allgemeine Gefäßerweiterung zu einer Verstärkung der Lungenzeichnung führen, wobei gleichzeitig noch peripher gelegene Gefäßabschnitte erkennbar werden, die normalerweise nicht sichtbar sind. Pathologische Veränderungen des Bindegewebes selbst führen dagegen über die Gefäßzeichnung hinaus zu einer verstärkten reticulären Zeichnung, die alle Grade einer eben erkennbaren feinen Netzzeichnung bis zum groben und derben Maschennetz umschließt. Eine vermehrte Füllung der Lymphwege (Lymphstauung) oder eine Lymphangitis führen zu einer verstärkten Streifenzeichnung, die oft besenreiserartig von den Hili ausgeht. Dabei sind die Hilusdrüsen sehr oft vergrößert. Veränderungen der Bronchien, die mit Wandverdichtungen oder vermehrter Sekretabsonderung einhergehen, führen ebenfalls zu streifigen Verschattungen, die im Unterschied zu den vorherigen Doppelkonturierungen erkennen lassen. Bei allen interstitiellen Veränderungen, die ihren Ursprung vom Hilus nehmen, sind die Verschattungen auf diesen ausgerichtet.

γ) Fleckförmige Verschattungen nehmen ihren Ursprung vom Parenchym oder Interstitium. Bei letzteren entsteht dabei das Bild der nodulär-reticulären Verschattung. Die fleckförmigen Schatten treten fast ausnahmslos gehäuft auf, wobei die Größe der Fleckschatten von eben erkennbarer Größe eines Staubkorns bis zu gröberen Fleckschatten wechseln kann.

Alle diese Lungenverschattungen — flächige, streifige und fleckförmige — können regelmäßig oder unregelmäßig, scharf oder unscharf begrenzt sein, Befunde, die oft Rückschlüsse auf die Ätiologie der Veränderungen ermöglichen.

b) *Aufhellungen.* Aufhellungen kommen durch eine Zunahme des Luftgehaltes in der Lunge oder in Teilen der Lunge zustande, wodurch das Verhältnis der schattengebenden Anteile der Lunge (Gewebe, Gewebeflüssigkeit und Blut) zugunsten des Luftanteiles reduziert wird. Dabei können zwei Formen der Aufhellungen unterschieden werden:

α) Aufhellungen durch angeborene Hypoplasie, Mißbildungen oder erworbene Rückbildung von Lungengewebe, sowie Überblähungen, wobei alle Anteile der Lunge im unterschiedlichen Maße betroffen sein können. Die Hypoplasie oder Minderdurchblutung des Gefäßsystems führt infolge des verminderten Blutgehaltes im kleinen Kreislauf zu einer — wie oben schon angeführt — verminderten Lungengefäßzeichnung und erhöhten Strahlendurchlässigkeit im betroffenen Lungenbereich. Erweiterungen des Bronchialbaumes, vor allem angeborene, wie Bronchiektasen und Cysten, führen zu umschriebenen Aufhellungen entsprechend dem anatomischen Bilde der Erweiterungen der Bronchiallumina. Dabei ist allerdings zu berücksichtigen, daß durch sekundäre Veränderungen in Form von Sekretretention, entzündlichen Infiltraten und Narbenbildungen das ursprüngliche röntgenologische Bild überlagert werden kann. Der Untergang von Lungenparenchym, wie er bei den verschiedenen Formen des Emphysems vorkommt, führt ebenfalls zu entsprechenden Aufhellungen, die alle Grade von einer eben erkennbaren Rarefizierung bis zum vollständigen Schwund jeder Lungenstruktur im betroffenen Gebiet erreichen können. In der Nachbarschaft geschrumpfter Lungenbezirke und distal von Ventilstenosen kann es zu einer Überblähung kommen, die zu einer Aufhellung dieser Lungenbezirke führt. Letztlich bedingt ein Pneumothorax durch den Kollaps der Lunge eine völlige homogene Aufhellung von Teilen des Lungensitus, wobei sich diese differentialdiagnostisch von der emphysematösen Aufhellung dadurch unterscheiden, daß die Pleura visceralis als Begrenzung der Lunge immer erkennbar bleibt.

β) Gegenüber diesen durch eine unmittelbare Reduktion von Lungengewebe und Lungenflüssigkeit bedingten Aufhellungen sind noch solche zu nennen, die durch Einschmelzungen von Lungengewebe im Gefolge anderer Erkrankungen verursacht sind. In diese Gruppe gehört eine große Zahl von entzündlichen (dystrophischen) und tumorösen Erkrankungen, welche leicht sekundär einschmelzen. In dem vorher verschatteten Lungengebiet entsteht dann eine Aufhellung, die aber nur im Vergleich zur umgebenden Verschattung als solche imponiert, jedoch nicht im Vergleich zur Strahlenresorption einer gesunden Lunge.

Wenn wir den Aufhellungen im Röntgenbilde ein besonderes Kapitel dieses Buches gewidmet haben, so befaßt sich dieses nur mit der ersten hier genannten Gruppe, die durch eine im Vergleich zu gesunden Lungen absolut erhöhte Strahlendurchlässigkeit gekennzeichnet ist.

3. *Extrapulmonale Veränderungen.* Diese können als Begleitprozesse im Gefolge von Lungenerkrankungen auftreten, können aber auch ihrerseits Ausgangsort von Lungenveränderungen sein.

a) *Hilusveränderungen.* Der Hilus kann vergrößert oder verkleinert sein.

α) Eine Vergrößerung ist durch Drüsenschwellungen, durch eine Erweiterung der arteriellen Gefäße oder durch eine Verbreiterung oder Erkrankung der Lymphgefäße verursacht.

Drüsenvergrößerungen im Hilus können sekundär als Metastasen oder als Lymphadenitis bei entzündlichen Lungenerkrankungen entstehen; sie können aber auch zuerst erkranken und dann Ausgangsort von Lungenerkrankungen sein, wie z. B. beim Morbus Boeck, der Lymphogranulomatose und anderen Erkrankungen des lymphoreticulären Systems.

Eine Erweiterung der arteriellen Lungengefäße ist Folge einer Druckerhöhung oder eines vermehrten Blutdurchflusses durch den kleinen Kreislauf. Eine Unterscheidung zwischen Druckerhöhung im kleinen Kreislauf und einem vermehrten Durchfluß ist — neben dem Verhalten der zentralen Arterienpulsation — aus dem Verhalten der peripheren Arterien und der Lungenvenen möglich, die im ersten Fall enggestellt, im zweiten Fall aber im gleichen Maß wie die zentralen Arterien erweitert sind.

Die Verbreiterung der Lymphgefäße im Hilus ist entweder Folge einer Abflußbehinderung in dessen Bereich oder Ausdruck einer entzündlichen oder carcinomatösen Lymphangitis, die ihren Ausgang vom Hilus oder den Lungen nimmt.

β) Die Verkleinerung des Hilus entsteht fast ausnahmslos durch eine erworbene Verengerung und Einengung von außen oder angeborene Hypoplasie der Pulmonalarterie, die ja praktisch allein die normale Hiluszeichnung ausmacht.

b) *Herz- und Gefäßveränderungen.* Der enge funktionelle Zusammenhang der Lunge mit dem Herzen bringt es mit sich, daß Erkrankungen der Lungen auf das Herz wirken und umgekehrt Herzerkrankungen auch das Lungenbild verändern können.

Eine ganze Reihe chronischer Erkrankungen der Lunge führen auf die Dauer zu einer Einengung der Strombahn im betroffenen Gebiet, damit zur Steigerung des arteriellen Druckes und zur Ausbildung eines Cor pulmonale. Dieses Cor pulmonale im engeren Sinne (primäres Cor pulmonale) wird durch entzündliche, dystrophische und maligne Prozesse des Lungenparenchyms und Gerüstes der verschiedensten Genese, sowie durch Erkrankungen der Lungenstrombahn selbst (Arteritiden, Thrombosen und Embolien) verursacht. Dabei führen die Erkrankungen der Lungenstrombahn selbst zu einer stärkeren Einengung des Gefäßquerschnittes als die Erkrankungen des Parenchyms und Gerüstes und somit auch zu einer schnelleren Entwicklung eines Cor pulmonale. Von diesem Cor pulmonale im engeren Sinne, bei dem das Widerstandszentrum in der Lunge selbst liegt, unterscheidet sich das Cor pulmonale im weiteren Sinne, dessen Ursache im Herzen gelegen ist. Bei einer Einflußbehinderung des linken Ventrikels als Folge einer muskulären Insuffizienz des Ventrikels, einer Mitralstenose oder beispielsweise eines einengenden Tumors im Bereich des linken Vorhofes kommt es zu einer Stauung in der Lungenstrombahn und zur kompensatorischen Hypertrophie des rechten Ventrikels (sekundäres Cor pulmonale). Auch wenn das extrapulmonale Strömungshindernis nicht — wie in diesen Fällen — der Lungenstrombahn nachgeschaltet, sondern ihr, wie beispielsweise bei der Pulmonalstenose, vorgeschaltet ist, kommt es ebenfalls zur Hypertrophie des rechten Ventrikels, zum sekundären Cor pulmonale, wobei sich allerdings das Bild der Lungenstrombahn infolge des verminderten Druckes und Durchflusses im kleinen Kreislauf grundsätzlich von der ersten Form unterscheidet. Bei der Pulmonalstenose ist der Druck in der A. pulmonalis und der Lungendurchfluß vermindert. Alle Hilus- und

Lungengefäße sind, mit Ausnahme der poststenotischen Erweiterung der A. pulmonalis, verschmälert; die Lungenzeichnung ist in ihrer Gesamtheit vermindert und die Strahlendurchlässigkeit der Lungenfelder entsprechend erhöht. Demgegenüber ist bei der Pulmonalsklerose, primärer oder sekundärer Genese, der Druck in der A. pulmonalis erhöht und der Durchfluß in fortgeschrittenen Stadien vermindert. Im Röntgenbild sind die zentralen Arterien erweitert und die peripheren Arterien und die Venen verschmälert, wodurch es zu einem charakteristischen Kaliberabbruch der Arterien kommt. Schließlich können auch angeborene Herzfehler einen vermehrten Durchfluß des kleinen Kreislaufs bedingen, dessen röntgenologisches Bild, solange keine Widerstandserhöhung vorliegt (erstes Stadium), eine eigene Charakteristik aufweist, die durch eine gleichmäßige Erweiterung aller Gefäße, der Arterien und Venen, gekennzeichnet ist.

c) *Pleurale Veränderungen.* Bei sehr vielen Erkrankungen der Thoraxorgane ist die Pleura miterkrankt. Hierbei können wir unterscheiden zwischen feuchten (Transsudate und Exsudate) und festen Pleuraveränderungen (Schwarten, Geschwülste). Infolge des großen Gefäßreichtums der Pleura kommt es bei allen entzündlichen und malignen Prozessen der Pleura sehr schnell zur Exsudation, bei Stauung der Gefäße und der Lymphwege zur Transsudation (Stauungsergüsse) in den Pleuraraum hinein. Bei der Resorption eiweißhaltiger Ergüsse entsteht die Pleuraschwarte, die durch die narbige Einschnürung und ihre Tendenz zur Schrumpfung eine schwere Behinderung der Atemfunktion darstellen kann. Der Übergang dieses Exsudates in feste Schwarten ist im Röntgenbild dadurch gekennzeichnet, daß die vorher weichen und fließenden Schattenformen in harte Schatten mit unregelmäßigen Konturen übergehen. Hierbei ist allerdings zu berücksichtigen, daß bei Resorption der Ergüsse eine noch bestehende fibrinöse Pleuritis schon eine Vernarbung vortäuschen kann, die tatsächlich — wie dann weitere Kontrollen zeigen können — noch weitgehend rückbildungsfähig ist. Die Pleura kann aber nicht nur sekundär im Gefolge benachbarter Organveränderungen, sondern auch einmal selbständig erkranken, beispielsweise als rheumatische oder tuberkulöse Pleuritis, oder eigene Tumoren bilden (Mesotheliome).

d) *Veränderungen des Zwerchfells.* Bei Beurteilung des Zwerchfells ist in Verbindung zum Lungenbefund vor allem auf die Form, den Stand und die in- und exspiratorische Beweglichkeit des Zwerchfells sowie auf die Restzustände durchgemachter Pleuraerkrankungen mit ihren Folgen auf Form, Stand und Beweglichkeit zu achten. Einseitige Paresen weisen auf krankhafte Prozesse im Bereich des Mediastinums hin, die nicht immer maligner Art sein brauchen, sondern gelegentlich auch entzündlicher Genese sind.

e) *Die Thoraxform.* Sie ist wohlgewölbt und konisch mit gleichmäßig abfallenden Rippen beim jugendlichen Menschen, während sie beim alternden Menschen und insbesondere beim Emphysematiker mehr faßförmig mit gespreizten und mehr horizontal verlaufenden Rippen erscheint. Thoraxdeformierungen weisen — wenn keine Wirbelsäulenverkrümmungen vorliegen — auf verschwielende und schrumpfende Prozesse der Lungen und der Pleura hin.

In den folgenden Kapiteln wird immer wieder auf die Bedeutung einer umfassenden Beurteilung von Lungenaufnahmen hingewiesen. Aus der Summe der einzelnen röntgenologischen Veränderungen wird es dann doch möglich sein, schon aus dem Röntgenbild eine Diagnose zu stellen oder mindestens wahrscheinlich zu machen, auch wenn die zusätzlichen klinischen Daten nur selten ganz zu entbehren sind.

I. Flächenhafte Lungenverschattungen

Flächenhafte Verschattungen der Lungenfelder werden durch krankhafte Veränderungen hervorgerufen, die sich im Lungenparenchym abspielen. Sie können *entzündlicher* oder *neoplastischer Natur* und gelegentlich auch durch Mißbildungen verursacht sein. Die flächenhaften Verschattungen des Lungenparenchyms müssen danach unterschieden werden, ob sie in sich homogen oder inhomogen sind. Die letzteren entstehen oft durch Konfluenz kleinerer Schattenbezirke, dabei bleibt aber der inhomogene Charakter im allgemeinen auch bei fortgeschrittenen Stadien erkennbar.

Primär homogene Verschattungen entstehen bei der lobären Pneumonie und bei Tumoren. Ist die lobäre Pneumonie durch einen Lappenspalt begrenzt, so ist ihre Begrenzung scharf, sonst unscharf und fließend. Dagegen sind homogene Verschattungen mit scharfer, regelmäßiger, aber auch unregelmäßig verlaufender Kontur, die nicht durch den Lappenrand begrenzt sind, verdächtig auf tumoröse Veränderungen im Parenchym. Primär inhomogene konfluierende Verschattungen sprechen für exsudativ entzündliche Vorgänge. Gehen diese in ein mehr produktives Stadium über, so werden die Verschattungen schärfer begrenzt, kommen Sekundärveränderungen in Form von Atelektasen hinzu, so können sie auch homogener werden. Es gibt aber auch Ausnahmen, wie beispielsweise bei der Besprechung der Lungenadenomatose noch gezeigt wird.

Unter den *entzündlichen Prozessen*, die zu flächenhaften homogenen Verschattungen im Röntgenbild führen, stehen an erster Stelle, dem behandelten Thema entsprechend, die chronischen Pneumonien. Als solche bezeichnet man pneumonische Infiltrate, die nicht zur Lösung kommen und länger als 6 Wochen bestehen. Die Ursachen für den chronischen Verlauf sind unterschiedlich, ihre Abklärung erfordert eine genaue Untersuchung mit Einsatz aller klinischen Mittel, der Bronchologie und vor allem eine eingehende Untersuchung der Erreger (Gartmann). Sie ergeben im Röntgenbild meist großflächige homogene Verschattungen. Zu bedenken ist dabei, daß durch den chronisch vernarbenden Prozeß das im Erkrankungsgebiet liegende Bronchialsystem mitbetroffen werden kann, wodurch es zu sekundären Bronchiektasen oder auch Bronchusstenosen kommt. Letztere können so hochgradig sein, daß Atelektasen entstehen (Fall 15). Ähnliche Einwirkungen auf das Bronchialsystem werden wir auch bei den interstitiellen Lungenveränderungen finden. Im Gegensatz zu diesen Erkrankungen wird aber bei den Parenchymprozessen eine Auswirkung auf die Lungengefäße mit ihren Folgen für den kleinen Kreislauf (Drucksteigerung) und das Herz (Ausbildung eines Cor pulmonale) weniger ausgeprägt gesehen (s. S. 5, 124).

Eine häufige Ursache chronischer Pneumonien ist eine Einengung des Bronchus durch gutartige oder bösartige Tumoren (Fall 8, 12, 13, 14, 26). Ob Drüsenschwellungen allein ausreichen, eine genügende Obstruktion eines Bronchus zu erzeugen, muß dahingestellt bleiben. Nach Erfahrungen Huzlys sind zur Kompression eines Bronchus große Lymphome erforderlich, es können aber auch große Lymphknotenpakete ohne Lumenveränderungen einhergehen. Bei Erwachsenen haben Wurm und Reindell im Stadium I des Morbus Boeck trotz mächtiger Drüsentumoren nie Bronchuskompressionen gesehen. Auch Huzly beschreibt nur Lymphknotenimpressionen und Spreizung der Bifurkation. Anders ist es im Stadium II und III dieser Erkrankung, wo es durch granulomatöse und narbige Veränderungen der Bronchialwand bzw. durch die Fibrose zur Bronchusstenose kommen kann. Im Stadium II unterscheidet Huzly zwei verschiedene Typen von Bronchusveränderungen im Bronchogramm. Der eine ist ein dornförmiger Stop, der differentialdiagnostisch an ein Bronchialcarcinom denken läßt, der andere eine lange fadenförmige

Stenose, die durch eine röhrenförmige Besiedlung der Schleimhaut mit granulomatösen Herden bedingt ist. Die dornförmigen Füllungsabbrüche des ersten Typs sind nur der Anfang einer solchen eingeengten Strecke, die mangelnde Füllung wird durch das poststenotische Emphysem verursacht. CITRON und SCADDING sowie KALBIAN zeigten multiple Bronchusstenosen, die an diffuse Bronchospasmen erinnern. Verlaufsbeobachtungen solcher fadenförmiger Bronchostenosen haben gezeigt, daß eine Rekanalisation und Wiederbelüftung des betreffenden Lungenabschnittes eintreten kann (s. auch Fall 102). Demgegenüber sind die Bronchusstenosen bei der Sarkoidose III durch peribronchiale Fibrose, also nicht durch den eigentlichen sarkoidotischen Prozeß selbst bedingt, nicht rückbildungsfähig.

Eine obstruktive Pneumonie hat die Tendenz zur Einschmelzung (z.B. Fall 26).

Diese Überlegungen gelten vor allem auch für das „Mittellappen-Syndrom", das eine besondere Form der chronischen Pneumonie darstellt [UEHLINGER und SCHOCH (b)]. HUZLY versteht darunter ein poststenotisches Syndrom, welches sich durch die anatomischen Besonderheiten des Mittellappenbronchus, seinen fast rechtwinkligen Abgang, sein relativ enges Kaliber, seine dünne Wandung und seine Umgebung von kranzförmig angeordneten Lymphknoten von den poststenotischen Syndromen anderer Lappen unterscheidet. Es ist in hohem Prozentsatz ein posttuberkulöses Syndrom (Fall 7). Andere Ursachen sind unspezifisch entzündliche Stenosen des Mittellappenbronchus im Gefolge einer Grippe, einer Silikose oder Siliko-Tuberkulose oder eines Morbus Boeck (Fall 6). Neoplasien und spezifische Parenchymentzündungen werden im Interesse einer engen Begrenzung des Begriffes im Sinne der ursprünglichen Formulierung von GRAHAM et al. und BROCK nicht hinzugerechnet. Wie schon gesagt, ist die primäre komprimierende Wirkung von Lymphknotenschwellungen allein nicht entscheidend für die Entstehung der Stenose. Diese ist eher Folge einer Peribronchitis mit Schrumpfung und Knorpelnekrose und einer ulcerösen und stenosierenden Bronchitis. Infolge der Stenose entstehen dann im Mittellappen Pneumonien, Atelektasen und Bronchiektasen. Diese Veränderungen sind aber sekundär und charakterisieren allein noch nicht ein Mittellappensyndrom. Stenosen anderer Ursachen, wie z. B. Tumoren (Abb. 8), eine Lymphogranulomatose — wie wir kürzlich beobachten konnten — oder Fremdkörper, können ebenfalls zum gleichen Bilde einer Mittellappenatelektase, Pneumonie oder Induration wie beim Mittellappensyndrom führen, sollten aber begrifflich von diesem unterschieden werden. Klinisch ist das Syndrom vielfach symptomlos und wird dann nur zufällig entdeckt. Es kann sich unter Umständen schon in wenigen Wochen entwickeln. Wesentliche Aufschlüsse über die Ursache des Mittellappensyndroms, vor allem über die Art der Bronchusstenose, erhält man durch die Bronchographie und Bronchoskopie.

Als besondere Erreger, die eine chronische Pneumonie verursachen können, sind vor allem die verschiedenen Pilze (wie in Fall 2, 29, 32) zu nennen. Einschmelzungen sind auch dabei möglich (Fall 29, 32) und erfordern dann eine sorgfältige Abgrenzung gegen eine Tuberkulose. Unter Umständen können gewisse röntgenologische Kriterien diagnostische Hinweise vermitteln, z. B. ein weniger homogener Charakter der Verschattungen wie bei der Candida-Pneumonie (Fall 2) oder eine langsame Progredienz und raschere Schrumpfungstendenz bei der Aktinomykose (Fall 32). Aber auch präformierte Lungenbezirke, Absceßhöhlen, Kavernen (Fall 29) oder sequestrierte Lungenbezirke bei der Lungensequestration (Fall 20) können sekundär mit Pilzen besiedelt werden. Ein typisches Beispiel hierfür ist die Aspergillus-Infektion in Form des sog. Aspergilloms (s. S. 99). Derselbe Pilzerreger (Aspergillus fumigatus) kann aber auch zu akuter Infektion unter dem Bild von Bronchopneumonien oder Lappenpneumonien führen. Schließlich ist noch zu erwähnen, daß möglicherweise auch Bronchitiden dadurch verursacht werden (WEGMANN). Beweisend für die Pilzinfektion ist vor allem der Sputumbefund.

Eine großflächige Induration im Verlauf des Morbus Boeck ist nicht häufig, muß aber doch erwähnt werden. Ein solcher Lungenbezirk kann gelegentlich auch einmal, wie Fall 27 zeigt, zentral einschmelzen.

Der hämorrhagische Lungeninfarkt führt ebenfalls zu einer homogenen Verschattung, die sich aber nur in einem Teil der Fälle in der charakteristischen Keilform darstellt. Ein solches Beispiel ist in Fall 4 abgebildet, angedeutet auch in Fall 5 erkennbar. In der Mehrzahl kommt es bei der Lungeninfarzierung zu uncharakteristischen rundlichen oder fleckförmigen Verschattungen mit oft unscharfer und verwaschener Zeichnung (wie in Fall 5).

Bei sehr schwerer Strahlenschädigung der Lunge kann die Strahleninfiltration zu einer mehr oder weniger vollständigen Induration der betroffenen Lungenabschnitte mit homogener Verschattung des Lungenparenchyms führen. Im allgemeinen kommt es zwar bei der Strahlenfibrose nicht zu Veränderungen am Bronchialsystem [UEHLINGER und SCHOCH (a)], bei solch schweren Schädigungen mit völliger Induration ganzer Lungenabschnitte ist dies aber doch möglich, wie Fall 16 zeigt.

Durch *maligne Infiltrationen* im Parenchym hervorgerufene Verschattungen sieht man — außer bei dem Bronchialcarcinom oder Sarkom — auch öfter bei der pneumonischen Form der Lymphgranulomatose (Fall 9, 21, 28). Durch zusätzliche Einschmelzungen kann eine Differenzierung weiter erschwert werden (Fall 28).

Eine Leukämie führt gelegentlich einmal zu flächigen Verschattungen, meist sind die Veränderungen aber mehr streifig, entsprechend dem Vordringen der Infiltrate um die Bronchien oder Gefäße herum (Fall 66).

Im Gegensatz zu den Tumorinfiltraten, die einen homogenen dichten Schatten mit scharfer Begrenzung im Röntgenbild hervorrufen, macht die pneumonische Form der Lungenadenomatose (Synonyma nach SPENCER: diffuse epitheliale Hyperplasie der Lungen, Alveolarzellcarcinom, bronchioläre Adenomatose, bronchioläres Carcinom) sehr viel häufiger inhomogene und konfluierende Bilder mit unscharfer Begrenzung, die einer diffusen Pneumonie oder konfluierenden Bronchopneumonie ähneln (vgl. Fall 22 und 24).

Die Lungenadenomatose ist eine Geschwulst des Epithels der Bronchioli respiratorii. Bei den „bedingt malignen“ Formen bleibt das Wachstum auf die Lungen beschränkt. Eine Metastasierung, selbst in die regionären Lymphknoten, findet nicht statt. Die malignen Formen führen dagegen, wie jede andere Form des Lungenkrebses, zu lymphogenen und hämatogenen Metastasen. Auch eine intrapulmonale Metastasierung auf dem Bronchialweg scheint möglich zu sein. Die Erkrankung befällt im Gegensatz zum Bronchialkrebs beide Geschlechter gleichmäßig. Ihr Anteil an allen Lungencarcinomen beträgt etwa 4—5%. Das hervorragende Merkmal dieses Tumors ist seine tapetenartige Ausbreitung an der Oberfläche der Alveolarwandung und eine reichliche Schleimsekretion, wodurch der Gasaustausch der Lunge in erheblichem Maße gestört wird. Das klinische Bild wird deshalb durch eine langsam sich verstärkende Atemnot, durch einen hartnäckigen Reizhusten und durch einen für das Krankheitsbild sehr charakteristischen, unter Umständen große Mengen erreichenden, schleimig-wäßrigen Auswurf bestimmt. Bei dem oft benignen Charakter des Tumors kann der Allgemeinzustand lange Zeit gut bleiben, es fehlen dann auch die klinischen Hinweise auf einen malignen Prozeß, wie beschleunigte Blutsenkung, Anämie usw., oder Zeichen einer Kachexie. Die schwere Atemnot steht in solchen Fällen in erheblichem Gegensatz zu dem sonst guten Allgemeinzustand. — Das Bild der Lobärpneumonie im Röntgenbild entwickelt sich bei monozentrischer Entstehung und diffusem Wachstum des Tumors in einem ganzen Lappen oder in großen Teilen der Lunge, das der Bronchopneumonien durch Befall vieler kleinerer Bezirke mit Konfluenz derselben (Fall 24). Es sei hier schon auf die weiteren Erscheinungsformen der Erkrankung hingewiesen, die entsprechend ihrer Entstehung im Röntgenbild als Rundherde (knotige Form) oder disseminierte miliare Herde (bei multifokaler Entstehung) erscheinen und deshalb in den beiden folgenden Kapiteln näher behandelt werden. SEIDEL hat für die Differentialdiagnose gegenüber anderen pneumonischen Erkrankungen, wie die Carcinom- und Pilzpneumonie oder die Tuberkulose, auf die Symptomatologie der Adenomatose hingewiesen, die durch Atembeschwerden, Reizhusten und größere Mengen eines schleimig-wäßrigen Auswurfs gekennzeichnet ist. Beim typischen Bronchialcarcinom mit Obstruktionsatelektase läßt sich als differentialdiagnostisches Merkmal bronchographisch der Bronchusverschluß nachweisen, während bei den Lobär- oder Infarktpneumonien im Gegensatz zu dem schleichenden Beginn der Adenomatose der Eintritt der Erkrankung meist akut ist (WALTHER und HEUCK). Wichtig ist auch das Versagen der sonst so erfolgreichen Pneumoniebehandlung.

Eine *Mißbildung*, die schon bei Kleinkindern eine homogene Verschattung einer ganzen Lunge macht, ist die Lungenagenesie. Betroffen ist aus ungeklärten Gründen vor allem die linke Lunge (BAUMGARTL). Der klinisch auskultatorische Befund ist oft gering, da die normale Lunge weit überlappen kann. Symptome macht die Agenesie ebenfalls nur wenig. Sie kann mit anderen Mißbildungen vergesellschaftet sein. Beweisend für das Vorliegen einer Agenesie ist vor allem die Angiokardio- und Bronchographie. Bei der Bronchographie ergeben sich verschiedene Formen der Mißbildung: der Stammbronchus kann völlig fehlen oder als Rudiment vorhanden sein, es können aber auch noch Lappenbronchien und kleine Anlagen von Segmentbronchien ausgebildet sein (wie in Fall 17 und 18).

Die Lungensequestration wurde von MÜLLER 1928 als ein einheitliches selbständiges Krankheitsbild von den angeborenen akzessorischen (Neben-) Lungen abgetrennt. Es handelt sich um eine embryonale Entwicklungsstörung, bei welcher durch persistierende viscerale Äste der Aorta descendens (aberrierende Gefäße) ein begrenzter Lungenbezirk durch Traktion abgespalten wird. Dabei wird der Anschluß zum Bronchialbaum und der arteriellen Versorgung der übrigen Lunge unterbrochen, die Verbindung zur Pleura und den Lungenvenen bleibt jedoch erhalten. Die Sequestration betrifft immer das postero-basale oder gelegentlich das mediastinale Unterlappensegment und findet sich links etwas häufiger als rechts. Das sequestrierte Bronchialsystem ist cystisch, das Zwischengewebe fibrös umgebildet, die Alveolen sind rudimentär. Das betroffene Lungengewebe ist gewöhnlich infektiös verändert, wobei gelegentlich Gewebseinschmelzungen vorkommen können (MÜLLER, STÖCKER, SPENCER). Auf dem Boden solcher infektiösen Veränderungen können Verbindungen zum normalen Bronchialsystem eintreten und damit Drainagen erkennbar werden, wie sie insbesondere auch von röntgenologischer Seite beschrieben wurden. PRICE fand bei 280 Lungenektomien 5 Sequestrationen (= 1,8 %). — Das klinische Bild ist gekennzeichnet durch das meist jugendliche Alter der Patienten und eine längere Anamnese mit entzündlichen Lungensymptomen. — Im Röntgenbild ist die Lokalisation in den postero-basalen oder mediastinalen Unterlappenabschnitten typisch, die sich im frontalen Thoraxbild in den Herzzwerchfellwinkel und im seitlichen Bild in den hinteren Anteil des Unterfeldes projiziert. Ist das sequestrierte Lungengewebe luftleer oder von völlig angefüllten Cysten durchsetzt, so sind die Verschattungen homogen und weichteildicht, manchmal in Form von Rundschatten [LINDIG (1961), SCHMIDT]; stehen die Bronchialcysten des sequestrierten Lungenteils mit dem Bronchialsystem in Verbindung, so kommt es zu umschriebenen streifig-flächigen Verschattungen, gelegentlich auch mit ringförmigen Aufhellungen und Spiegelbildungen (SCHMIDT, WELLAUER). Steht die sequestrierte Lunge nicht mit dem Bronchialsystem in Verbindung, so wird bei der Bronchographie — wie auch in unserem Falle Nr. 20 — der Bronchialbaum der betreffenden Unterlappenabschnitte durch den sequestrierten Bezirk verdrängt, dieser selbst bleibt von der Bronchialfüllung ausgespart. Anders ist es dann, wenn eine Kommunikation zum regulären Bronchialsystem eingetreten ist, denn dann lassen sich die Kommunikation und die hochgradig pathologisch veränderten Bronchien der sequestrierten Lungenabschnitte darstellen (WELLAUER). Gelegentlich ist der Gefäßstiel zur Aorta, insbesondere im Schichtbild, erkennbar. — Die Therapie ist die Lobektomie.

Weitere Parenchymverschattungen wechselnder Größe, unterschiedlicher Dichte und Begrenzung können gelegentlich bei einigen anderen Erkrankungen vorkommen, deren

Röntgenbild an sich durch ganz andere Veränderungen charakterisiert ist (s. auch Kapitel IV). Bei der idiopathischen Lungenhämosiderose werden solche Verschattungen durch Blutungen in die Alveolen verursacht, wobei deren räumliche Ausdehnung durch das Ausmaß der Blutung bestimmt wird und bis zu einer fast völligen Abschattung einer Lunge reichen kann [COATES und BELLAMY, DOERING (1960, 1961), WEINGÄRTNER (1957)]. Bei der Periarteriitis nodosa, der Riesenzellarteriitis oder dem Wegenerschen Granulom führen Infarzierungen zu Verschattungen je nach Größe des betroffenen Lungenabschnittes (u. U. mit späterer Einschmelzung) [BESSLER, v. DITTRICH et al., DIUB et al., LEGGAT und WALTON, ROSE, STRICKLAND, WALTER (1958), UEHLINGER et al., VOGEL]. Beim Lupus erythematodes disseminatus schließlich sind solche spezifischen Flächenschatten mehr flüchtig und wechseln in relativ rascher Folge mit anderen zum Teil unspezifischen Veränderungen: Bronchopneumonien, Lungenödem, pleuritischen und perikarditischen Exsudaten [BREDNOW et al., CORDASCO et al., PURNELL et al., TAYLOR und OSTRUM, UEHLINGER und SCHOCH (a), WINSLOW et al.]. Das Lungenödem macht dabei zwar auch flächenhafte Verschattungen, die jedoch deutlich den konfluierenden Charakter erkennen lassen und relativ transparent sind (wie z. B. in Fall 25).

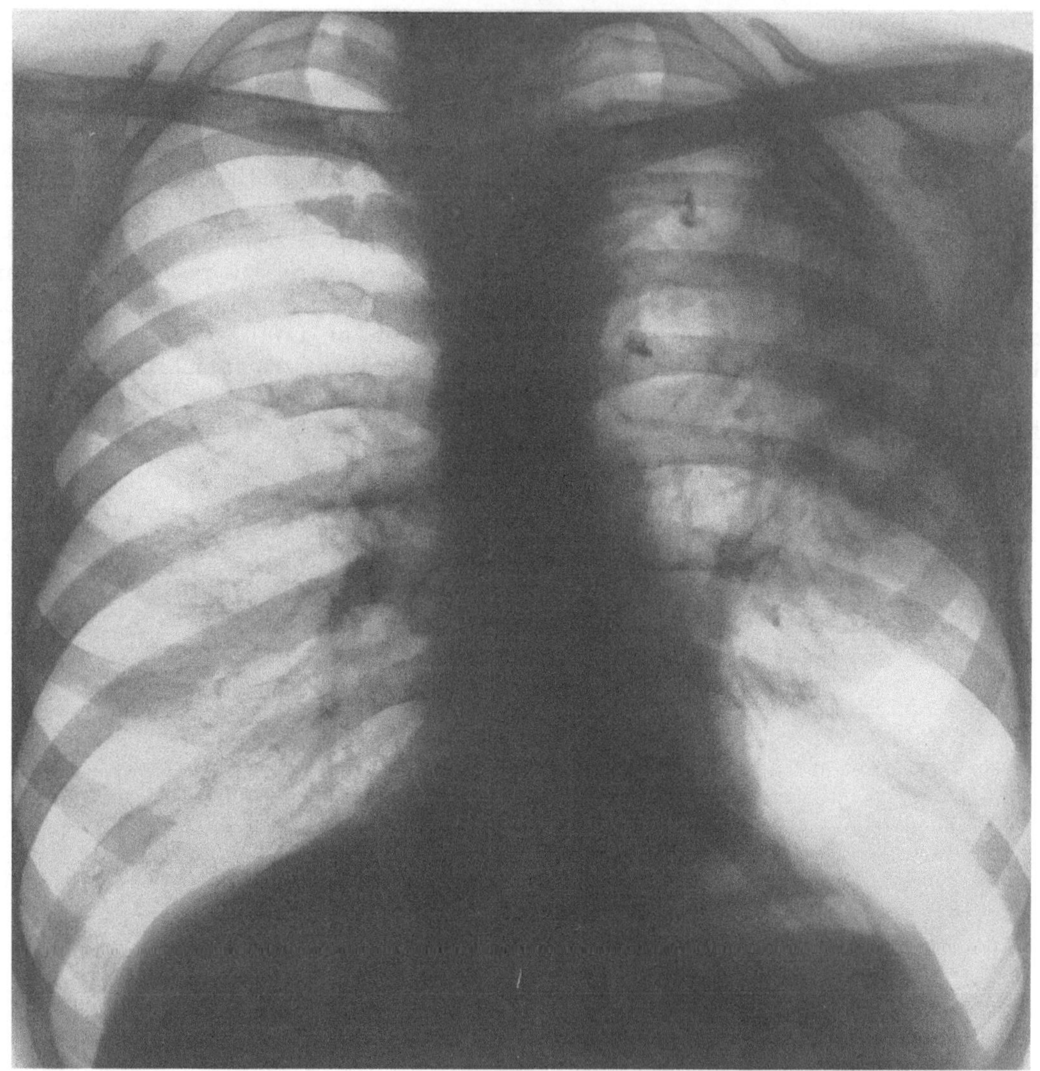

Abb. 1a

Fall 1. GARTMANN, Arosa

L. P., ♂, 56 Jahre.

Vorgeschichte: Bisher nie ernstlich krank gewesen. 3 Monate zuvor schleichender Beginn der Erkrankung mit Appetitlosigkeit, Müdigkeit und Gewichtsabnahme von 10 kg. 3 Wochen später akut einsetzendes hohes Fieber. Klinikaufnahme und Feststellung einer chronischen abszedierenden Pneumonie im linken Oberlappen.

Befund: Noch reduzierter Kraftezustand. Keine Temperaturen mehr. Blutsenkung 34/83 mm n.W. Im Blutbild leichte Leukocytose. Im Sputum und Magensaft keine Tuberkulosebakterien und keine Pilze. Histoplasmintest negativ.

Bronchoskopie: Im linken Hauptbronchus reichlich Eiter. Der Oberlappenbronchus war gut zu übersehen, es bestand kein Anhalt für Tumor.

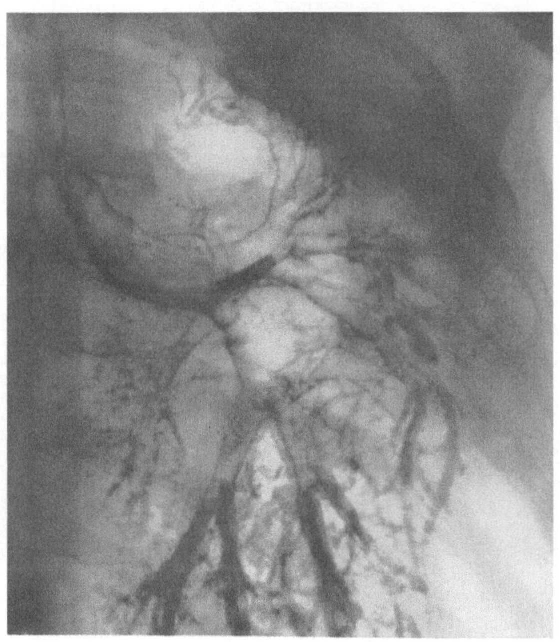

Abb. 1b

Röntgenbefunde:

Abb. 1a. *Übersicht.* Homogene Verschattung in den lateralen Anteilen des linken Ober- und Mittelfeldes, welche nach medial in eine mehr streifige Verschattung übergeht. Mediastinale und diaphragmale pleurale Adhäsionen links. Mäßige Verkleinerung des linken oberen und mittleren Lungensitus mit Einziehung der Thoraxwand. Verkalkter Primärkomplex links.

Abb. 1b. *Bronchogramm* p. a. Die Bronchien des Oberlappens sind bis weit in die Peripherie dargestellt und durch eine Verdickung der Pleura auseinandergedrängt. Es findet sich kein Stop und keine Einengung im Bronchialsystem. Darstellung der Ausführungsgänge der Schleimdrüsen im Bereich des linken Stammbronchus.

Weiterer Verlauf: Unter Antibiotica- und Sulfonamid-Behandlung und nach Inhalationen kontinuierliche Besserung des Lungenbefundes und der Allgemeinsymptome.

Diagnose: *Chronische Pneumonie.*

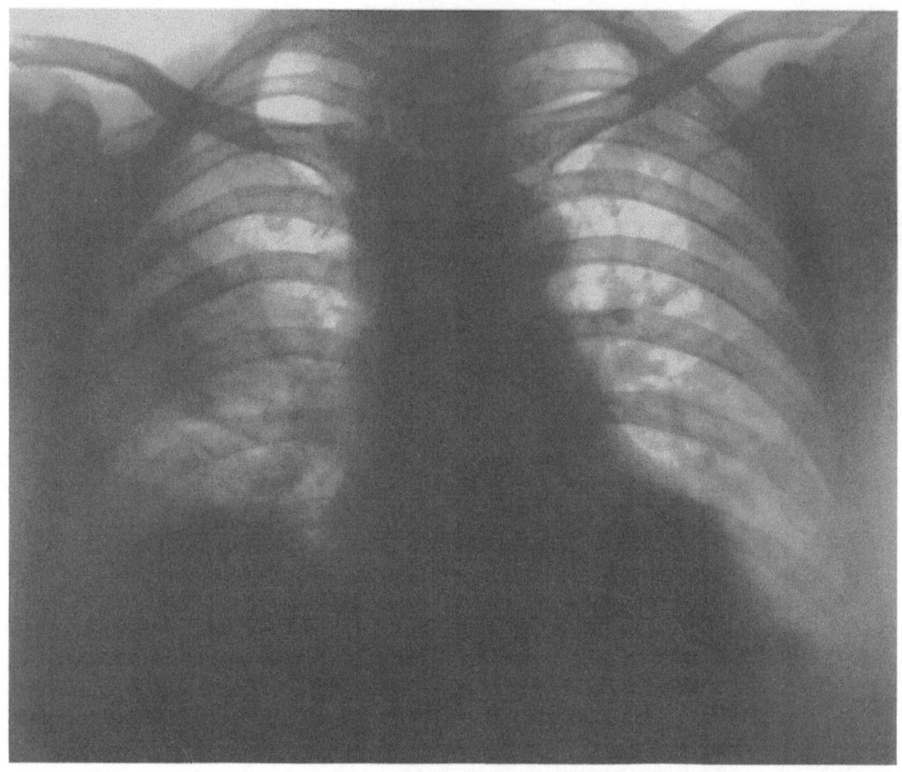

Abb. 2

Fall 2. ESKUCHEN, Ulm

M. R., ♀, 65 Jahre.

Vorgeschichte: Fruher nicht ernstlich krank gewesen. Vor 4 Wochen Beginn der Erkrankung mit hohem Fieber (bis 40° C) und Husten. Vorübergehende Besserung unter Antibioticatherapie. Nach erneuter Verschlechterung Krankenhauseinweisung.

Befund: Im Sputum waren nie Tuberkulosebakterien festzustellen, bei drei Kontrollen fand man aber immer Candida albicans. Die Pleurapunktion ergab ein steriles Punktat mit reichlich Eiweiß und Leukocyten.

Röntgenbefund:

Abb. 2. *Übersicht.* Zum Teil homogene, zum Teil streifig-fleckförmig-konfluierende Verschattungen der medialen und lateralen Anteile der rechten Lunge unter Ausschluß der Spitze. Pleuraerguß.

Weiterer Verlauf: Abheilung nach Gabe eines Antimykotikums (Moronal) und unter physikalischer Therapie.

Diagnose: *Akute Bronchopneumonie durch Candida albicans mit Begleitpleuritis.*

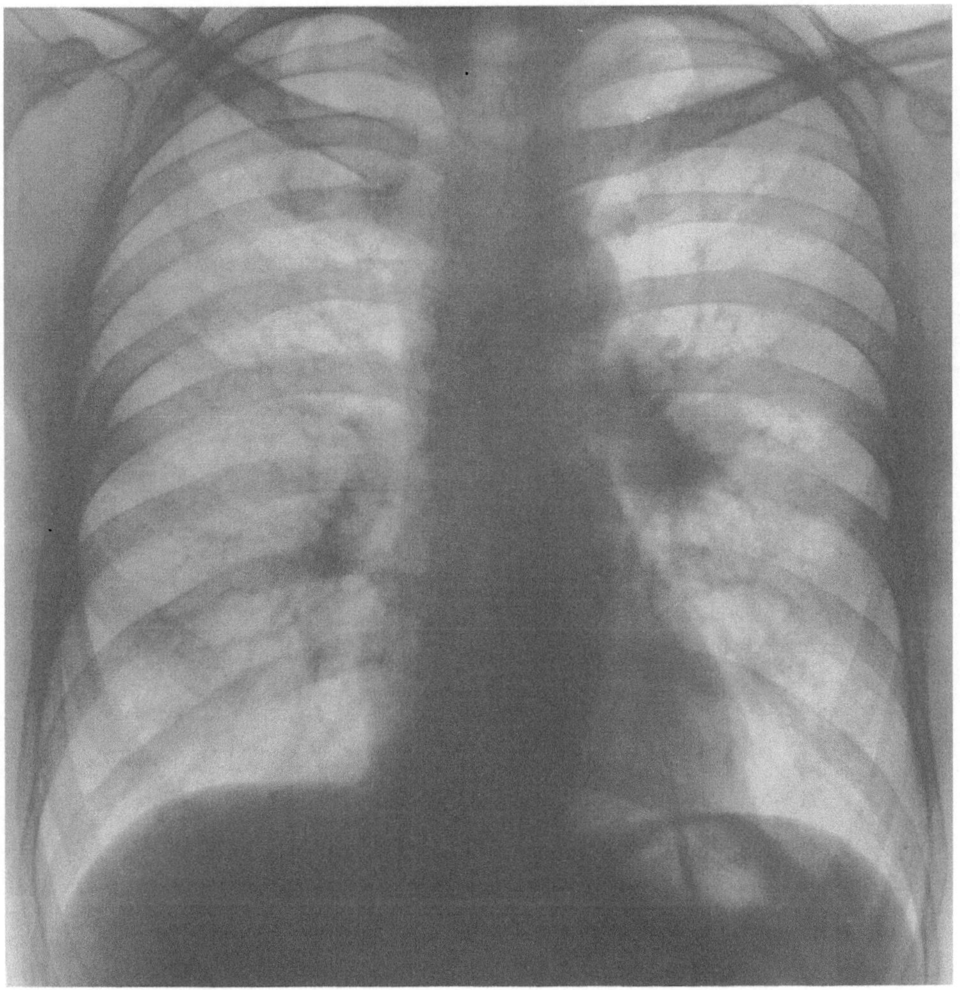

Abb. 3

Fall 3*. GARTMANN, Arosa

K. K., ♂, 50 Jahre.

Vorgeschichte: Die Erkrankung begann vor 5 Monaten mit Fieber. Der Patient erholte sich nicht vollständig und litt weiterhin unter Reizhusten und Müdigkeit, Gewichtsabnahme und zeitweise subfebrile Temperaturen. Kein Auswurf.

Befund: Blutsenkung mit 41/76 mm n.W. deutlich erhöht. Unauffälliges Blutbild.

Bronchoskopie: Kein besonderer Befund am Bronchialsystem.

Röntgenbefunde:

Abb. 3. *Übersicht.* Hinter dem linken Hilus liegt eine homogene Verschattung mit nicht ganz scharfer und unregelmäßiger Begrenzung. Die Verschattung ist — wie das nicht abgebildete *Tomogramm* aufweist — weitgehend homogen und im oberen Bereich von Bronchien durchzogen. Sie liegt in der Spitze des Unterlappens.

Bei der *Bronchographie* war das Bronchialsystem unauffällig.

Diagnose: *Chronische (Cholesterin-) Pneumonie (durch Resektion des linken Unterlappens und histologische Untersuchung gesichert).*

* Siehe auch GARTMANN.

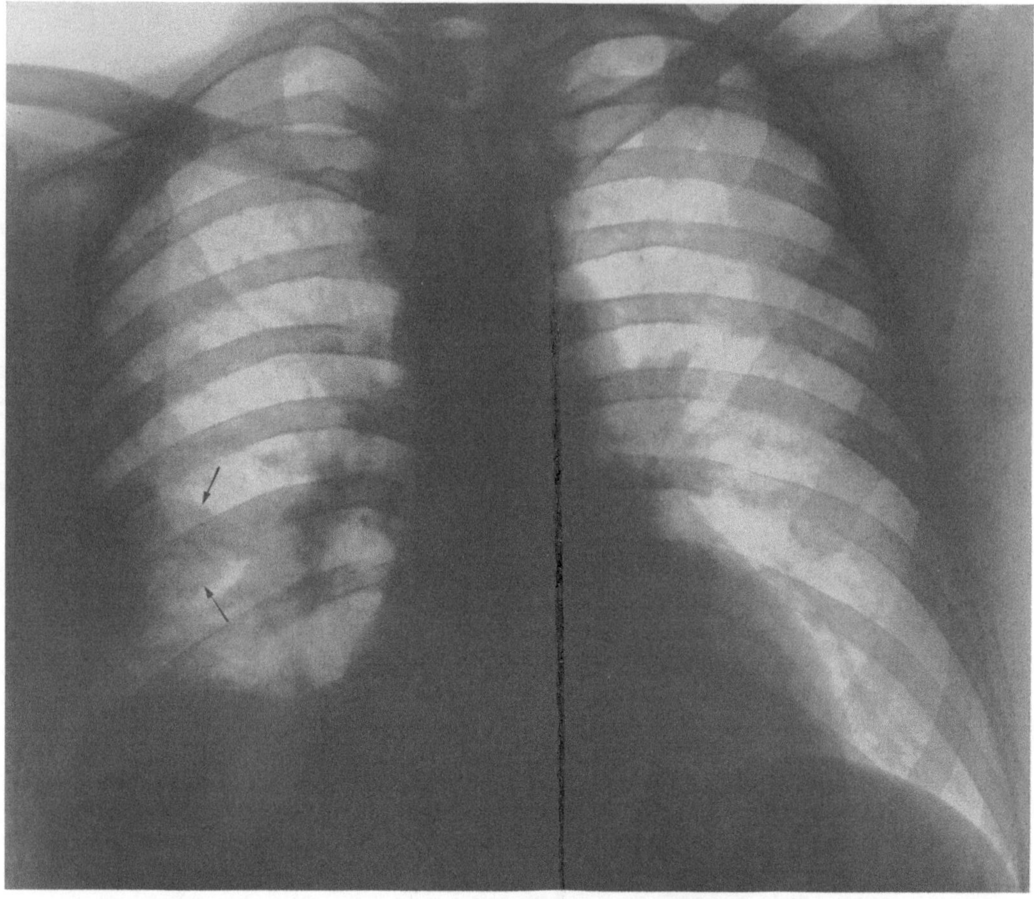

Abb. 4

Fall 4*.

K. E., ♂, 54 Jahre.

Vorgeschichte: Vor 18 Monaten traten Störungen des Stuhlgangs mit zeitweise blutigen Beimengungen auf. Nachdem ein stenosierender Tumor im Sigma gefunden wurde, erfolgte Aufnahme zur Operation. Wenige Tage vor der Anfertigung der Röntgenaufnahme kam es zu Schmerzen bei der Atmung.

Befund: Keine Cyanose. Temperaturen bis 39° C. Über dem rechten Unterfeld Dämpfung und feinblasige Rasselgeräusche. Blutiges Sputum, aber ohne Nachweis von Tuberkulosebakterien. Blutsenkung 40/85 mm n. W. Leukocytose von 10600 mit Linksverschiebung.

Röntgenbefund:

Abb. 4. *Übersicht.* Annähernd homogener keilförmiger Flächenschatten (↑), welcher der seitlichen Thoraxwand aufsitzt. Zusätzlicher Ergußschatten. Sehr deutliche Verbreiterung der A. pulmonalis rechts und deren Aufzweigungen.

Weiterer Verlauf: In den nächsten Wochen wiederholten sich Anfälle von Atemnot, außerdem bestanden Venenentzündungen an den Beinen. Nach etwa 6 Wochen Krankenhausaufenthalt trat der Tod ein.

Diagnose: *Infarktpneumonie im rechten Unterfeld bei rezidivierenden Lungenembolien nach Thrombophlebitis. Sigmacarcinom (durch Obduktion bestätigt).*

* Aus der Röntgen-Diagnostik-Abteilung (Leiter Prof. Dr. H. Reindell) der Medizinischen Universitätsklinik Freiburg i. Br. (Direktor: Prof. Dr. Dr. h. c. L. Heilmeyer).

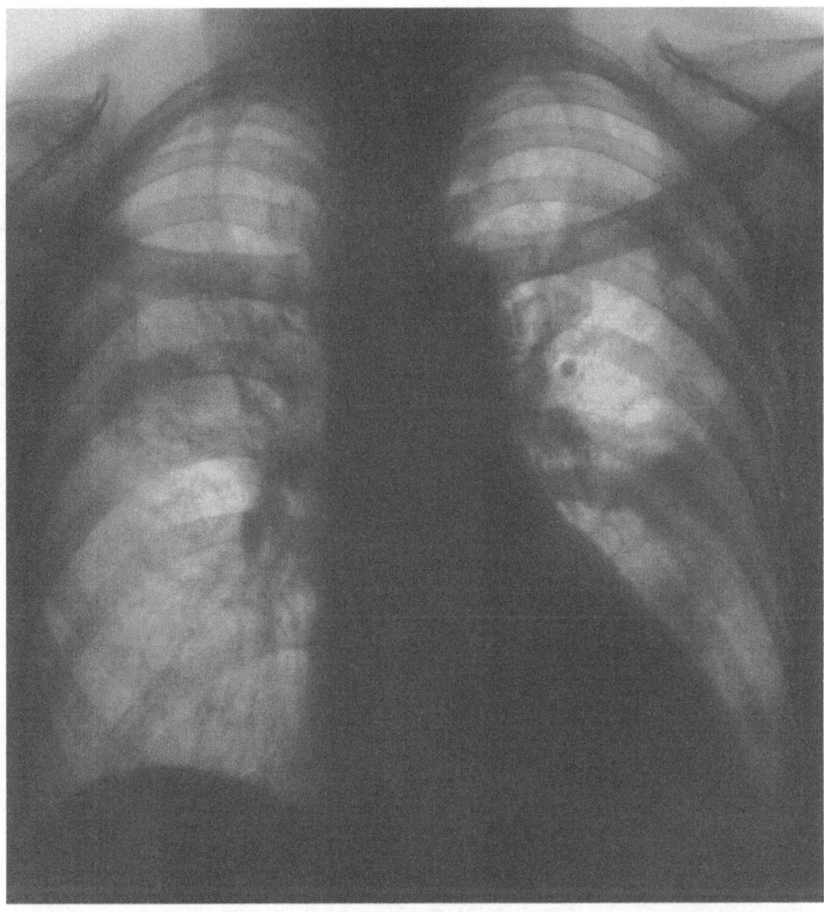

Abb. 5

Fall 5*.

B. F., ♀, 77 Jahre.

Vorgeschichte: Vor 10 Jahren Hepatitis. Seit vielen Jahren chronischer Gelenkrheumatismus. Vor 1 Woche Aufnahme in der Chirurgischen Klinik wegen „Mesenterialinfarkt“. Dort traten mehrere Anfälle von Atemnot und Cyanose auf. Daraufhin Überweisung in die Medizinische Klinik.

Befund: Deutliche Lippencyanose, Dyspnoe. Über beiden Lungenunterfeldern Klopfschallverkürzung und nichtklingende Rasselgeräusche bei Vesiculäratmen. Verbreiterung des Herzens nach links, absolute Tachyarrhythmie. Dementsprechend im EKG Linkstyp, allgemeine Störung des Erregungsrückganges, Vorhofflimmern und Flattern. Keine sichtbaren Thrombosen an den Beinen. Temperatur 38° C. Rotes und weißes Blutbild unauffällig.

Röntgenbefund:

Abb. 5. Im rechten Oberfeld, links infraclaviculär und im linken Mittel- und Unterfeld wolkige, zum Teil miteinander konfluierende Verschattungen. Im linken Unterfeld kleiner Ergußschatten. Nach links vergrößertes Herz mit mäßig progredientem Conus pulmonalis. Verbreiterung der hilären Lungengefäßschatten.

Weiterer Verlauf: Zunächst guter Rückgang der Lungeninfiltrationen und rasche Besserung des Allgemeinzustandes. Wenige Tage später erneute Atemnot und Cyanose, im Röntgenbild neue infarktbedingte Verschattung. Daraufhin Einleitung einer Antikoagulationsbehandlung, die zu einem komplikationslosen Verlauf mit Rückbildung aller Lungenveränderungen führte.

Diagnose: *Rezidivierende Lungenembolien bei chronischer Herzinsuffizienz.*

* Aus der Röntgenabteilung (Leiter: Dr. H. Uthgenannt) der Medizinischen Klinik Süd des Städt. Krankenhauses Lübeck (Chefarzt: Prof. Dr. H.-A. Kühn).

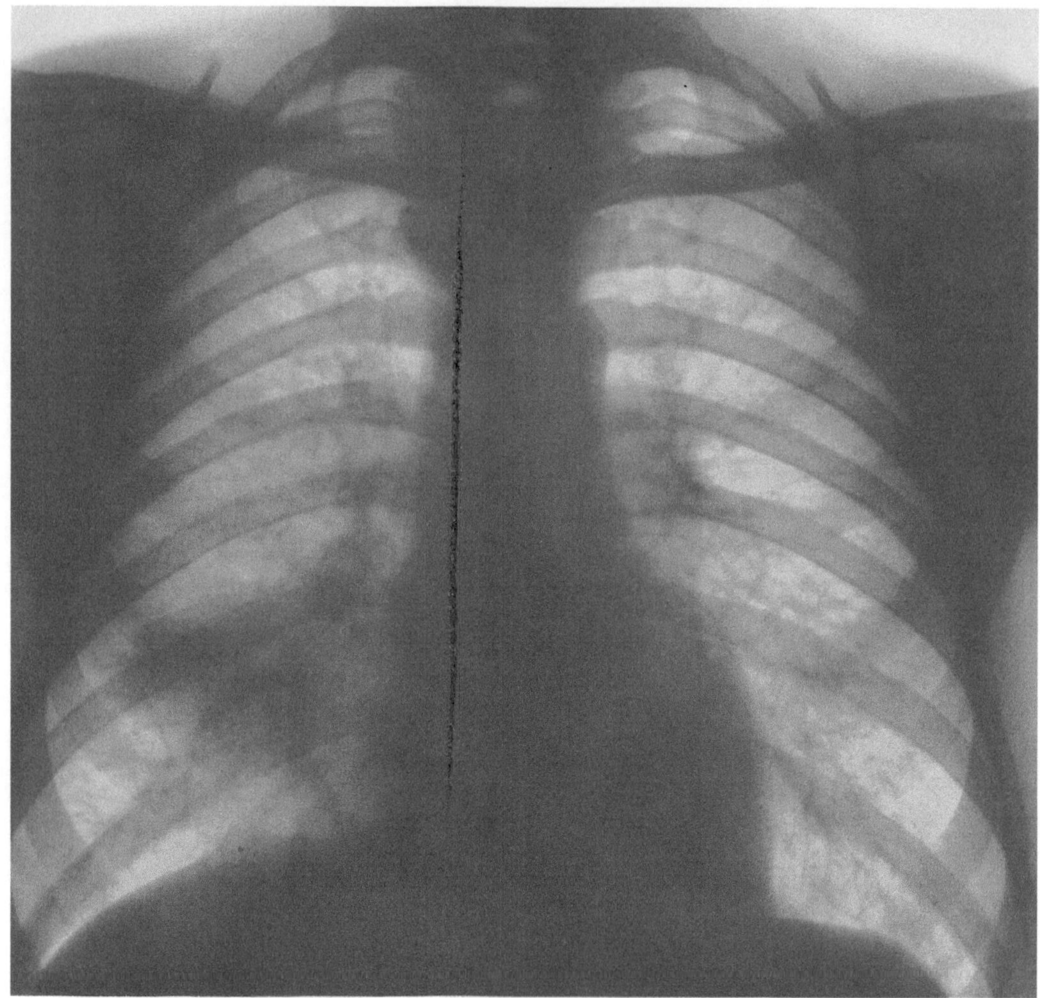

Abb. 6a

Fall 6.
N. J., ♂, 30 Jahre.

HUZLY, Schillerhöhe

Vorgeschichte: Seit 6 Jahren Husten. Es wurde damals eine geringe, vorwiegend feinfleckige Verschattung der Lunge festgestellt. Vor 1 Jahr fand sich bei anhaltendem Husten eine ausgedehnte Verschattung rechts im Bereich des Mittellappens. Der Befund wurde als Tuberkulose angesehen und als solche behandelt.

Befund: Bei wiederholter Prüfung keine Tuberkulosebacillen. Tuberkulinreaktionen mehrfach negativ.

Bronchoskopie: Fleckige Rotung des Zwischenbronchus, Ödem der Mittellappen-Carina.

Biopsie aus dem Mittellappenbronchus: Zahlreiche „produktive Tuberkel", zahlreiche Langhanssche Riesenzellen.

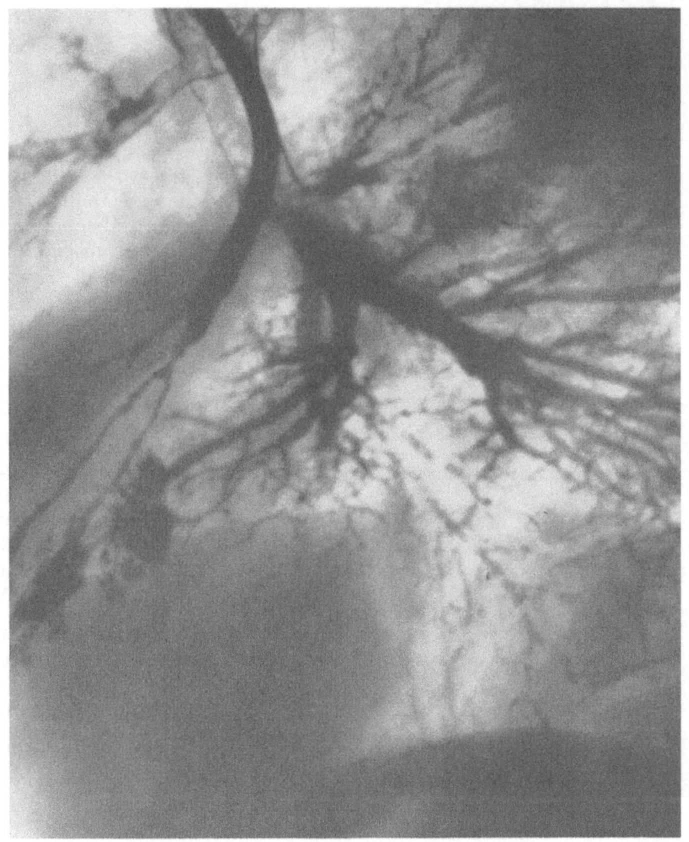

Abb. 6b

Röntgenbefunde:

Abb. 6a. *Übersicht.* Homogener Dreieckschatten des rechten Unterfeldes, der dem Herzschatten breit aufsitzt und — wie das nicht abgebildete Seitenbild zeigt — dem Mittellappen zugehörig ist. Flachkonvexe Begrenzung der Verschattung nach kranial und caudal. Gering vergrößerte Hilusdrüsen. Adhärenz der benachbarten medialen Zwerchfellkuppe.

Abb. 6b. *Bronchogramm.* Lange fadenförmige Stenosierung der Mittellappen-Segmentbronchien. Auffüllung der endständigen Alveolen.

Weiterer Verlauf: Resektion des Mittellappens, der mit der Umgebung verwachsen, bläulich verfärbt und derbknollig war. Im Präparat mikroskopisch hochgradige Bronchostenose, zahlreiche Epitheloidzellknötchen, nirgends Käse.

Diagnose: *Mittellappen-Syndrom bei Morbus Boeck (Stadium II) (durch Resektion gesichert).*

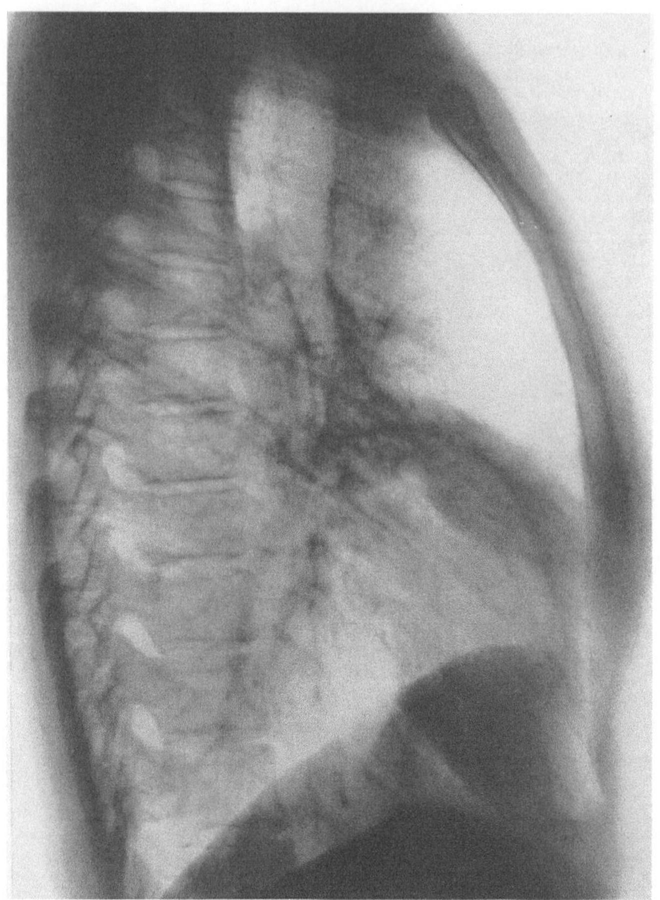

Abb. 7a

Fall 7*.
M. F., ♀, 28 Jahre.

Vorgeschichte: Vor 4 Jahren bei einer Reihenuntersuchung Verdacht auf spezifischen Lungenprozeß. Laufende Kontrollen beim Gesundheitsamt über 2 Jahre. Vor 3 Monaten Erythema nodosum. Wegen eines auswärts festgestellten Lungenbefundes Einweisung zur diagnostischen Klarung.

Befund: Allgemeine Müdigkeit. Husten mit wenig Auswurf, in dem schon mikroskopisch Tuberkulosebakterien zu finden sind. Keine Dyspnoe oder Cyanose. Schallverkürzung über dem vorderen rechten Unterfeld. Leichte Anämie. Blutsenkung 40/60 mm n.W.

Bronchoskopie: Trichterförmige Stenose des Mittellappenbronchus. Am Ostium des Mittellappenbronchus unspezifische Schleimhautentzundung**.

Im Spirogramm normale Atemreserven.

Röntgenbefunde:

Abb. 7a. *Seitliche Übersicht, rechts anliegend.* Homogene Verschattung des Mittellappens, der nach kranial und caudal konvex begrenzt und in seiner Gesamtheit verkleinert ist.

Abb. 7b. *Bronchogramm, seitlich.* Der Mittellappenbronchus ist unmittelbar nach seinem Abgang hochgradig eingeengt (↑), die Segmentbronchien füllen sich nur unvollständig und sind deformiert.

Weiterer Verlauf: Unter mehrmonatiger Behandlung mit INH, Streptomycin und Cycloserin, zeitweilig auch mit Prednison, Rückbildung der Drüsenschwellungen und weitere Schrumpfung des Mittellappens mit völliger Stenosierung des Mittellappenbronchus.

Röntgenbefund (5 Monate später):

Abb. 7c. *Bronchogramm, seitlich.* Der Mittellappenbronchus ist jetzt auch im Bronchogramm vollständig stenosiert (↑). Durch die weitere Verkleinerung des Mittellappens verstärkte kompensatorische Ausdehnung des Ober- und Unterlappens mit vermehrter Spreizung der Bronchien.

Diagnose: *Schrumpfende, käsige Mittellappenpneumonie, Hilusdrüsentuberkulose (durch Lobektomie gesichert).*

* Aus der Röntgen-Diagnostik-Abteilung (Leiter Prof. Dr. H. Reindell) der Medizinischen Universitätsklinik Freiburg i. Br. (Direktor: Prof. Dr. Dr. h.c. L. Heilmeyer).

** Die Bronchoskopie dieses Falles sowie der Fälle 11, 12, 15, 35 und 132 wurde von Dr. W. Schiessle, Med. Univ.-Klinik Freiburg, Abt. Robert-Koch-Klinik durchgeführt.

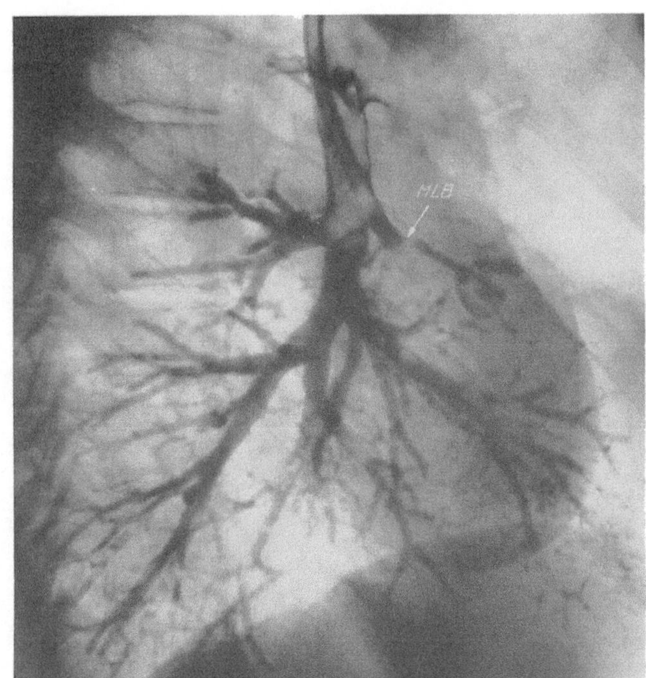

Abb. 7b

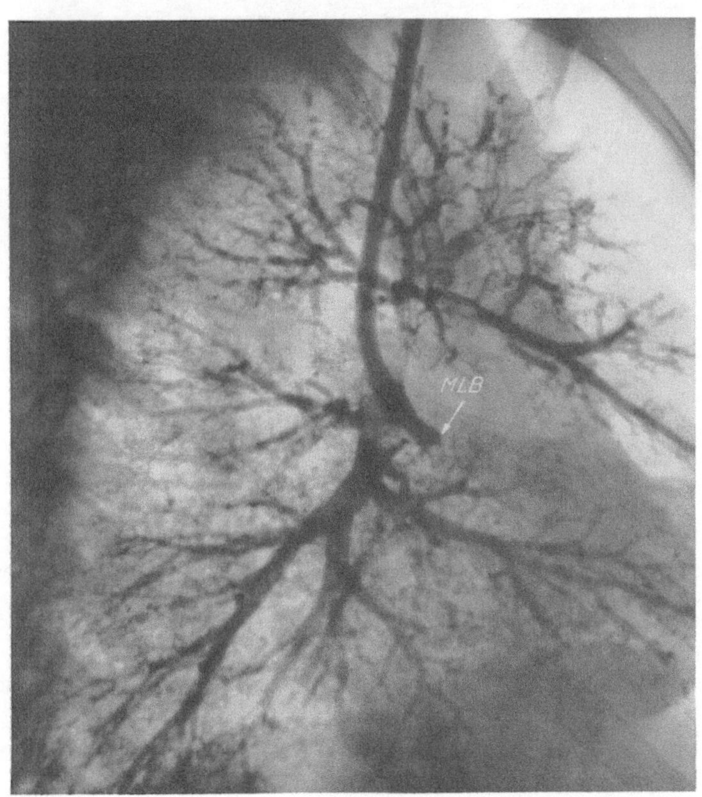

Abb. 7c

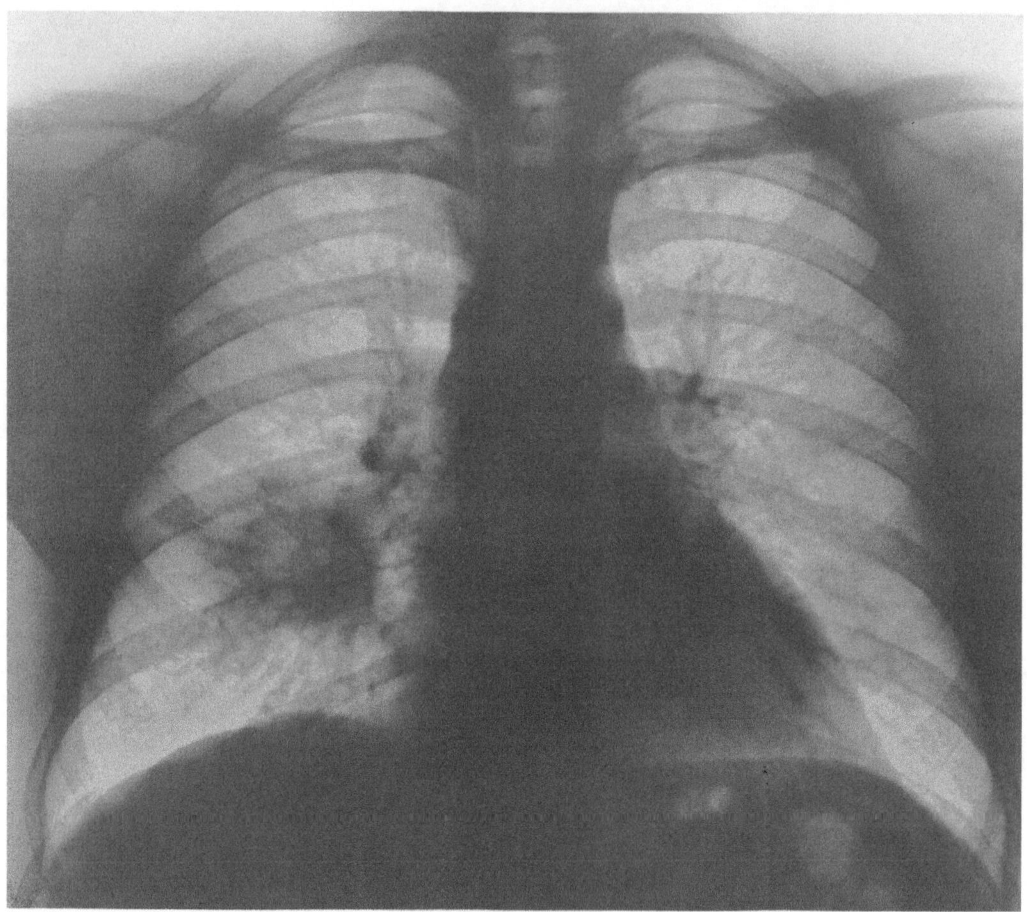

Abb. 8a

Fall 8*.

E. R., ♂, 28 Jahre.

Vorgeschichte: Wegen eines seit längerem bestehenden und therapieresistenten Hustens wurden mehrfach Rontgenuntersuchungen vorgenommen und dabei eine rechtsseitige Interlobärpleuritis diagnostiziert. Da konservative Behandlung aber keinen Erfolg hatte, wurde der Patient in die Klinik eingewiesen.

Befund: Bronchovesicularatmen über dem rechten Mittelgeschoß vorne. Sonst keinerlei krankhafter Befund.

Bronchoskopie: In die Lichtung des Mittellappenbronchus ragt ein Tumor hinein und verlegt den Bronchus.

* Aus der Röntgenabteilung (Leiter Prof. Dr. E. Stutz) der Chirurgischen Universitätsklinik Freiburg i. Br. (Direktor: Prof. Dr. H. Krauss).

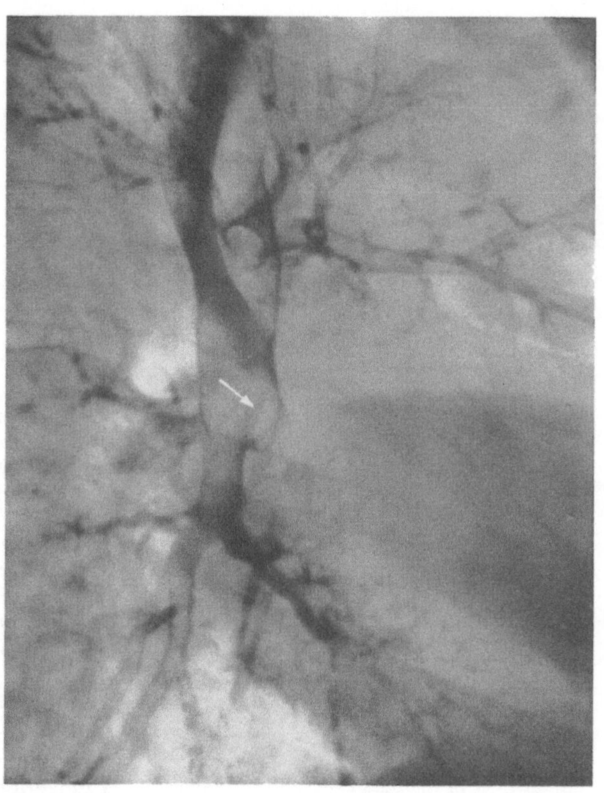

Abb.8 b

Röntgenbefunde:

Abb. 8a. *Übersicht.* Homogener Flächenschatten im medialen rechten Unterfeld, welcher nach kranial und caudal unscharf begrenzt ist.

Abb. 8b. *Bronchogramm, seitlich.* Der rechte Mittellappenbronchus ist an seinem Abgang verschlossen. Der bronchoskopisch sichtbare Tumor wölbt sich pelottenförmig in das Lumen des Zwischenbronchus vor (↑). Homogene Verschattung des Mittellappens mit beidseits flachkonvexer Begrenzung.

Diagnose: *Bronchusadenom mit chronischer Mittellappenpneumonie (durch Operation bestätigt).*

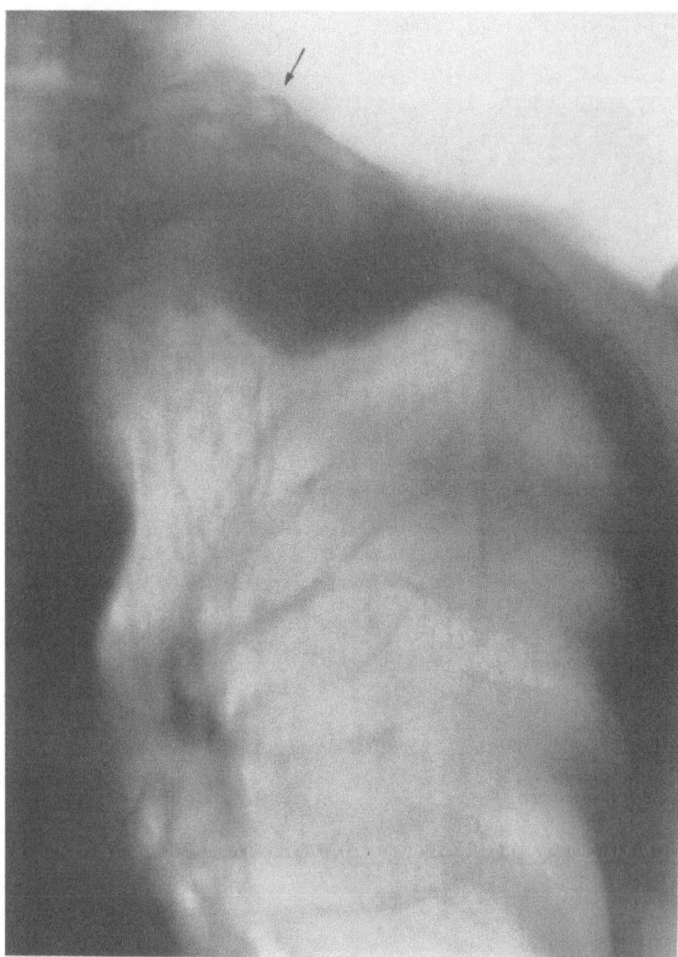

Abb. 9

Fall 9*.
L. G., ♀, 51 Jahre.

Vorgeschichte: Vor $9^1/_2$ Jahren erstmalige Feststellung einer kleinen harten Drüse an der linken Halsseite. Die Probeexcision 6 Monate später ergab die Diagnose. Seit dieser Zeit mäßig ausgeprägter Juckreiz. Vor 6 Jahren stationäre Aufnahme wegen ausgedehnter mediastinaler Drüsenschwellungen mit linksseitigem Pleuraerguß. Nach Bestrahlung und cytostatischer Behandlung vollständige Rückbildung und volle Remission über 6 Jahre. Jetzt klagte die Patientin seit 6 Monaten über zunehmenden Hustenreiz, Müdigkeit und rheumaähnliche ziehende Schmerzen in der linken Schulter und im linken Arm.

Befund: Guter Allgemeinzustand. Geringe Lymphknotenschwellung links axillar. Leber und Milz nicht vergrößert. Über der linken Spitze abgeschwächtes Atemgeräusch. Temperaturen über 38° C. Blutsenkung 99/120 mm n.W. Im Blutbild 10000 Leukocyten und nur 18% Lymphocyten.

Röntgenbefund:

Abb. 9. *Frontalschicht linkes Oberfeld in 9 cm.* Weichteildichte homogene Verschattung der linken Lungenspitze, die sich pelottenförmig in die Lunge vorwölbt und nach lateral kontinuierlich in die Pleura übergeht. Keine Drüsenvergrößerungen im Mediastinum oder in den Hili. Osteolytische Herde in der 1. Rippe (↑).

Weiterer Verlauf: Nach lokaler Röntgenbestrahlung der Lungenspitze und der linken Axilla mit zusätzlicher cytostatischer Therapie wieder volle Remission über bisher $2^3/_4$ Jahre mit Besserung der objektiven und subjektiven Befunde nach einer Gesamtkrankheitsdauer von bisher 13 Jahren nach Stellung der Diagnose durch Probeexcision.

Diagnose: *Lymphogranulomatose unter dem Bild eines Pancoast-Syndroms (durch Lungenpunktion cytologisch gesichert).*

* Aus der Abteilung für Röntgen-Radium-Therapie (Leiter Doz. Dr. K. MUSSHOFF) der Medizinischen Universitätsklinik Freiburg i. Br. (Direktor: Prof. Dr. Dr. h. c. L. HEILMEYER).

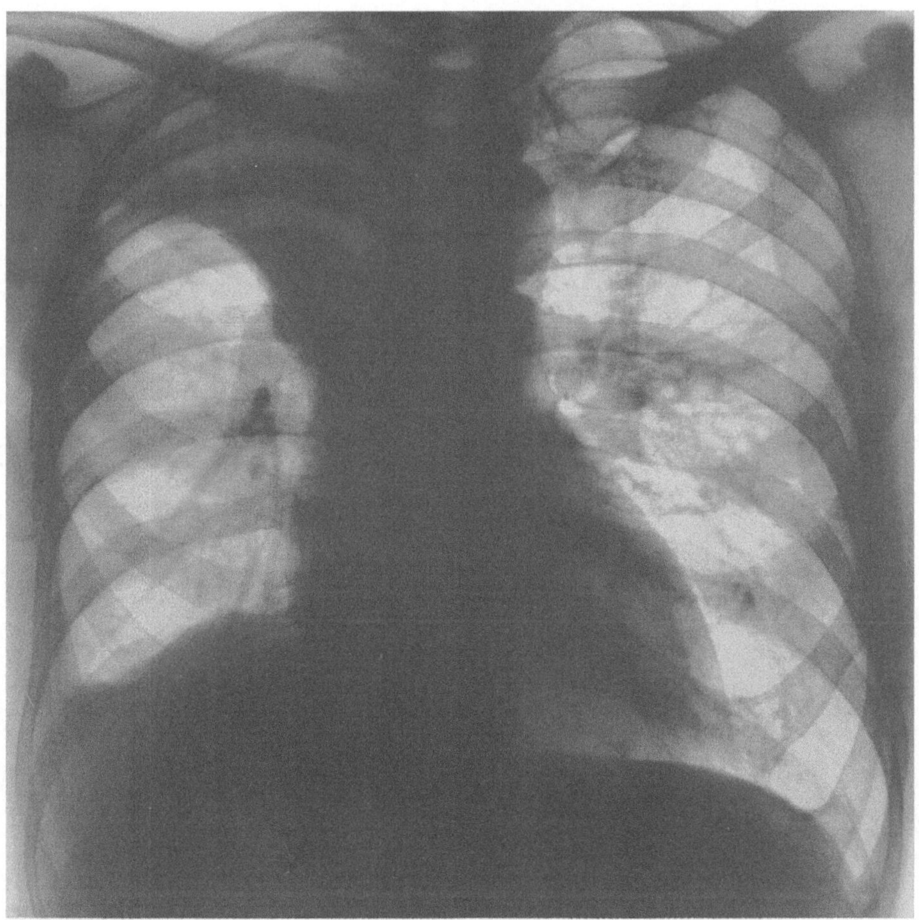

Abb. 10

Fall 10*. W. H., ♂, 73 Jahre. GARTMANN, Arosa

Vorgeschichte: Seit 8 Jahren ist der Lungenbefund im rechten Oberfeld bekannt, es wurden deshalb mehrfach Behandlungen durchgeführt. Zeitweise bestanden subfebrile Temperaturen, Müdigkeit, Appetitmangel und Schmerzen in der rechten Thoraxseite, zeitweise war der Patient aber auch beschwerdefrei.

Befund: Beschleunigung der Blutsenkung mit 52/76 mm n.W. Im Blutbild bei normaler Leukocytenzahl Linksverschiebung. Unspezifische Mischflora im Sputum.

Bronchoskopisch glatte Schleimhautwülste am Oberlappenostium rechts, histologisch kein Tumorgewebe.

Röntgenbefund:

Abb. 10. *Übersicht.* Annähernd homogene Verschattung des rechten Oberlappens, der verkleinert ist. Hochraffung des rechten Hilus, Verziehung des oberen Mediastinums nach rechts und Einziehung der rechten oberen Thoraxwand. Verschwielung des rechten Zwerchfellrippenwinkels.

Bronchographisch sah man einen glatten Stopp am rechten Oberlappenbronchus.

Diagnose: *Chronische Pneumonie im rechten Oberlappen mit chronisch-entzündlichen Veränderungen am Oberlappenbronchus. (Sicherung der Diagnose erst durch histologische Untersuchung nach Obduktion, makroskopisch imponierte der Befund als Tumor.)*

* Siehe auch GARTMANN.

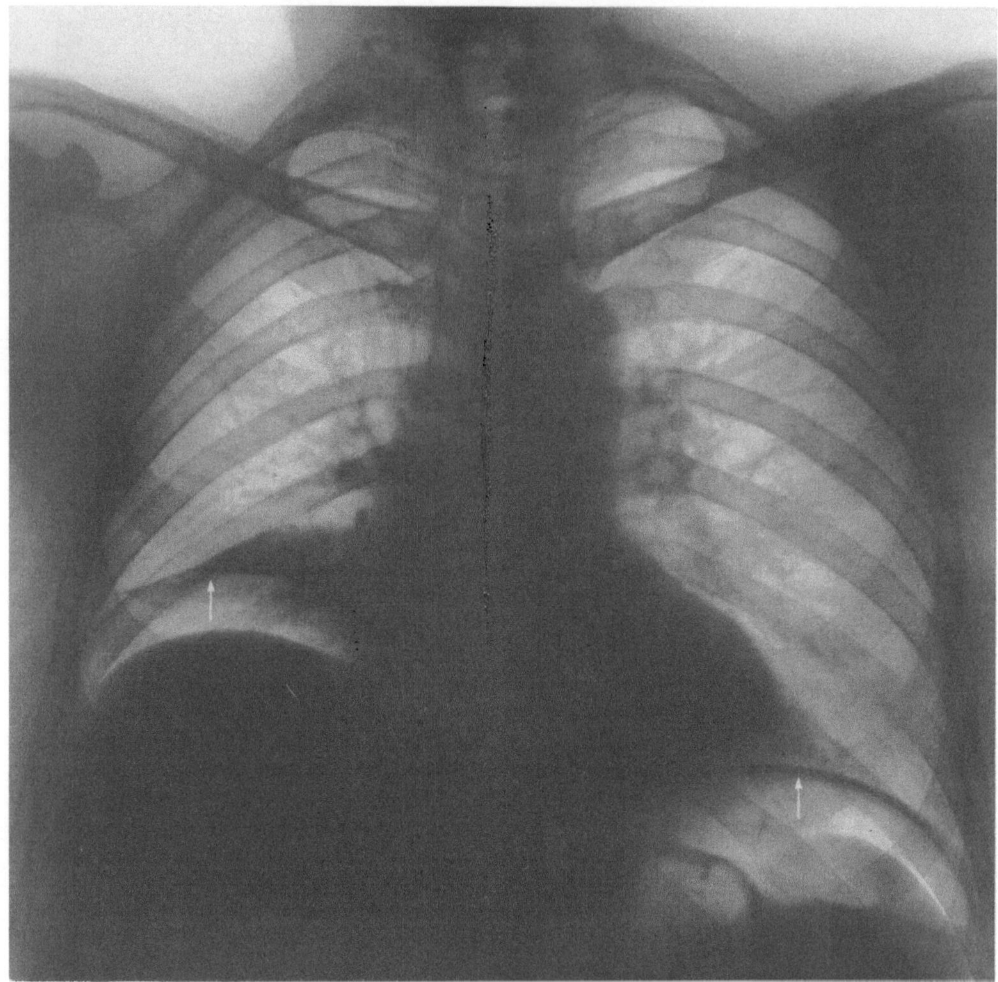

Abb. 11a

Fall 11*, **.
G. K., ♂, 47 Jahre.

Vorgeschichte: Vor 9 Monaten angeblich Hühnerknochen verschluckt. Vor 4 Monaten Grippe mit Stechen beim Atmen. Eine Röntgenuntersuchung der Lungen ergab damals nichts Auffälliges. Seither aber Gewichtsabnahme von 6 kg. Erstmals vor 3 Monaten Feststellung einer Lungenveränderung. Starker Reizhusten und erheblicher Auswurf. Außerhalb wurde eine starke Beschleunigung der Blutsenkung festgestellt. Zur weiteren Abklärung des Befundes Klinikeinweisung.

Befund: Guter Allgemeinzustand. Keine Temperaturen. Im Sputum nur unspezifische Erreger, keine Tuberkulosebakterien. Cytologisch im Sputum keine Tumorzellen. Blutsenkung 40/56 mm n.W. Blutbild, Serumlabilitätsproben, Serum-Eisen und Serum-Kupfer normal.

Bronchoskopie: Eiterstraße bis in die Trachea hinauf. Völlige Verlegung des distalen Endes des Zwischenbronchus durch Eiter. Hochrote, verdickte Schleimhaut, die bei Berührung leicht blutet.

Röntgenbefunde:

Abb. 11a. *Übersicht.* Sichelförmige, homogene Verschattung der rechten Lungenbasis, die dem Zwerchfell breit aufliegt. Rechtsseitiger Zwerchfellhochstand mit paradoxer Beweglichkeit. Abgrenzung beider Zwerchfellkuppen (↑) durch Pneumoperitoneum.

* Aus der Röntgen-Diagnostik-Abteilung (Leiter Prof. Dr. H. Reindell) der Medizinischen Universitätsklinik Freiburg i. Br. (Direktor: Prof. Dr. Dr. h.c. L. Heilmeyer).

** Siehe auch Musshoff und Weinreich.

Röntgenbefunde (Fortsetzung):

Abb. 11b. Zugehöriges *Seitbild, rechts anliegend.*

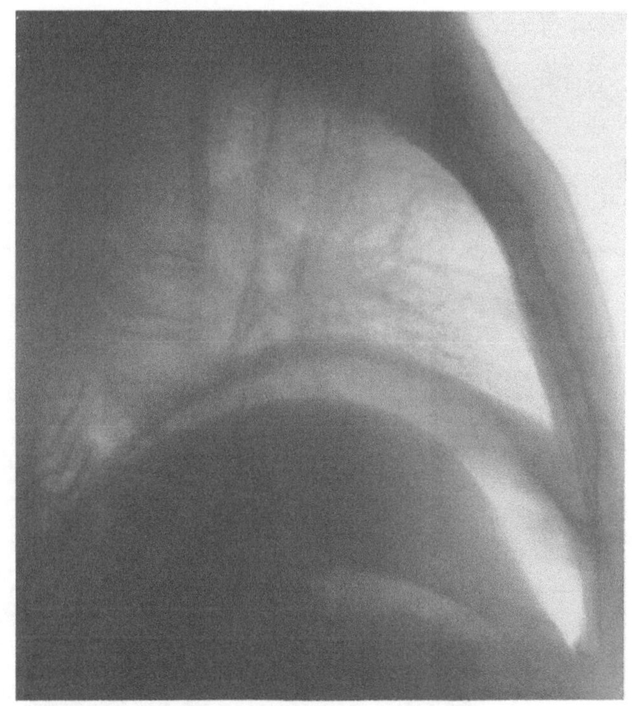

Abb. 11b

Abb. 11c. *Bronchogramm, seitlich.* Die Bronchien des Mittel- und Unterlappens sind nach oben gelagert und auseinandergedrängt, innerhalb der einzelnen Lappen aber gebündelt und deformiert, zum Teil erweitert, zum Teil eingeengt.

Diagnose: *Chronische Pneumonie des rechten Mittel- und Unterlappens bei Bronchitis muralis. Phrenicusparese durch Einbeziehung des Nerven in die chronische, auf das mediastinale Rippenfell übergreifende Entzündung (durch Bilobektomie und histologische Untersuchung gesichert).*

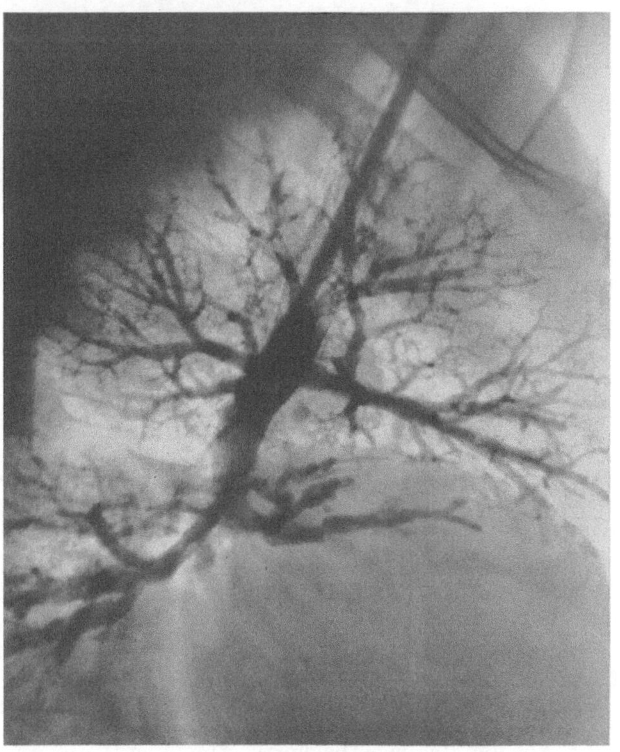

Abb. 11c

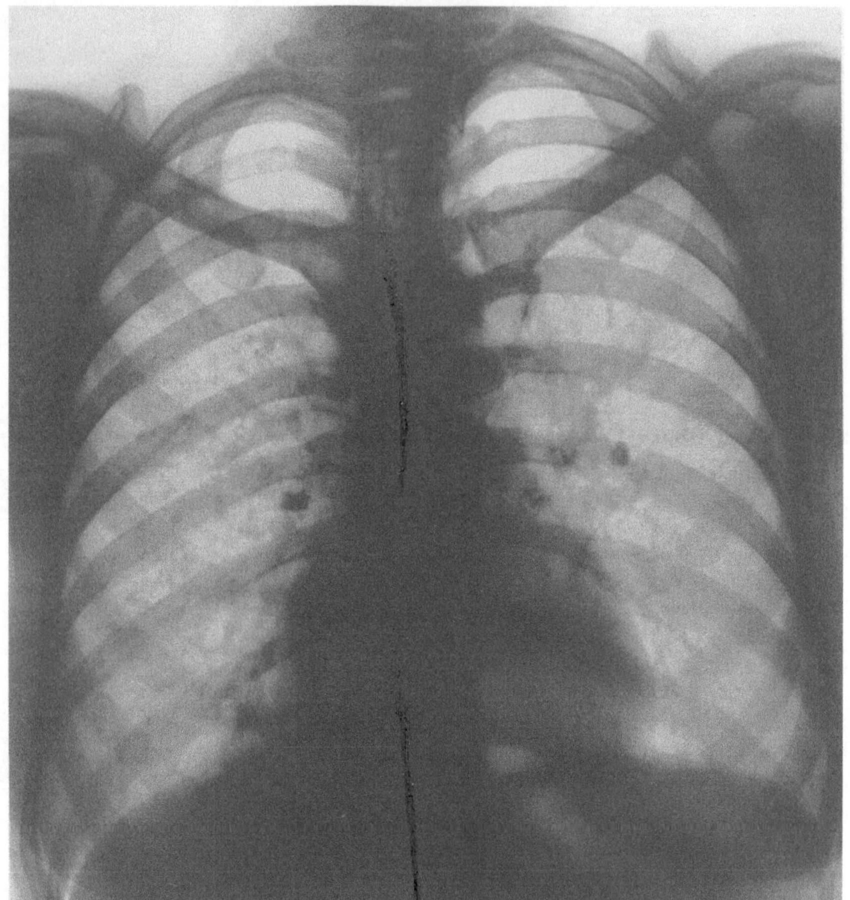

Abb. 12a

Fall 12*.

B. E., ♀, 37 Jahre.

Vorgeschichte: Vor 6 Jahren Lungenentzündung mit Pleuritis. Seither immer wieder fieberhafte Erkrankungen und zeitweise heftige Schmerzen im Bereich des rechten Rippenbogens. Vor 8 Wochen beim Husten plötzlich blutiges Sputum, das in den letzten Tagen erneut beobachtet wurde. Deshalb Klinikaufnahme zur Klärung der Diagnose.

Befund: Guter Allgemeinzustand. Mäßige Schallverkürzung und abgeschwachtes Atemgerausch über dem rechten Unterfeld. Negatives Sputum. Tuberkulintestung bis 1:10000 negativ. Blutbild unauffällig. Blutsenkung 26/40 mm n.W.

Bronchoskopie: Kugeliger, weißlicher Tumor von glatter Oberfläche im rechten Unterlappenbronchus unter dem Abgang des Unterlappenspitzenbronchus. Unspezifische Bronchitis im ganzen Bronchialbaum rechts. Verziehung des Mittellappenbronchus nach unten.

* Aus der Röntgen-Diagnostik-Abteilung (Leiter Prof. Dr. H. Reindell) der Medizinischen Universitätsklinik Freiburg i. Br. (Direktor: Prof. Dr. Dr. h.c. L. Heilmeyer).

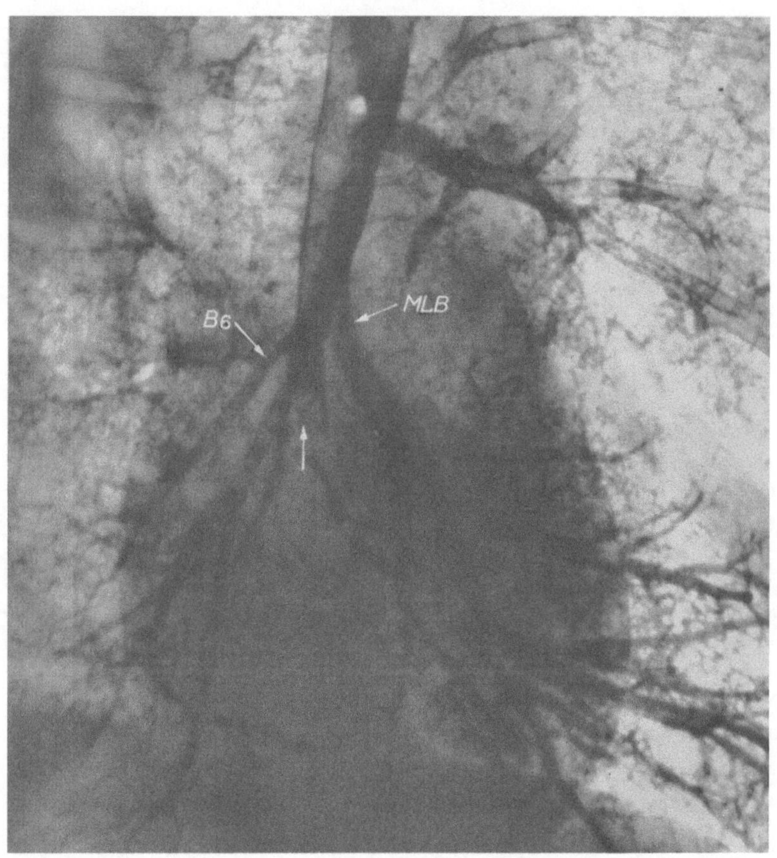

Abb. 12b

Röntgenbefunde:

Abb. 12a. *Übersicht.* Homogene, nach lateral scharf begrenzte Verschattung des rechten Herz-Zwerchfellwinkels. Adhärenz der zugehörigen Pleura diaphragmatica. Verkalkte Drüsen in beiden Hili und perihilär.

Abb. 12b. *Bronchogramm, fast seitlich.* Pelottenförmiger Verschluß des rechten Unterlappenbronchus (↑) unterhalb des Abgangs des apikalen (B 6) und des posterobasalen Unterlappensegmentbronchus. Schrumpfung des Unterlappens mit Verlagerung des anterioren Oberlappensegments und des Mittellappens (MLB) nach caudal.

Diagnose: *Lipomyxom mit konsekutiver chronischer Pneumonie und Atelektase im rechten Unterlappenbronchus (bronchoskopisch und durch Lobektomie gesichert).*

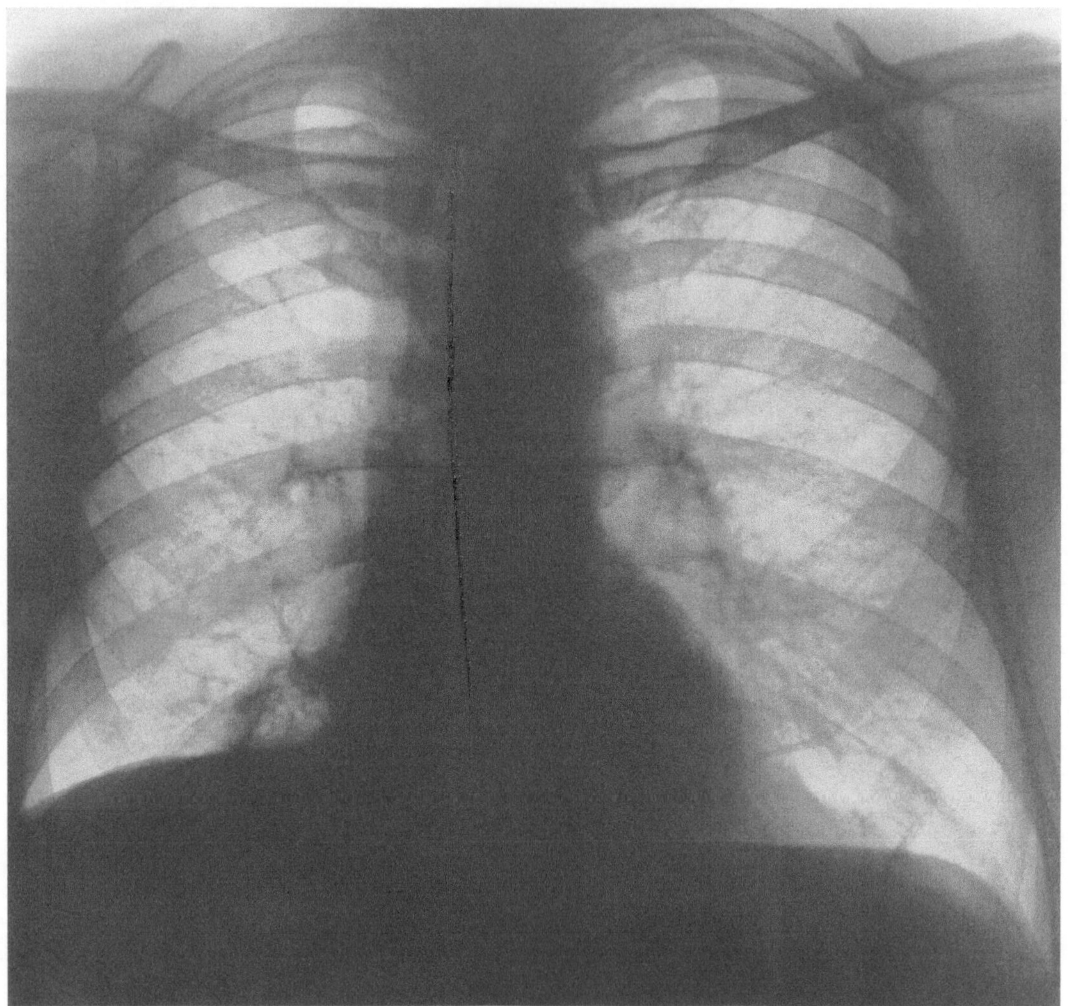

Abb. 13a

Fall 13.
W. H., ♂, 58 Jahre.

Reusch, Königstein i. Ts.

Vorgeschichte: Vor 4 Jahren erstmals Lungenentzündung, die seither immer wieder rezidivierte. 2 Monate vor der Krankenhausaufnahme erneute Erkrankung mit Fieber, Schüttelfrost und Husten.

Befund: Jetzt wieder normale Temperatur. Blutsenkung 13/40 mm n.W. Im Sputum keine Tuberkulosebakterien. Blutbild unauffällig.

Bronchoskopie: Glatter kugeliger polyposer Tumor im rechten Unterlappenstammbronchus.

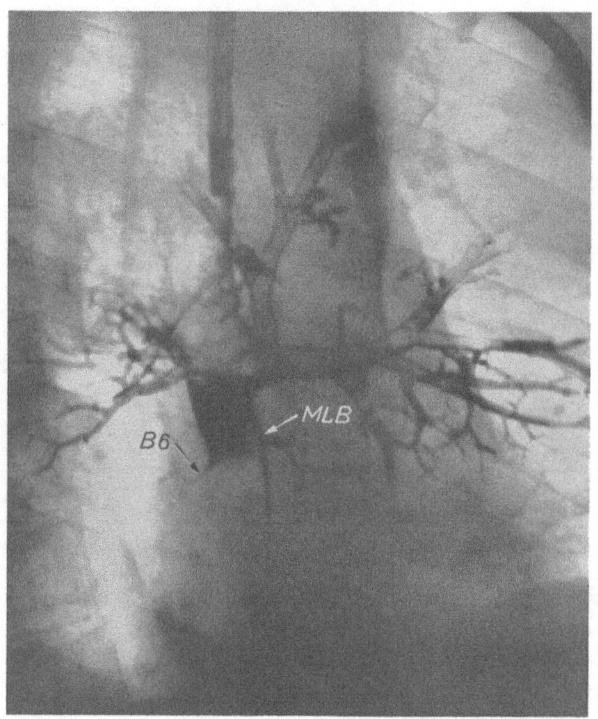

Abb. 13b

Röntgenbefunde:

Abb. 13a. *Übersicht.* Streifig-flächige Verschattung des rechten Herz-Zwerchfellwinkels. Adhärenz des Zwerchfells im rechten Sinus.

Abb. 13b. *Bronchogramm, schräg.* Der rechte Unterlappenbronchus ist nach Abgang des Mittellappenbronchus (MLB) und unmittelbar nach Abgang des apikalen Unterlappensegmentbronchus (B 6) bogenförmig verschlossen. Vermehrte Auffächerung der Oberlappenbronchien.

Diagnose: *Submuköses Lipom (histologische Diagnose nach Tumorausräumung).*

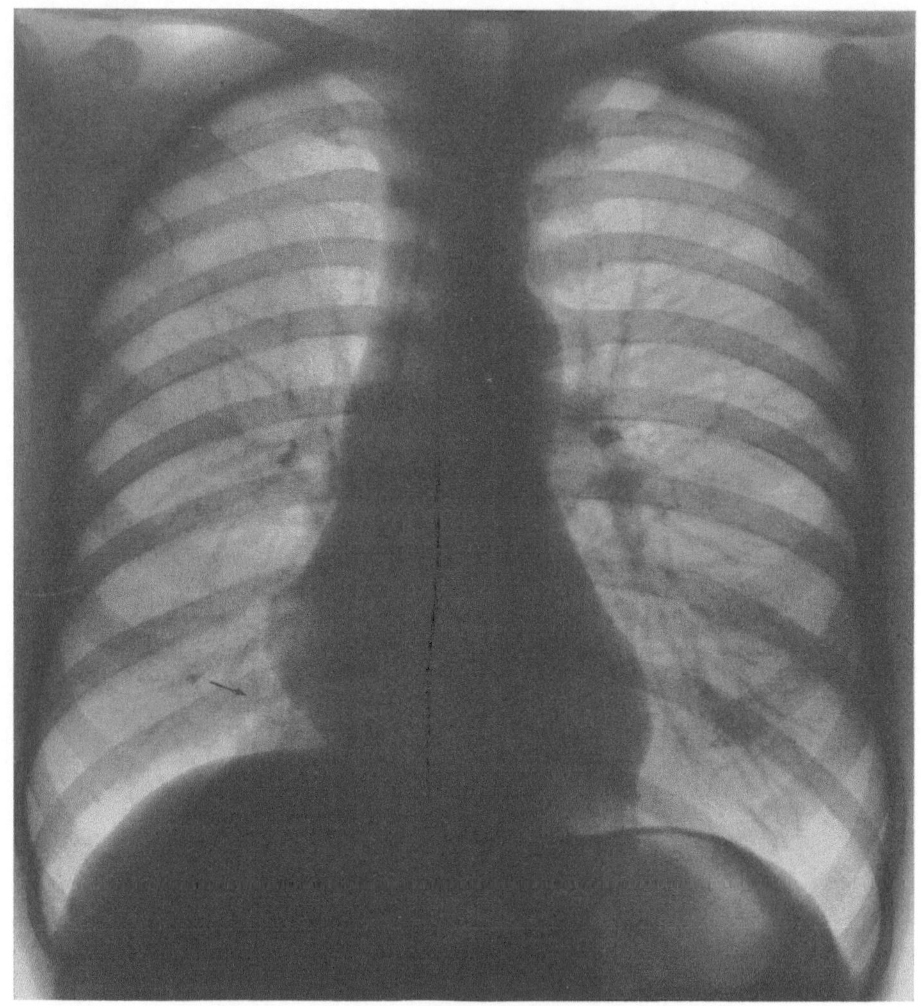

Abb. 14a

Fall 14*, **.

G. H., ♀, 46 Jahre.

Vorgeschichte: Vor 4 Jahren erstmals Fieber und Husten. Von da ab täglich morgens eine halbe Tasse voll eitrig-stinkendem Auswurf. Keine Gewichtsabnahme. Keine asthmatischen Beschwerden, keine Darmstörungen, keine Flush-Anfälle.

Befund: Über dem rechten Unterfeld einzelne feuchte Rasselgeräusche. Blutbild und Serum-Labilitätsproben unauffällig. Blutsenkung 18/48 mm n.W.

Bronchoskopie: Haselnußgroßer Tumor im Bronchus intermedius.

---

* Aus der Röntgenabteilung (Leiter Prof. Dr. E. Stutz) der Chirurgischen Universitätsklinik (Robert Koch-Klinik) (Direktor: Prof. Dr. H. Krauss).

** Siehe auch Kähler und Heilmeyer.

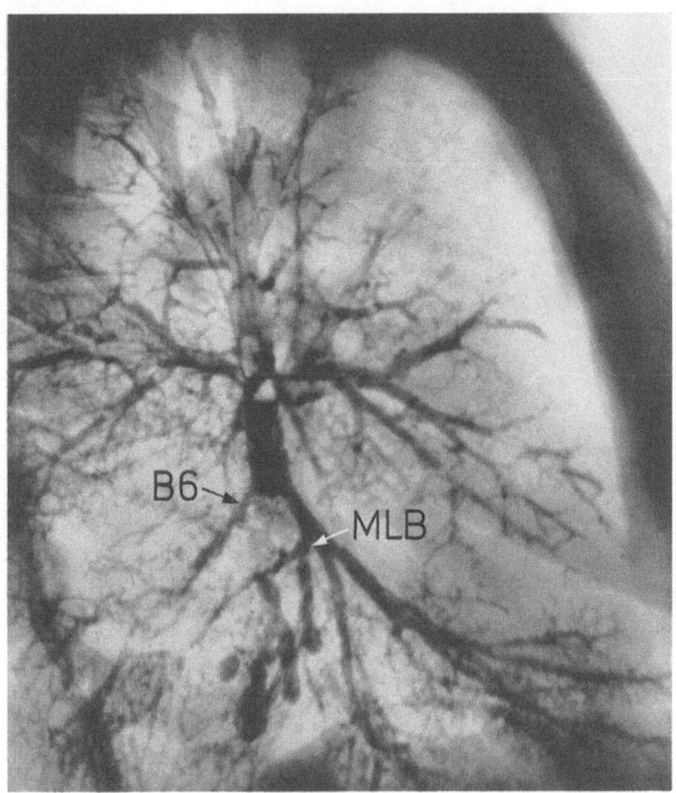

Abb. 14b

Röntgenbefunde:

Abb. 14a. *Übersicht.* Man erkennt lediglich eine kleine dreieckförmige und zur Lunge hin glatt begrenzte Verschattung im rechten Herz-Zwerchfellwinkel (↑). Bogenförmige Ausziehung des rechten Herzrandbogens.

Abb. 14b. *Bronchogramm, seitlich.* Großer Füllungsdefekt des rechten Unterlappenbronchus unmittelbar unterhalb des Abgangs des Unterlappenspitzenbronchus (B 6) und des Mittellappenbronchus (MLB). Das Lumen des Unterlappenbronchus ist nach ventral zu nicht völlig verschlossen. Schrumpfung des Unterlappens mit erheblicher Bronchiektasenbildung in allen Unterlappenbronchien, ausgenommen dem apikalen Unterlappensegmentbronchus (B 6).

Diagnose: *Bronchuscarcinoid im Zwischenbronchus rechts mit chronisch-pneumonischer Induration des Mittel- und Unterlappens und Bronchiektasenbildung (durch Bilobektomie gesichert).*

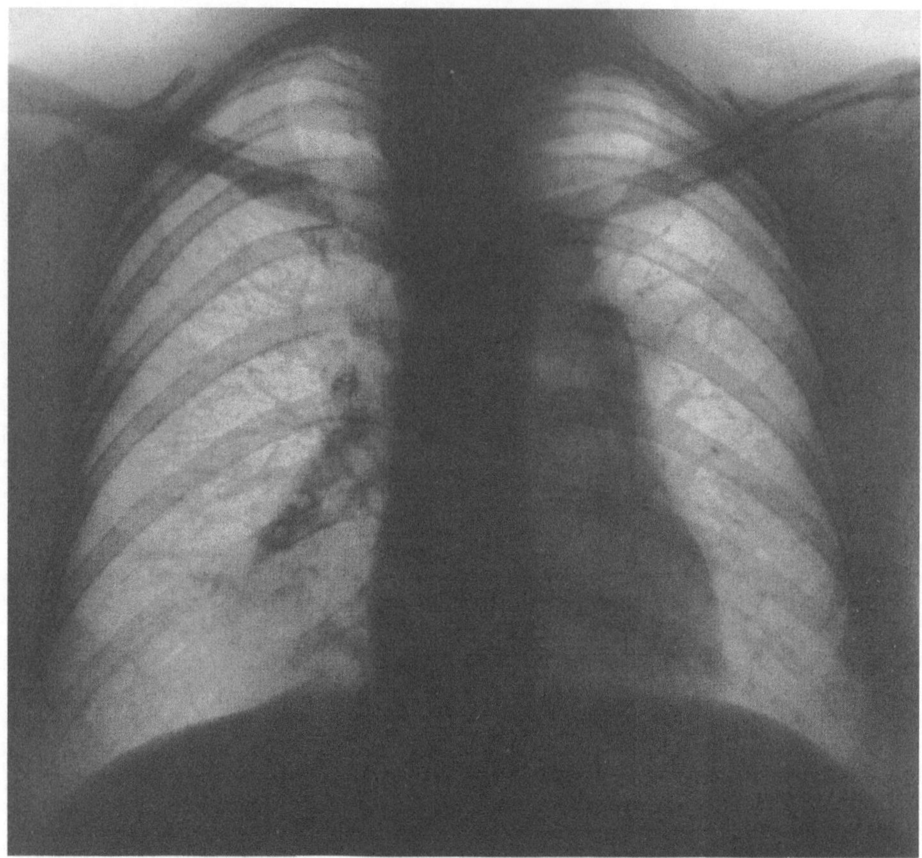

Abb. 15a

Fall 15*, **. E. R., ♀, 53 Jahre.

Vorgeschichte: Patientin stammt aus einer tuberkulosebelasteten Familie. Der Ehemann ist vor 15 Jahren an einer Lungen- und Kehlkopftuberkulose verstorben. Vor 5 Jahren Klinikaufnahme wegen Drüsenschwellungen am Hals, die Probeexcision ergab eine Tuberkulose. Röntgenologisch fand man damals eine Verschattung im medialen linken Oberfeld, die als Verschwielung des oberen Mediastinums mit Hochziehung des linken Hilus durch Verschwielung gedeutet wurde. Damals einmal im Magensaft durch Kultur Tuberkulosebakterien nachgewiesen, später nie mehr. Der Rontgenbefund blieb im Laufe der folgenden Jahre vollig unverändert. Jetzt erfolgte Einweisung, da in letzter Zeit öfter subfebrile Temperaturen bestanden und eine stärkere Müdigkeit beobachtet wurde.

Befund: Guter Allgemeinzustand. Temperaturen bis 38° C. Keine Cyanose oder Dyspnoe. Verschmälerung der linken Thoraxseite, die bei der Atmung nachhinkt. Normales Blutbild. Blutsenkung 15/36 mm n.W. Kein Sputum. Negativer Magensaft bei mehreren Kontrollen.

Bronchoskopie: Atrophische Schleimhaut des linken Hauptbronchus, längsovale Verengerung des Oberlappenostiums, der Bronchus endigt kurz danach stenotisch. Völlig glatte, auch histologisch normale Schleimhaut des Oberlappenbronchus.

Spirographisch leicht vermehrte Residualluft und verminderter Tiffeneau-Test, sonst normale Befunde.

Röntgenbefunde:

Abb. 15a. *Übersicht.* Verkleinerung des linken Lungensitus. Das obere Mediastinum ist nach links verlagert und unscharf begrenzt. Hochraffung des linken Hilus, der unscharf begrenzt und etwas verbreitert ist.

* Aus der Röntgen-Diagnostik-Abteilung (Leiter Prof. Dr. H. Reindell) der Medizinischen Universitätsklinik Freiburg i. Br. (Direktor: Prof. Dr. Dr. h.c. L. Heilmeyer).

** Siehe auch Musshoff und Weinreich.

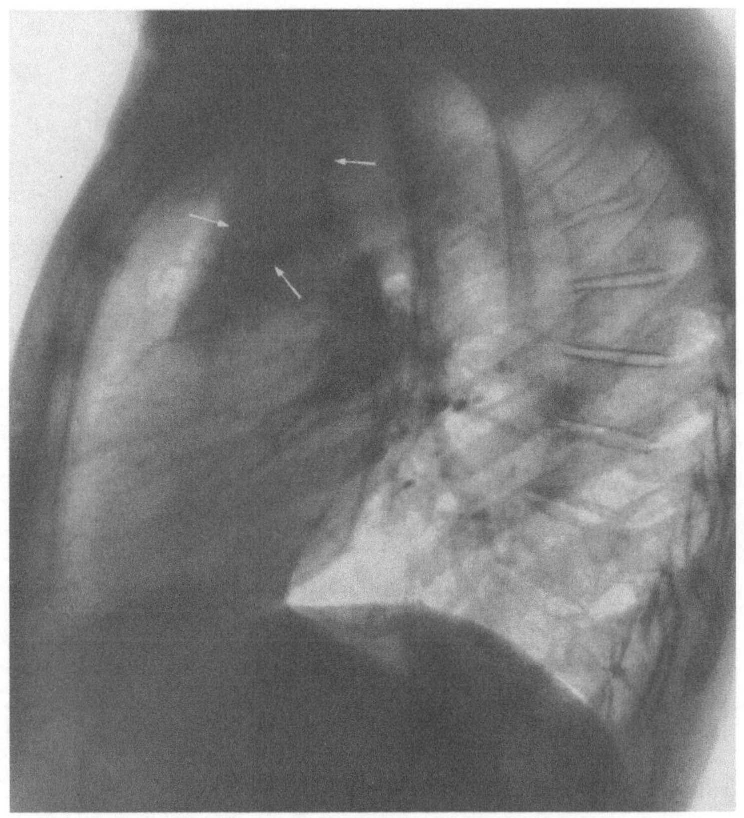

Abb. 15b

Röntgenbefunde (Fortsetzung):

Abb. 15b. *Seitliche Übersicht, links anliegend.* Im ventralen Anteil des Spitzen-Oberfeldes findet sich eine längliche, dreieckige Verschattung, welche allseits konvex und scharf begrenzt ist und deren stumpfer Winkel zum Hilus weist (↑).

Abb. 15c. *Bronchogramm, seitlich.* Kompletter Verschluß des linken Oberlappenbronchus etwa 1 cm nach seinem Abgang (OLB). Kompensatorische Auffächerung des Bronchialbaumes des Unterlappens (ULB), der den linken Thoraxraum ausfüllt, wobei B 6 die Lungenspitze einnimmt.

Diagnose: *Komplette Oberlappenatelektase links (in Anbetracht der Vorgeschichte wohl Folge einer sekundären Bronchusstenose nach Drüsentuberkulose mit Bronchuseinbruch und Schleimhauttuberkulose).*

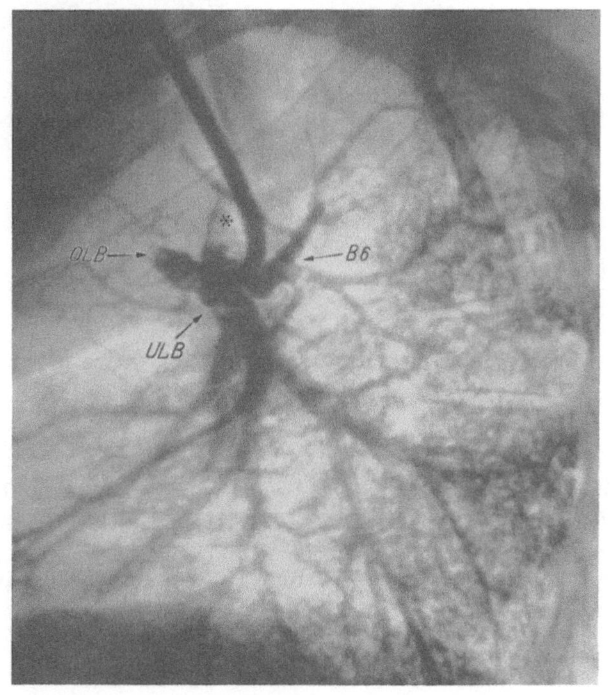

Abb. 15c

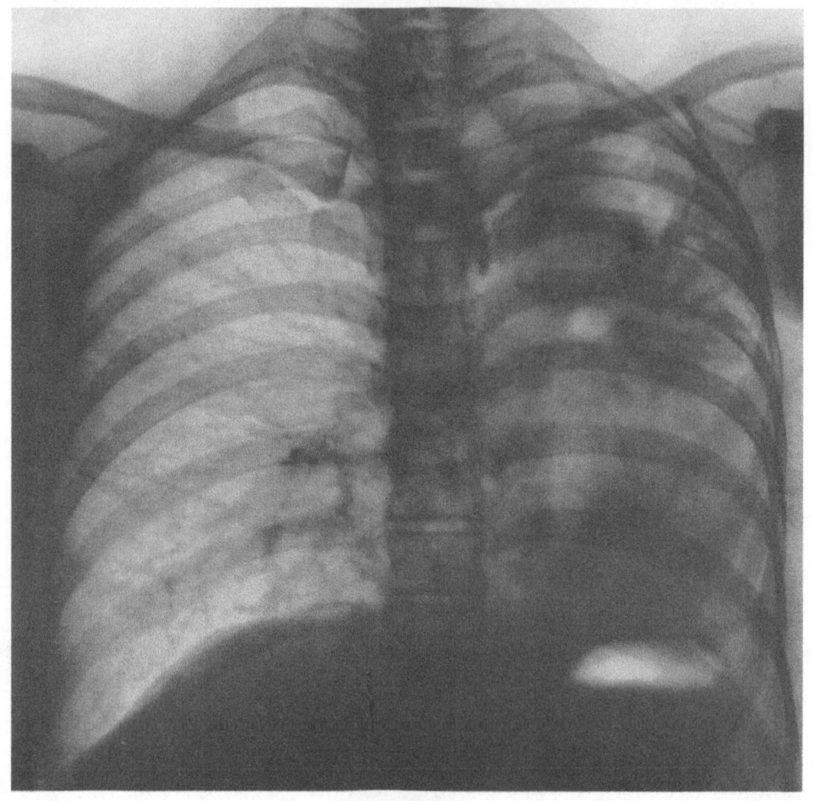

Abb. 16a

Fall 16.

M. H., ♀, 44 Jahre.

JACOB, Karl-Marx-Stadt

Vorgeschichte: 3 Jahre vor der jetzigen Untersuchung an anderem Ort Radikaloperation der linken Mamma wegen eines Carcinoms. Anschließend daran erfolgte dort auch eine Röntgenbestrahlung. Im ganzen fühlt sich die Patientin wohl, nur in den kalten Monaten neigt sie zu Atemnot und Husten mit und ohne Auswurf. Die jetzige Untersuchung erfolgte zum Ausschluß einer Metastasierung.

Befund: Guter Allgemeinzustand. Im Bereich der Bestrahlungsfelder (Brust und Rücken) ausgedehnte Teleangiektasien. Kein Hinweis für ein Rezidiv oder Metastasen.

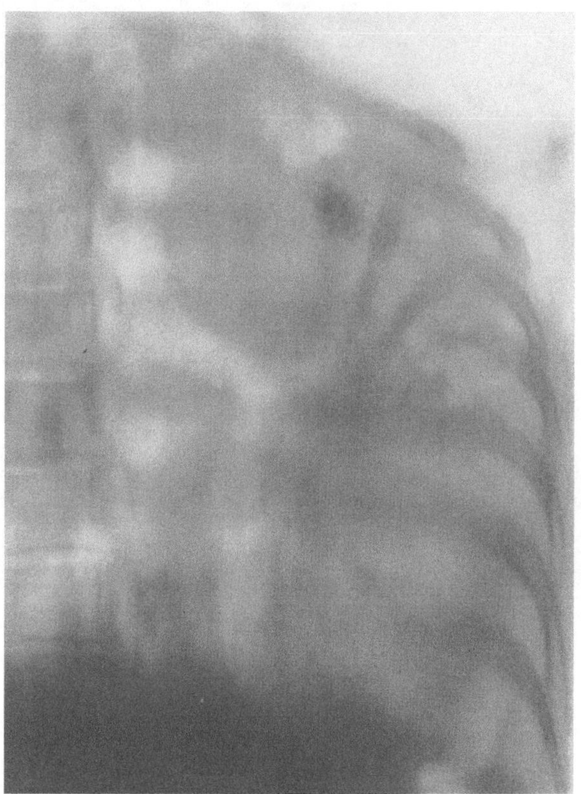

Abb. 16b

Röntgenbefunde:

Abb. 16a. *Übersicht.* Weitgehend homogene Verschattung der linken Lunge, die in ihrer Gesamtheit stark verkleinert ist. Körniger Kalkschatten im linken Oberfeld. Die Trachea ist nach links verzogen und erweitert. Das linksseitige Bronchialsystem ist innerhalb der Verschattung gut zu erkennen. Starke Verziehung des ganzen Mediastinums und des Herzens nach links. Kompensatorische Überblähung der rechten Lunge, die nach links überlappt.

Abb. 16b. *Schicht linke Lunge in 6 cm.* Die Aufnahme bestätigt die homogene Verschattung der ganzen Lunge und die Erweiterung, Deformierung und Bündelung der Bronchien im Oberfeld. In der Spitze noch kleine lufthaltige Lungenbezirke.

Diagnose: *Ausgedehnte Strahlenfibrose (-induration) der linken Lunge mit Schrumpfung und Bronchiektasenbildung.*

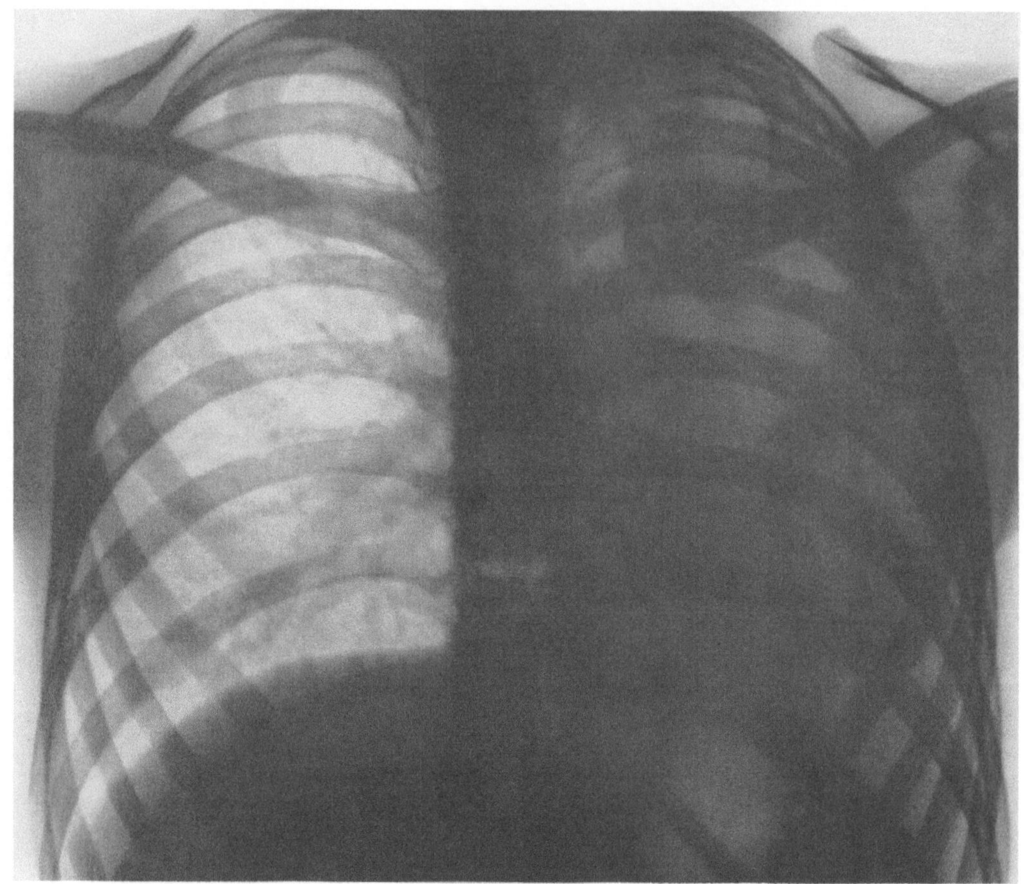

Abb. 17a

Fall 17. HEMPEL und WEINGÄRTNER, Kinderklinik Leipzig
P. Ch., ♀, 9 Jahre.

Vorgeschichte: Seit dem 4. Lebensjahr rezidivierender Husten. Eine damals durchgeführte Röntgendurchleuchtung ergab eine homogene Verschattung der linken Thoraxhälfte, die als Pleuraschwarte aufgefaßt wurde. Wegen erneutem fieberhaftem Infekt erfolgte Klinikeinweisung.

Befund: Altersentsprechend entwickeltes Mädchen. Skoliose der Brustwirbelsäule mit Trichterbrust und Abflachung der linken Thoraxseite, die bei der Atmung zurückbleibt.

Röntgenbefunde:

Abb. 17a. *Übersicht.* Homogene Verschattung des linken Lungensitus mit Verlagerung des Mediastinums und des Herzens nach links.

Abb. 17b. *Bronchogramm p. a.* Der linke Hauptbronchus und die Lappenbronchien sind normal angelegt, die Segmentbronchien enden nach wenigen Zentimetern in kleinen Stümpfen. Die rechte Lunge lappt im Gebiet des vorderen Mediastinums nach links über (↑).

Abb. 17c. *Angiokardiographie.* Darstellung des rechten Vorhofs, der rechten Kammer und der Pulmonalarterien. Hochgradige Verlagerung des Herzens nach links. Die A. pulmonalis ist weit und gibt nach rechts normale Abzweigungen ab (A.p.d.), während sich nach links nur ein schmales Gefäß vom Pulmonalbogen aus nach unten verfolgen läßt (A.p.s.).

Diagnose: *Lungenagenesie links.*

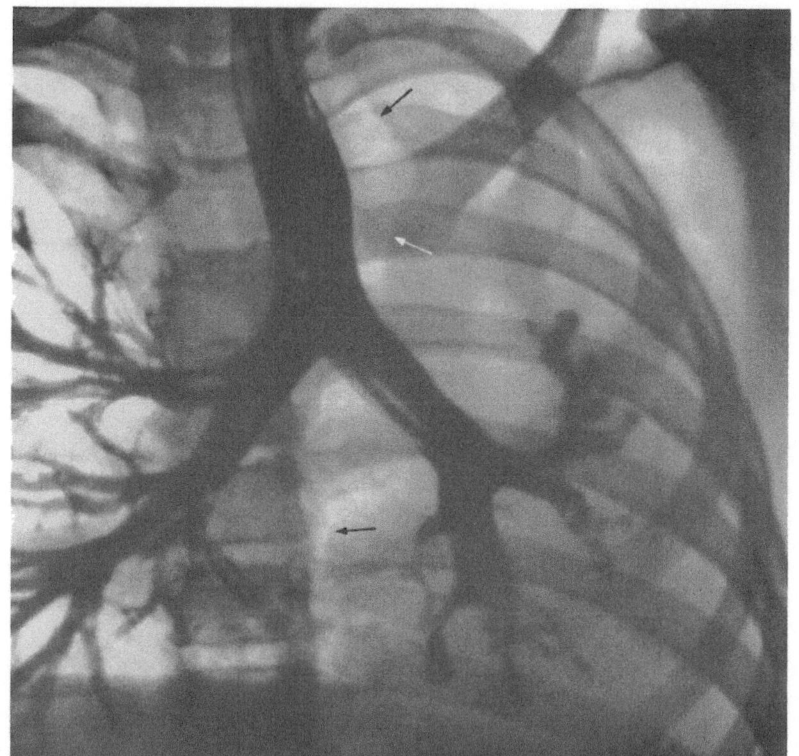

Abb. 17b

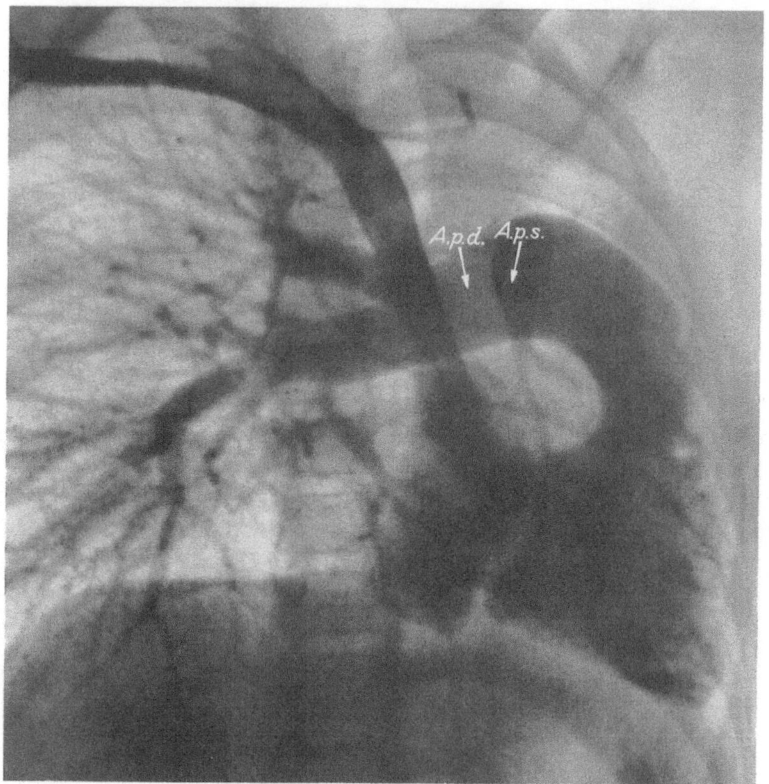

Abb. 17c

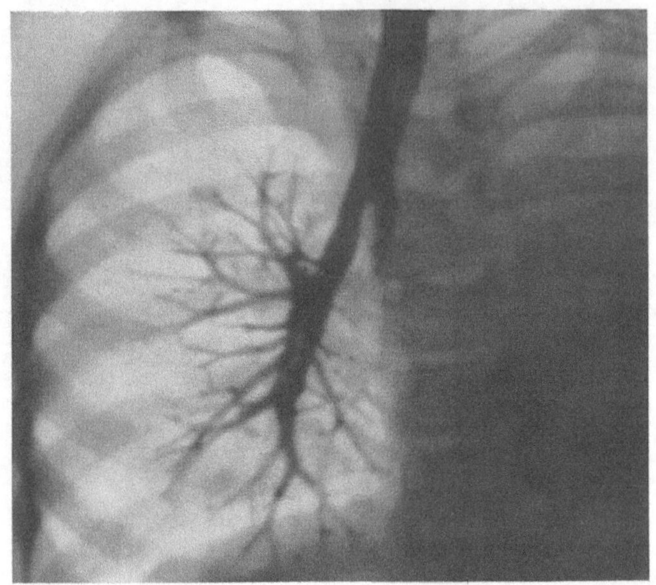

Abb. 18

Fall 18*. VIETEN, Düsseldorf

X. Y., ♂.

Vorgeschichte: Seit Geburt kurzatmig, als Säugling und Kleinkind Cyanose, besonders nach längerem Schreien. Häufig Erkältungskrankheiten.

Befund: Über der linken Lunge fehlt teilweise ein Atemgeräusch völlig.

Röntgenbefunde:

(Die *Übersichtsaufnahme* zeigte eine völlige Verschattung der linken Thoraxhälfte, in die das Herz ganz hineingezogen war.)

Abb. 18. *Bronchogramm p.a.* Vom linken Bronchialsystem füllt sich nur ein konisch zulaufendes Rudiment des Stammbronchus.

Diagnose: *Lungenagenesie links.*

* Siehe auch STUTZ und VIETEN, BAUMGARTL.

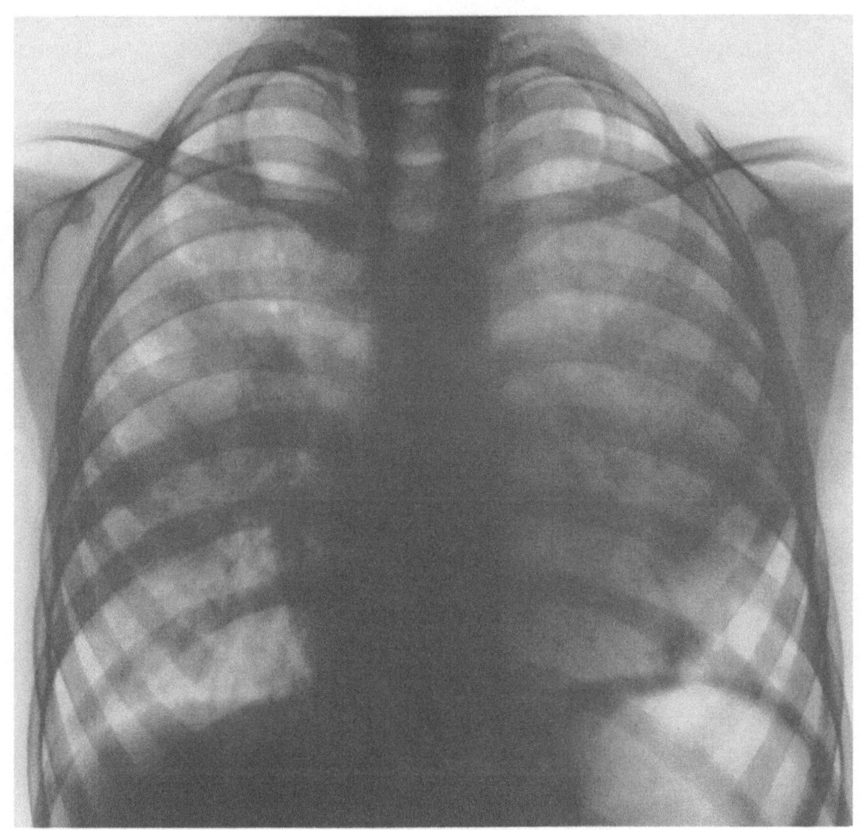

Abb. 19

Fall 19*. HEMPEL und WEINGÄRTNER, Leipzig

O. M., ♀, 5 Jahre.

Vorgeschichte: Bis zum 4. Lebensjahr normale Entwicklung. Dann erkrankte das Kind mit auffallender Blässe, weshalb Krankenhausaufnahme erfolgte.

Befund: Untergewichtiges Kind in schwerstkrankem Zustand. Hochgradige Anämie. Dyspnoe und Zeichen einer Rechtsinsuffizienz. In einem Röntgenbild feinfleckig-wolkige Verschattungen in beiden Mittelfeldern von den Hili ausgehend bis in die Peripherie. Die Ober- und Unterfelder waren relativ frei.

Weiterer Verlauf: Mit Transfusionen und kardialer Behandlung zeitweise Besserung. Nach etwa 8 Monaten haben die Veranderungen in den Lungen aber zugenommen und das Kind verstarb unter den Zeichen des Herzversagens bald nach Anfertigung des abgebildeten Rontgenbildes.

Röntgenbefund:

Abb. 19. *Übersicht.* In beiden Lungen ausgedehnte dichte wolkige Verschattungen, besonders ausgeprägt in den Mittelfeldern, die nach der Peripherie zu abnehmen. Zusätzlich vermehrte reticulär-noduläre Zeichnung.

Diagnose: *Idiopathische Lungenhämosiderose mit Cor pulmonale (durch Sektion gesichert).*

* Siehe auch WEINGÄRTNER (1957).

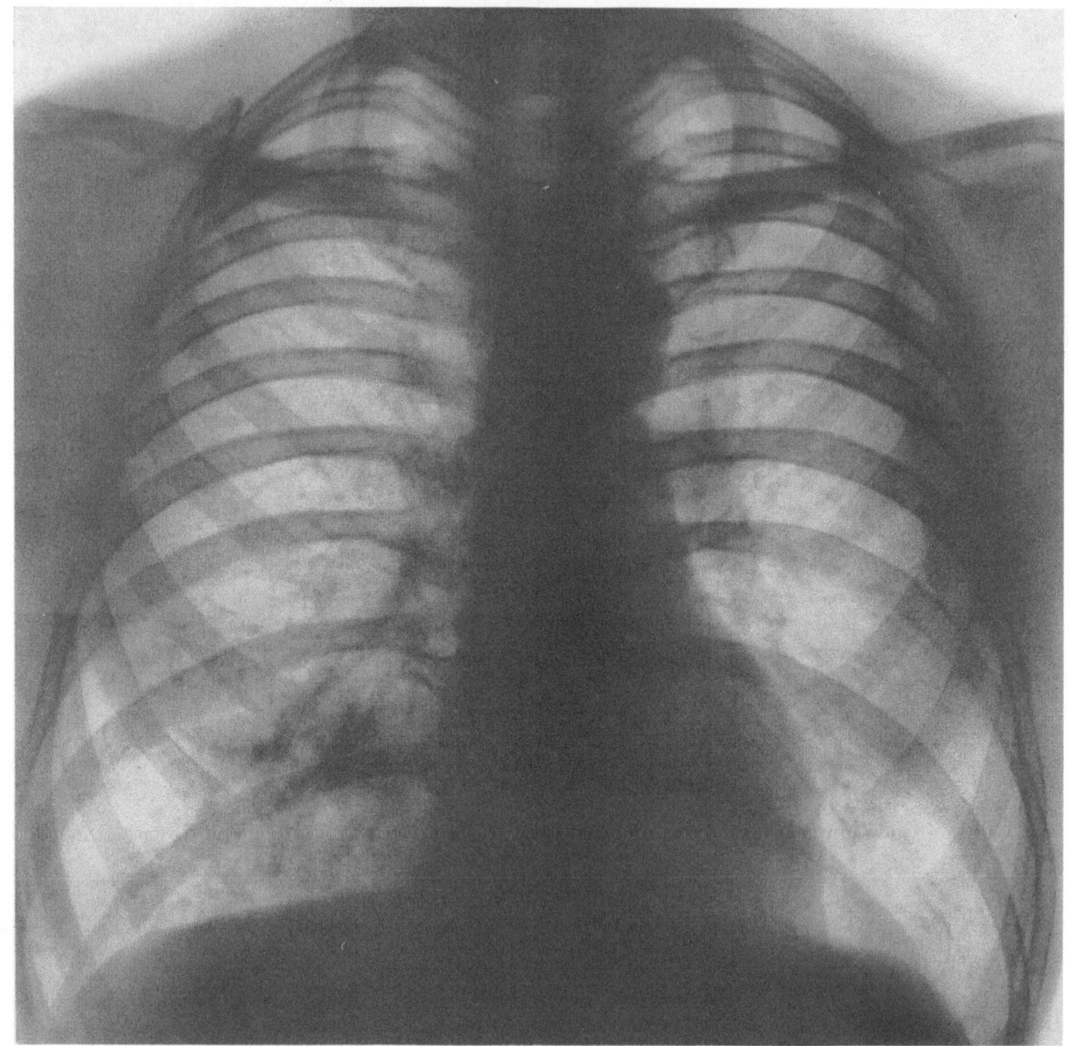

Abb. 20a

Fall 20.
H. H., ♂, 47 Jahre.

HUZLY und SEIDEL, Schillerhöhe

Vorgeschichte: Seit längerer Zeit schon Husten und Auswurf. Wenige Monate vor der Aufnahme wurde bei einer Reihenuntersuchung eine Verschattung im rechten medialen Unterfeld festgestellt, die zur Einweisung Anlaß gab.

Befund: Täglich etwa 20 cm³ schleimig-eitriger Auswurf. Im Sputum ließen sich Pneumokokken und Staphylococcus aureus sowie Candida albicans züchten. Auskultatorisch über dem rechten Unterfeld kein krankhafter Befund.

Bronchoskopie: Verlagerung des rechten Unterlappenbronchus nach lateral. Sonst keine Besonderheiten.

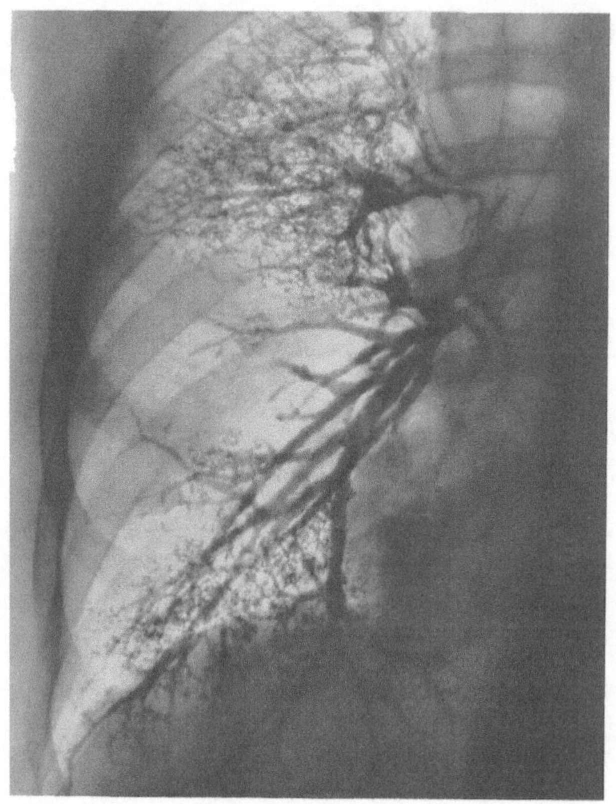

Abb. 20b

Röntgenbefunde:

Abb. 20a. *Übersicht.* Wolkige Verschattung in einem apfelgroßen Bezirk des hinteren medialen Unterfeldes rechts.

Abb. 20b. *Bronchogramm p.a.* Im Bereich der Verschattung sind die Bronchien des Unterlappens bogenförmig nach lateral verdrängt.

Weiterer Verlauf: Unter der Vermutungsdiagnose einer Lungensequestration wurde die Lobektomie des rechten Unterlappens vorgenommen, dabei fand man eine bleistiftdicke Arterie, die aus der Aorta kam und aberrierend im Ligamentum pulmonale verlief. Das postoperative Ergebnis war gut.

Diagnose: *Lungensequestration. Im Sequestrationsgebiet zahlreiche mit Pilzrasen gefüllte Cysten (nach Operation durch histologische Untersuchung gesichert.)*

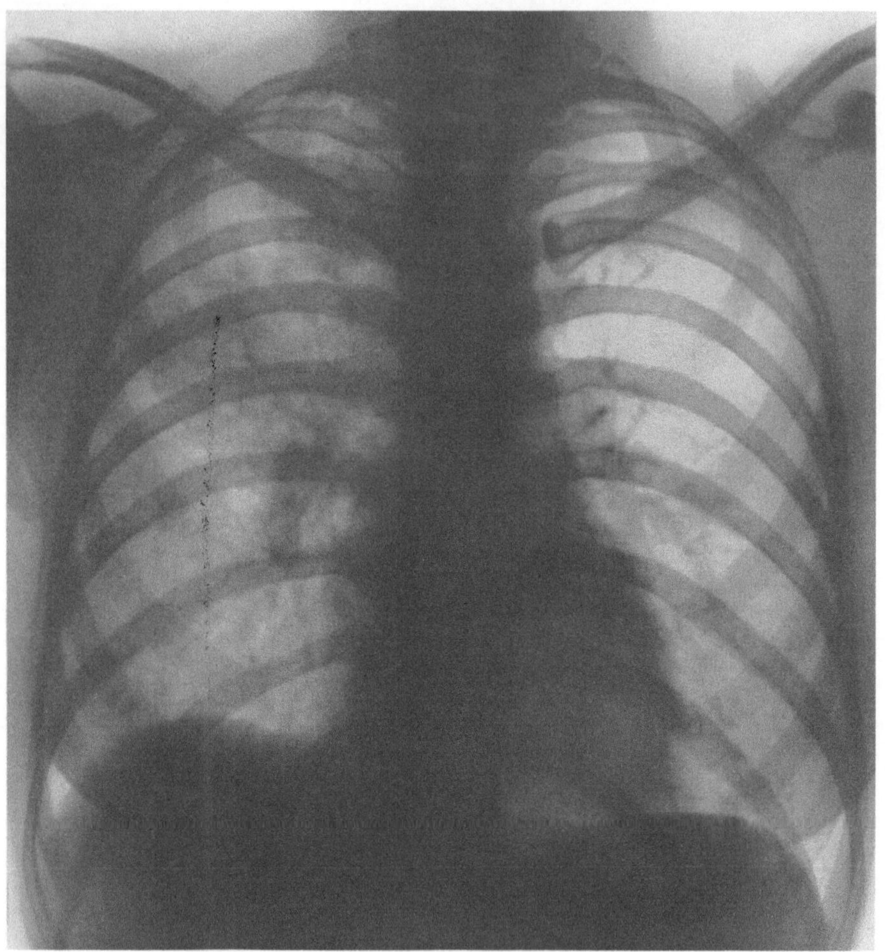

Abb. 21 a

Fall 21*.

H. E., ♀, 29 Jahre.

Vorgeschichte: Vor 2 Jahren wurde erstmals eine kleine derbe Knotenbildung links supraclaviculär bemerkt. Die Probeexcision ergab die Diagnose. Zunächst stationäre Behandlung wegen Drüsenschwellung beidseits supraclaviculär. Die jetzige Einweisung erfolgte wegen einer vorausgegangenen fieberhaften Erkrankung mit Husten und Auswurf.

Befund: Guter Allgemeinzustand. Keine peripheren Drüsen, keine Milzvergrößerung. Über dem rechten Oberfeld Schallverkürzung. Subfebrile Temperaturen. Blutsenkung 52/91 mm n.W. Im Blutbild bei 9200 Leukocyten nur 10% Lymphocyten und 3% Eosinophile.

---

* Aus der Abteilung für Röntgen-Radium-Therapie (Leiter Doz. Dr. K. Musshoff) der Medizinischen Universitätsklinik Freiburg i. Br. (Direktor: Prof. Dr. Dr. h.c. L. Heilmeyer).

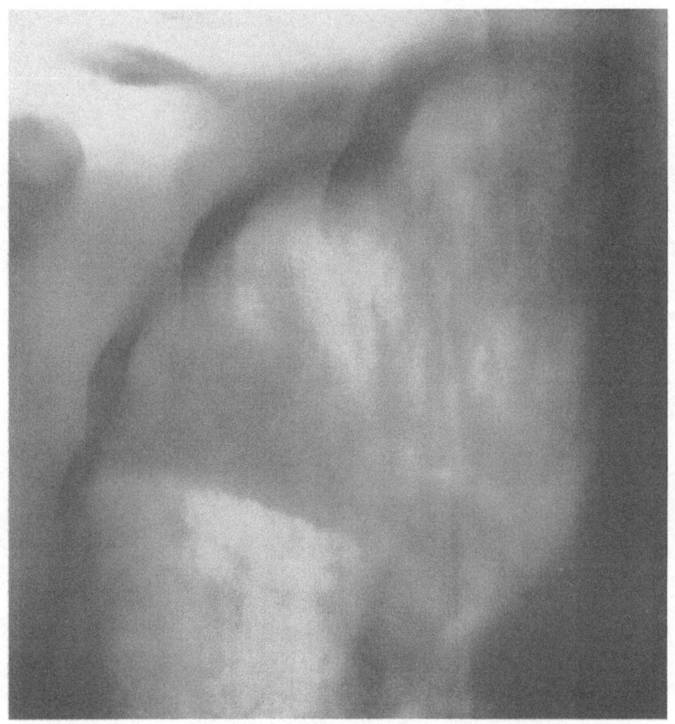

Abb. 21 b

Röntgenbefunde:

Abb. 21. a *Übersicht*, b *Schicht rechtes Ober-Mittelfeld in 10 cm.* Verschattung im rechten Oberfeld, die nach der Schichtaufnahme (Abb. 21 b) auf den Oberlappen begrenzt ist und lappenrandnahe einen homogen-flächenhaften, in den übrigen Oberlappenbezirken einen grobfleckig-konfluierenden Charakter hat. Die Bronchien sind bis weit in die Peripherie hinein lufthaltig.

Weiterer Verlauf: Auf antibiotische Behandlung keinerlei Änderung des Lungenbefundes und der klinischen Daten, erst unter cytostatischer Behandlung wesentliche Rückbildung der pneumonischen Veränderungen in der Lunge und Normalisierung der Blutsenkung. 1 Jahr später kam es zu einem Rezidiv der Lungeninfiltration, das eine Röntgenbestrahlung erforderte. Etwa $4^1/_2$ Jahre nach der ersten Feststellung der Erkrankung verstarb die Patientin an den weiteren Folgen der Krankheit.

Diagnose: *Pneumonische Form einer Lymphogranulomatose.*

Fall 22

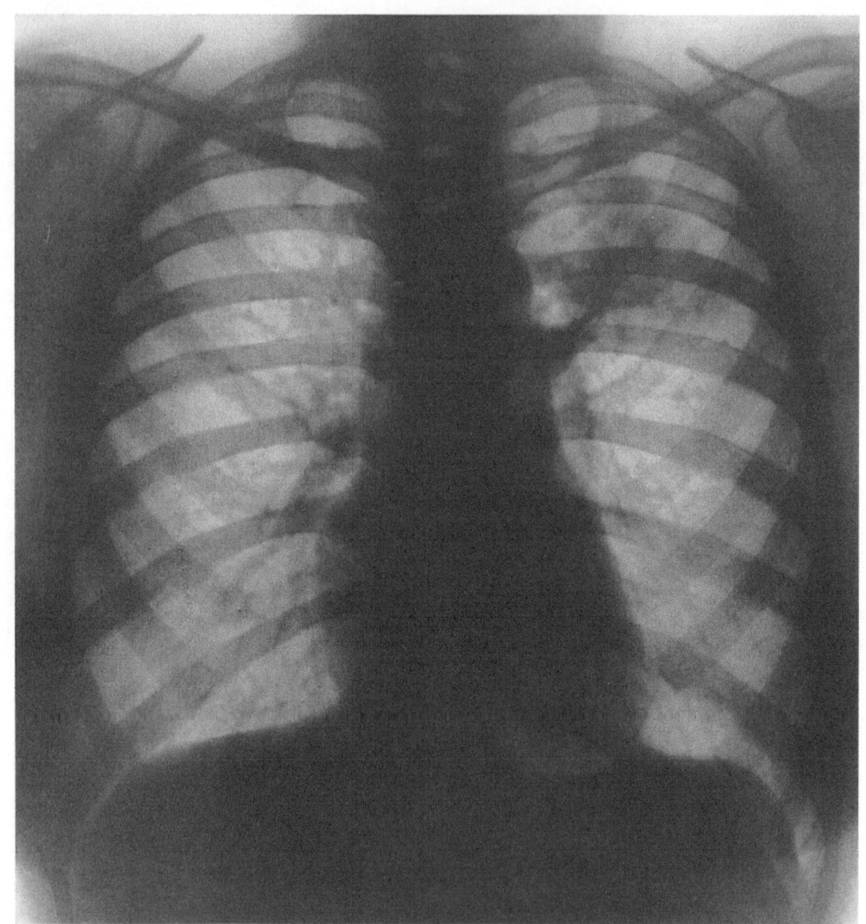

Abb. 22a

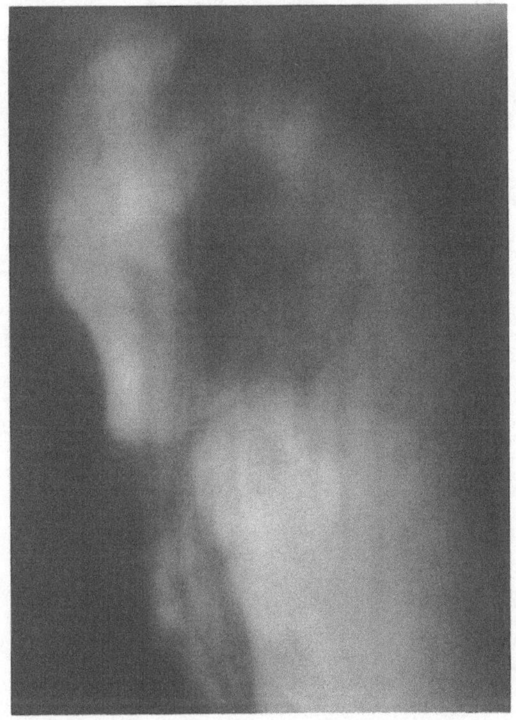

Abb. 22b

Fall 22. REUSCH, Königstein i.Ts.

B. H., ♀, 35 Jahre.

Vorgeschichte: Vor fast 2 Jahren trockene Rippenfellentzündung. $1^1/_2$ Jahre später stellte man bei einer Reihenuntersuchung einen Befund im linken Oberfeld fest, deshalb für 3 Monate Heilstättenbehandlung mit INH, Streptomycin und Conteben. Da keine Beeinflussung zu beobachten war, wurde der Verdacht auf einen malignen Prozeß geäußert und die Krankenhauseinweisung veranlaßt.

Befund: Normale Temperaturen. Blutsenkung 4/10 mm n.W. Normale Serumlabilitätsproben und Elektrophorese. Im Sputum kein Nachweis von Tuberkulosebakterien.

Röntgenbefunde:

Abb. 22. a *Übersicht*, b *Schicht linkes Oberfeld in 10 cm.* Kleinapfelgroße wolkige Verschattung unterschiedlicher Dichte und durchweg unscharfer Begrenzung im linken Oberfeld, die in streifiger Verbindung zum geringfügig deformierten Hilus steht. Wie das Schichtbild (Abb. 22b) und ein nicht abgebildetes Bronchogramm zeigen, sind die die Verschattung durchziehenden Bronchien zum größten Teil lufthaltig, zum Teil auch etwas deformiert.

Diagnose: *Alveolarzellcarcinom (durch cytologische Untersuchung und Thorakotomie gesichert).*

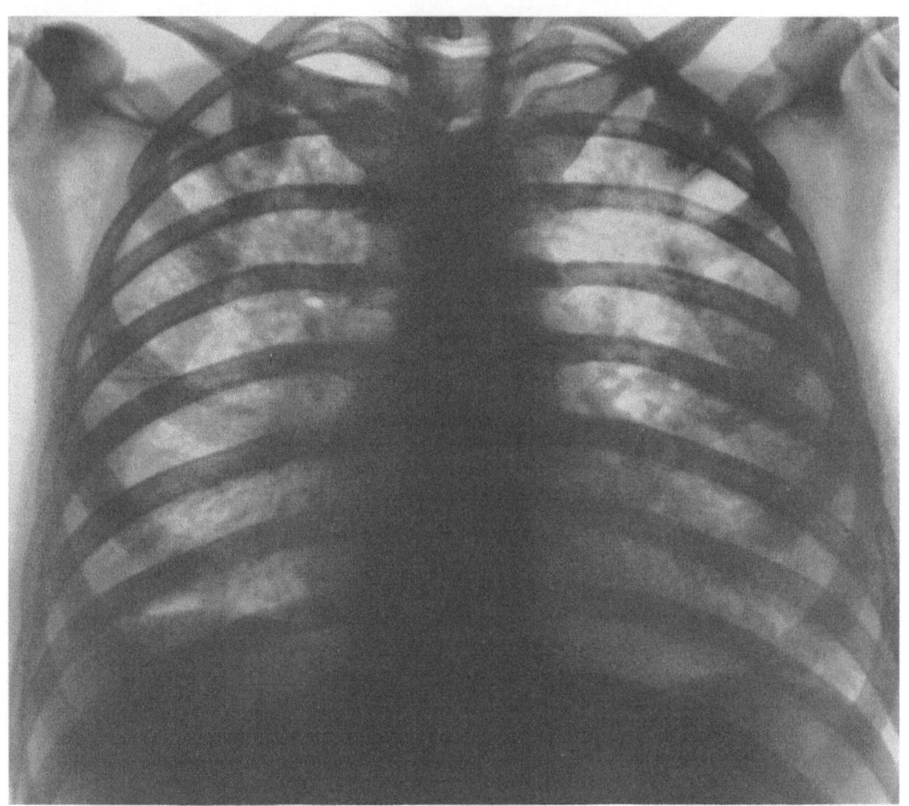

Abb. 23

Fall 23. UEHLINGER und SCHINZ, Zürich

S. S., ♀, 17 Jahre.

Vorgeschichte: Vor 3 Monaten erkrankte die Patientin unter den Zeichen einer akuten, fieberhaften, salicylresistenten Polyarthritis.

Befund: Temperaturen bis 40° C. Tachykardie bis zu 125 pro Minute. Über beiden Handrücken fand man typische Veränderungen der Grundkrankheit. Positiver LE-Zelltest.

Röntgenbefund:

Abb. 23. *Übersicht.* Im linken Mittel- und Unterfeld findet sich eine großflächige, inhomogene Verschattung, die in den apikalen Randbezirken kleinfleckig-konfluierenden Charakter hat. In der rechten Lunge, insbesondere im Oberfeld, besteht dagegen eine mehr streifig-noduläre, unscharfe Zeichnung.

Bei späteren Kontrollen teilweise Rückbildung, teilweise Neubildung der Lungenveränderungen, zum Teil werden sie durch zusätzliche Pleuraergüsse überdeckt.

Weiterer Verlauf: Nach 3monatiger Krankheitsdauer und 2 Wochen nach Anfertigung des Röntgenbildes trat der Tod unter den Zeichen des Herz- und Atemversagens ein.

Diagnose: *Lupus erythematodes disseminatus acutus mit pulmonaler Beteiligung (durch Obduktion bestätigt).*

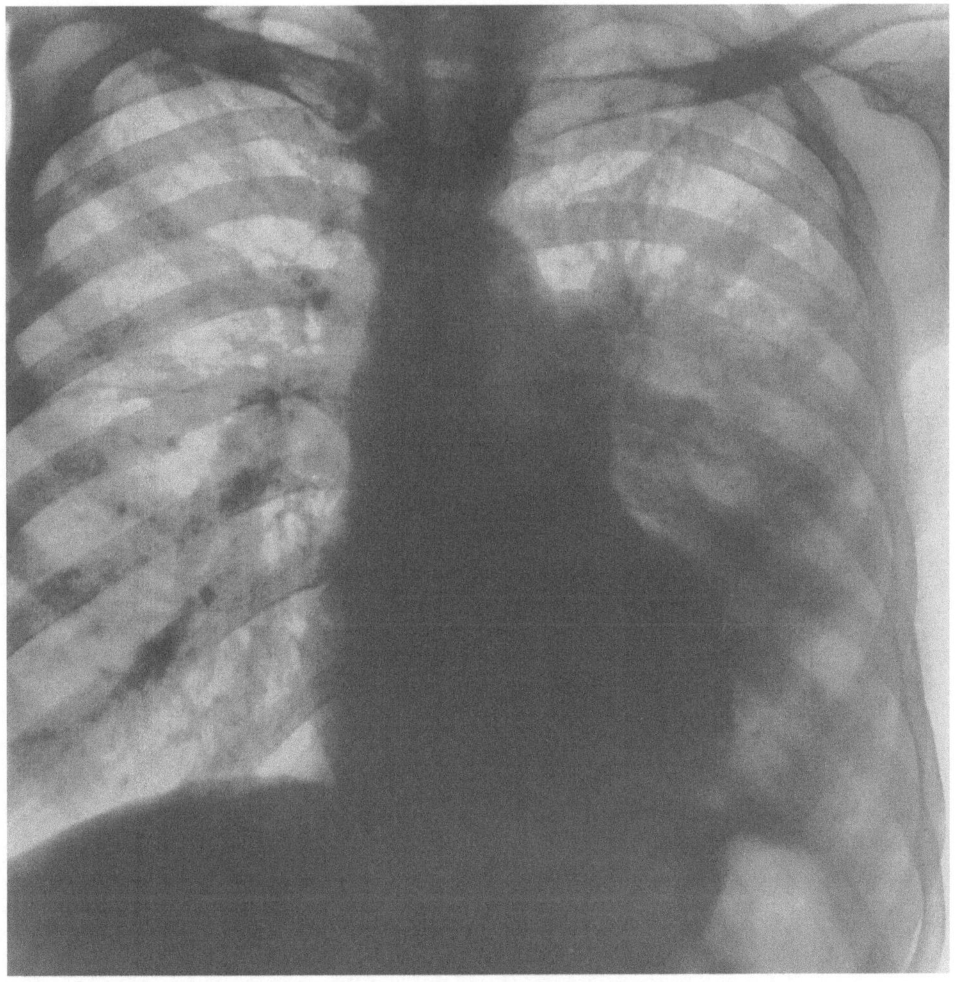

Abb. 24

Fall 24. REIMANN, Friedrichsheim, und PÜTTER, Freiburg

K. A., ♂, 56 Jahre.

Vorgeschichte: Vor 22 Jahren 3monatige Kur wegen einer Tuberkulose. Danach ausgeheilt. Vor 4 Monaten zunehmende Verschlechterung des Allgemeinbefindens und starke Müdigkeit. Einweisung unter der Diagnose einer frischen Streuung einer alten Lungentuberkulose.

Befund: Subfebrile Temperaturen, Cyanose und Atemnot. Reichlich schleimig-eitriges Sputum (über 200 cm^3/Tag). Über allen Lungen verschärftes Atemgeräusch und teilweise klingende Rasselgeräusche, Dämpfung über dem linken Unterlappen. Kein positiver Sputumbefund. Senkung 102/110 mm n.W. Im Blutbild geringe Anämie und Leukocytose von 13400 mit Vermehrung der Granulocyten.

Röntgenbefund:

Abb. 24. *Übersicht.* Ausgedehnte wolkig-konfluierende Verschattungen vom bronchopneumonischen Typ im linken Mittel- und Unterfeld. Knotige Vergrößerung des linken Hilus. Alte linksseitige Spitzen-Obergeschoßtuberkulose. Verschwielungen im Bereich der Pleura mediastinalis und diaphragmatica sowie interlobär.

Weiterer Verlauf: 3 Monate nach Krankenhausaufnahme trat der Tod ein.

Diagnose: *„Bedingt maligne" Lungenadenomatose (bronchopneumonische bis pneumonische Form) (durch Obduktion gesichert).*

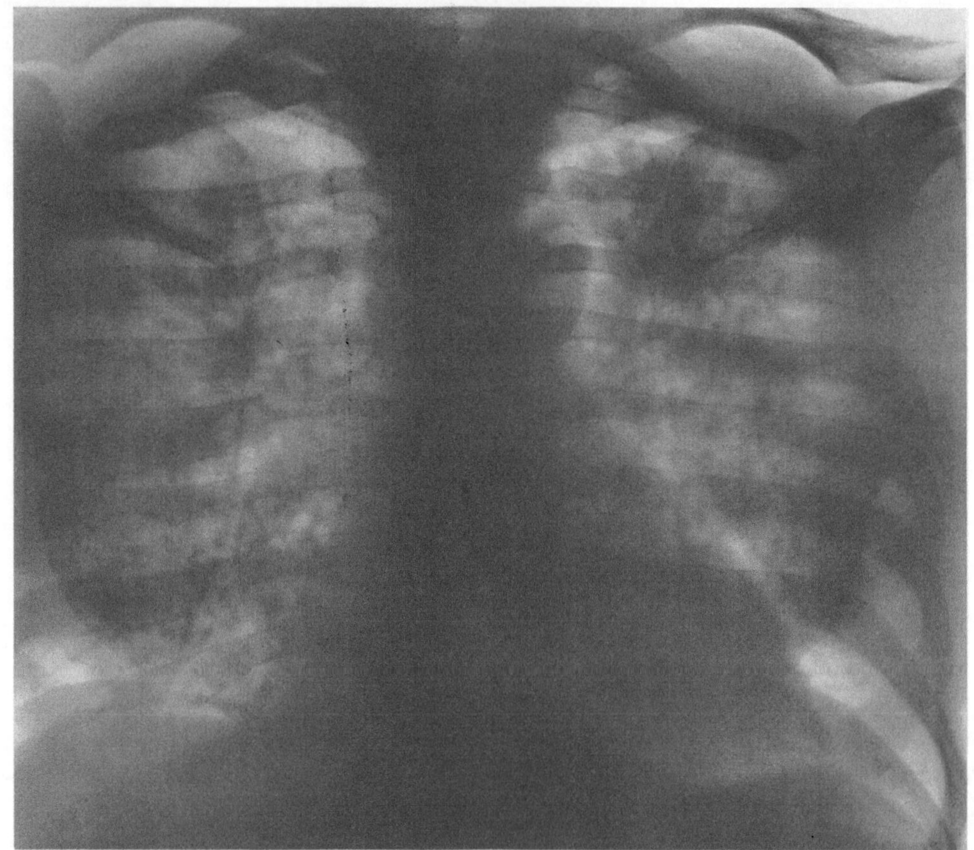

Abb. 25a

Fall 25. JACOB, Karl-Marx-Stadt

S. F., ♂, 42 Jahre.

Vorgeschichte: Vor 20 Jahren Nephrolithiasis festgestellt. Vor 2 Jahren Nephrektomie links wegen Pyonephrose bei narbiger Ureterstenose, außerdem Uretropyelotomie zur Steinentfernung rechts. 1 Jahr später Präurämie. Wieder 1 Jahr später Krankenhausaufnahme wegen urämischem Koma.

Befund und weiterer **Verlauf:** Rest-N 246,7 mg-%, eine Beeinflussung des Komas war nicht mehr moglich. Praterminal stellte sich ein Lungenodem ein.

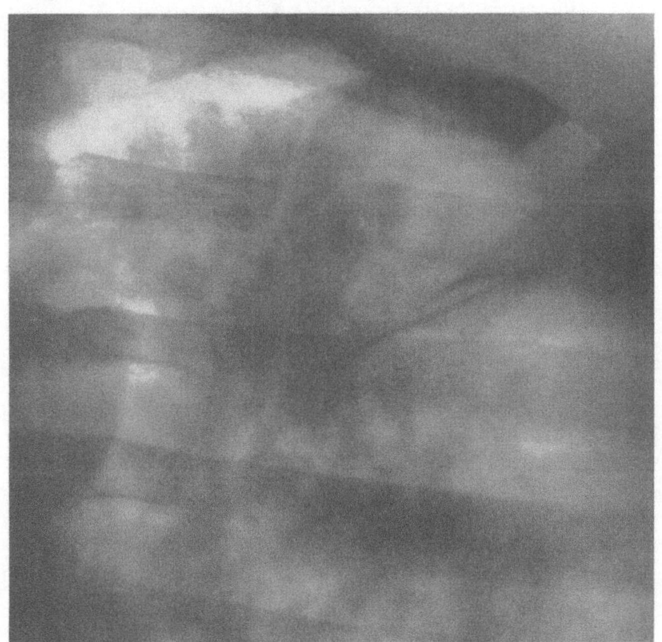

Abb. 25b

Röntgenbefunde (1 Tag vor dem Tode):

Abb. 25. a *Übersicht*, b *Ausschnitt linkes Oberfeld*. Ausgedehnte weichflächig-konfluierende Verschattungen in beiden Lungen, die zur Peripherie hin an Dichte abnehmen. Beidseits vergrößertes Herz.

Diagnose: *Lungenödem, keine pneumonischen Infiltrationen. Maligne Nephrosklerose der verbliebenen rechten Niere (Obduktionsbefund).*

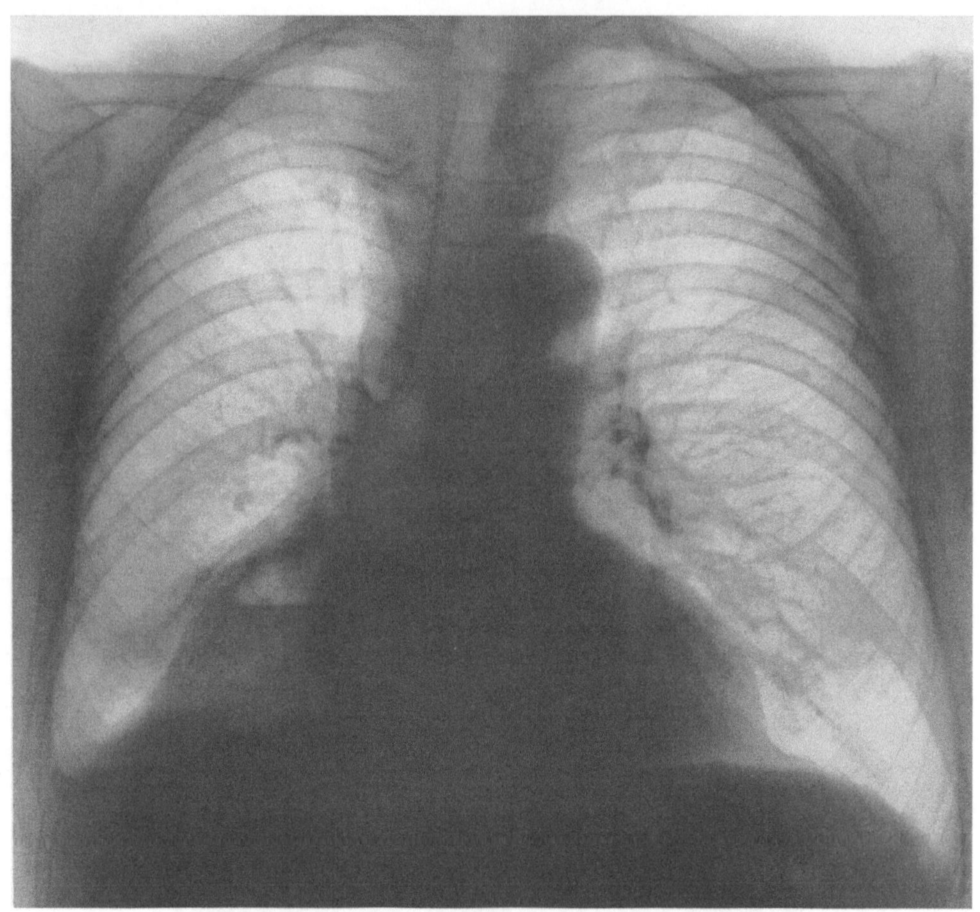

Abb. 26a

Fall 26*, **.

G. R., ♂, 64 Jahre.

Vorgeschichte: Vor 3 Monaten relativ plötzlich mit Fieber, Husten und blutig-schaumigem Auswurf erkrankt. Auch nach Entfieberung blieb der Husten und der Auswurf bestehen. Zur Klarung der Diagnose erfolgte Klinikaufnahme.

Befund: Guter Allgemeinzustand. Keine Dyspnoe oder Cyanose. Dämpfung über der rechten unteren Lunge mit teilweise aufgehobenem Atemgeräusch. Im Sputum keine Bakterien, vor allem auch keine Tuberkulosebakterien. Blutsenkung 58/95 mm n.W. Im Blutbild Leukocytose von 11600.

Bronchoskopie: Starke trichterförmige Einengung des Unterlappenbronchus unterhalb vom Abgang des Mittellappenbronchus. Reichlich blutiges Sekret im Unterlappenbronchus, die Schleimhaut blutet bei Berührung.

* Aus der Röntgenabteilung (Leiter Prof. Dr. E. Stutz) der Chirurgischen Universitätsklinik Freiburg i. Br. (Direktor: Prof. Dr. H. Krauss).

** Siehe auch Musshoff und Weinreich.

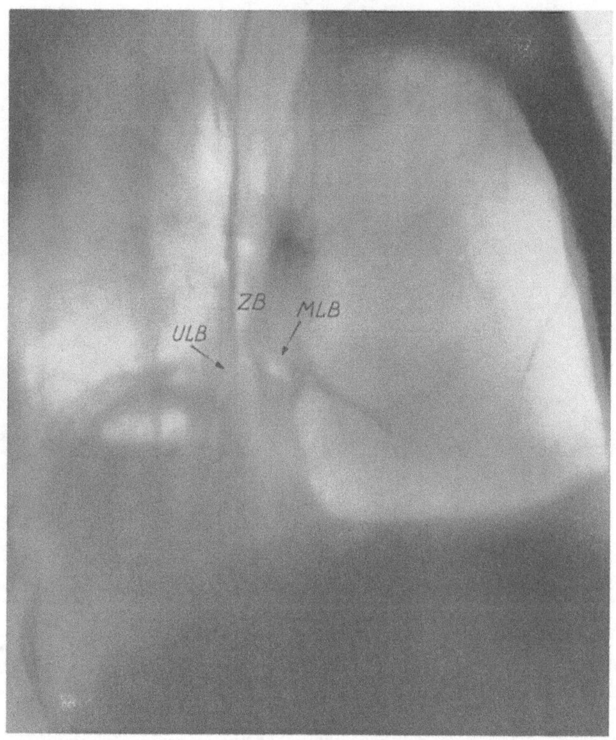

Abb. 26b

Röntgenbefunde:

Abb. 26a. *Übersicht.* Bogenförmig und scharf begrenzte, homogene Verschattung im rechten medialen Unterfeld mit Aufhellung und Spiegelbildung in den oberen Anteilen.

Abb. 26b. *Sagittalschicht rechtes Unterfeld in 13 cm.* Die Verschattung liegt nach hinten basal im Bereich des Unterlappens. Der Unterlappenbronchus (ULB) ist nach dem Abgang des Mittellappenbronchus (MLB) verschlossen (ZB = Zwischenbronchus).

Diagnose: *Abscedierende Obstruktionspneumonie im rechten Unterlappen bei einem nicht verhornenden Plattenepithelcarcinom im Unterlappenbronchus (durch Probeexcision und operativ durch Pneumektomie bestätigt).*

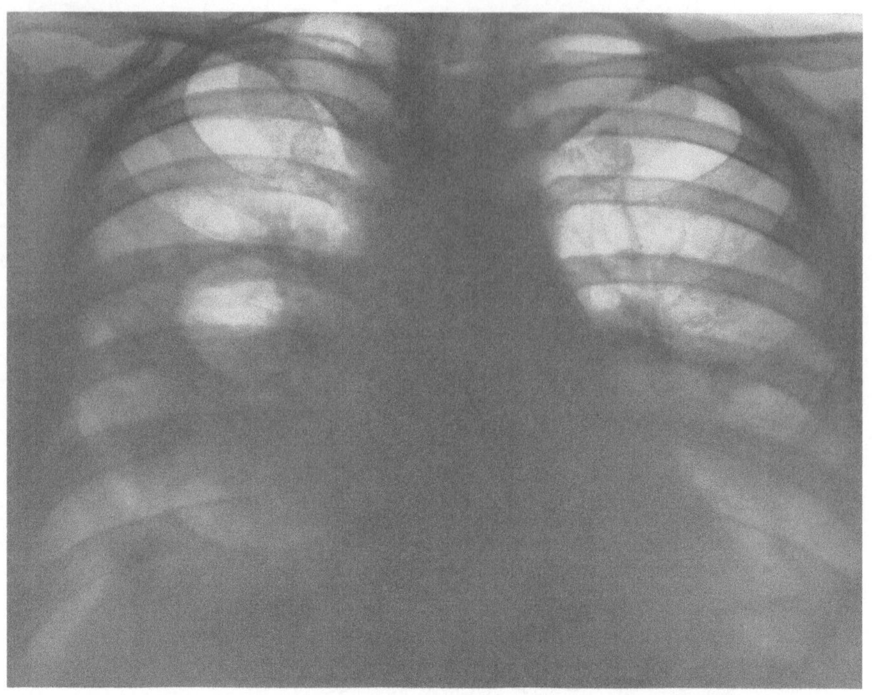

Abb. 27

Fall 27*.
E. B., ♀, 38 Jahre.

LÖFGREN und LINDGREN, Stockholm

Vorgeschichte: Vor 6 Jahren wurde erstmalig eine Vergrößerung der Hiluslymphknoten beidseits und eine von diesen ausgehende vermehrte streifig-fleckförmige Zeichnung in beiden Mittelfeldern gesehen. 2 Jahre später Auftreten eines Lupus pernio, wobei die Hautbiopsie die Diagnose der Grundkrankheit stellen ließ. Im Laufe der nächsten Jahre gewisse Rückbildung der Hiluslymphome, dagegen Zunahme der Veranderungen in den Lungen bei gleichzeitiger Ausbildung eines konsekutiven Emphysems. In den letzten 2 Monaten Cortison-Therapie, die wegen bronchopneumonischer Erscheinungen abgebrochen werden mußte.

Befund: Tuberkulintestung nach MENDEL-MANTOUX mehrfach bei 1:100 negativ. Purulentes Sputum (bis 200 cm^3/Tag) mit unspezifischer Mischflora. Kein Nachweis von Tuberkulosebakterien, auch nicht in Kulturen oder im Tierversuch.

Röntgenbefund:

Abb. 27. *Übersicht.* Von den vergrößerten Hili ausgehende, vorwiegend flächenhafte, zum Teil auch streifige Verschattungen in beiden Mittel-Unterfeldern mit großer Einschmelzung rechts. Emphysem der Oberfelder. Zeltförmige Hochziehung der rechten Zwerchfellkuppe.

Weiterer Verlauf: Nach weiteren 8 Monaten starb die Patientin plötzlich an einer Hämoptoe.

Diagnose: *Morbus Boeck (Stadium III) mit Einschmelzung im rechten Oberlappen (durch Obduktion gesichert). Die unspezifische Entzündung spielt wahrscheinlich bei der Entstehung der Einschmelzungshöhlen in dem von der Sarcoidose befallenen und veränderten Lungengewebe eine wichtige Rolle.*

---

* Siehe auch LÖFGREN und LINDGREN.

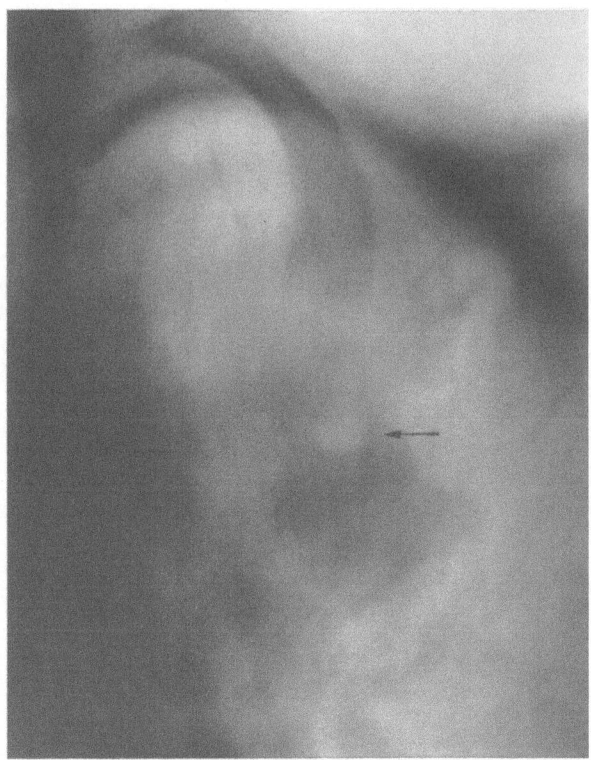

Abb. 28

Fall 28*, **.

L. E., ♀, 21 Jahre.

Vorgeschichte: Vor etwa 3 Jahren erstmals Drüsenschwellungen an beiden Halsseiten, kurze Zeit später auch im Mediastinum. Die wenige Monate später vorgenommene Probeexcision ergab die Diagnose. Nach entsprechender Behandlung mit Bestrahlung des Mediastinums und der peripheren Drüsen nur kurze Remission. Dann erneute Verschlechterung mit Herden im Knochensystem. Vor etwa 9 Monaten erstmals zwei Rundherde in der linken Lunge, die sich unter cytostatischer Behandlung vorübergehend verkleinerten. Jetzt klagte Patientin über stärkeren Hustenreiz.

Befund: Mäßig reduzierter Allgemeinzustand. Keine peripheren Lymphknotenschwellungen, keine Vergrößerung der Leber und Milz. Mehrere frische Knochenherde im rechten Oberschenkel; die schon behandelten Knochendefekte sind weitgehend sklerosiert. Blutsenkung 20/40 mm n.W. Im Blutbild keine Lymphopenie, aber Linksverschiebung und Eosinophilie von 14%.

Röntgenbefund:

Abb. 28. *Schicht linkes Ober-Mittelfeld in 12 cm.* Homogene Verschattung im linken Oberfeld, die in breiter Verbindung zum Hilus und Mediastinum steht. Sie wird von lufthaltigen Bronchien durchzogen und weist eine kleinbohnengroße Einschmelzungshöhe auf (↑).

Weiterer Verlauf: Nach Bestrahlung völlige Rückbildung der Lungenveränderungen. Seither sind keine Lungenherde mehr aufgetreten. Auch die Knochenherde heilten nach Bestrahlung ab. Es traten in den folgenden 2 Jahren noch neue Veränderungen im Skeletsystem auf, die jeweils wieder erfolgreich bestrahlt werden konnten. Bei bisher 8 Jahre zurückliegendem Krankheitsbeginn besteht seit über 3 Jahren eine volle Remission.

Diagnose: *Lymphogranulomatöses Infiltrat mit spontaner Einschmelzung im linken Oberfeld bei histologisch gesicherter Lymphogranulomatose.*

* Aus der Abteilung für Röntgen-Radium-Therapie (Leiter Doz. Dr. K. Musshoff) der Medizinischen Universitätsklinik Freiburg i. Br. (Direktor: Prof. Dr. Dr. h.c. L. Heilmeyer).

** Siehe auch Musshoff und Weinreich.

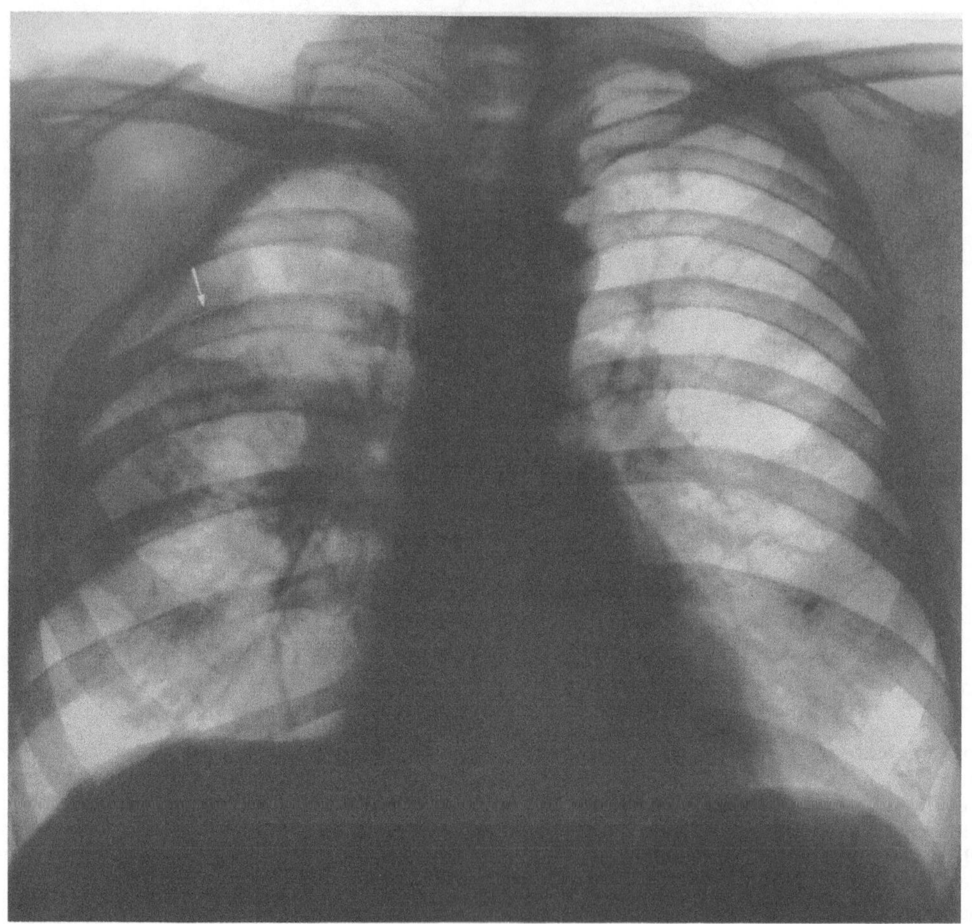

Abb. 29a

Fall 29. HUZLY, Schillerhöhe

Sch. H., ♂, 43 Jahre.

Vorgeschichte: Vor 5 Jahren Oberlappentuberkulose rechts, deshalb 1 Jahr spater Pneumothorax. Wieder 1 Jahr spater Lobektomie des rechten Oberlappens mit Thorakoplastik (I—IV). Von da ab war das Sputum negativ. Die jetzige Erkrankung begann vor 6 Monaten mit Fieber, Husten und übelriechendem Auswurf. Es wurde eine Bronchusstumpffistel festgestellt. 4 Monate später fand man dann eine Infiltration mit Einschmelzung im rechten Mittelfeld, zu dieser Zeit bestand reichlich fötid-eitrig-blutiger Auswurf.

Befund: Bronchoskopisch Rotung und Schwellung des rechten Bronchialsystems, es entleert sich Eiter aus der Fistel des Oberlappenstumpfes, aus dem Unterlappenspitzenbronchus und dem posterobasalen Unterlappenbronchus. Im Sputum bei mehreren Untersuchungen fast nur Blastomyceten, nie Tuberkulosebakterien.

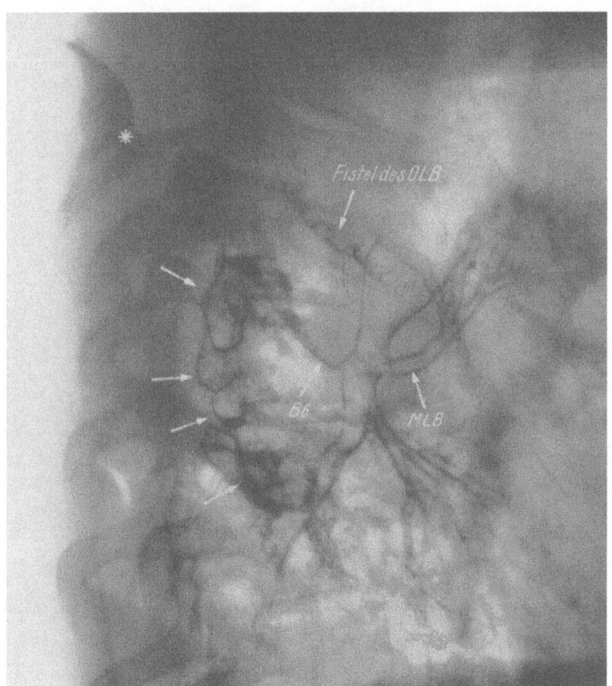

Abb. 29b

Röntgenbefunde:

Abb. 29a. *Übersicht.* Zustand nach Teilresektion der 1.—4. Rippe rechts. Ausgedehnte inhomogene, konfluierende Verschattungen im rechten Ober- und Mittelfeld mit Aufhellung (↑) und Spiegelbildung.

Abb. 29b. *Fistelfüllung von außen mit Darstellung der Bronchien.* Die Fistel geht vom Oberlappenbronchusstumpf (OLB) aus (* = äußere Fistelöffnung). Kompensatorische Hochziehung des Mittellappenbronchus (MLB) und des Unterlappenspitzenbronchus (B 6). Höhlensystem im dorsalen Unterlappen (↑).

Diagnose: *Abscedierende Blastomykose. Keine Reste einer Tuberkulose mehr (durch Costo-Pleuro-Pneumektomie rechts bestätigt).*

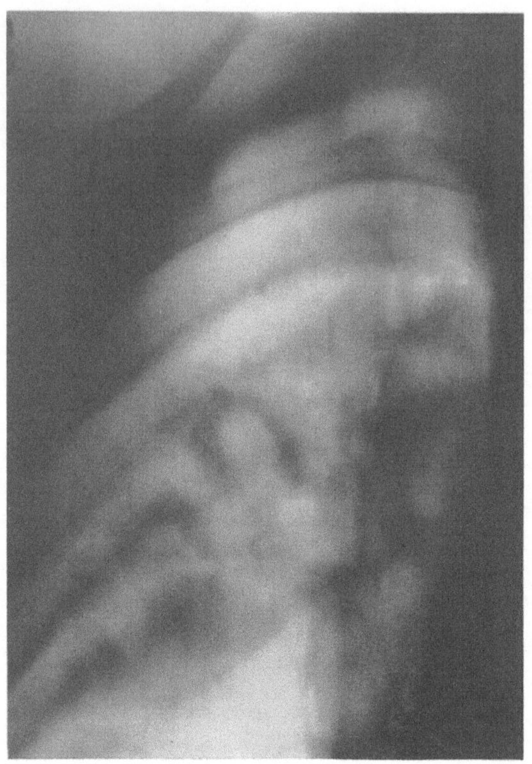

Abb. 30a

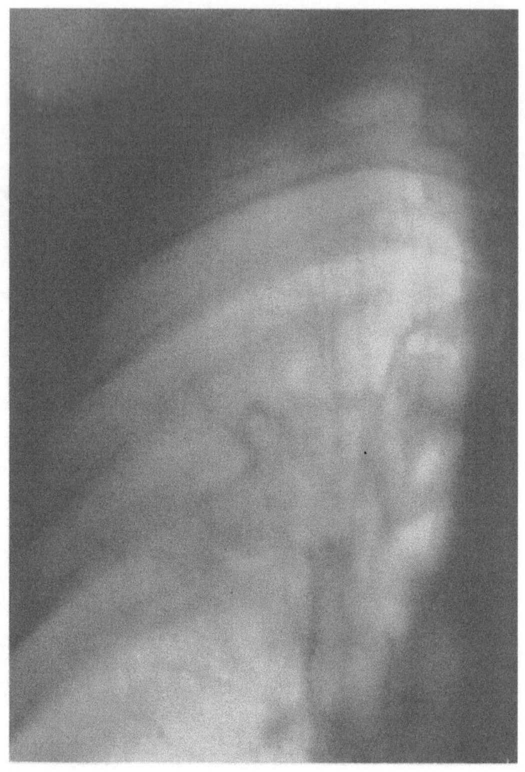

Abb. 30b

Fall 30.
B. E., ♂, 52 Jahre.

GARTMANN, Arosa

Vorgeschichte: Früher immer gesund gewesen. Etwa seit 9 Monaten Krankheitsgefühl mit Müdigkeit und Gewichtsabnahme. Seit $^1/_2$ Jahr zunehmender Husten mit zeitweise blutig-tingiertem Auswurf.

Befund: Guter Allgemeinzustand, keine Temperaturen. Blutbild unauffällig. Blutsenkung 20/44 mm n.W. Im Sputum keine Tuberkulosebakterien, aber reichlich elastische Fasern und eine unspezifische Mischflora, die auf Penicillin, Streptomycin, Chloromycetin, Erythromycin gut und auf Tetracyclin schwach empfindlich war. Keine Tumorzellen im Sputum.

Bronchoskopie: Der rechte Oberlappenbronchus ist mit dickem eitrigem Sekret gefüllt und enger gestellt.

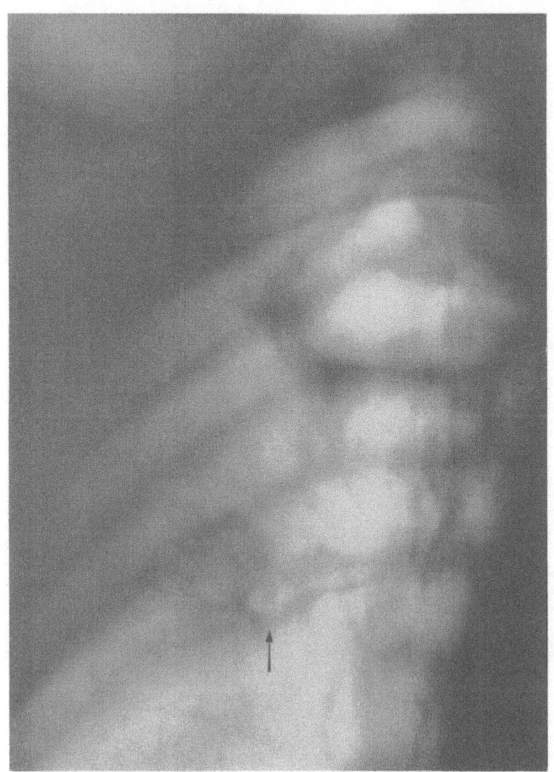

Abb. 30c

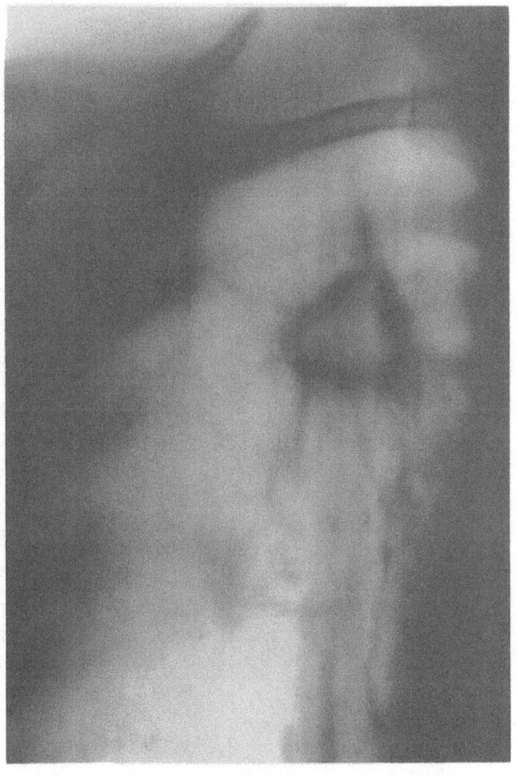

Abb. 30d

Röntgenbefunde:

Abb. 30a. *Schicht rechtes Oberfeld in 8 cm.* Homogene konfluierende Verschattungen mit unscharfer Begrenzung und multiplen Einschmelzungen im rechten Mittelfeld.

Abb. 30b. *Schicht rechtes Oberfeld in 8 cm* ($2^1/_2$ Wochen nach Abb. 30a, nach Behandlung mit Penicillin). Gute Rückbildung der durch Infiltrationen bedingten Verschattung und der Höhlenbildungen.

Abb. 30c. *Schicht rechtes Oberfeld in 8 cm* ($1^1/_2$ Monate nach Abb. 30b, ohne Therapie). Im Bezirk der früheren Infiltrationen und Einschmelzungen noch kleine Höhle mit schmalem, scharf begrenztem Randsaum und Drainagebronchus (↑). Neue große, weitgehend eingeschmolzene Infiltration im rechten Spitzen-Oberfeld.

Abb. 30d. *Schicht rechtes Oberfeld in 6 cm* (2 Monate nach Abb. 30c, nach erneuter antibiotischer Behandlung). Verkleinerung der Höhle im infraclaviculären rechten Oberfeld mit noch derbem Randsaum, der streifig in die Umgebung einstrahlt. Kleine Restinfiltration im rechten Mittelfeld ohne Zeichen einer Einschmelzung.

Diagnose: *Chronische abscedierende (Wander-) Pneumonie.*

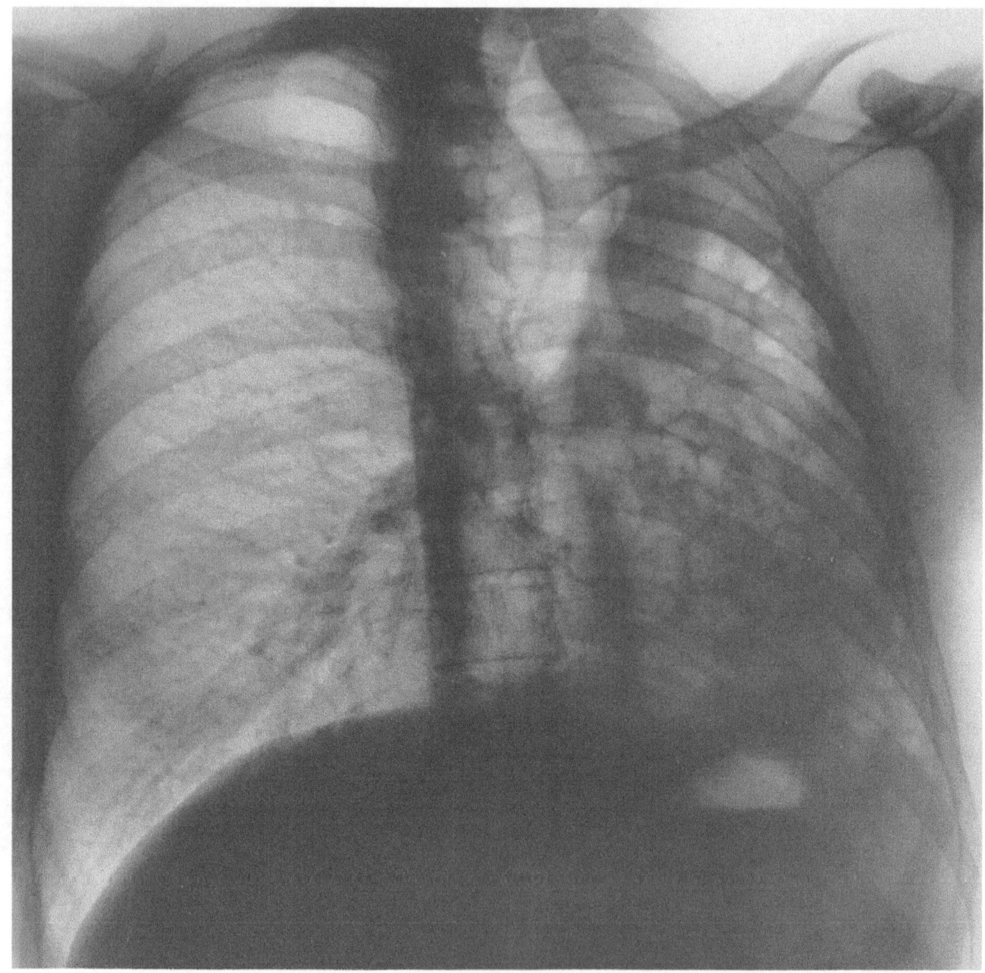

Abb. 31a

Fall 31*.

S. D., ♂, 33 Jahre.

Vorgeschichte: Der als Fremdarbeiter beschäftigte Patient wurde zur Abklarung eines Lungenbefundes unter dem Verdacht einer Tuberkulose eingewiesen. Angeblich soll kein stärkerer Husten oder Auswurf bestehen.

Befund: Reduzierter Allgemeinzustand. Über dem linken Unterfeld dorsal scharfe bronchitische Geräusche und reichlich grobblasige Rasselgeräusche. Keine Temperaturen. Blutsenkung 8/18 mm n.W. Blutbild und Serum-Labilitatsproben unauffallig. Negatives Sputum.

* Aus der Röntgenabteilung (Leiter Prof. Dr. E. Stutz) der Chirurgischen Universitätsklinik Freiburg i. Br. (Direktor: Prof. Dr. H. Krauss).

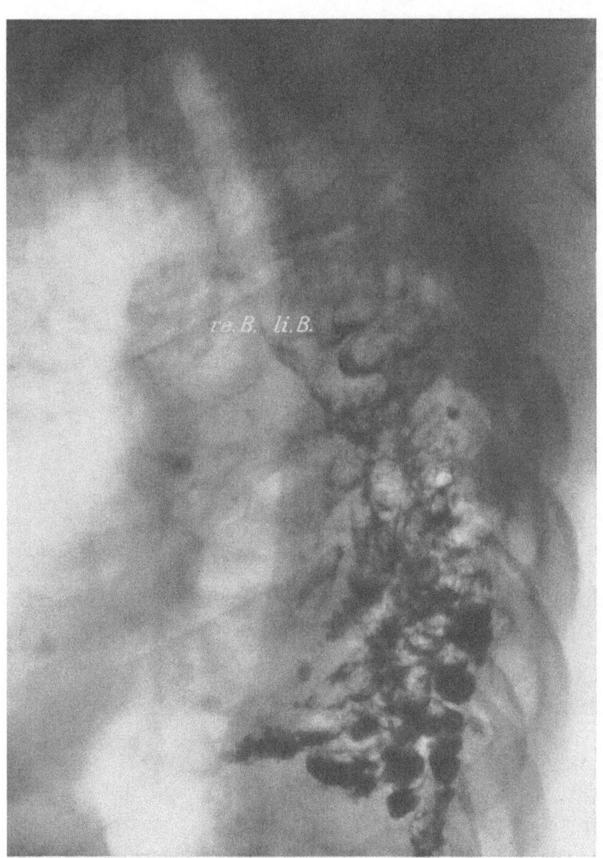

Abb. 31 b

Röntgenbefunde:

Abb. 31 a. *Übersicht.* Verschattung des erheblich verkleinerten linken Lungensitus, innerhalb der sich multiple Aufhellungen mit zarter Wandbegrenzung finden. Starke Verlagerung des Mediastinums nach links und Überlappung der rechten Lunge. Das Herz liegt innerhalb der Verschattung.

Abb. 31 b. *Seitliches Bronchogramm.* Vom linken Hauptbronchus (li. B.) aus, der nach dorsal gedreht ist, füllt sich ein System von Bronchiektasen und Cysten in der linken Lunge, die stark in den costovertebralen Winkel geschrumpft ist. Durch die kompensatorische Überlappung der rechten vorderen Lungenanteile nach links ist der gesamte Tracheobronchialbaum gedreht, so daß der rechte Stammbronchus (re. B.) nach vorne verläuft.

Diagnose: *Angeborene Cystenlunge links mit schwerer Schrumpfung der linken und starker Überblähung der rechten Lunge.*

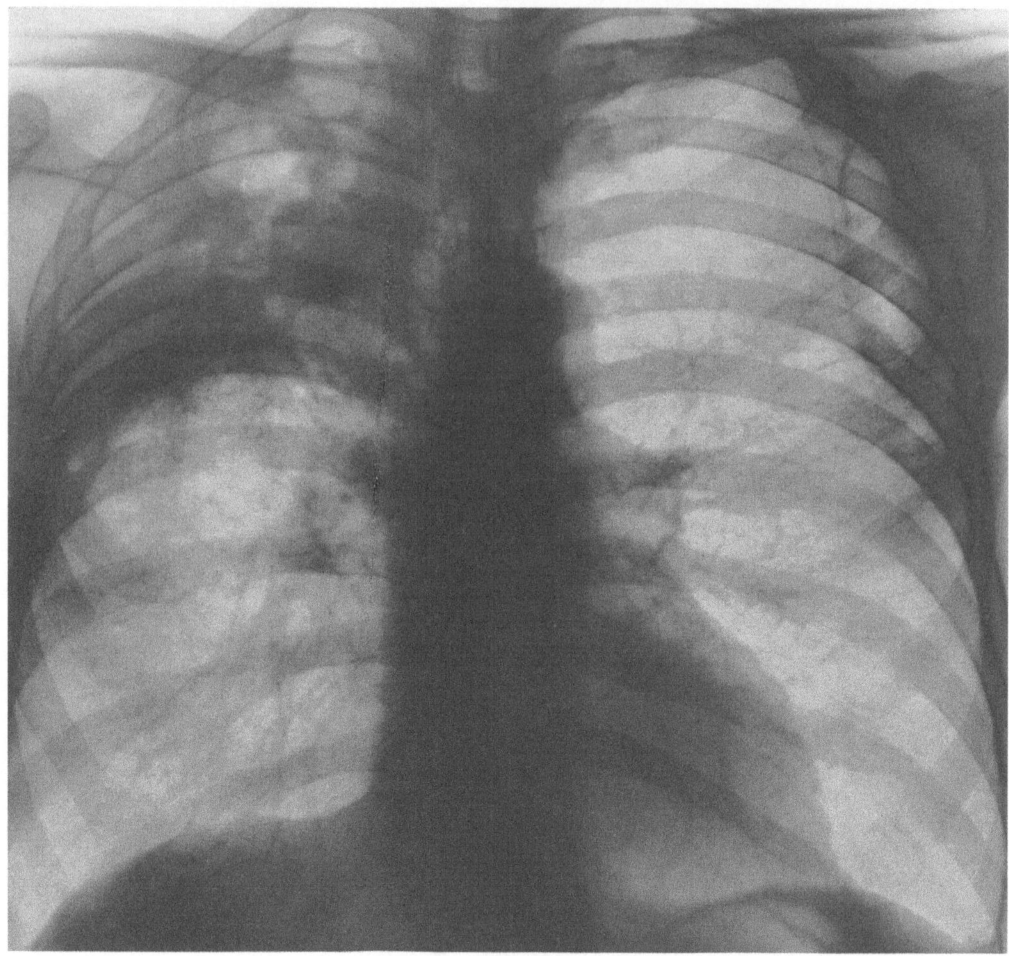

Abb. 32

Fall 32*.

V. P., ♂, 52 Jahre.

Vorgeschichte: Vor 1 Jahr Herzinfarkt. Vor 3 Monaten Röntgenreihenuntersuchung, damals war die Lunge angeblich ohne Befund. Vor 10 Wochen stechende Schmerzen im Bereich der rechten Thoraxseite. Dabei kein Fieber. Husten und gelblich-blutiger Auswurf. Gewichtsabnahme.

Befund: Rechte vordere Brustwand eingezogen. Belastungsdyspnoe. Keine Cyanose. Dämpfung über dem rechten Oberfeld. Blutsenkung 58/85 mm n.W. Anämie und Leukocytose von 10500. Im Sputum keine Tuberkulosebakterien.

Bronchoskopie: Aus dem rechten Oberlappenostium quillt Eiter, in dem Bakterien oder Pilze nicht nachweisbar sind.

Röntgenbefund:

Abb. 32. *Übersicht.* Homogene Verschattung des rechten Oberfeldes mit einem System von Aufhellungsfiguren. Anschließend daran im Mittelfeld fleckförmig-konfluierende Verschattungen. Mäßige Verziehung des oberen Mediastinums nach rechts und Einziehung der rechten oberen Thoraxwand.

Weiterer Verlauf: Ein Monat nach Klinikaufnahme trat eine entzündliche Vorwölbung in der Haut rechts parasternal auf. Eine Incision ergab eine Eiterung mit Pilznachweis.

Diagnose: *Lungenaktinomykose mit mehreren Abscessen und äußerer Fistel.*

---

* Aus der Rontgenabteilung (Leiter Prof. Dr. E. Stutz) der Chirurgischen Universitätsklinik Freiburg i. Br. (Direktor: Prof. Dr. H. Krauss).

II. Multiple fleckförmige Lungenverschattungen

Fleckförmige Verschattungen können ein von Fall zu Fall ganz wechselndes röntgenologisches Bild bieten, ihre ätiologischen Momente sind aber noch wesentlich vielfältiger. GOULD und DALRYMPLE haben allein 150 verschiedene spezifische Ursachen disseminierter Lungenveränderungen zusammengestellt. Sie können grundsätzlich vom Lungenparenchym oder vom Interstitium und den darin liegenden Lymph- und Blutgefäßen sowie den Bronchien ausgehen. Hinsichtlich ihres pathologischen Substrates sind sie entweder entzündlicher oder neoplastischer Natur, wobei bei den Entzündungen eine mehr exsudative oder auch mehr produktiv-fibröse Form vorherrschen kann. Entsprechend dem Anteil des Lungengewebes, von dem die Herdbildungen ausgehen, ist der Ausbreitungsweg unterschiedlich.

Die erwähnten ätiologischen und pathologischen Faktoren bei der Entstehung multipler Fleckschatten manifestieren sich auch im Röntgenbild. Bei vorwiegend exsudativen Entzündungen sind die Verschattungen unscharf, bei Rückgang der exsudativen Komponente und Übergang in eine mehr produktive Entzündung grenzen sie sich schärfer ab. Neoplastische Herdbildungen sind im allgemeinen von vornherein schärfer konturiert und von gleichmäßiger Dichte. Bei bronchogener oder lymphogener Ausbreitung der zugrunde liegenden Erkrankungen wird der Ausbreitungsweg durch Miterkrankung meist markiert; bei hämatogener Aussaat bleiben die zuführenden Gefäße unverändert, die Herde entstehen erst im Bereich der terminalen Strombahn.

Bei Erkrankungen, bei denen das Interstitium mit verändert ist, kommt zu den fleckförmigen Veränderungen noch eine streifig-reticuläre Verschattung hinzu. Da den interstitiellen Abschattungen ein eigenes Kapitel gewidmet ist, werden eine Reihe von Erkrankungen mit Fleckschatten, die auch in diesen Abschnitt eingereiht werden könnten, erst dort besprochen.

Die Berücksichtigung der Unterschiede der Veränderungen im Röntgenbild hinsichtlich ihres Charakters (scharf oder unscharf, Größe, Form und Dichte) und ihrer Ausbreitung (Ober-, Mittel-, Untergeschoß; perihilär, Lungenmantel; symmetrisch, asymmetrisch; einseitig, doppelseitig) kann differentialdiagnostisch wichtige Hinweise geben. Trotzdem wird das Röntgenbild allein nur selten eine endgültige Diagnose erbringen, da gleiche Veränderungen bei einer Vielzahl von Erkrankungen vorkommen können. Den übrigen klinischen Befunden kommt deshalb besondere Bedeutung zu.

Die bronchoalveolären Veränderungen, und dabei vor allem die entzündlich bedingten, haben wir schon im vorangehenden Kapitel besprochen, da sie meist rasch zu Flächenschatten konfluieren. Man kann sie zwar grundsätzlich auch der Gruppe von Erkrankungen mit fleckförmigen Lungenveränderungen zurechnen, doch wird sich auch im Stadium der noch gegeneinander abgrenzbaren Herdschatten die Neigung zur Konfluenz erkennen lassen (wie auch in Fall 33). Als Ursache kommen eine Vielzahl von Erregern (Bakterien, Viren, Pilze usw.) oder Aspirationen und toxische Inhalationen mit sekundärer Entzündung in Betracht. In unserem Falle (Nr. 33) lag dagegen eine Belüftungsstörung der Lunge durch Bronchusobstruktion mit Ausbildung von Bronchiektasen und sekundären Bronchopneumonien vor. In solchen Fällen kann sich durch weitere

Verlegung des Bronchus rasch eine komplette Obstruktionsatelektase oder auch eine Obstruktionspneumonie entwickeln.

Wie wir schon erwähnt haben, sind durch Geschwülste bedingte Fleckschatten immer scharf begrenzt und von homogener Dichte. Durch zusätzliche Veränderungen in deren Umgebung können jedoch einmal Bilder von bronchopneumonischem Charakter entstehen. Bei Fall 34 handelt es sich um eine maligne Hämangioendotheliomatose, wobei im Beginn der Erkrankung noch der röntgenologische Charakter der lokalisierten Neubildung gewahrt ist. Durch sekundäre Blutungen in das umgebende Parenchym, die auch mehrfach zu Hämoptoen führten, kam es im weiteren Verlauf zu einem ausgesprochen bronchopneumonischen Bild der Verschattungen. Die endgültige Diagnose wurde erst autoptisch gestellt; wegen der klinischen Befunde und der späteren Röntgensymptome hatte man in erster Linie eine idiopathische Lungenhämosiderose in Betracht gezogen (s. hierzu Fall 19, 76, und S. 10 u. 128).

Aus der großen Zahl der Erkrankungen, die zu fleckförmigen Verschattungen führen, läßt sich eine kleine Gruppe abgrenzen, bei denen die Fleckschatten klein (miliar), relativ gleichmäßig und dichtstehend sind. Diese umfaßt, neben der hier nicht behandelten Miliartuberkulose, die miliaren Formen der Lungenadenomatose und des Morbus Boeck, die alveolare Lungenproteinose, die miliare Hämosiderose und noduläre Ossifikation der Lungen bei Mitralstenose sowie die Mikrolithiasis alveolaris pulmonum.

Die miliare Lungenadenomatose stellt neben der diffusen pneumonischen Form dieser Erkrankung, auf die im Kapitel I (S. 9) hingewiesen wurde, ein zweites Erscheinungsbild der Erkrankung dar, bei welcher der Tumor multizentrisch entsteht oder bronchogen metastasiert hat. Beide Lungen sind dabei im Röntgenbild von kleinen Fleckschatten dicht durchsetzt. Die Einzelherde haben meist nicht oder nur in den Anfangsstadien, wie in Fall 35 (Abb. 35a und c), die gleichmäßige Größe wie bei der Miliartuberkulose oder den noch zu besprechenden Erkrankungen. Im weiteren Verlauf nehmen die Einzelherde durch unterschiedliches Wachstum einen knotigen Charakter von unregelmäßiger Größe an. Die Hiluslymphknoten sind meist für lange Zeit nicht befallen, wie auch im Fall 35; wenn sie überhaupt miterkranken, so geschieht das erst in späteren Stadien. Differentialdiagnostisch ist röntgenologisch das frühe Stadium der miliaren Adenomatose oft kaum von der Miliartuberkulose zu unterscheiden. Diese nimmt aber im allgemeinen einen akuteren Verlauf, macht meist schwere Allgemeinreaktionen und betrifft auch vorwiegend jüngere Menschen. Gegenüber den diskreten Formen der Miliartuberkulose unterscheidet sich die miliare Lungenadenomatose durch die Wachstumstendenz des Einzelherdes. Fortgeschrittene Stadien der kleinherdigen Lungenadenomatose sind von diffusen hämatogenen Lungenmetastasen anderer Tumoren oft nur schwer abgrenzbar. Auf eine Lymphogranulomatose oder einen Morbus Boeck als Ursache miliarer Lungenherde weist dagegen die Mit-(Vor-)erkrankung paratrachealer oder hilärer Lymphknoten hin, die bei der Lungenadenomatose, wie schon gesagt, nicht oder erst sehr spät befallen werden (Walther und Heuck).

Die miliare Form des Morbus Boeck gehört dem zweiten Stadium dieser Erkrankung an, welches durch das Übergreifen der Erkrankung von den Hilus- und Mediastinallymphknoten (Stadium I) auf die Lunge gekennzeichnet ist. Neben dieser miliaren gibt es noch eine lymphogen-radiäre Form der Ausbreitung (s. Kapitel IV, S. 129) oder Mischformen. Das Röntgenbild der reinen miliaren Formen ist dem der Miliartuberkulose sehr ähnlich, unterscheidet sich aber von dieser durch die bevorzugte Anordnung der Herde in den Mittelfeldern bei weniger dichtem Befall der Spitze und der Basis, in einem Teil der Fälle auch durch ein gröberes Korn und vor allem durch die in typischer Weise angeordneten Lymphknotenschwellungen (Kapitel V, S. 203). Im weiteren Verlauf der Erkrankung werden die Herde entweder resorbiert, oder es kommt zum Übergang in eine irreversible Lungenfibrose, dem Stadium III der Erkrankung (Kapitel IV, S. 129).

Dieser gesetzmäßige Ablauf der Lungenveränderungen zusammen mit den verschiedenen Bildern der Lymphknotenverschattungen während der einzelnen Krankheitsstadien (Kapitel V, S. 203) erlaubt meist schon aus dem Röntgenbild die Differentialdiagnose gegenüber anderen Krankheiten mit ähnlichem Lungenbefund.

Bei der alveolären Lungenproteinose handelt es sich um ein Krankheitsbild, das erstmalig 1958 von ROSEN et al. beschrieben wurde (s. auch GEORGII und EYMER). Die Erkrankung ist immer auf die Lunge beschränkt und histologisch durch ein proteinöses, gelegentlich fein granuliertes Material gekennzeichnet, welches von geschwollenen Alveolarepithelien sezerniert wird und die Alveolen sowie einen Teil der Bronchioli respiratorii ausfüllt. Die Ursache der Erkrankung ist unbekannt. Da das Material in den Alveolen ebenso mit PAS färbbar ist wie die schaumige Masse, die bei der interstitiellen plasmacellulären Pneumonie in den Alveolen gefunden wird, und ein Teil der Patienten auch eine positive Komplementbindungsreaktion auf Pneumocystis Carinii (pneumonia) aufweist, ist an eine gleiche Genese beider Krankheitsbilder gedacht worden. Bei den Patienten mit Lungenproteinose sind aber bisher nie typische Pneumocysten gefunden worden, die Alveolarsepten zeigen im Gegensatz zur plasmacellulären Pneumonie auch keine oder nur eine geringfügige lymphocytäre Infiltration. Eine Beziehung der beiden Krankheitsbilder zueinander ist deshalb trotz vielfacher Ähnlichkeiten abgelehnt worden (SPENCER, HAMPERL). Die Erkrankung befällt Männer dreimal häufiger als Frauen und betrifft Personen jeden Alters. Klinisch wichtige Symptome sind eine progressive Dyspnoe entsprechend dem histologischen Befund, Husten und ein charakteristisches Sputum von Klumpen gelatinösen Materials. Daneben bestehen als Allgemeinsymptome Müdigkeit, Gewichtsverlust und leichtes Fieber. Im Blutbild findet sich oft eine mäßige Leukocytose. Blutkulturen ergeben kein charakteristisches Bild. Von 35 bis 1960 diagnostizierten Fällen war etwa ein Drittel an der Erkrankung verstorben (PLENK et al.). — Im Röntgenbild sieht man, wie auch in Fall 38, eine feinfleckig-miliare Zeichnung. Es können aber auch segmentale oder weiter ausgedehnte, konfluierende Verschattungen vorkommen, die beidseitig und meist symmetrisch nach Art eines „Schmetterlingstyps" angeordnet sind.

Die miliare Hämosiderose und noduläre Ossifikation der Lunge bei chronischer Lungenstauung sind Folgen einer über lange Zeit bestehenden Druckerhöhung im kleinen Kreislauf. Sie wurden als pathognomonisch für die Mitralstenosen beschrieben; können grundsätzlich aber auch bei anderen schweren pulmonalen Hypertonien vorkommen (Fall 39). Jede chronische Lungenstauung führt infolge des erhöhten hydrostatischen Druckes zu einem vermehrten Austritt von Blutflüssigkeit ins pericapilläre Gewebe. Gleichzeitig mit diesem Austritt von Blutplasma und der Ausbildung eines Stauungsödems (s. Kapitel IV, S. 128) kommt es auch zum Austritt von Erythrocyten in die Alveolen und das Interstitium, wo sie phagocytiert werden und wo das Hämosiderin zu Hämoglobin abgebaut wird. Die pigmentbeladenen Zellen wandern auf dem Lymph- und Bronchialweg („Herzfehlerzellen") ab, sie können aber auch in den Alveolen und im Interstitium liegenbleiben, vor allem bei zunehmender Starre der Lunge. Dies geschieht entweder in diffuser oder fleckförmiger Form. Neben diesen Ansammlungen von Herzfehlerzellen bilden sich nach GIESE aus dem eingedickten Transsudat konzentrisch geschichtete hyaline Körper in den Alveolen (Corpora amylacea), die verkalken können. So entstehen bis erbsgroße, oft maulbeerartig aussehende Knochenherde. — Im Röntgenbild kommt es in Fällen mit fleckförmiger Anordnung von Herzfehlerzellen in den Alveolen oder mit Ausbildung solcher Corpora amylacea über die feine Tüpfelung und netzförmige Zeichnung der chronischen Stauungslunge hinaus (s. Kapitel IV) zu miliaren Fleckschatten, von denen die Sinus relativ frei bleiben. Verkalken oder verknöchern diese hyalinen Körperchen oder Teile stark ödematös durchtränkten Lungengewebes, so erscheinen im Röntgenbild knötchenförmige Verschattungen, die vorwiegend im Basis- und Sinusbereich gelegen sind und bis in die Mittelfelder reichen, während sie nur vereinzelt in den Oberfeldern zu sehen sind (PERRIN) (Fall 39 und 40). Für die differentialdiagnostische Abklärung dieser Verschattungen ist vor allem die Beurteilung des Herzens und das Verhalten der Lungengefäße wichtig (s. Einleitung, S. 5, und Kapitel IV, S. 128).

Als letztes Krankheitsbild, das zu einer kleinfleckig-miliaren Lungenzeichnung führt, ist die Mikrolithiasis alveolaris pulmonum zu nennen. Die Erkrankung wurde erstmalig vom Pathologen SCHILDKNECHT anhand eines Falles 1932 beschrieben, PUHR gab der Erkrankung dann bei Beobachtung eines weiteren Falles ihren Namen. Nach der Beschreibung von SCHILDKNECHT, der auch heute nichts wesentlich Neues hinzuzufügen ist, liegen in den Alveolen zum Teil geschichtete und zum Teil ungeschichtete, mit Eisen und Kalk durchsetzte Körperchen, die in ihrem Aufbau den eben beschriebenen Corpora amylacea der Lungen entsprechen, aber keine typische Amyloidreaktion zeigen. Nach Auffassung SCHILDKNECHTs entstehen die Körperchen durch Gerinnung einer kolloidalen Masse (Sekrete, Zellprotoplasma) und nachfolgender Organisation mit Schichtung um einen Herd herum. Ätiologisch sollen diejenigen Erkrankungen von Bedeutung sein, die auch die Bildung von Corpora amylacea veranlassen, also Stauung und erschwerter Abfluß (LINDIG). Der Grund der Verkalkung ist jedoch bisher nicht eindeutig geklärt. Das Röntgenbild der Mikrolithiasis alveolaris ist so charakteristisch, daß es mit keinem anderen Bild zu verwechseln ist (BÜNGER et al.). Man erkennt eine kalkdichte, harte Granulierung miliarer Größe, oft nur in den Spitzen- und Oberfeldern zu erkennen, während die unteren Lungenabschnitte infolge der größeren Thoraxtiefe und der Summation der Einzelherde mehr diffus und massiv verschattet sind. Die Verschattung kann dabei so kompakt sein, daß die Weichteile des Mittelschattens und der Pleura, die in die Verkalkung nicht einbezogen sind, gegenüber der kalkdichten Lunge als Aufhellung erscheinen, vorausgesetzt, daß mit einer genügend harten Röntgenstrahlung gearbeitet wird. Dies kommt sehr deutlich in Fall 41 zur Darstellung.

Diesen Erkrankungen, bei denen die Fleckschatten im einzelnen ein sehr gleichmäßiges Bild bieten, ist die Vielzahl von Krankheiten gegenüberzustellen, deren Verschattungen hinsichtlich Einzelgröße, Dichte, Begrenzung und Ausbreitung größere Unterschiede aufweisen. Hier sind neben den schon erwähnten entzündlichen Herdbildungen vor allem die Lungenmetastasen zu nennen (s. Fall 42, 43). Diese wird man in der Regel an ihrer rundlichen Form, ihrer gleichmäßigen Dichte, ihrer scharfen Begrenzung und ihrer Wachstumstendenz erkennen können. Dabei ist aber zu bedenken, daß hämatogene Metastasen durchaus auch eine mehr unregelmäßige, oft zackige Form haben können (SCHINZ et al.) und daß eine über Jahre konstant bleibende Größe der Herde nicht gegen Metastasen spricht, wie dies LINDIG (1961) an einem Schilddrüsencarcinom gezeigt hat. Rückschlüsse auf den Primärtumor lassen sich aus dem Röntgenbild der Lungenmetastasen eigentlich nie ziehen, als Ausnahme seien lediglich die Absiedlungen eines Chondrosarkoms erwähnt, die wie der Primärtumor Verkalkungen aufweisen können (s. SCHINZ et al.), und des osteogenen Sarkoms mit Knochenbildung.

Ein sehr seltenes primäres Tumorleiden, das unter einem ähnlichen röntgenologischen Aspekt wie eine Metastasenlunge auftreten kann, ist die Leiomyomatosis pulmonum disseminata maligna (MAUS, STÖCKER), die sich aus der glatten Muskulatur in der Lunge, in unserem Fall (Nr. 47) speziell von den Gefäßen, entwickelt. Im Unterschied zu hämatogenen Metastasierungen ist in unserem Falle außer den groben Fleckschatten auch eine Veränderung des übrigen Lungengerüsts in Art einer reticulären Verschattung zu sehen.

Findet sich neben den Fleckschatten in den Lungen auch eine Vergrößerung der hilären oder mediastinalen Lymphknoten — einseitig oder doppelseitig — so wird die Differentialdiagnose des Röntgenbildes erweitert, vielfach aber auch erleichtert. Vor allem muß man an einen Morbus Boeck (Fall 36, 37) denken, bei dem neben Lymphomen schon hämatogene Streuherde bestehen, oder an eine Lymphogranulomatose mit miliarer Lungenaussaat (Fall 45, 46). Eine Abgrenzung dieser beiden Erkrankungen untereinander ist oft auf Grund der unterschiedlichen Lokalisation der Drüsenschwellungen im Mittelschatten möglich (s. Kapitel V). Auch sind die Herde beim miliaren Morbus Boeck feiner und von gleichmäßigerer Form, während sie bei der Lymphogranulomatose im allgemeinen schon bald gröber und von unregelmäßigerer Größe sind. Die Lymphknoten werden beim Morbus Boeck nach der Lungenaussaat im allgemeinen kleiner, während sie bei der Lymphogranulomatose weiter an Größe zunehmen. Schließlich kommt noch eine Metastasierung maligner Tumoren in Betracht, die nicht nur in die Lungen, sondern auch in die Hiluslymphknoten erfolgt ist. Diese Kombination ist nicht so häufig, wegen der differentialdiagnostischen Bedeutung sei sie unter Hinweis auf Fall 44 aber besonders hervorgehoben. Die Lungenherde bei Metastasen von Tumoren oder auch der Lymphogranulomatose zeigen die schon erwähnten Charakteristika im Röntgenbild und lassen sich dadurch von den meist feinkörnigeren Fleckschatten beim Morbus Boeck unterscheiden.

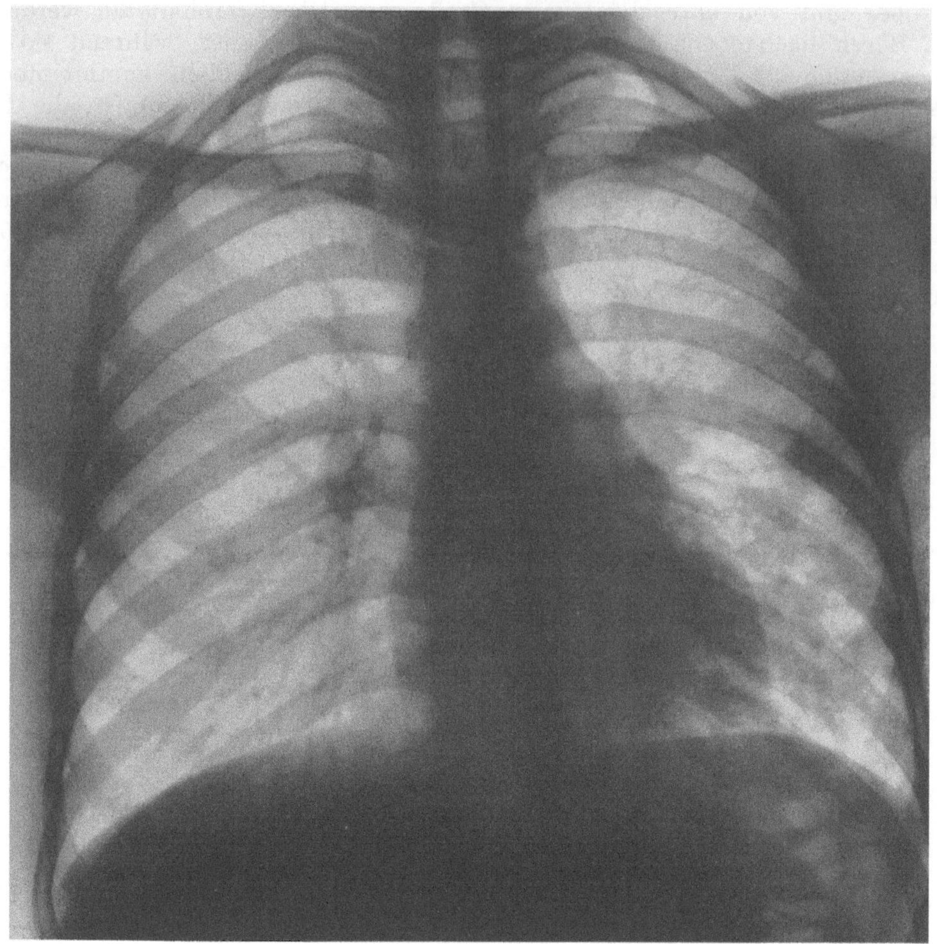

Abb. 33a

Fall 33. GARTMANN, Arosa

B. G., ♂, 18 Jahre.

Vorgeschichte: Seit dem 13. Lebensjahr jeden Winter Bronchitis mit viel Sputum. Die Erkrankung wurde immer links lokalisiert. Die jetzige Erkrankung begann perakut mit einer linksseitigen fieberhaften Bronchopneumonie, die zur Aufnahme führte (Abb. 33a).

Befund: Schlechter Allgemeinzustand. Unauffälliges Blutbild. Verkürzung des Weltmann-Bandes. Blutsenkung 31/53 mm n.W.

Bronchoskopie: Im linken Hauptbronchus 3 cm unterhalb der Carina blumenkohlartiger Tumor, der das Lumen bis auf eine kleine Öffnung verlegt. Aus dieser Öffnung floß dicker Eiter. Histologisch handelt es sich bei dem Tumor um eine histiocytäre Wucherung ohne Zeichen der Malignität.

Röntgenbefunde:

Abb. 33a. *Übersicht.* Streifig-fleckförmig-konfluierende Verschattungen im linken Mittel-Unterfeld mit pleuralen Reaktionen. Verkleinerung dieser Lungenbezirke mit Verziehung des Herzens nach links.

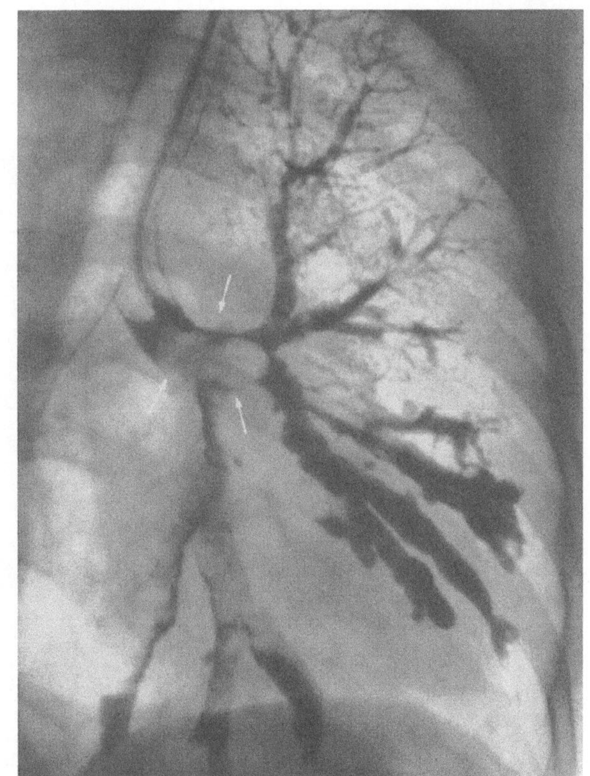

Röntgenbefunde (Fortsetzung):

Abb. 33b. *Bronchogramm, schräg.* Im linken Hauptbronchus findet sich — entsprechend dem bronchoskopischen Bild — ein raumfordernder Prozeß mit glatter Begrenzung nach kranial (↑). Bronchiektasen im linken Unterlappen und der Lingula.

Abb. 33b

Weiterer Verlauf: Während der Behandlung kam es trotzdem zunächst zu einer Totalatelektase links (Abb. 33c), die nach Absaugen wieder aufging. Im weiteren Verlauf entfieberte der Patient und wurde nach Besserung des Allgemeinzustandes pneumektomiert.

Abb. 33c. *Ausschnitt aus Übersicht.* Fast totale Atelektase der linken Lunge mit erheblicher Verlagerung der Mediastinalorgane und des Herzens.

Diagnose: *Chronische, interstitielle und xanthomatöse Pneumonie der linken Lunge und Bronchiektasen mit schwerer eitriger Entzündung bei histiocytomartiger, stenosierender Wucherung im linken Hauptbronchus (pathologisch-anatomischer Befund).*

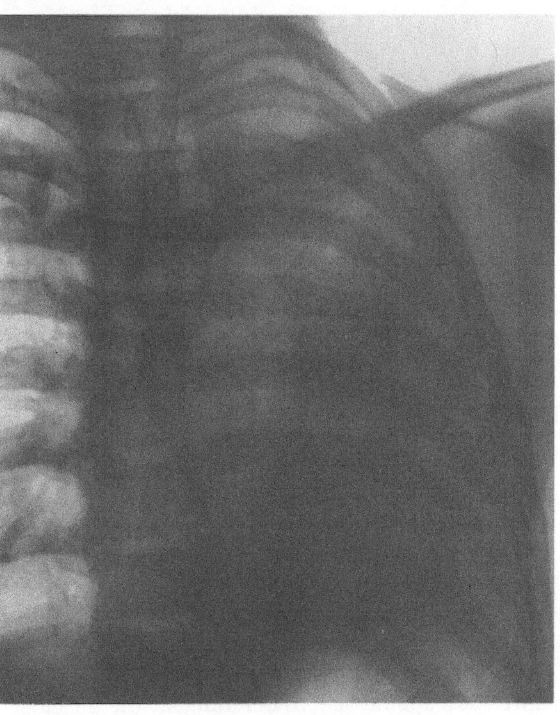

Abb. 33c

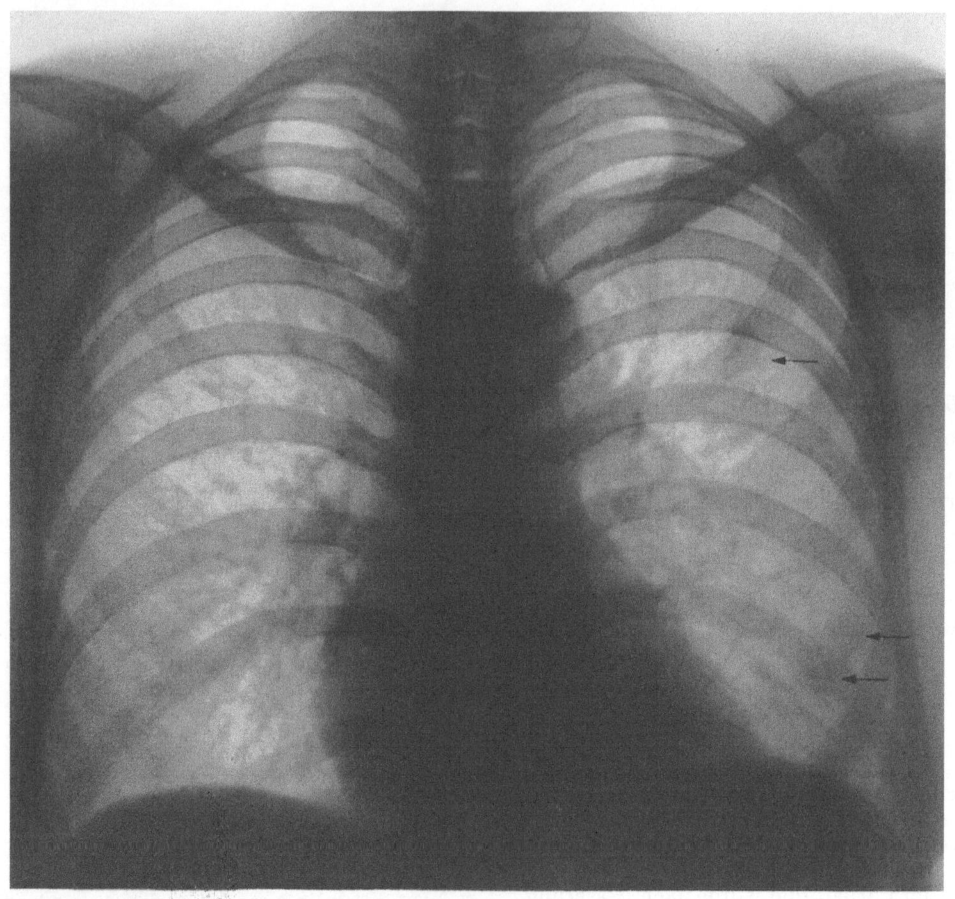

Abb. 34a

Fall 34.
B. H., ♀, 43 Jahre.

FINK, Schorndorf, und RASTETTER, Freiburg

Vorgeschichte: Etwa 10 Monate zuvor erkrankte die Patientin aus vollem Wohlbefinden heraus mit rezidivierenden Hämoptoen. Zunehmende Leistungsminderung. Außerdem traten kleinere rote Knötchen in der Haut auf, die in eine braune Pigmentierung übergingen.

Befund: Im Bronchialsekret massenhaft hämosiderinhaltige Zellen. Deutliche Anämie. Keine Tuberkulosebakterien nachweisbar. Bronchoskopisch unauffälliges Bronchialsystem.

Röntgenbefund:

Abb. 34a. *Übersicht.* Einzelne zarte, kleinere und größere, im ganzen gut begrenzte Fleckschatten (↑) in der linken Lunge.

Weiterer Verlauf: Etwa $^1/_2$ Jahr später Sehstörungen, Kopfschmerzen, Schwindelgefühl und Schwächezustände in den Beinen. Nach etwa 10 Monaten erfolgte wegen zunehmendem Hirndruck stationäre Aufnahme zu einem neurochirurgischen Eingriff. Dabei fanden sich knötchenformige und zahlreiche tumorartige Neubildungen, die zu einer Zerstorung des Hirngewebes geführt hatten. In der ganzen Zeit hatten die Veränderungen im Rontgenbild der Lungen laufend etwas zugenommen.

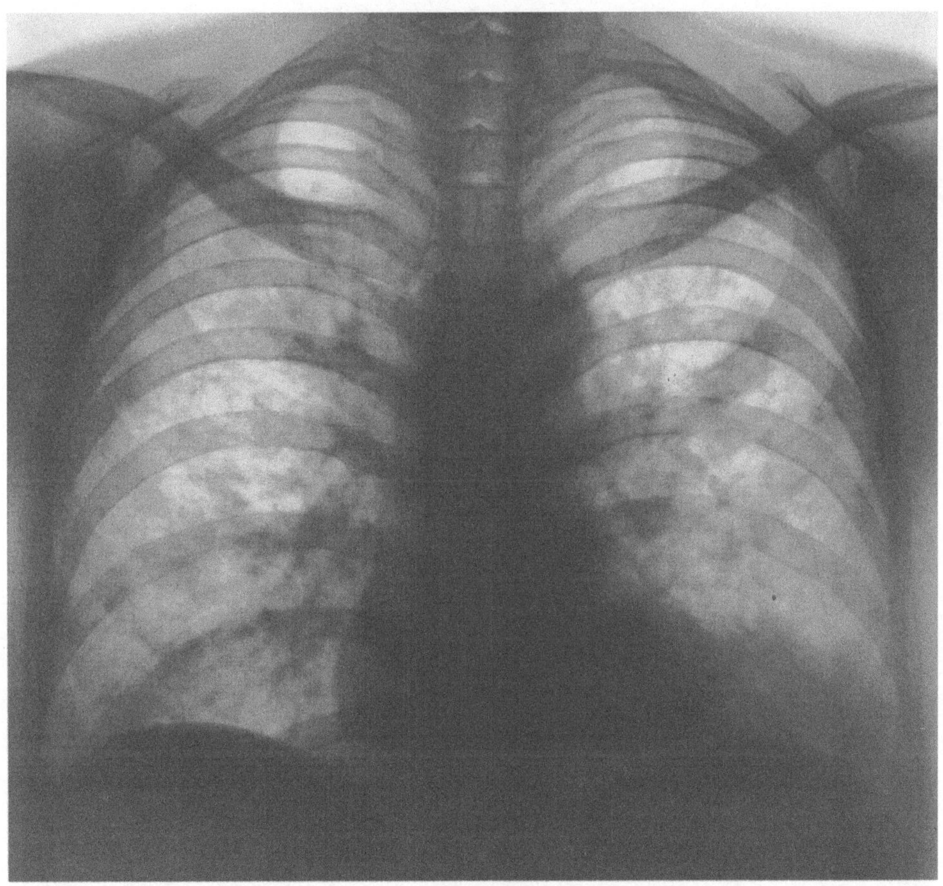

Abb. 34b

Röntgenbefund (9 Monate nach Abb. 34a und etwa 1 Monat vor dem Tode):

Abb. 34b. *Übersicht.* Vergrößerung und Zunahme der Fleckschatten, die sich jetzt in allen Lungenabschnitten finden.

Weiterer Verlauf: Wenige Tage nach der Operation verstarb die Patientin.

Diagnose: *Generalisiertes, malignes Hämangioendotheliom (multiple Knotenbildungen in Lungen, Gehirn, Magen, Nieren) (Obduktionsbefund).*

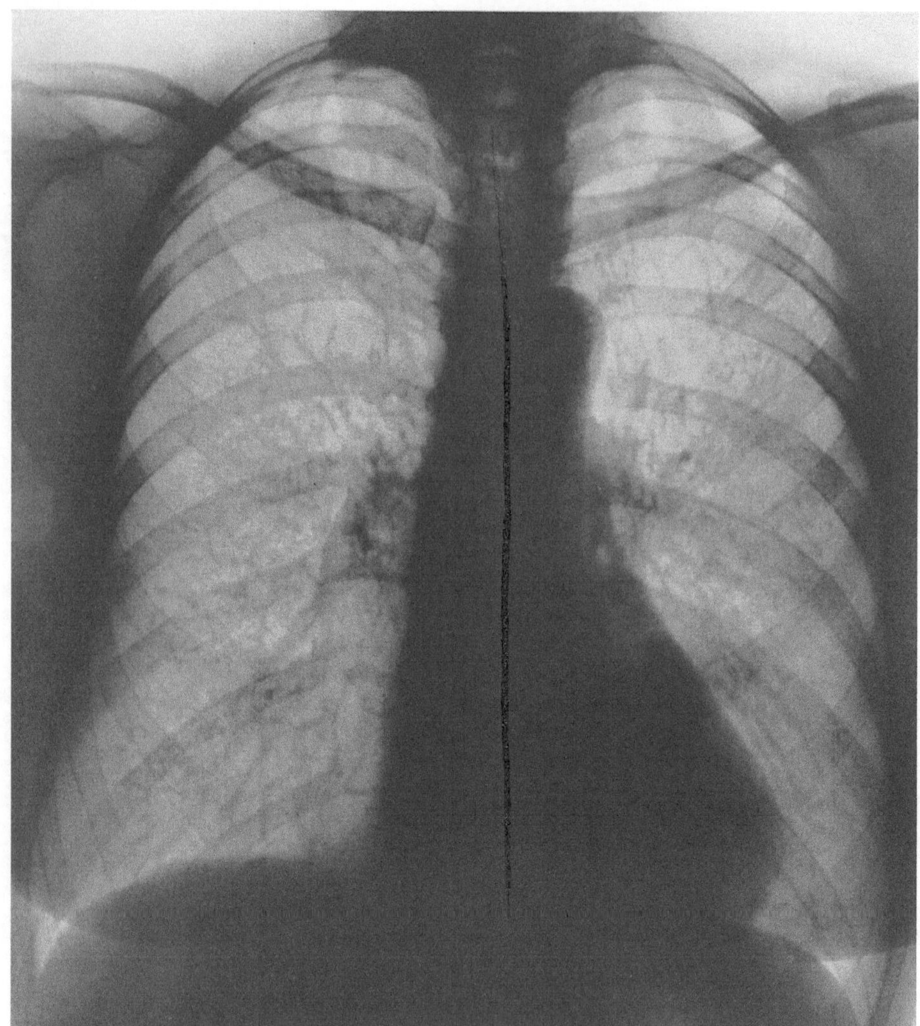

Abb. 35a

Fall 35*.

H. D., ♀, 57 Jahre.

Vorgeschichte: Vor 28 Jahren Rippenfellentzündung. Vor $^1/_2$ Jahr Röntgenuntersuchung der Lungen anläßlich einer Gallenblasenoperation, die einen normalen Lungenbefund ergab. Kurz vor der Klinikaufnahme erstmals blutiger Auswurf. Die Einweisung erfolgte unter der Verdachtsdiagnose einer Miliartuberkulose.

Befund: Guter Allgemeinzustand. Immer wieder hämorrhagisches Sputum, etwa 40 cm³ Sputum insgesamt pro Tag. Kein Bacillennachweis. Temperatur bis 37,8° C. Blutsenkung 3/5 mm n.W. Blutbild unauffällig. Keine wesentliche Verschiebung des Serum-Eisen- und Kupfer-Spiegels. Vermehrung der α-Globuline.

Bronchoskopie: Unspezifische Bronchitis ohne Anhalt für Tumorbildung.

Lungenpunktion: Histologisch Tumorzellen nachweisbar.

---

* Aus der Röntgen-Diagnostik-Abteilung (Leiter Prof. Dr. H. Reindell) der Medizinischen Universitätsklinik Freiburg i. Br. (Direktor: Prof. Dr. Dr. h.c. L. Heilmeyer).

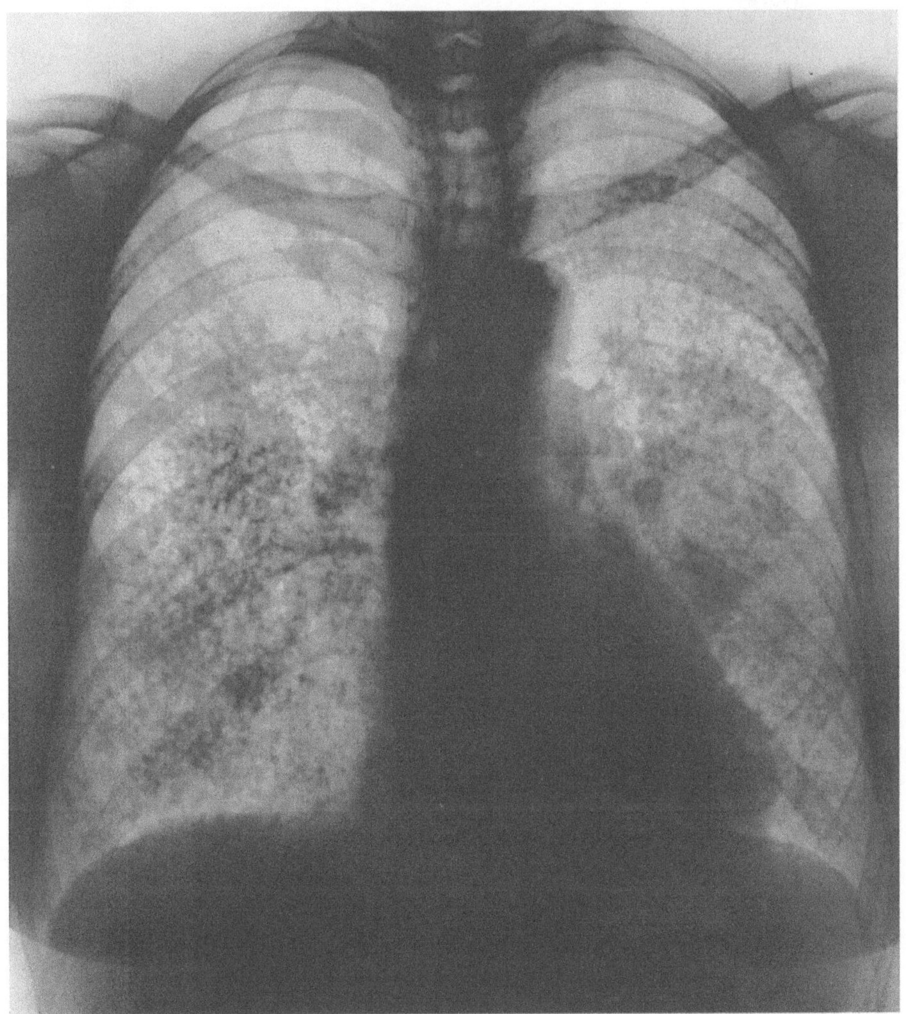

Abb. 35b

Röntgenbefunde:

Abb. 35a. *Übersicht.* Feine, annähernd symmetrisch angeordnete, miliare Fleckschatten in beiden Lungen, am dichtesten in den Mittelfeldern gelegen. Unauffällige Hili.

Ausschnitt rechtes Mittelfeld. (Siehe Abb. 35c.)

Abb. 35b. *Übersicht (5 Monate später).* Deutliche Zunahme und Vergrößerung der miliaren Herde bei weiter frei bleibenden Hili. Die Zunahme wird auch im Ausschnittsbild (Abb. 35d) deutlich.

Weiterer Verlauf: In den folgenden Wochen und Monaten laufende Verschlechterung des Allgemeinzustandes, Auftreten einer stärkeren Kurzatmigkeit und einer Cyanose, entsprechend der Zunahme des Befundes im Rontgenbild. 6 Monate nach der ersten und 1 Monat nach der letzten Untersuchung verstarb die Patientin.

Diagnose: *Miliare Form einer malignen Lungenadenomatose (durch Obduktion gesichert).*

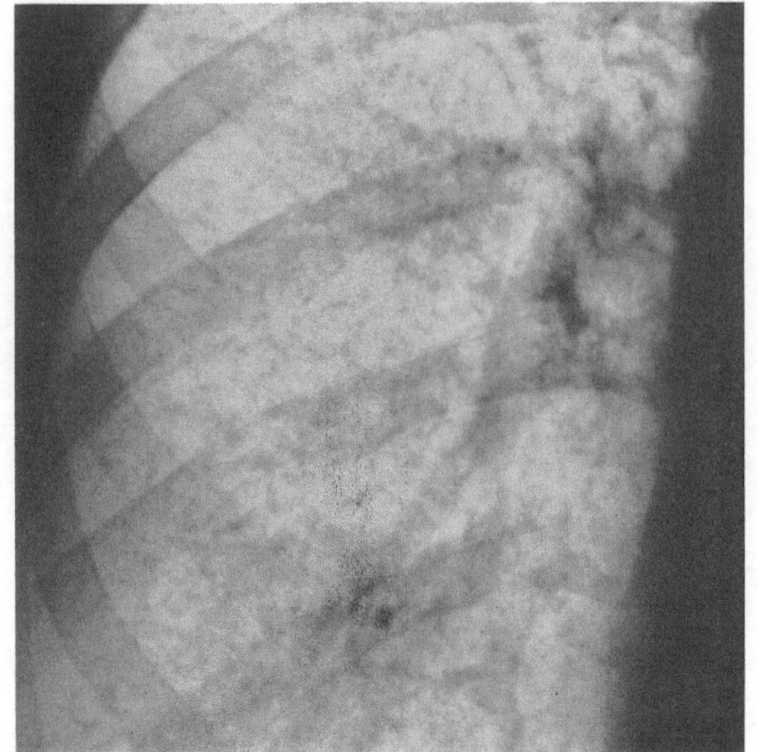

Abb. 35c

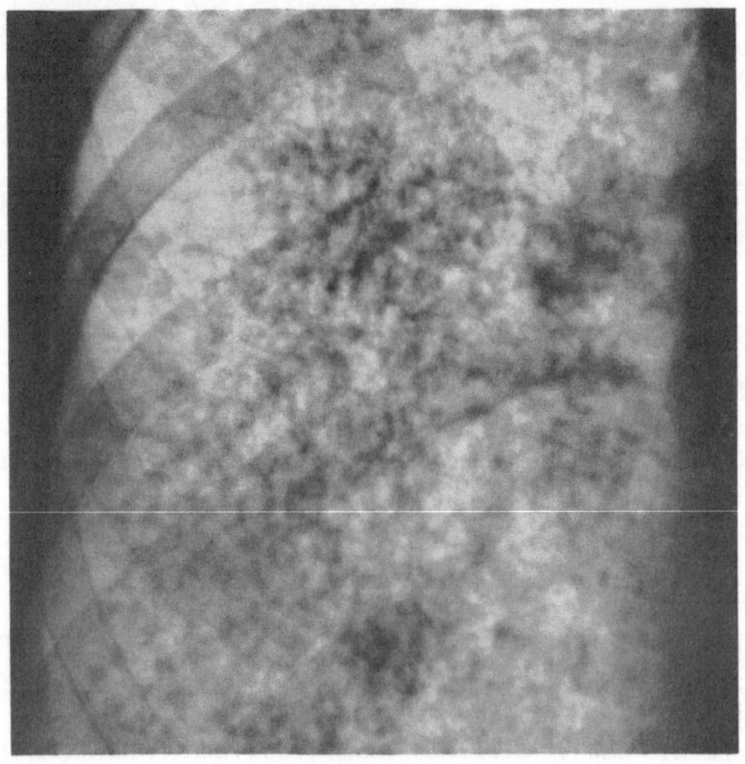

Abb. 35d

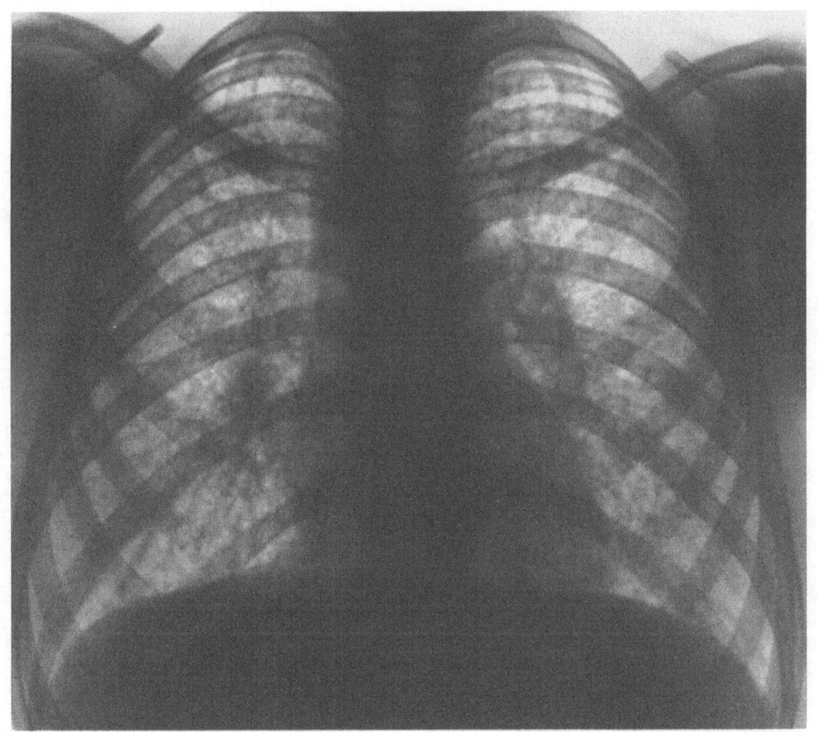

Abb. 36a

Fall 36. BRÜGGER, Wangen
P. E., ♂, 13 Jahre.

Vorgeschichte: Keine Tuberkulose in der Familie. Seit 1 Jahr Husten.

Befund: Adipositas. Keine Beeinträchtigung des Wohlbefindens. Tuberkulintestung mit AT bis 0,01 mg mehrmals negativ.

Röntgenbefunde:

Abb. 36. *a Übersicht, b Ausschnitt rechtes Ober-Mittelfeld.* In beiden Lungen dichtstehende miliare Fleckschatten von etwas unterschiedlicher Größe und verstärkte feinreticuläre Zeichnung. Vergrößerung der bronchialen (hilären), paratrachealen und paraaortalen Lymphknoten.

Diagnose: *Miliarer Morbus Boeck (Stadium I—II).*

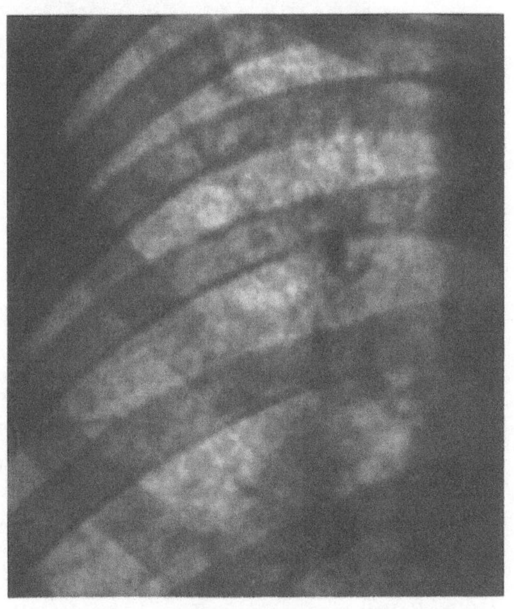

Abb. 36b

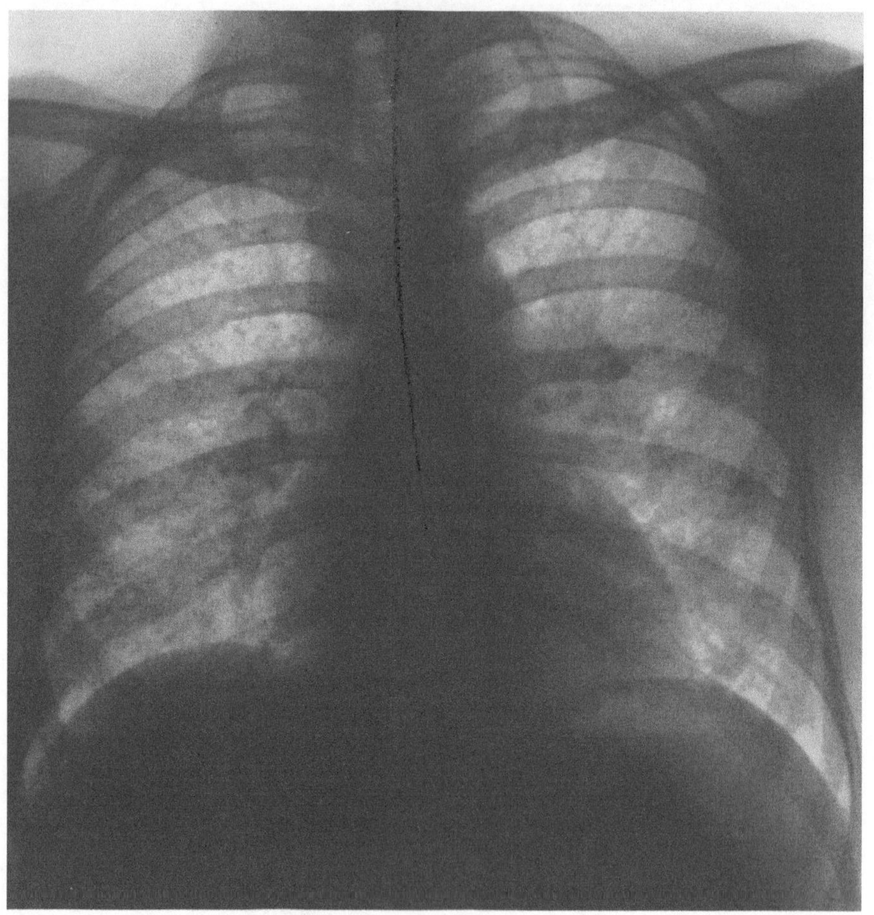

Abb. 37a

Fall 37.
M. G., ♂, 36 Jahre.

HUZLY, Schillerhöhe

Vorgeschichte: Vor $1^1/_2$ Jahren wurde eine doppelseitige Hiluslymphknotenschwellung bei noch freien Lungenfeldern festgestellt. Seit 1 Monat besteht eine leichte Beeinträchtigung des Allgemeinzustandes mit Appetitlosigkeit, Gewichtsabnahme und Nachtschweißen.

Befund: Tuberkulintestung bis 1:10 negativ. Im Sputum, Magensaft und Bronchialsekret keine Tuberkulosebakterien. Blutsenkung 5/10 mm n.W. Unauffälliges Blutbild.

Bronchoskopie: In der distalen Trachea und beiden Hauptbronchien verdickte Schleimhaut mit feinsten Knotchen.

Biopsie: In der Bronchialschleimhaut zahlreiche tuberkelartige Granulome, die aus großen epitheloiden Zellen, aus wenigen Langhansschen Riesenzellen und aus Lymphocyten bestehen. Keine Verkäsung. Lymphknoten bei der Danielschen Biopsie ebenfalls von epitheloidzelligen Tuberkeln mit einzelnen Riesenzellen durchsetzt, die eine geringe Sklerosierung und nirgendwo Verkäsungen aufweisen.

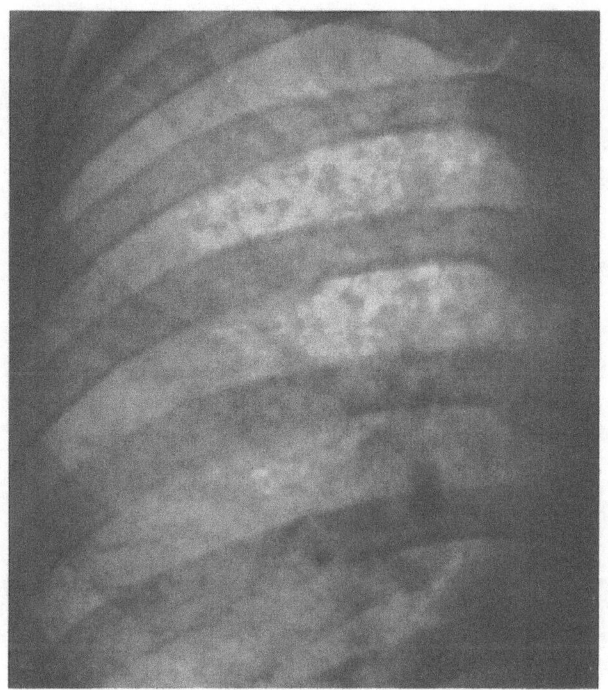

Abb. 37 b

Röntgenbefunde:

Abb. 37 a. *Übersicht.* In beiden Lungen dichtstehende miliare Fleckschatten in einer reticulär betonten Grundzeichnung. Vergrößerte Drüsenschatten rechts paratracheal und in beiden Hili. Letztere sind nicht mehr gleichmäßig gerundet, sondern unscharf begrenzt und fasern zur Lunge hin streifig auf, besonders links.

Abb. 37 b. *Ausschnitt rechtes Ober-Mittelfeld.*

Weiterer Verlauf: Unter Steroid- und INH-Behandlung weitgehende Rückbildung der Lungen- und Bronchusveränderungen mit negativem Befund der Bronchusbiopsie. Nach $1^1/_4$ Jahren erneute feinfleckige Dissemination in den Lungen bei gleichzeitiger Rückbildung der Mediastinal- und Hilusdrüsenvergrößerungen. Unter erneuter Steroidbehandlung wieder vollständige Rückbildung der miliaren Herde.

Diagnose: *Morbus Boeck (Stadium I—II) mit miliarem Lungenbefall (durch Bronchus- und Danielsche Biopsie gesichert).*

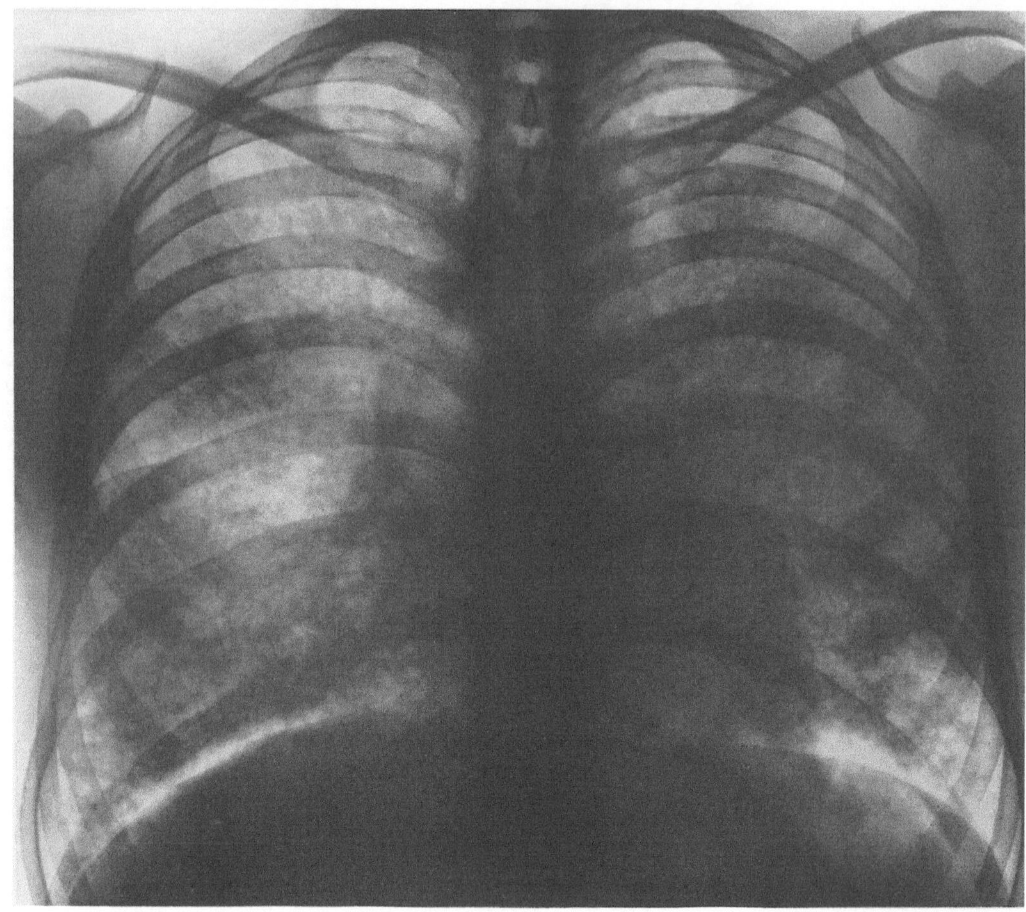

Abb. 38a

Fall 38*.

S. K.-H., ♂, 34 Jahre.

Vorgeschichte: Eine vor 4 Jahren routinemaßig durchgeführte Röntgenuntersuchung der Thoraxorgane ergab keinen krankhaften Befund. Seit $1^1/_2$ Jahren Kurzatmigkeit. Vor 1 Jahr wurde erstmalig röntgenologisch ein krankhafter Lungenbefund festgestellt, der anfänglich als interstitielle Pneumonie, später als Morbus Boeck gedeutet wurde. Nachdem sich unter einer kombinierten Steroid-INH-Behandlung die Beschwerden (Kurzatmigkeit und Herzklopfen schon bei geringen Belastungen) und der röntgenologische Befund verschlechterten, erfolgte stationäre Einweisung.

Befund: Reduzierter Allgemeinzustand. Gelegentlich trockener Reizhusten. Kein Auswurf; trotz Gabe von Expectorantien konnte kein Sputum gewonnen werden. Mäßige Ruhedyspnoe. Deutliche Cyanose. Angedeutete Trommelschlegelfinger. Über beiden Lungen abgeschwächtes Vesiculäratmen. Temperatur anfänglich subfebril. Blutsenkung 10/24 mm n.W. Im roten Blutbild Polyglobulie von 18,8 g-% bei 5,6 Mill. Erythrocyten; im weißen Blutbild 45% Lymphocyten bei sonst unauffälligem Befund. Serumeisen mit 182 γ-% erhöht. Bei der Immunelektrophorese Dysproteinämie und Paraproteinämie vor allem im β-2-A-Bereich. Gesamtlipoide nicht vermehrt. Normale Fermentaktivitäten im Serum. Komplementbindungsreaktion auf interstitielle Pneumonie negativ (Prof. Dr. Vivell).

Spirogramm: Normale Werte.

Diffusionskapazität: Starke Verminderung des arteriellen Sauerstoffdruckes infolge gestörter O_2-Diffusion und erhöhter venöser Beimischung (Doz. Dr. E. Doll).

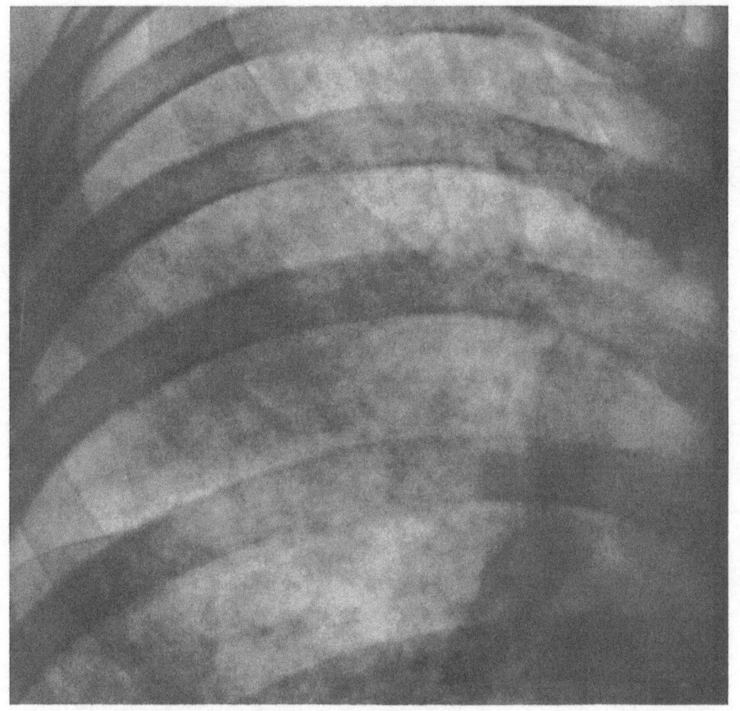

Abb. 38b

Röntgenbefunde:

Abb. 38a. In beiden Lungen verstärkte reticulo-noduläre Verschattungen, die relativ symmetrisch schmetterlingsförmig angeordnet sind. Die einzelnen Fleckschatten sind außerordentlich klein, sehr dichtstehend und am besten mit der Lupe erkennbar.

Abb. 38b. *Ausschnitt rechtes Ober-Mittelfeld.*

Weiterer Verlauf: Unter Behandlung mit Trypsininhalationen Besserung des Lungenbefundes im Röntgenbild und teilweise Rückbildung der Cyanose. Die Behandlung dauert an**.

Diagnose: *Alveoläre Lungenproteinose (durch transthorakale Lungenpunktion*** und histologische Untersuchung gesichert).*

---

* Aus der I. Medizinischen Abteilung des Stadt. Krankenhauses München-Schwabing (Direktor: Prof. Dr. H. BEGEMANN) und der Medizinischen Universitätsklinik Freiburg i. Br. (Direktor: Prof. Dr. Dr. h. c. L. HEILMEYER).

** Der Fall wird in der „Medizinischen Klinik" noch ausführlich veröffentlicht.

*** Die transthorakale Lungenpunktion dieses Falles sowie des Falles 60 wurde von Dr. W. SCHIESSLE, Med. Univ.-Klinik Freiburg, Abt. Robert-Koch-Klinik, durchgeführt.

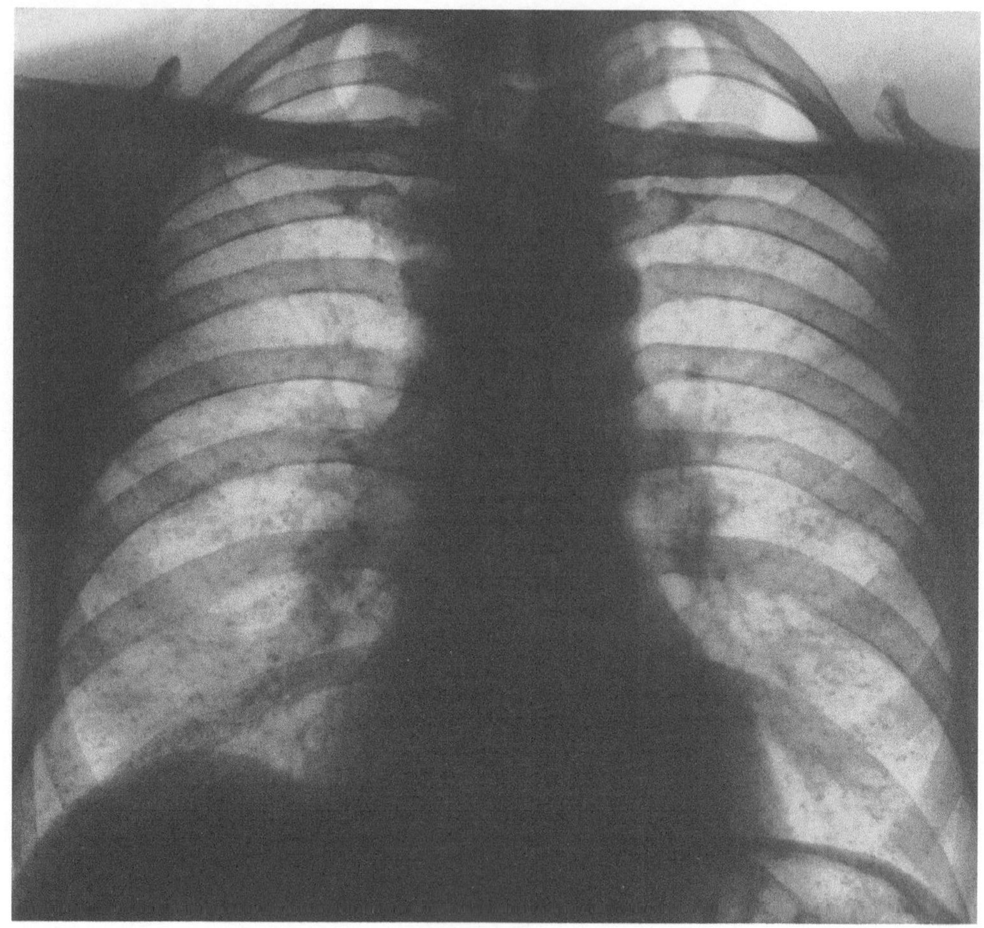

Abb. 39a

Fall 39. UEHLINGER, Zürich und Kantonsspital Schaffhausen
S. H., ♂, 52 Jahre.

Vorgeschichte: Vor 15 Jahren normales Röntgenbild. In den letzten Jahren zunehmende Atemnot, insbesondere beim Laufen und Steigen. Röntgenuntersuchungen ergaben einen über Jahre stationären Befund feinkörniger kalkdichter symmetrischer Verschattungen beider Lungenfelder und knollige Vergrößerungen beider Hili, die als vergrößerte Drüsen gedeutet wurden.

Befund: Atemnot bei geringsten Belastungen. Vitalkapazität 3200 cm^3. Eine Lungenbiopsie ergibt keine Klärung.

Röntgenbefunde:

Abb. 39a. *Übersicht.* In beiden Lungen mäßig dicht stehende, miliare, kalkharte Knötchen, apico-caudal zunehmend. Beide Hili sind plump vergrößert, verzweigen sich in verbreiterte Gefäßschatten auf, deren Kaliber zum Teil konisch schmäler wird. Relativ gefäßarme Peripherie. Normal großes und geformtes Herz. Kalksichel der Aorta.

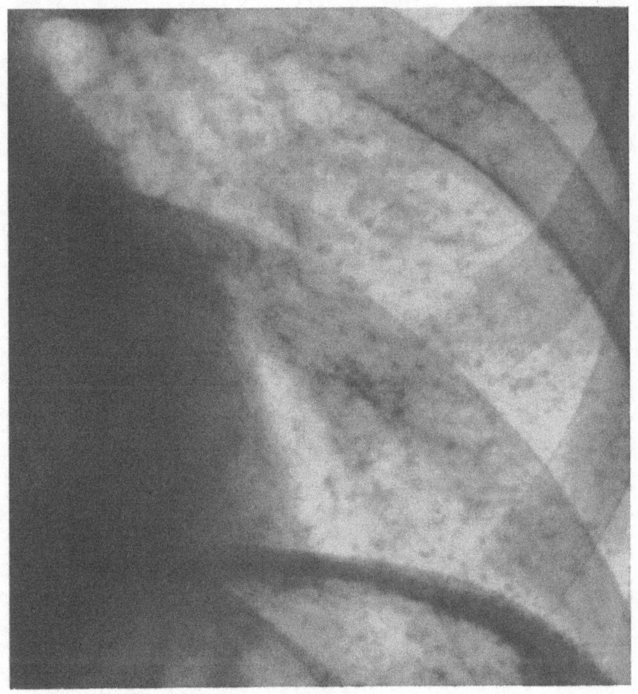

Abb. 39 b

Röntgenbefund (Fortsetzung):

Abb. 39b. *Ausschnitt linkes Unterfeld.*

Weiterer Verlauf: Patient machte in den folgenden Jahren wiederholte Lungeninfarkte durch, mußte wegen einer Psychose hospitalisiert werden und starb 4 Jahre nach Anfertigung obigen Röntgenbildes unter den Zeichen der kardiorespiratorischen Insuffizienz.

Diagnose: *Körnige Form der Knochenbildung der Lunge (Pneumopathia osteoplastica) bei chronischer Lungenstauung und pulmonaler Hypertonie. Pulmonalsklerose und Cor pulmonale. (Durch Sektion gesichert: Die Knochenknötchen liegen im Zwischengewebe und besonders in und unmittelbar unter der Pleura visceralis. Stauungsinduration mit interstitieller Fibrose.)*

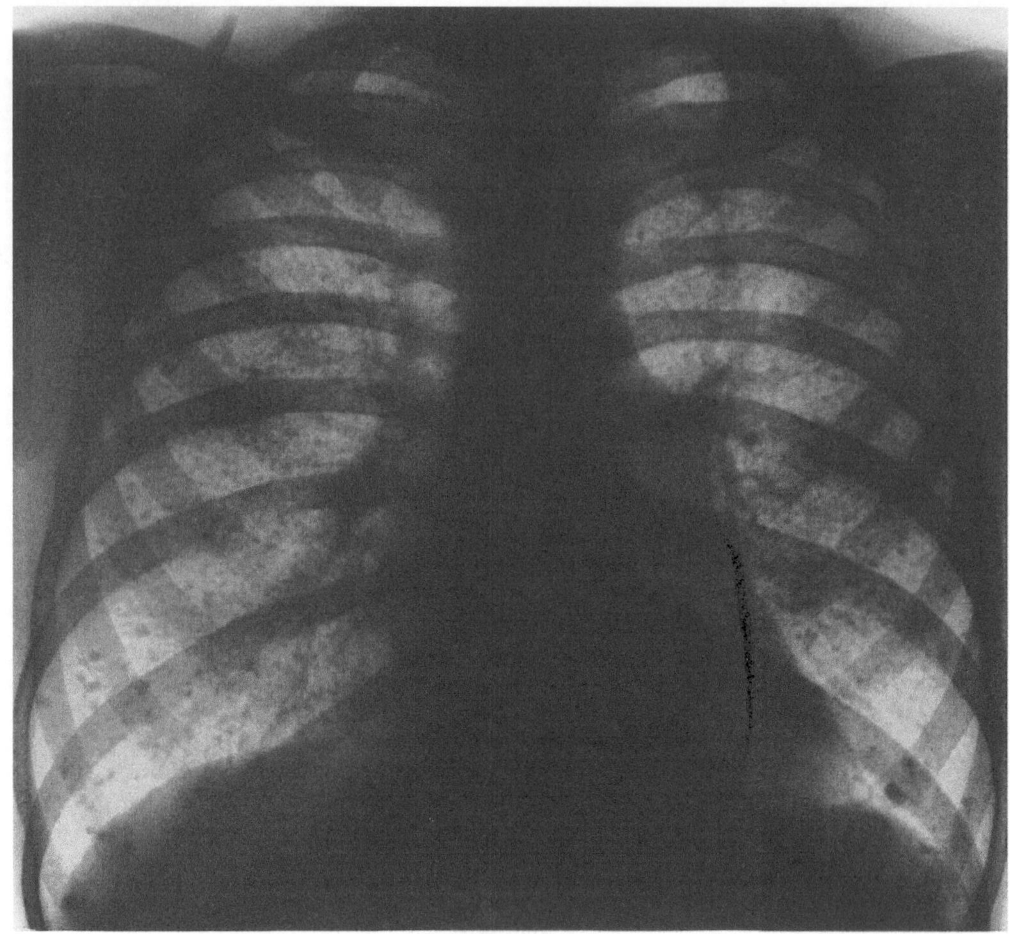

Abb. 40a

Fall 40*.

J. E., ♂, 28 Jahre.

Vorgeschichte: Vor 15 Jahren Gelenkrheumatismus, der in den nächsten Jahren mehrfach rezidivierte. Seit 10 Jahren zunehmende Atemnot und Herzklopfen bei körperlicher Anstrengung. Feststellung eines Mitralklappenfehlers. Vor 3 Jahren wurde anläßlich einer Begutachtung eine Silikotuberkulose 2. Grades angenommen und differentialdiagnostisch eine miliare Aussaat bei Morbus Boeck oder eine Histoplasmose in Betracht gezogen. Nachdem ein Kuraufenthalt in einer Tuberkuloseheilstätte nur vorübergehende Besserung brachte, erfolgte stationäre Aufnahme.

Befund: Atemnot bei geringsten Anstrengungen. Leichte Cyanose. Auskultation des Herzens: Systolisches Geräusch, Mitralöffnungston und weiches diastolisches Geräusch mit Punctum maximum über der Spitze. Auskultation der Lunge: normales Vesiculäratmen. RR 100/60 mm Hg, Puls 66/min, regelmäßig, mäßig gefüllt. Im EKG Zwischentyp. Unauffälliges Blutbild und normale Blutsenkung. Vitalkapazität 3200 cm^3.

Herzsondierung: Druckwerte im rechten Ventrikel, in der A. pulmonalis sowie in den Lungencapillaren in Ruhe deutlich, während Belastung erheblich erhöht. Während Belastung Zeichen der Rechtsinsuffizienz. Arterielle Untersättigung (Dr. H. Klepzig).

---

* Aus der Röntgen-Diagnostik-Abteilung (Leiter: Prof. Dr. H. Reindell) der Medizinischen Universitätsklinik Freiburg i. Br. (Direktor: Prof. Dr. Dr. h. c. L. Heilmeyer).

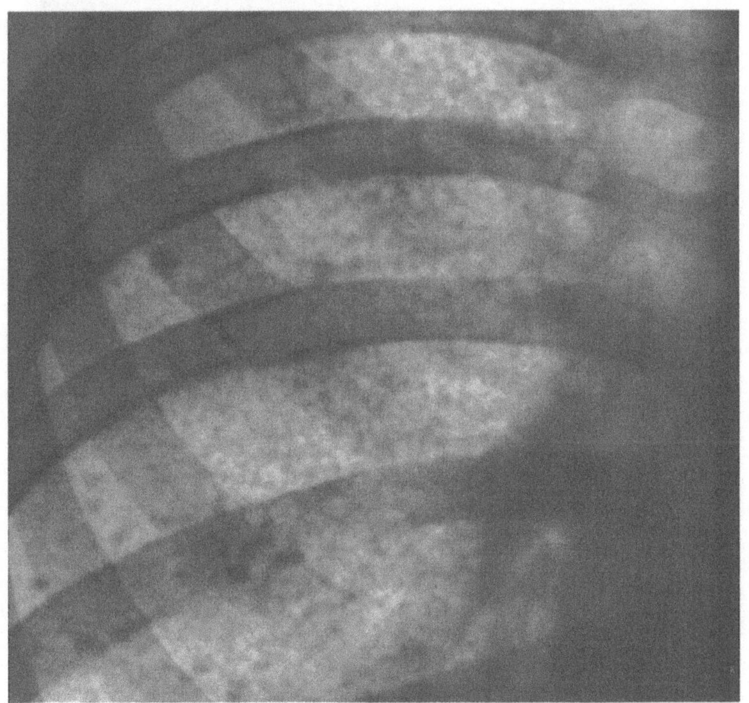

Abb. 40b

Röntgenbefunde:

Abb. 40a. *Übersicht.* In beiden Lungen feinreticuläre Zeichnung mit dichtstehenden, linsengroßen Fleckschatten bei relativem Freibleiben der Sinus. Daneben linsen- bis kirschkerngroße, zum Teil maulbeerartige Kalkschatten, die — im Gegensatz zu den weichteildichten, miliaren Fleckschatten — am dichtesten im Basis- und Sinusbereich, weniger in den Mittelfeldern und nur vereinzelt in den Oberfeldern gelegen sind. Mitralkonfiguriertes Herz mit verkleinertem linken Ventrikel, vergrößertem linken Vorhof, rechtem Ventrikel und Vorhof. Herzvolumen im Liegen 1140 cm^3, pro Kilogramm Körpergewicht 16,0 cm^3. Erweiterung der zentralen Lungenarterien mit konischer Kalibereinengung und spärlicher Lungengefäßzeichnung in der Peripherie.

Abb. 40b. *Ausschnitt von Abb. 40a, rechtes Ober-Mittelfeld.*

Fall 40

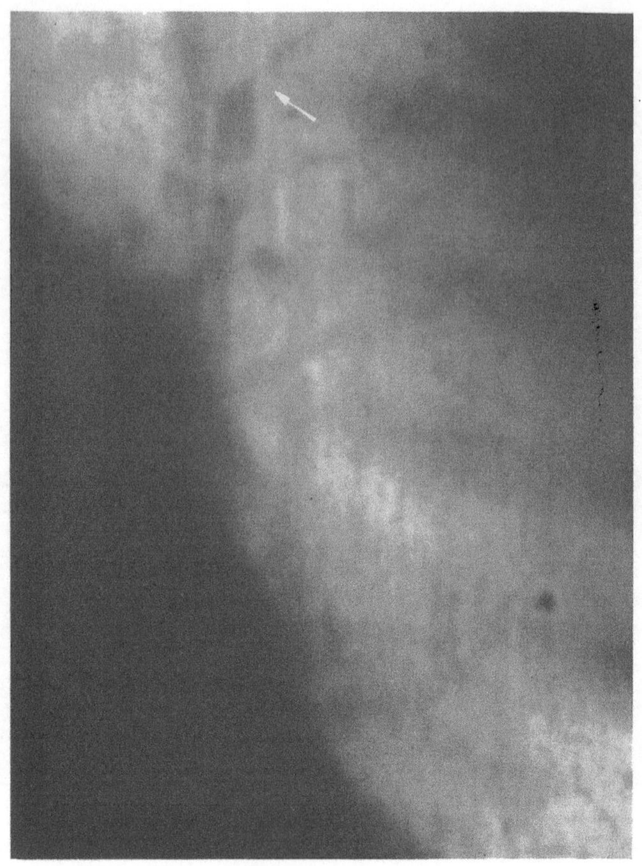

Abb. 40c

Röntgenbefund (Fortsetzung):

Abb. 40c. *Schichtbild in 8 cm, Ausschnitt linkes Mittelfeld.* Konische Kalibereinengung einer zentralen Lungenarterie durch Pfeil gekennzeichnet.

Weiterer Verlauf: Nach Sprengung der Mitralstenose (Prof. Dr. H. KRAUSS) Besserung aller Beschwerden, Verkleinerung des Herzens auf 940 cm^3 und annähernde Normalisierung der Werte bei der spiroergometrischen Leistungsprüfung. Nach fünfjähriger Beschwerdefreiheit erneute subjektive und objektive Verschlechterung mit den Zeichen erheblicher Mitralinsuffizienz, Wiedervergrößerung des Herzens auf 1360 cm^3 und pulmonaler Hypertonie.

Diagnose: *Chronische Stauungsinduration mit miliarer Hämosiderose und nodulären Verknöcherungen der Lunge bei Mitralstenose. (Durch Probeexcision aus der Lunge während der Operation gesichert: bindegewebige Lungeninduration, umschriebene, von Bindegewebe umgebene Verkalkungen, massenhaft „Herzfehlerzellen" in den Alveolen, Pulmonalsklerose).*

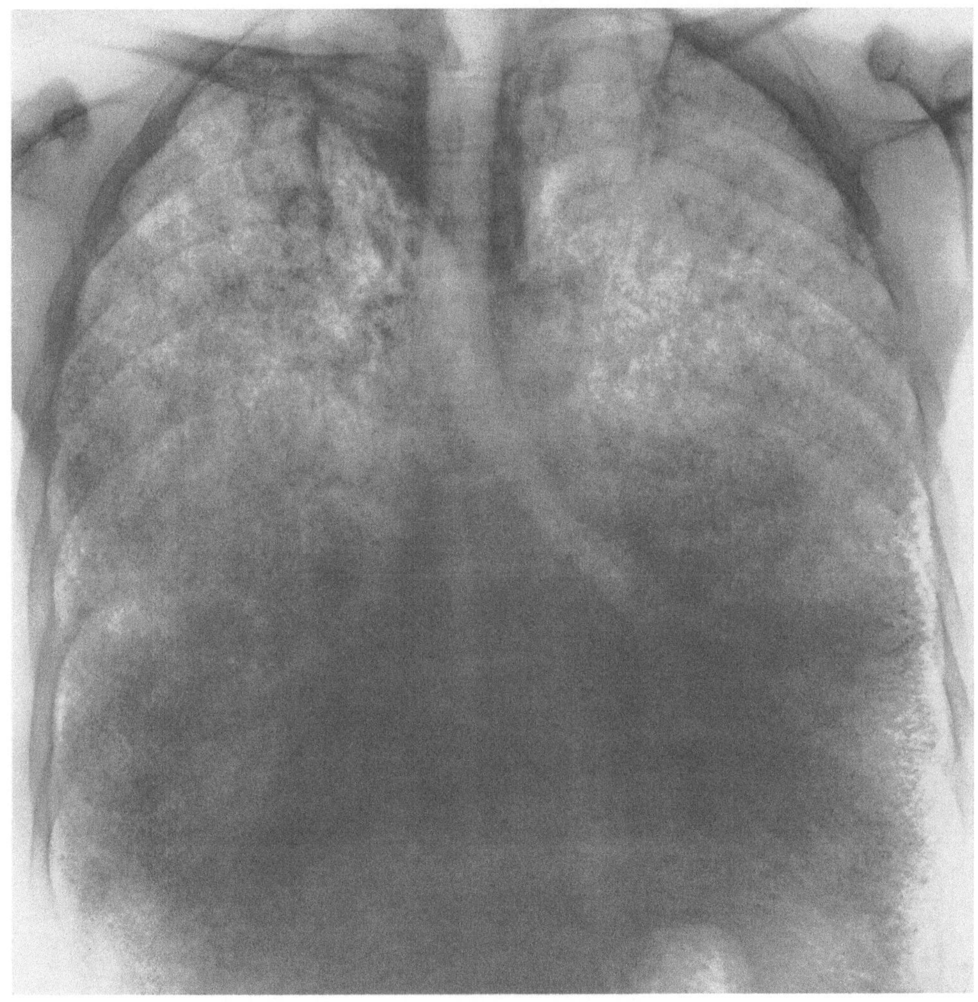

Abb. 41 a

Fall 41. LINDIG, Leipzig*

B. K., ♂, 48 Jahre.

Vorgeschichte: Vor 14 Jahren hatte Patient 10 Monate mit dem Preßlufthammer beim Stollenbergbau im Kaiserstuhl gearbeitet (geologisch besteht der Kaiserstuhl aus Dolorit, einer Basaltart, die zu etwa 50% SiO_2 enthält). 2 Jahre danach traten Atembeschwerden auf, die sich allmählich vermehrten. Nach weiteren 3 Jahren röntgenologische Feststellung einer Staublunge. 1 Jahr später erster Klinikaufenthalt. Bei dem *damaligen Befund* bestand eine auffallende Diskrepanz zwischen dem alarmierenden Röntgenbefund — der schon damals dem unten beschriebenen Bilde nach Art und Umfang weitgehend entsprach — und der vergleichsweise geringen Atemnot und geringen Einschränkung der Vitalkapazität, die noch 2900 cm^3 betrug. Eine *Lungenpunktion*, die wegen Verdachtes auf Pleuraerguß gemacht wurde, ergab intraalveoläre Kalkkörperchen und ermöglichte die Diagnose. Da in der Folgezeit die Beschwerden erheblich zunahmen, erfolgte 8 Jahre nach Feststellung der Diagnose erneute Einweisung zur Begutachtung.

* und aus der Röntgenabteilung (damaliger Leiter: Dr. K. MUSSHOFF) der Medizinischen Universitäts-Poliklinik Freiburg i. Br. (Direktor: Prof. Dr. H. SARRE).

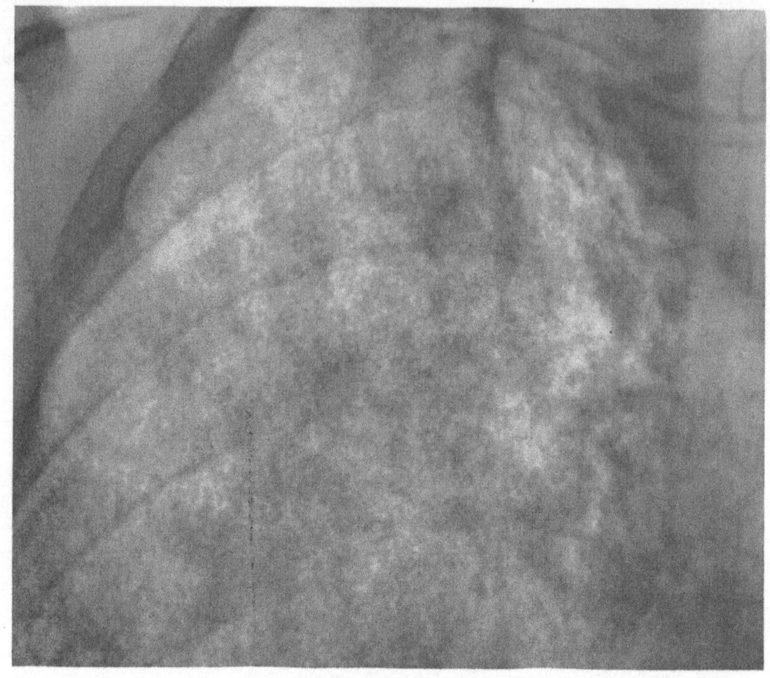

Abb. 41 b

Befund: Geringfügig reduzierter Allgemeinzustand. Kurzatmigkeit mit erschwerter Inspiration, besonders nachts. Druckgefühl über der Brust. Lungengrenzen beidseits tiefstehend, wenig atemverschieblich. Über den Unterfeldern verkürzter, im übrigen hypersonorer Klopfschall. Verlängertes Expirium mit vereinzelten feinblasigen RGs. RR 115/75 mm Hg. EKG unauffällig. Blutsenkung 3/7 mm n.W. Geringe Polyglobulie bei sonst unauffälligem Blutbild.

Herzsondierung: Erhebliche Drucksteigerung im kleinen Kreislauf. Starke Sauerstoffuntersättigung des arteriellen Blutes und erniedrigter Sauerstoffgehalt im kleinen Kreislauf (Dr. H. Klepzig).

Röntgenbefunde:

Abb. 41 a. *Übersicht.* In beiden Lungen dichtstehende und symmetrisch angeordnete stecknadelkopfgroße Fleckschatten von hartem Korn, die im Lungenkern zu einer dichten, fast homogenen Verschattung geführt haben. Tiefstehende Zwerchfellkuppen.

Abb. 41 b. *Ausschnitt rechtes Oberfeld.*

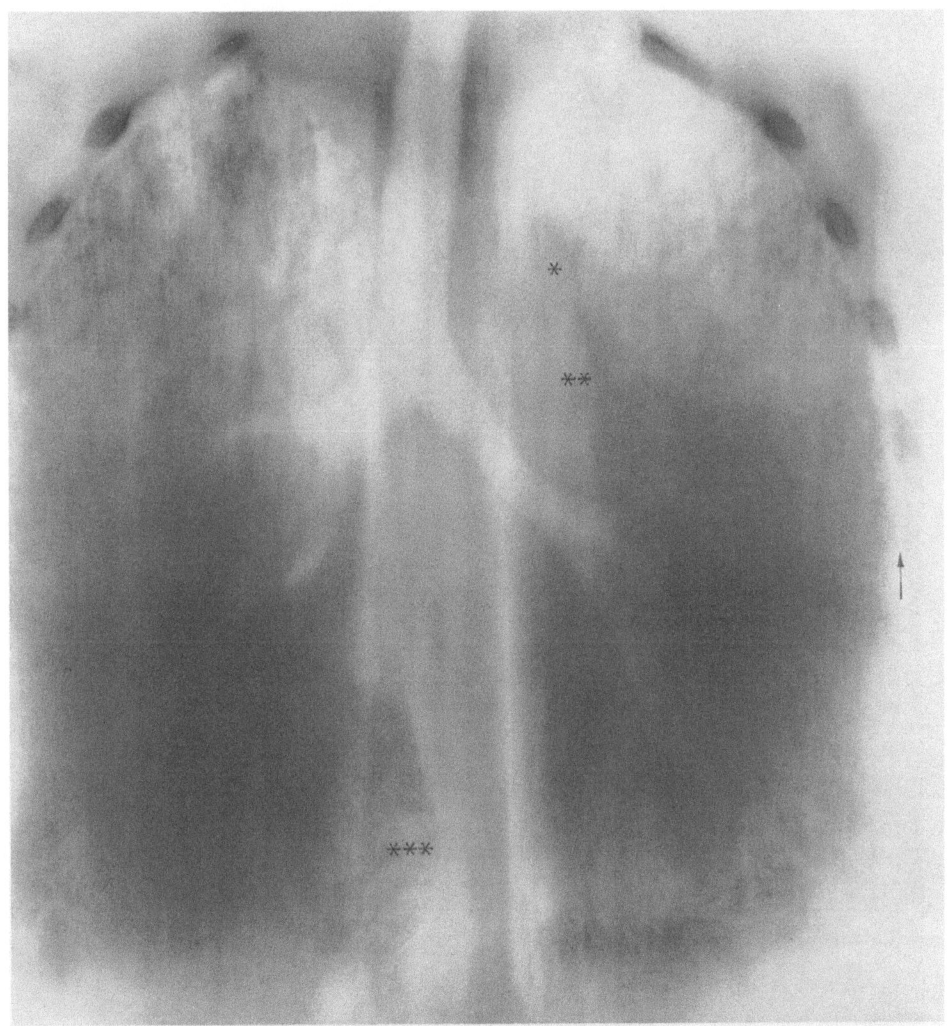

Abb. 41 c

Röntgenbefund (Fortsetzung):

Abb. 41 c. *Schicht in 11 cm Tiefe.* Gegenüber dem kalkdichten Lungenschatten ist das Mediastinum aufgehellt. Die linke Lungenspitze ist grobblasig rarefiziert und enthält nur wenige Kalkschatten. Der Aortenbogen (*)und der Bogen der linken A. pulmonalis (**) sind als Aussparung gegenüber dem Lungenschatten, die Lappen- und Segmentbronchien als Aussparung im Lungenschatten erkennbar. *** = Margo posterior des rechten Unterlappens. Die Pleura ist weichteildicht und gegenüber den Kalkschatten der Lunge und der Thoraxwandung als helleres Band dargestellt (↑).

Weiterer Verlauf: Zunahme der Atemnot und der Cyanose. 2 Jahre nach Anfertigung der obigen Röntgenbilder, 10 Jahre nach Stellung der Diagnose und 13 Jahre nach den ersten Beschwerden erfolgte der Tod unter den Zeichen der Atem- und Rechtsinsuffizienz des Herzens.

Diagnose: *Mikrolithiasis alveolaris pulmonum. [Einzelgewicht der Lungen fast 2600 g. Nahezu alle Alveolen ausgefüllt mit konzentrisch geschichteten Steinchen (Corpora amylacea), Pulmonalsklerose. Chronische Rechtsherzinsuffizienz (Obduktionsbefund).]*

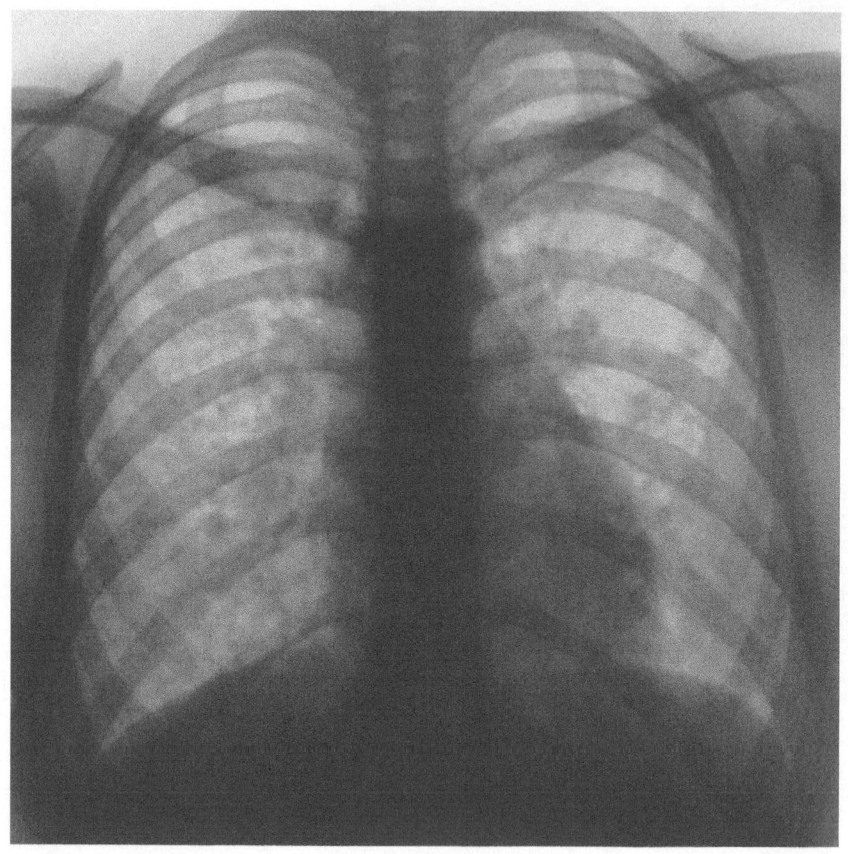

Abb. 42a

Fall 42*. HEMPEL und WEINGÄRTNER, Leipzig

P. B., ♀, 12 Jahre.

Vorgeschichte: Anläßlich einer Schirmbilduntersuchung wurde der Verdacht auf eine Miliartuberkulose geäußert. Es bestand subjektives Wohlbefinden. Mit 8 Jahren war eine BCG-Impfung vorgenommen worden.

Befund: Geringe Struma. Guter Allgemeinzustand, keine Cyanose oder Dyspnoe. Blutsenkung mit 11/25 mm n.W. leicht erhöht. Blutbild unauffällig. Tuberkulintestung zunächst bei 1:100 mäßig positiv, später bei 1:10000 einwandfrei positiv. Im Magensaft einmal, allerdings nur mikroskopisch, säurefeste Stäbchen.

---

* Siehe auch WEINGÄRTNER (1959).

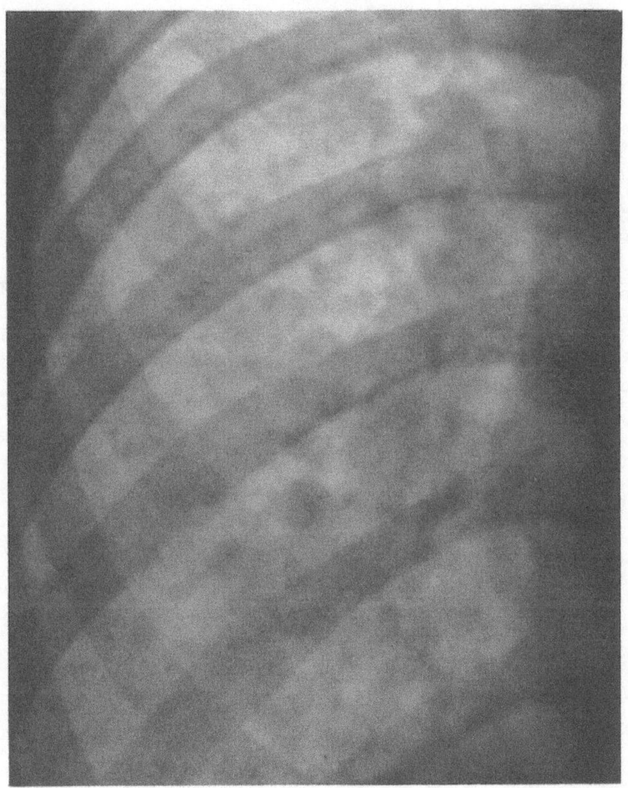

Abb. 42b

Röntgenbefunde:

Abb. 42. a *Übersicht,* b *Ausschnitt rechtes Mittel-Unterfeld.* Linsen- bis haselkerngroße, relativ dichtstehende Fleckschatten in beiden Lungen bei freien Spitzen.

Weiterer Verlauf: In der Annahme einer spezifischen Erkrankung langdauernde tuberkulostatische Therapie. Trotzdem keinerlei röntgenologische Besserung, der Befund war noch nach 3 Jahren fast unverändert. In der Zwischenzeit traten Lymphome an beiden Halsseiten auf, von denen zwei entnommen wurden. Damit war dann die Stellung der richtigen Diagnose möglich. Eine danach durchgeführte Radio-Jod-Testung zeigte über beiden Lungen verstreute Stellen mit leicht erhöhter Impulszahl.

Diagnose: *Lungenmetastasen eines malignen Schilddrüsenadenoms (durch die Drüsenexcision und den Radio-Jod-Test gesichert).*

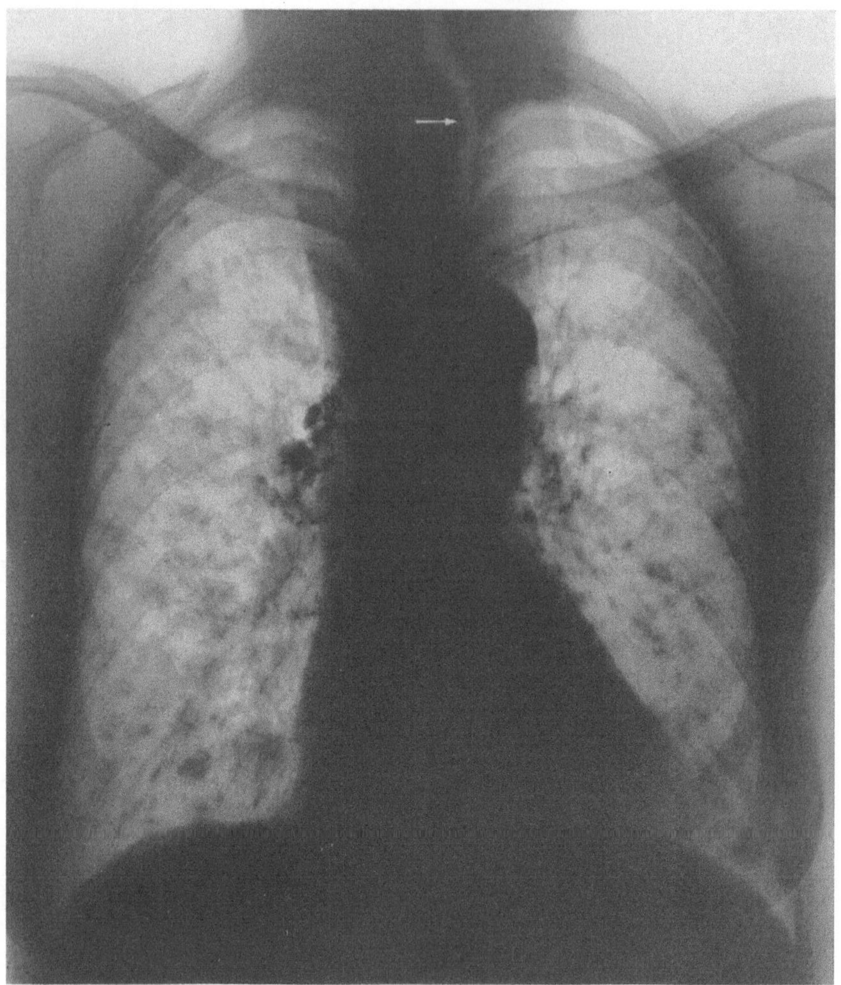

Abb. 43a

Fall 43*.

M. M., ♀, 68 Jahre.

Vorgeschichte: Vor 7 Jahren Strumaentfernung. Seit 1 Jahr wurde ein erneutes, rasches Wachsen eines Kropfes bemerkt, seit 7 Wochen bestehen zunehmende Atemnot, außerdem Druckbeschwerden am Hals. Die Patientin gibt an, nervöser geworden zu sein und einen vermehrten Haarausfall zu haben.

Befund: Derbe, kleinapfelgroße Struma, die auch substernal reicht und kaum hustenverschieblich ist. Beim Radio-Jod-Test Speicherung über dem linken, aber nicht über dem rechten Strumaanteil. Der Jodumsatz in der Schilddrüse ist gesteigert. Blutsenkung 24/45 mm n.W. Blutbild, Serumlabilitätsproben, Serum-Eisen und Serum-Kupfer unauffällig.

* Aus der Röntgen-Diagnostik-Abteilung (Leiter Prof. Dr. H. Reindell) der Medizinischen Universitätsklinik Freiburg i. Br. (Direktor: Prof. Dr. Dr. h.c. L. Heilmeyer).

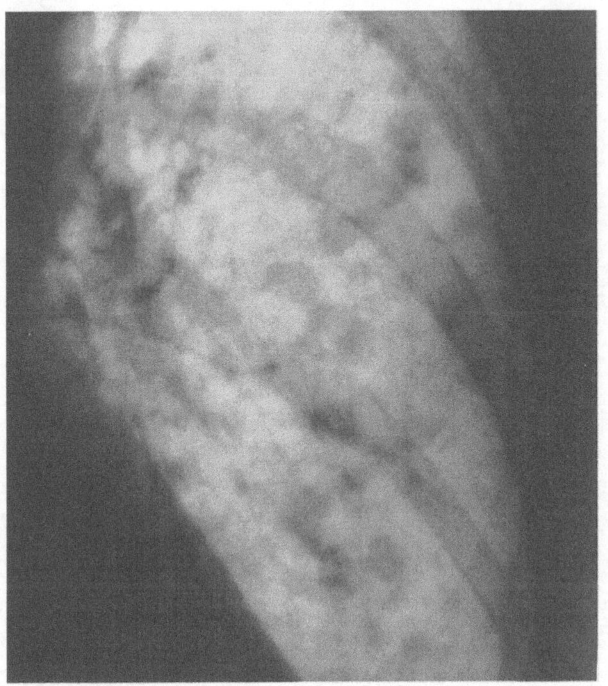

Abb. 43b

Röntgenbefunde:

Abb. 43. a *Übersicht,* b *Ausschnitt linkes Mittel-Unterfeld.* Multiple, scharf begrenzte Fleckschatten unterschiedlicher Größe in beiden Lungen. Verkalkter rechtsseitiger Primärkomplex. Retrosternal reichende Struma mit Verlagerung und Einengung der Trachea (↑).

Weiterer Verlauf: Durch mehrmalige Gaben von Radio-Jod konnte eine Verkleinerung der Struma erzielt und die Atemnot gebessert werden. Die Einengung der Trachea ging zurück. Dagegen nur teilweise Verkleinerung der Lungenmetastasen, während andere neu auftraten oder sich vergrößerten. Sie zeigten keine Jodspeicherung. Die Patientin überlebt jetzt 2 Jahre in befriedigendem Allgemeinzustand.

Diagnose: *Miliare Lungenmetastasen einer Struma maligna (durch Radio-Jod-Test gesichert).*

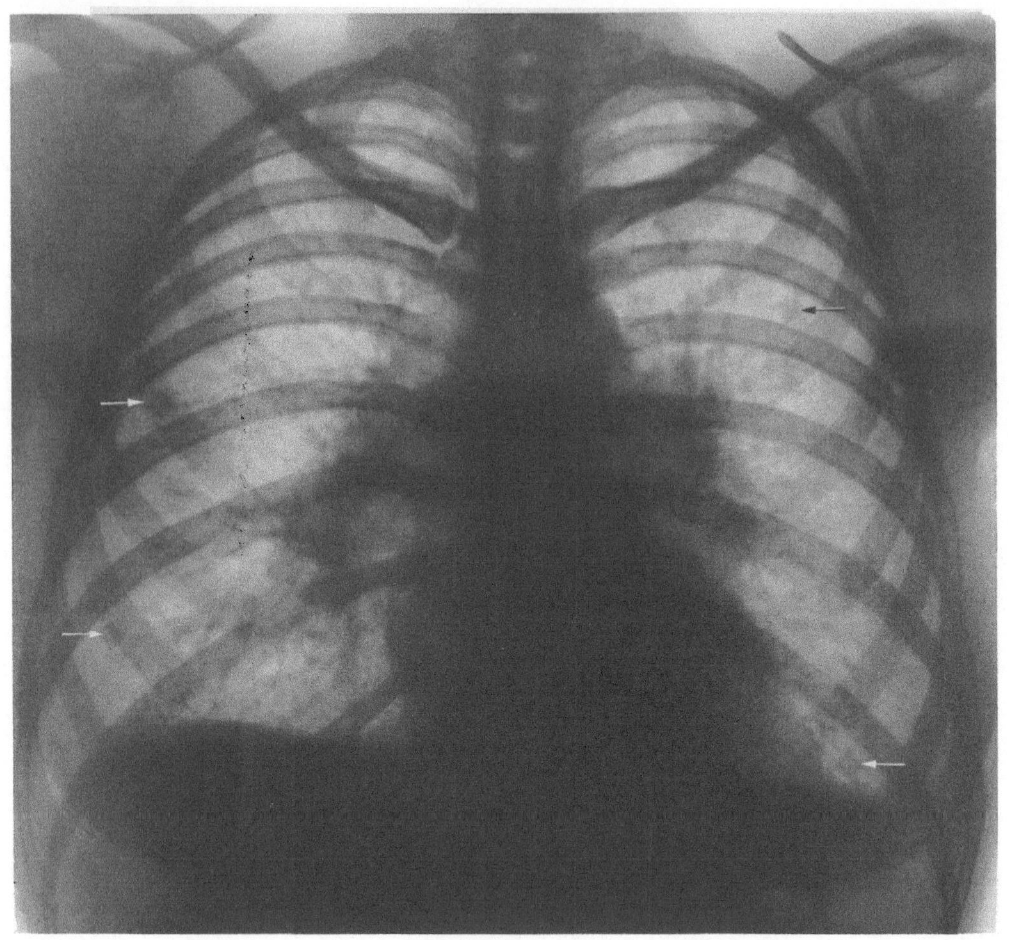

Abb. 44a

Fall 44. REUSCH, Königsstein i. Ts.

D. E., ♀, 42 Jahre.

Vorgeschichte: Wenige Monate vor Anfertigung der Röntgenaufnahme trat eine „Erkältung" mit blutigem Auswurf auf, 2 Wochen vor Klinikaufnahme außerdem Schmerzen im Schulter- und Hüftgelenk links sowie im linken Oberschenkel.

Befund: Normale Temperatur. Blutsenkung 63/98 mm n.W. Tuberkulinreizschwelle bei 1:1000. In der Elektrophorese Vermehrung der α-Globuline bei leichter Hypalbuminämie. Weltmann-Band 5. Röhrchen. Im Sputum kein Nachweis von BK.

Bronchoskopie: Zeichen einer chronischen Bronchitis mit frischer Blutung aus dem posterioren Segment des rechten Oberlappens. Einengung des linken Oberlappenbronchus von außen durch Lymphknoten.

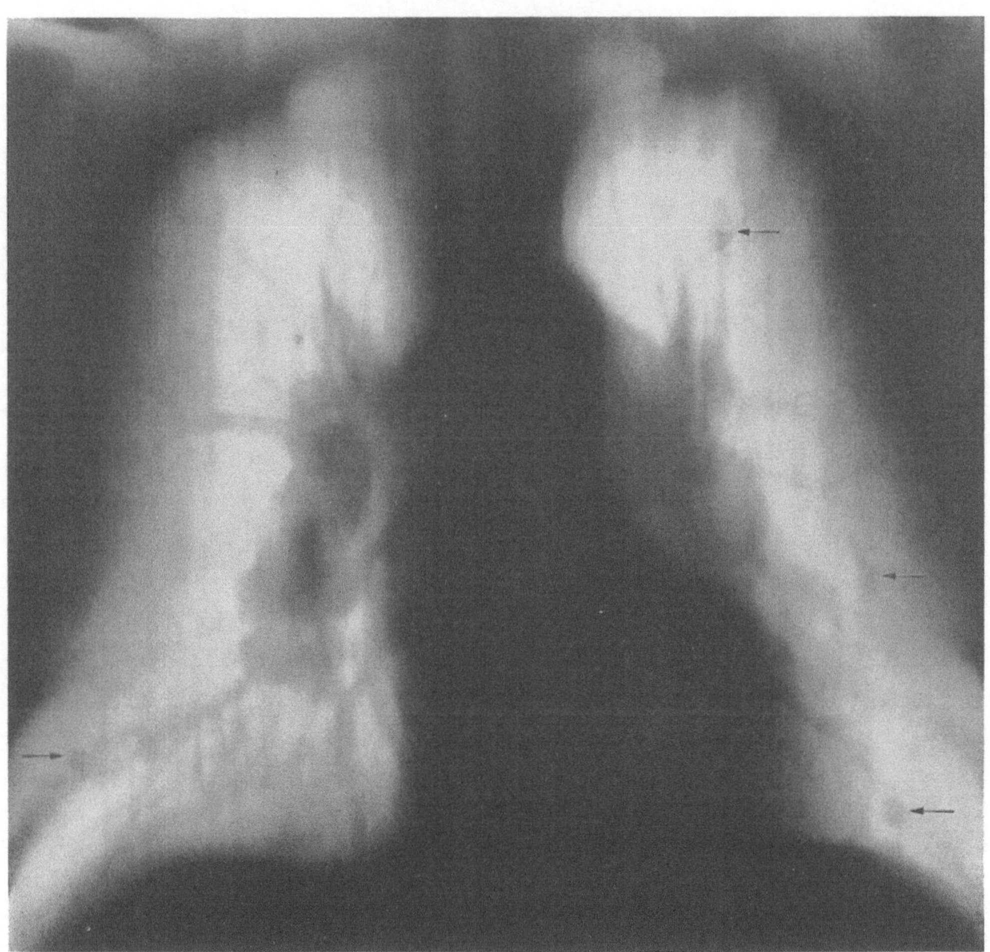

Abb. 44b

Röntgenbefunde:

Abb. 44. a *Übersicht*, b *Schicht in 10 cm.* In beiden Hili und perihilär polycyclische Vergrößerungen der Drüsen, die nach dem Schichtbild (Abb. 44b) glatt, aber teilweise nicht mehr scharfwinklig gegeneinander abgegrenzt sind. In beiden Lungen multiple, bis kirschkerngroße, homogene, glatt begrenzte Rundschatten (zum Teil mit ↑ markiert).

Weiterer Verlauf: Auch in der Folgezeit immer wieder Hämoptysen und Zunahme der Lungenveränderungen mit Auftreten einer hämorrhagischen Pleuritis. Im Pleurapunktat cytologischer Nachweis von Tumorzellen.

Diagnose: *Hypernephrom mit Metastasierung in beide Hili, Lungen, Pleuren, in das ganze Knochensystem und fast alle anderen Organe (Obduktionsbefund).*

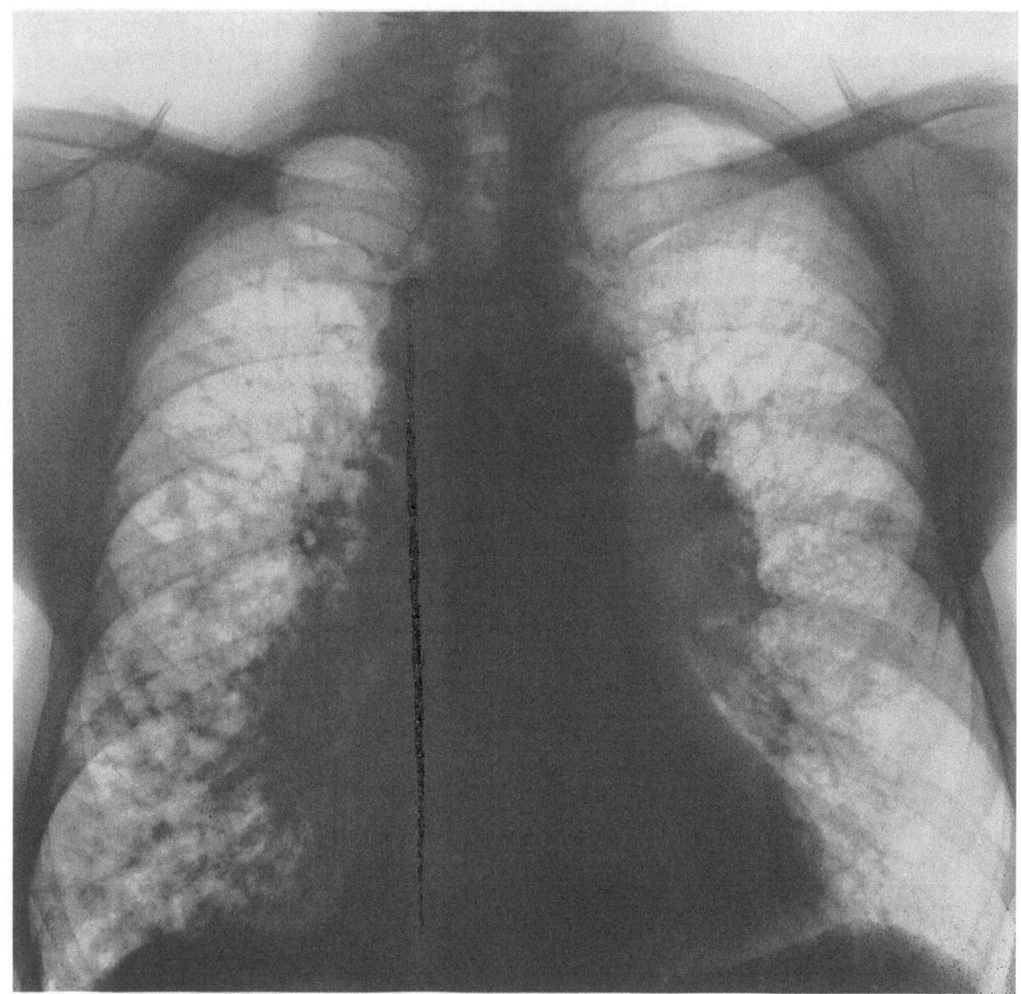

Abb. 45a

Fall 45*.

Sch. K., ♂, 56 Jahre.

Vorgeschichte: Seit etwa 5 Jahren leidet der Patient an Husten ohne Auswurf und an Atemnot bei Anstrengung. Vor 1 Jahr längere Krankenhausbeobachtung wegen einer langsam zunehmenden Hilusvergrößerung. In dieser Zeit begann ein intensives Hautjucken. Vor wenigen Wochen Antritt eines Heilverfahrens unter der Verdachtsdiagnose eines Morbus Boeck. Da sich jetzt aber auch periphere Drüsenschwellungen fanden, erfolgte Verlegung zur genaueren diagnostischen Abklärung.

Befund: Reduzierter Allgemeinzustand (Gewichtsverlust etwa 8 kg). An der Haut des ganzen Stammes und der Extremitäten Kratzspuren. Leber und Milz nicht vergrößert, aber deutliche Drüsenschwellungen peripher. Keine Temperaturen. Blutsenkung 30/68 mm n.W. Im Blutbild Leukocytose von 10000 mit Lymphopenie (12%) und Eosinophilie (8%).

---

* Aus der Abteilung für Röntgen-Radium-Therapie (Leiter Doz. Dr. K. Musshoff) der Medizinischen Universitätsklinik Freiburg i. Br. (Direktor: Prof. Dr. Dr. h.c. L. Heilmeyer).

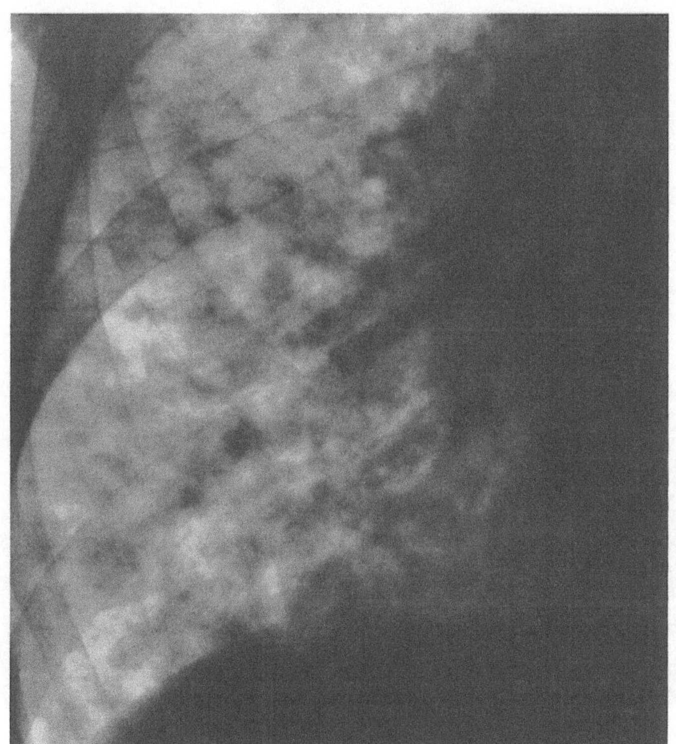

Abb. 45b

Röntgenbefunde:

Abb. 45. a *Übersicht,* b *Ausschnitt rechtes Unterfeld.* Verbreiterung des Mediastinums und Vergrößerung beider Hili durch mächtig vergrößerte Drüsen. Neben einer vermehrten reticulären Zeichnung finden sich multiple bis haselkerngroße Fleckschatten, vor allem im rechten Lungenbereich.

Weiterer Verlauf: Nach kombinierter Behandlung mit einer Bestrahlung der Lungen und des Mediastinums sowie mit Cytostatica weitgehende Rückbildung aller Veränderungen. Im weiteren Verlauf generalisierte Ausbreitung mit Befall der Milz, der abdominellen Drüsen mit Abflußbehinderung der Harnwege und multiplen Knochenherden. Die Befunde konnten einige Jahre lang mit Röntgenstrahlen und cytostatischen Medikamenten beherrscht werden. Nach 5jähriger Krankheitsdauer und 4jähriger spezifischer Behandlungsdauer befindet Patient sich jetzt im terminalen Stadium.

Diagnose: *Lymphogranulomatose (durch histologische Untersuchung einer peripheren Drüse gesichert) mit Lungenherden.*

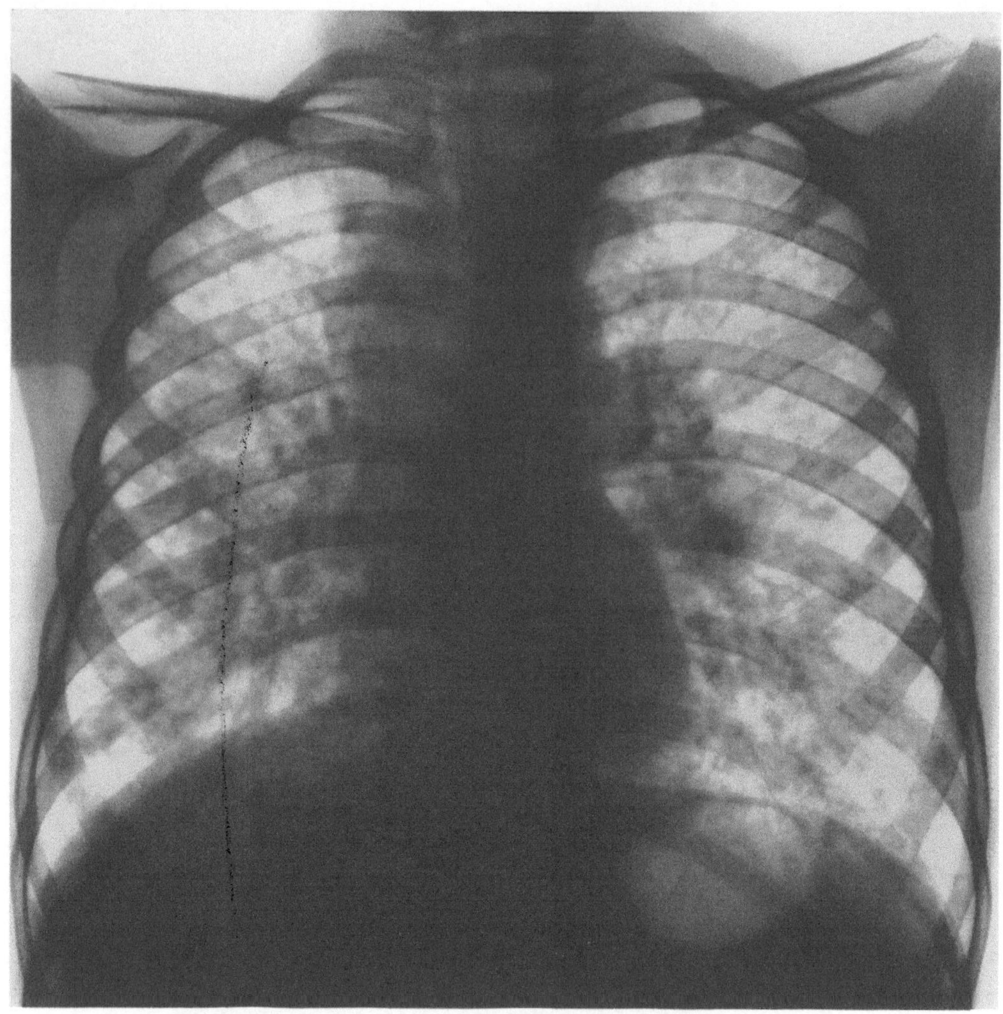

Abb. 46

Fall 46. HEMPEL und WEINGÄRTNER, Leipzig

B. P., ♂, 8 Jahre.

Vorgeschichte: Die Erkrankung ist seit 3 Jahren bekannt, es wurden deshalb mehrere stationäre Behandlungen mit Röntgenbestrahlungen und Cytostatica durchgeführt. Dabei war zweimal das Mediastinum befallen und jeweils bestrahlt worden. Bei der jetzigen Erkrankung handelt es sich um das 3. Rezidiv.

Befund: Stark reduzierter Allgemeinzustand. Hohe Temperaturen, die meist über 39° C lagen. Blutsenkung 57/114 mm n. W. Deutliche Anämie und Leukopenie von 1500.

Röntgenbefund:

Abb. 46. Verbreiterung des Mediastinums durch vergrößerte Drüsen und vergrößerte Drüsen in beiden Hili, besonders links. Von beiden Hili zieht eine vermehrte streifig-netzförmige Zeichnung in beide Lungen, die von unregelmäßig großen und geformten Fleckschatten durchsetzt sind.

Weiterer Verlauf: Unter zunehmender Kachexie und unter den Zeichen einer Panmyelophthise kam es zum Exitus.

Diagnose: *Lymphogranulomatose (durch Probeexcision gesichert) mit Lungenbefall.*

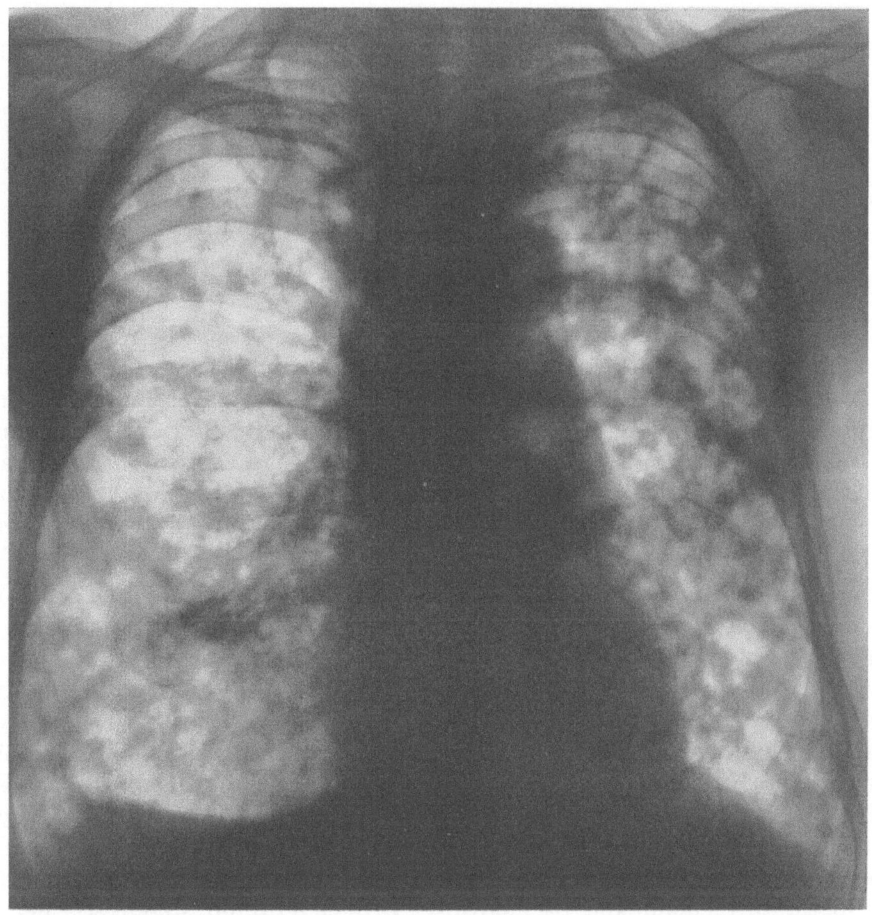

Abb. 47

Fall 47 *. UNHOLTZ, Berlin-Kladow

P. W., ♂, 64 Jahre.

Vorgeschichte: Früher nie ernstlich krank gewesen. Bei einer Reihenuntersuchung vor 4 Monaten Feststellung doppelseitiger Lungenveränderungen in Form fleckiger Verschattungen. Zunehmende Dyspnoe und Cyanose. Anfänglich starker Auswurf, der aber nie Tuberkulosebakterien enthielt. Wegen anhaltender Verschlechterung und Zweifel an der ursprünglichen Diagnose einer Tuberkulose Klinikeinweisung.

Befund: Reduzierter Allgemeinzustand. Blasse Haut. Lippencyanose. Reichlich bronchitische Geräusche über beiden Lungen. Keine Temperaturen. Blutsenkung 51/79 mm n.W. Außer einer Leukocytose von 12900 unauffälliges Blutbild. Stark eingeschränkte Vitalkapazität von 1400 cm³. Im Sputum kein Nachweis von Tumorzellen.

Röntgenbefund:

Abb. 47. *Übersicht.* In beiden Lungen zahlreiche, bis zu haselnußgroße Fleckschatten, links dichter stehend als rechts. Ausgedehnte Verschwielungen beider Zwerchfellkuppen. Lungenemphysem.

Weiterer Verlauf: Trotz antibiotischer, tuberkulostatischer und antimykotischer Behandlung schnelle Verschlechterung des Befindens ohne nennenswerte weitere Vergrößerung der Lungenherde. 5 Monate nach der ersten Feststellung und 5 Wochen nach Anfertigung der Aufnahme trat der Tod unter den Zeichen der Ateminsuffizienz und des Kreislaufversagens ein.

Diagnose: *Disseminierte, maligne Leiomyomatosis der Lungen (von der Wandung kleiner Arterien und Venen ausgehend) (Obduktionsbefund).*

---

* Siehe auch MAUS.

III. Solitäre Rundschatten der Lungen

Unter einem Rundherd versteht man klinisch-röntgenologisch einen meist isolierten, rundlichen und scharf umschriebenen Schatten im Lungengewebe (Hein). Dabei ist zu betonen, daß die rundliche Form in beiden Ebenen gefunden werden sollte. Interlobärergüsse, die in einer Ebene als Rundherd imponieren können, oder der Pleura aufliegende Prozesse werden dann für die Differentialdiagnose ausgeschlossen (Schlungbaum und Schondorf). Ein Rundherd kann generell *gutartig*, *bösartig* oder *semimaligne* sein. Bei dieser letzten Gruppe können die Rundherde lange Zeit gutartig bleiben, ehe sie dann plötzlich in ein bösartiges Wachstum umschlagen.

Rundherde sind oft nur ein röntgenologischer Zufallsbefund. Auch bei schon bestehender Malignität brauchen sie über längere Zeit keinerlei klinische Symptome machen, der Röntgenuntersuchung kommt dann eine besondere Bedeutung zu. Nach einer von Schlungbaum und Schondorf angegebenen Statistik lag die Malignitätsquote zufällig entdeckter Rundherde zwischen 17,5 und 52,2%, je nach Untersucher, im Mittel bei 43,8%. Als Zeichen der malignen Entartung im Röntgenbild kann eine Größe über 4 cm Durchmesser, eine Entrundung des Herdes mit einer wellenförmigen Umwandlung und einer Auflockerung der Oberflächenkontur gewertet werden (Lindig). Diese Zeichen können aber auch ohne weiteres fehlen. Da aus dem einmaligen Röntgenbild der Charakter eines Rundherdes oft nicht abzulesen ist, sind zur genaueren Abklärung neben röntgenologischen Spezialuntersuchungen (Schichtung, Bronchographie, diagnostischer Pneumothorax), die aber im allgemeinen nicht viel weiter führen, vor allem röntgenologische Verlaufsaufnahmen und gegebenenfalls der Einsatz aller klinischen Untersuchungen und Hilfsmittel erforderlich (Blutbefunde, Sputumcytologie, Rundherdpunktion oder endobronchiale Traumatisierung mit Hilfe eines Bronchialkatheters und Aspiration von Zellmaterial zur histologisch-cytologischen Untersuchung). Aber auch dann bleibt bis heute noch etwa ein Drittel aller Fälle ungeklärt und läßt sich erst durch die Thorakotomie diagnostizieren (s. bei Hein). Erfahrungsgemäß muß man ab dem 35. Lebensjahr mit der Zunahme maligner Rundherde rechnen. Die Zahl der Erkrankungen, die einen Rundschatten der Lungen hervorrufen können, ist sehr groß. Ravelli [nach Lindig (1961)] hat 71 Erkrankungen zusammengestellt. Eine sehr gute Übersicht über die differentialdiagnostischen Erwägungen bei der röntgenologischen Feststellung von Rundherden, vor allem im Hinblick auf maligne Formen von Rundschatten, geben Schlungbaum und Schondorf.

Als wichtigste Vertreter der *gutartigen Rundherde* sind neben der Tuberkulose vor allem Fibrome, Angiome, Chondrome zu nennen. Eine Abgrenzung dieser Rundherde untereinander ist im allgemeinen kaum möglich.

Für das Tuberkulom kann man einzelne, bedeutsame Hinweise anführen, die vielfach doch mit einer gewissen Wahrscheinlichkeit eine Differenzierung von anderen Rundherden erlauben: Verkalkungen im Rundherd, vor allem krümelige, ringförmig angeordnete Kalkherde an der Peripherie (Radenbach und Jungbluth), Wechsel der Schattendichte innerhalb des Herdes bei gleichbleibender Größe, vor allem aber kleinere Herdsetzungen in der Umgebung oder weitere Rundherde. So fand Schaich nur 36% isolierte Tuberkulome gegenüber 46% mit Trabantenherden und 18% mit weiteren Rundherden.

(Hierzu s. auch RADENBACH und JUNGBLUTH.) Der Durchmesser von Tuberkulomen ist auch meist kleiner als 3 cm (SCHLUNGBAUM und SCHONDORF).

Es ist allerdings zu berücksichtigen, daß auch andere gutartige Rundherde Verkalkungen aufweisen können. Zu nennen ist vor allem das als Hamartom anzusprechende Chondrom, wenn es zur Verknöcherung von darin liegendem Knorpelgewebe kommt (Fall 48 und 49) (RUCKENSTEINER und TSCHURTSCHENTHALER). Eine zentrale Verkalkung findet man auch bei einem Myom, wenn dieses bei größerer Ausdehnung im Zentrum nekrotisch wird.

Das typische Bild eines symptomlosen Rundherdes kann auch eine Echinococcuscyste machen (Fall 53). GRILLI erwähnt als gewisse Kennzeichen bei der Röntgendiagnostik unter anderem die oft mehr längsovale Form der Verschattung, eine Lokalisation im Mittellappen, der Lingula oder paravertebral sowie die Verformung der Verschattung bei der Atmung (im Gegensatz zum carcinomatösen Rundherd). Manchmal haben diese eine mehr knotige Form (wie auch das Chondrom), manchmal sind die Konturen auch sehr unregelmäßig und aufgefasert wie bei einem Tumor (abgestorbene Echinokokken) (GRILLI). Schließlich können sie von einer sichelartigen oder kreisförmigen Aufhellung umgeben werden, die durch Ablösung der Cystenwand von der umgebenden Lunge hervorgerufen wird.

Eine besondere Form des Rundschattens mit speziellen röntgenologischen Zeichen bietet das Aspergillom (Fall 62, 63, 64) (BERGMANN, HÖFFKEN, SCHWARZ et al.). Während eine Aufhellung um den Rundschatten bei der Echinococcuscyste nur selten vorkommt, ist sie beim Aspergillom als zirkulärer Luftmantel unterschiedlicher Größe obligat, bedingt durch dessen Entwicklung in präformierten Höhlen. Durch Lagewechsel des Patienten läßt sich die Verschieblichkeit des Aspergilloms innerhalb der Höhle röntgenologisch darstellen und so gegen eine Kaverne mit Sequesterbildung abgrenzen. Auch bronchographisch ist die lufthaltige Sichel um den Rundherd darzustellen (Fall 62) (HÖFFKEN).

Arteriovenöse Aneurysmen können im Röntgenbild, wenn sie eine gewisse Größe nicht überschreiten, in Form rundlicher Verschattungen auftreten. Bei größerer Ausdehnung erscheinen sie mehr als polycyclische oder Konglomeratschatten. Typisch für sie ist, daß sich die zu- und abführenden Blutgefäße meist schon im Nativbild, vor allem aber im Schnittbild, als Stiel zum Hilus, gut darstellen (Fall 57, 58).

Vom Nervensystem ausgehende Tumoren, speziell die Sympathicustumoren (Fall 55) oder von den Nerven der Brustwand ausgehende Neurofibrome (Fall 56), können sich kugelförmig in den Lungensitus hineinentwickeln und als Rundschatten im Röntgenbild imponieren. Sie lassen sich durch ihre engen Beziehungen zur Thoraxwand im allgemeinen schon bei der rotierenden Durchleuchtung erkennen, eventuell kann ein diagnostischer Pneumothorax ihren Ursprungsort noch deutlicher machen.

Als Beispiel der *malignen Form eines Rundschattens* ist neben dem peripheren Bronchialcarcinom die solitäre Lungenmetastase eines anderen Primärtumors (Fall 51), oft von glatter Kontur und auffallend gleichmäßig rund (SCHLUNGBAUM und SCHONDORF), und die Lungenadenomatose in ihrer dritten Erscheinungsform zu nennen (Fall 60). SEIDEL hat auf röntgenologische Unterschiede zwischen peripherem Lungencarcinom und der solitären Lungenadenomatose hingewiesen. Im Gegensatz zum peripheren Carcinom ist der Adenomatoseherd im allgemeinen weniger dicht, von inhomogenem, aufgelockertem Charakter und unschärfer begrenzt. Eine gewisse Inhomogenität und Randunschärfe zeigt auch unser Fall, wobei zusätzlich noch stechapfelförmige Ausläufer in die Umgebung erkennbar sind. Da ein ähnliches Bild der ungleichen Schattendichte und der Beziehungen zur Umgebung auch bei der Tuberkulose vorkommen kann, ist unter Umständen eine Differenzierung dieser beiden Erkrankungen schwierig.

Rundherdähnliche Infiltrationen können auch Erkrankungen des lymphoreticulären Systems machen, wie die Lymphogranulomatose (Fall 60) oder ein großfollikuläres Lymphoblastom (BRILL-SYMMERS) (Fall 50). Aber auch das Plasmocytom als eine im allgemeinen bösartige generalisierte Wucherung der Plasmazellen kann, wie Fall 52 zeigt, in sehr seltenen Fällen zu einem isolierten Befall der Lunge in Form eines Rundherdes ohne alle sonstigen Symptome der Erkrankung führen.

Zu den *semimalignen Formen der Rundschatten* ist das Bronchusadenom (in Form des Carcinoids oder Zylindroms) zu rechnen. Dabei kommt es zu Rundschatten dann, wenn es nicht nur endobronchial, sondern nach innen und außen oder überwiegend extrabronchial (wie in Fall 54) wächst. Wie schon in Kapitel I (S. 7) erwähnt wurde, kann das Röntgenbild bei einem intrabronchialen Wachstum des Adenoms oder anderer Lungentumoren durch die Folgen eines mehr oder weniger kompletten Bronchusverschlusses bestimmt werden (Fall 8, 12—14). Das Zylindrom scheint diejenige Form des Adenoms zu sein, die häufiger metastasiert, worauf dann eine Vergrößerung der hilären Lymphknoten hinweisen kann. So wurde der von uns gezeigte Patient (Nr. 59) erst nach 3jähriger Beobachtung zur Operation eingewiesen, nachdem Lymphknotenschwellungen aufgetreten waren (KÜMMERLE).

Diese letzte Beobachtung unterstreicht noch einmal die ganze Problematik der Beurteilung isolierter Rundschatten und weist auf die Notwendigkeit der frühzeitigen Diagnosestellung, unter Umständen auch mit Hilfe der Thorakotomie, hin.

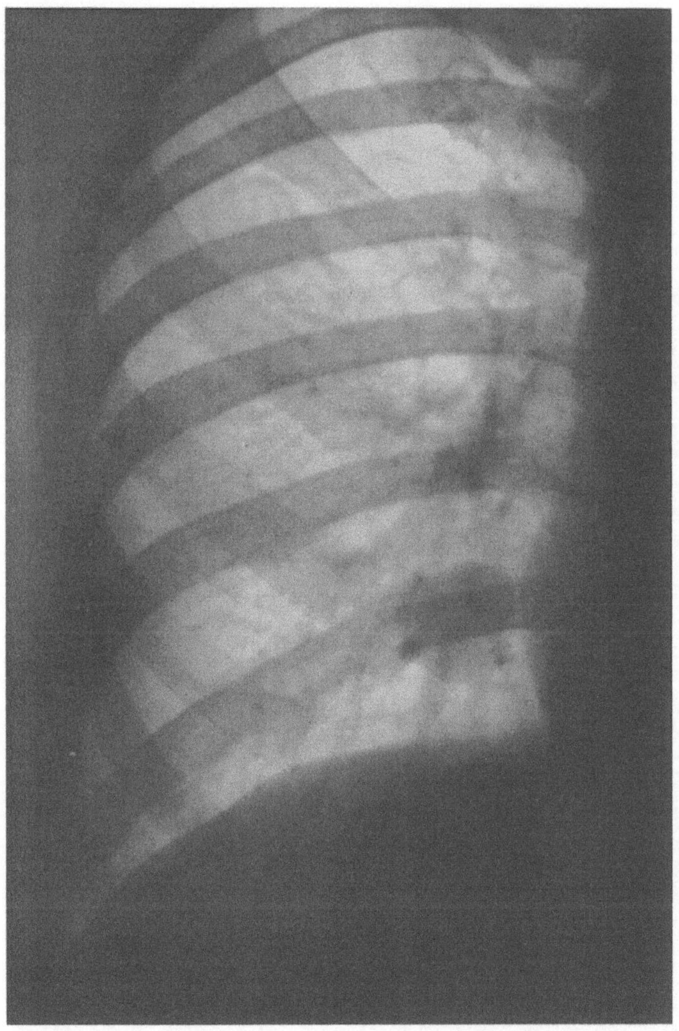

Abb. 48

Fall 48. REUSCH, Königstein i. Ts.

K. I., ♀, 39 Jahre.

Vorgeschichte: Vor 9 Jahren unauffälliger Lungenbefund bei einer Reihenuntersuchung. Bei einer erneuten Reihenuntersuchung vor 2 Jahren Feststellung eines Rundherdes im rechten Unterfeld, welcher wiederum 2 Jahre später größer geworden war. Es bestand kein Husten, kein Auswurf und keine besonderen Beschwerden.

Röntgenbefund:

Abb. 48. *Teil der Übersicht, rechte Lunge.* Walnußgroßer, scharf begrenzter Rundschatten im ventralen, medialen, rechten Unterfeld. Einzelne, eben erkennbare, zarte kleinbogige Kalkschatten darin.

Weiterer Verlauf: In den folgenden 3 Jahren weitere Größenzunahme des Rundherdes, weshalb dann eine Mittellappenresektion vorgenommen wurde.

Diagnose: *Hamartom (histologische Diagnose nach Operation).*

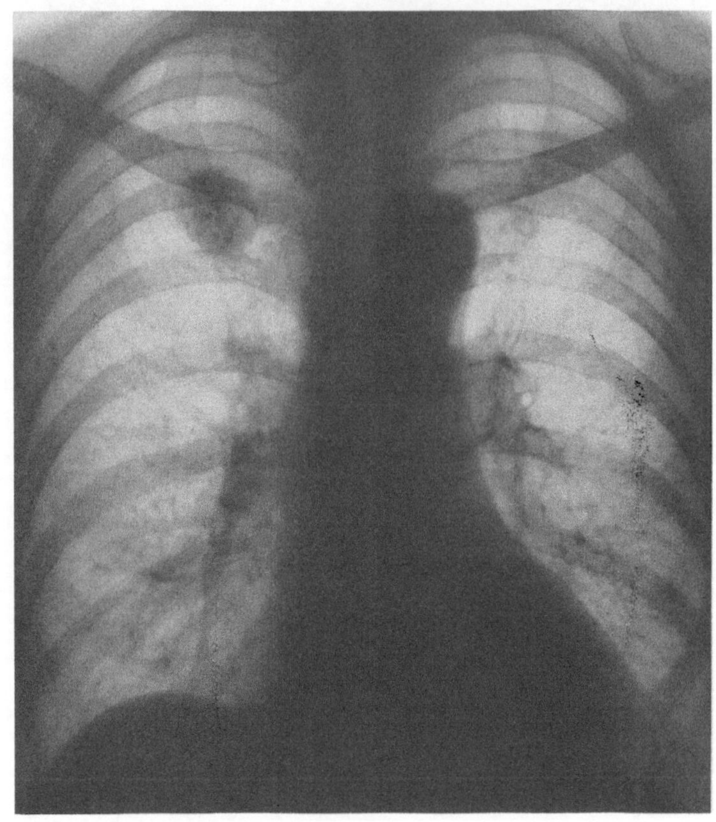

Abb. 49

Fall 49. UEHLINGER, Zürich und Krankenhaus Schwyz

M. F., ♀, 57 Jahre.

Vorgeschichte: Der Befund wurde zufällig bei einer Reihenuntersuchung entdeckt. Es bestanden keinerlei subjektive Symptome. Der physikalische Lungenbefund und die Laborbefunde waren unauffällig. Die Bronchoskopie ergab keine Besonderheiten.

Röntgenbefund:

Abb. 49. *Übersicht.* Kastaniengroßer Rundschatten rechts infraclaviculär mit multiplen kleinen Kalkschatten darin. Als Nebenbefund sieht man einen verkalkten Strumaknoten.

Diagnose: *Lipochondrom im rechten Oberlappen (durch Lobektomie und histologische Untersuchung gesichert).*

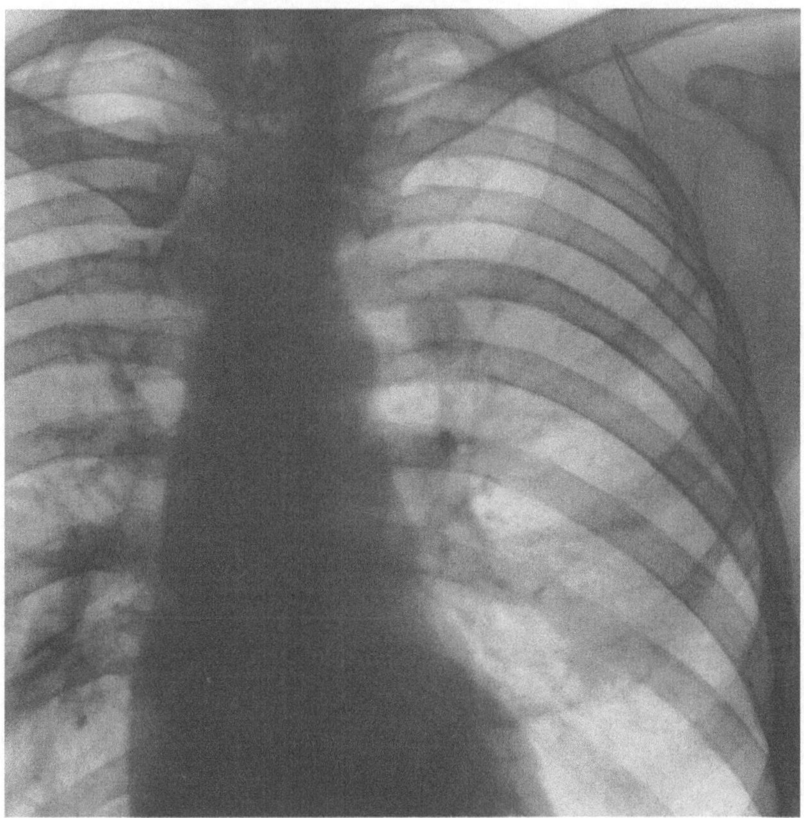

Abb. 50

Fall 50*.
R. H., ♂, 44 Jahre.

Vorgeschichte: Beginn der Erkrankung vor $1^1/_2$ Jahren mit einer Vergroßerung der Tonsillen bis über Walnußgroße. Diagnosenstellung durch Probeexcision. Therapeutisch wurde eine Röntgenbestrahlung der Tonsillen durchgeführt, die zu einer Rückbildung der Tumoren führte. 9 Monate später generalisierte Drüsenschwellung, die vorübergehend durch eine stationäre Behandlung mit cytostatischen Medikamenten gebessert werden konnte. Wegen erneuter generalisierter Drüsenvergrößerungen mit Leber- und Milzvergrößerung und einer erheblichen Verschlechterung des Allgemeinbefindens erfolgte $1^1/_2$ Jahre nach Krankheitsbeginn wiederum stationäre Aufnahme.

Befund: Stark reduzierter Allgemein- und Kräftezustand. Intermittierende Temperaturen bis 39° C. Massive generalisierte Drüsenschwellungen. Ausgedehnte tumoröse Infiltrationen der Magenschleimhaut. Mäßige Anämie und Thrombopenie. Geringe Linksverschiebung der Leukocyten und Lymphopenie. Blutsenkung 24/57 mm n.W.

Röntgenbefund:

Abb. 50. *Übersicht.* Kirschgroßer, homogener und glatt begrenzter Rundherd im linken Oberfeld.

Weiterer Verlauf: Trotz intensiver Behandlung mit cytostatischen Medikamenten (Endoxan, Velbe) und Röntgenbestrahlungen war der maligne Verlauf des Leidens nicht aufzuhalten. Es kam immer wieder zu erneuten Lymphknotenschwellungen und zu ausgedehnten tumorosen Infiltrationen der Nasen-Rachenschleimhaut. Der Patient kam 2 Jahre nach Beginn der Erkrankung und einem Krankenhausaufenthalt von $^1/_2$ Jahr unter dem Bild allgemeinen Verfalls ad exitum.

Diagnose: *Großfollikuläres Lymphoblastom (Morbus Brill-Symmers) (durch histologische Untersuchung gesichert).*

* Aus der Abteilung für Röntgen-Radium-Therapie (Leiter: Doz. Dr. K. Musshoff) der Medizinischen Universitätsklinik Freiburg i. Br. (Direktor: Prof. Dr. Dr. h. c. L. Heilmeyer).

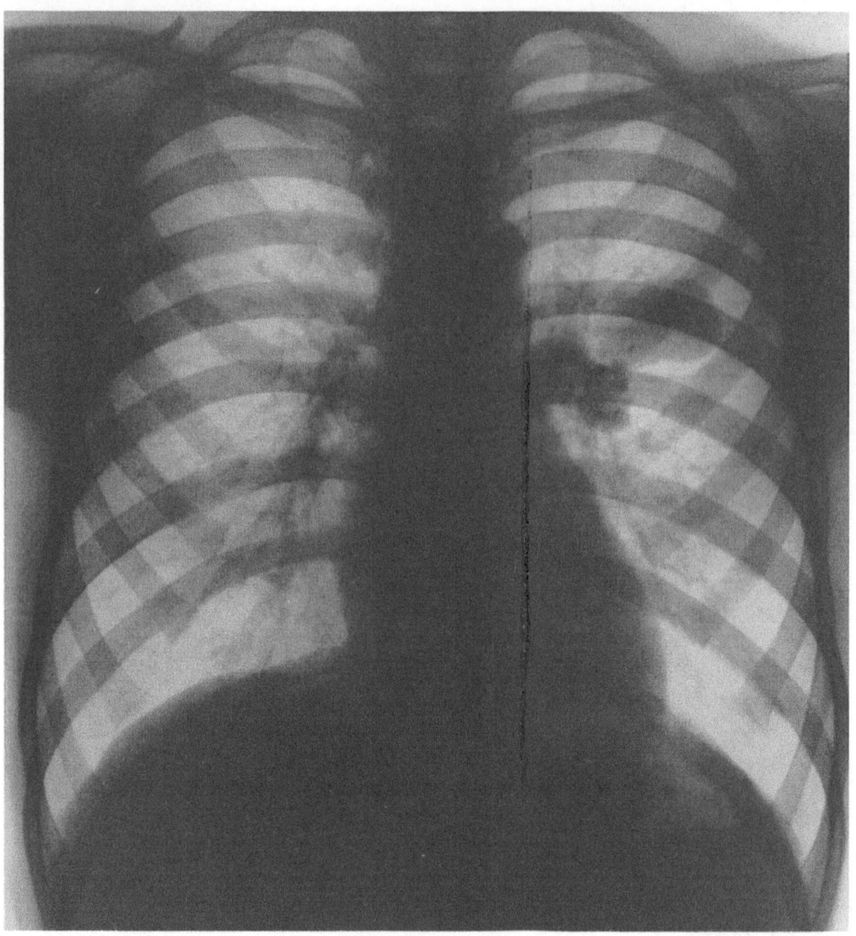

Abb. 51

Fall 51*.

R. I., ♂, 14 Jahre.

Vorgeschichte: Vor 13 Monaten erste Klinikaufnahme wegen einer spindelförmigen Schwellung am rechten Unterschenkel. Es fand sich eine pralle, nicht verschiebliche Geschwulst ohne entzündliche Zeichen. Der Röntgenbefund sprach für ein Knochensarkom. Diese Diagnose wurde nach Excision der Fibula bestätigt. Daraufhin lokale Rontgennachbestrahlung und laufende ambulante Kontrolluntersuchungen. Jetzt erstmals Feststellung eines Lungenbefundes im Rahmen dieser Nachkontrollen.

Befund: Der Patient macht einen sehr kranken Eindruck. Kein Husten oder Auswurf. Keine wesentliche Gewichtsabnahme. Blutsenkung 25/52 mm n.W.

Röntgenbefund:

Abb. 51. *Übersicht.* Knotig vergrößerte, zum Teil rundlich, zum Teil wellenförmig begrenzte Drüsenschatten im linken Hilus. Birnenförmiger homogener und glatt begrenzter „Rundschatten“ links perihilär von unterschiedlicher Dichte, bedingt durch einen unterschiedlichen Tiefendurchmesser.

Weiterer Verlauf: In den nächsten Monaten war der Lungenprozeß vorübergehend nur wenig progredient, dann aber rasche weitere Vergrößerung der Lungenherde. Etwa 2 Jahre nach Beginn der Erkrankung trat der Tod ein.

Diagnose: *Lungen- und Hilusmetastasen eines Chondroosteosarkoms (durch Excision des Primärtumors und durch Obduktion gesichert).*

---

* Aus der Röntgenabteilung (Leiter: Dr. H. Uthgenannt) der Medizinischen Klinik Süd des Städt. Krankenhauses Lübeck (Chefarzt: Prof. Dr. H.-A. Kühn).

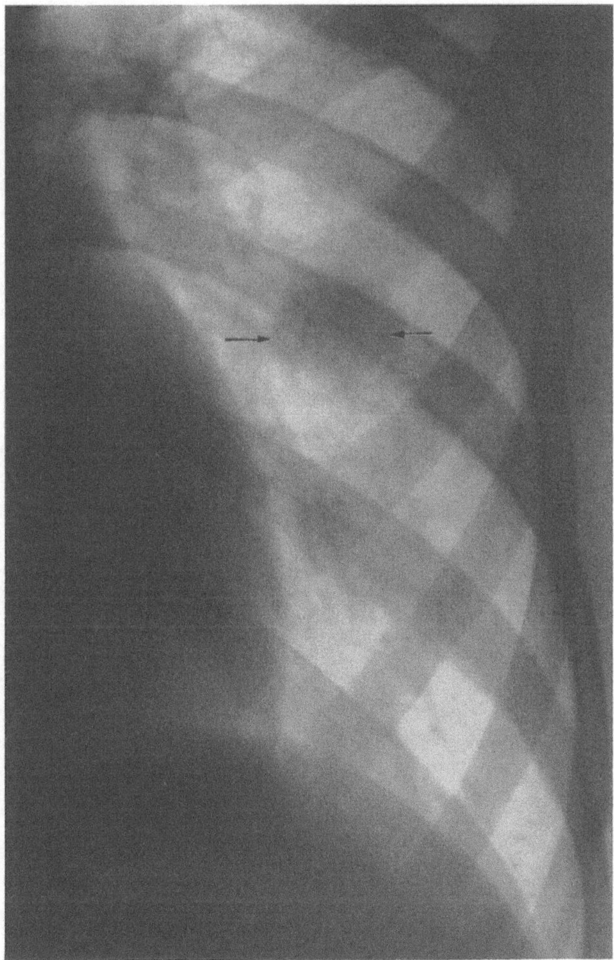

Abb. 52a

Fall 52. Huzly und Seidel, Ü. H., ♂, 21 Jahre. Schillerhöhe

Vorgeschichte: Vor $1^1/_2$ Jahren Feststellung eines haselnußgroßen Rundherdes im linken Unterlappen bei einer Reihenuntersuchung. Wegen Größenzunahme dieses Rundherdes erfolgte 10 Monate später eine Heilstättenbehandlung über 7 Monate mit einer Streptomycin- und INH-Therapie. Dabei waren Tuberkulosebakterien nie nachweisbar, und die Senkung war immer völlig normal. Der Röntgenbefund blieb in seiner Größe unverändert, im Schichtbild bestand aber der Verdacht auf einen kirschkerngroßen Zerfall am unteren Rand des Herdes (s. Abb. 52b).

Röntgenbefunde:

Abb. 52a. *Linke Lunge, Ausschnitt der Übersicht.* An der Grenze des linken Mittelfeldes zum Unterfeld findet sich in mittlerer Tiefe ein walnußgroßer, homogener, glatt begrenzter Rundschatten (↑).

Abb. 52b. *Schicht in 9 cm.* Im unteren Pol der Verschattung kleine ovale Aufhellung (↑).

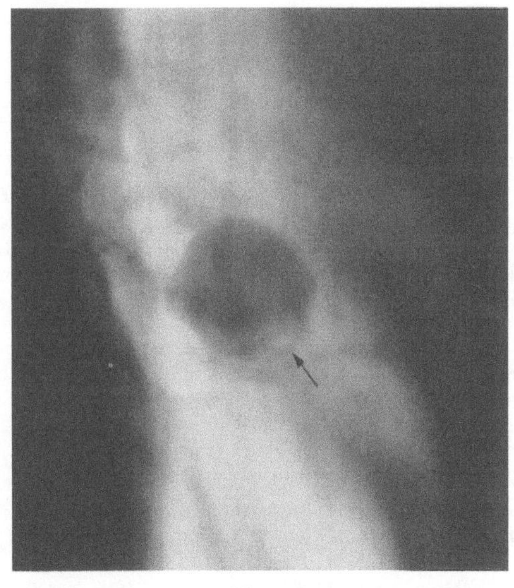

Abb. 52b

Weiterer Verlauf: In der Annahme eines zerfallenden Tuberkuloms wurde das axilläre Subsegment des antero-basalen Unterlappensegmentes (S 8) links reseziert. Nach Stellung der Diagnose eingehende Untersuchung in der Medizinischen Universitatsklinik Tübingen, die keinen weiteren für ein Plasmocytom verdächtigen Befund ergab.

Diagnose: *Isolierter Plasmocytomherd im linken Unterfeld (histologische Untersuchung nach Operation).*

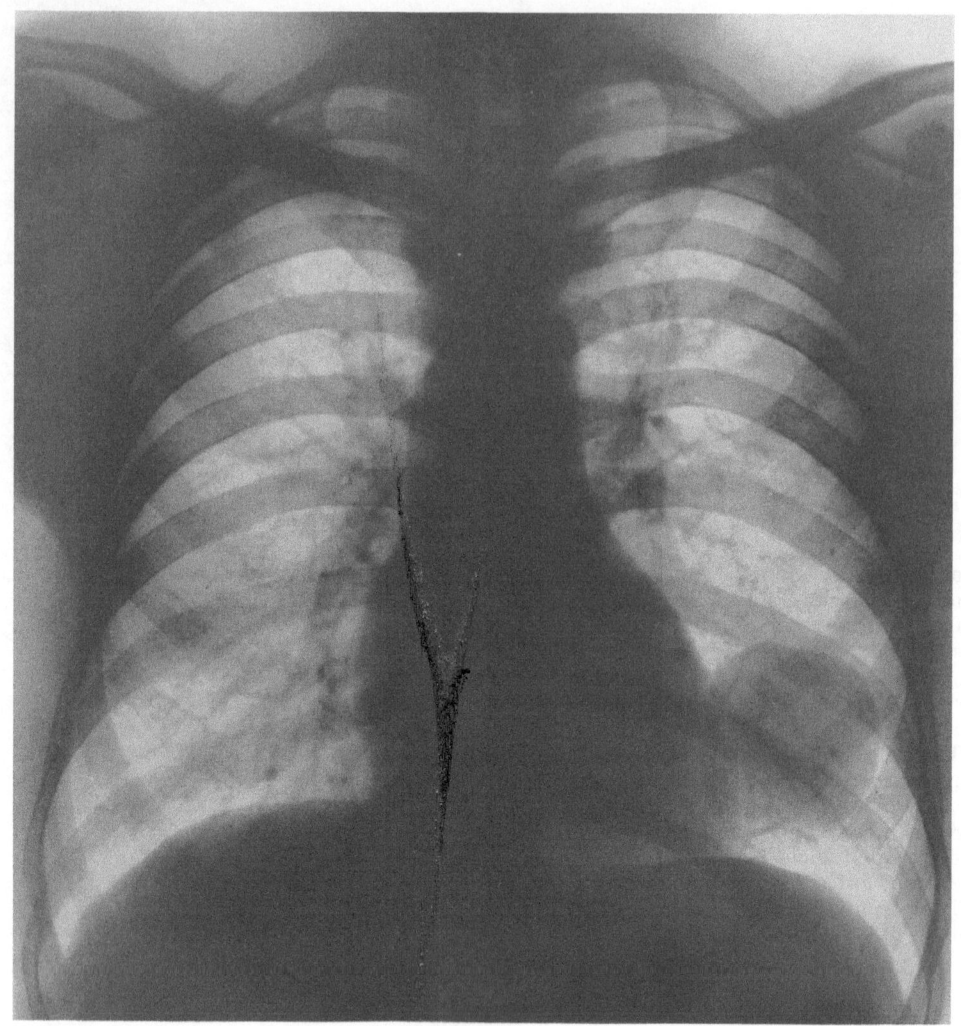

Abb. 53

Fall 53.
B. A., ♂, 28 Jahre.

HUZLY, Schillerhöhe

Vorgeschichte: Frühere Erkrankungen sind nicht bekannt. Vor 2 Jahren Feststellung eines eingeschmolzenen Infiltrates in der linken Unterlappenspitze und eines walnußgroßen Rundherdes im unteren Lingulasegment. Heilstättenbehandlung unter der Diagnose einer kleinkavernisierten Tuberkulose mit Tuberkulom. Dabei gute Rückbildung des Befundes in der Unterlappenspitze. Der Rundherd in der Lingula vergrößerte sich dagegen langsam.

Befund: Immer normale Blutsenkung. Im Sputum keine Tuberkulosebakterien, auch nicht kulturell. Im Blutbild 1% Eosinophile. Echinococcusreaktionen wurden nicht angestellt.

Bronchoskopie: unauffällig.

Röntgenbefund:

Abb. 53. *Übersicht.* Großer, glatt begrenzter homogener Rundschatten im linken Unterfeld, der den Herzschatten teilweise überlagert.

Diagnose: *Echinococcus cysticus (durch Lingularesektion gesichert).*

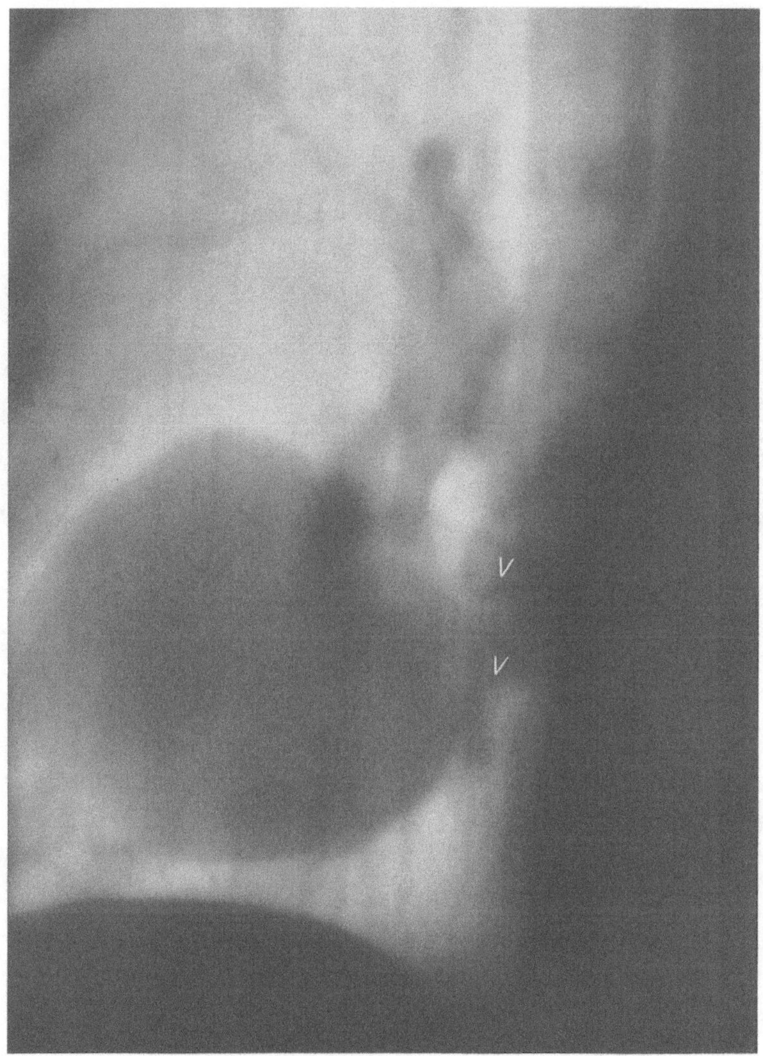

Abb. 54

Fall 54*. VETTER, Waldkirch i. Br. und Chir. Univ.-Klinik Freiburg i. Br.
R. E., ♀, 39 Jahre.

Vorgeschichte: Vor 9 Jahren anläßlich einer Lungenentzündung Nachweis einer Verschattung im rechten Unterfeld. Danach immer voll leistungsfähig gewesen, keinerlei Beschwerden. Wenige Wochen vor der Aufnahme etwas Husten mit weißlichem Auswurf, der gelegentlich Blutfasern enthielt. Keine Gewichtsabnahme.

Befund: Leichte Atemnot bei Belastung. Sonst klinisch unauffälliger Befund.

Bronchoskopie: Kugelformiger Tumor im rechten Unterlappenbronchus, der diesen einengt.

Röntgenbefund:

Abb. 54. *Schicht rechtes Unterfeld in 8 cm.* Es findet sich ein apfelgroßer, glatt begrenzter, homogener Rundschatten, der die größeren Lungenvenen (V) auseinanderdrängt.

Diagnose: *Bronchusadenom (durch Lobektomie gesichert).*

* Siehe auch KÜMMERLE.

Fall 55

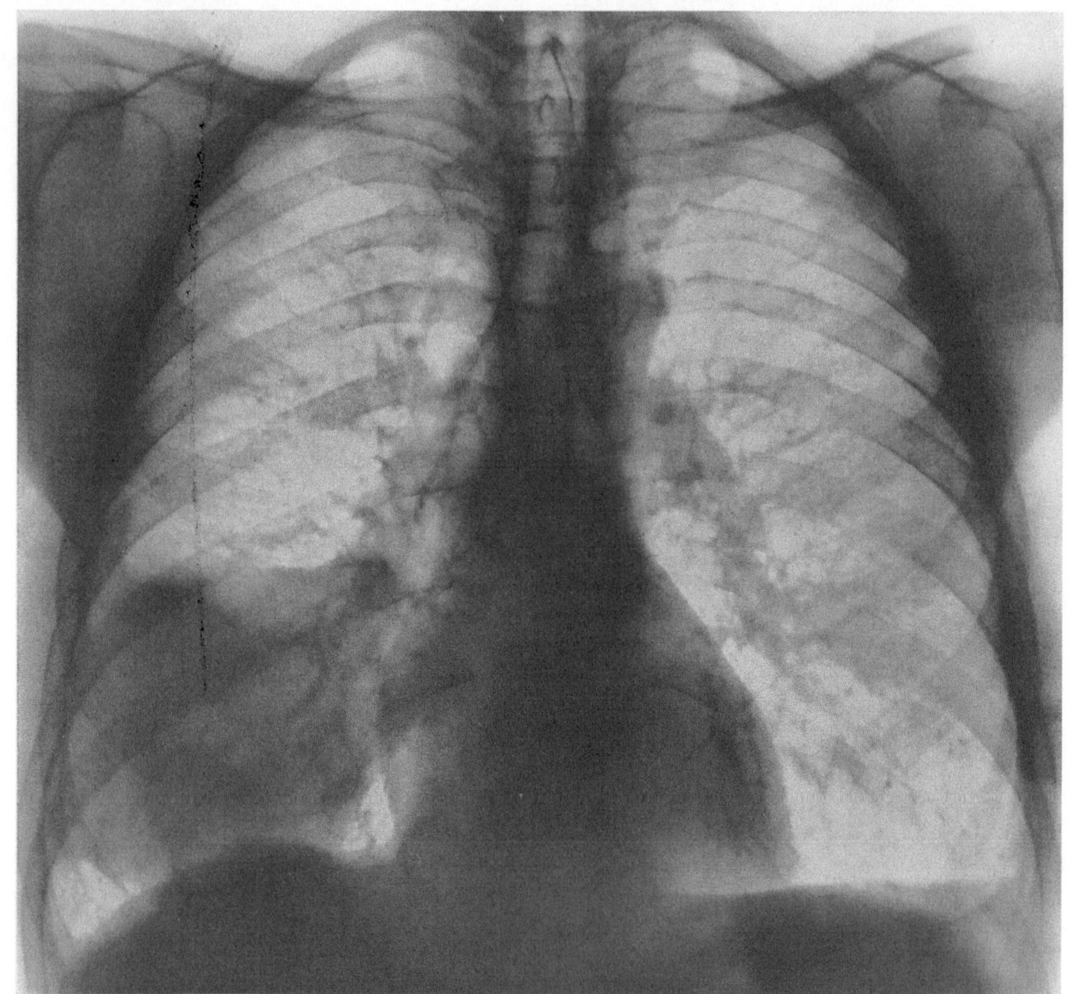

Abb. 55a

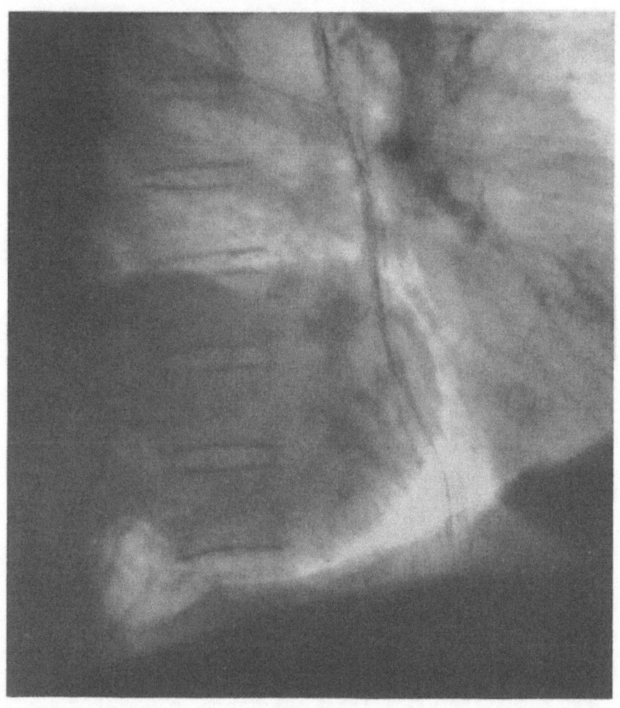

Abb. 55b

Fall 55*.

L. M., ♂, 25 Jahre.

Vorgeschichte: Vor 18 Jahren zufällige Feststellung einer Verschattung im rechten Unterfeld, die aber keinerlei Beschwerden machte. Erst vor 2 Jahren Schmerzen im rechten unteren Thoraxbereich und subfebrile Temperaturen. Bei einer Kontrolle vor 1 Jahr hatte die Verschattung an Größe zugenommen. Deshalb erfolgte jetzt Einweisung zur Abklärung. Wiederum keinerlei Beschwerden, kein Husten oder Auswurf.

Befund: Der physikalische Lungenbefund war unauffällig. Blutbild normal. Blutsenkung 15/37 mm n.W. Eine transthorakale Punktion der Verschattung von dorsal her ergab die Diagnose.

Röntgenbefunde:

Abb. 55. a *Übersicht a.p.*, b *Übersicht seitlich, rechts anliegend.* Kleinkindskopfgroßer, nicht ganz runder Tumorschatten, der glatt begrenzt ist und der hinteren Thoraxwand mit bogenförmigem Übergang zur Pleura breit aufsitzt. Ausgedehnte, tumorunabhängige Zwerchfellverschwielungen beidseits.

Diagnose: *Sympathikoblastom mit Kompressionsatelektase des rechten Unterlappens (durch Punktion und Tumorresektion gesichert).*

* Aus der Röntgenabteilung (Leiter Prof. Dr. E. Stutz) der Chirurgischen Universitätsklinik Freiburg i. Br. (Direktor: Prof. Dr. H. Krauss).

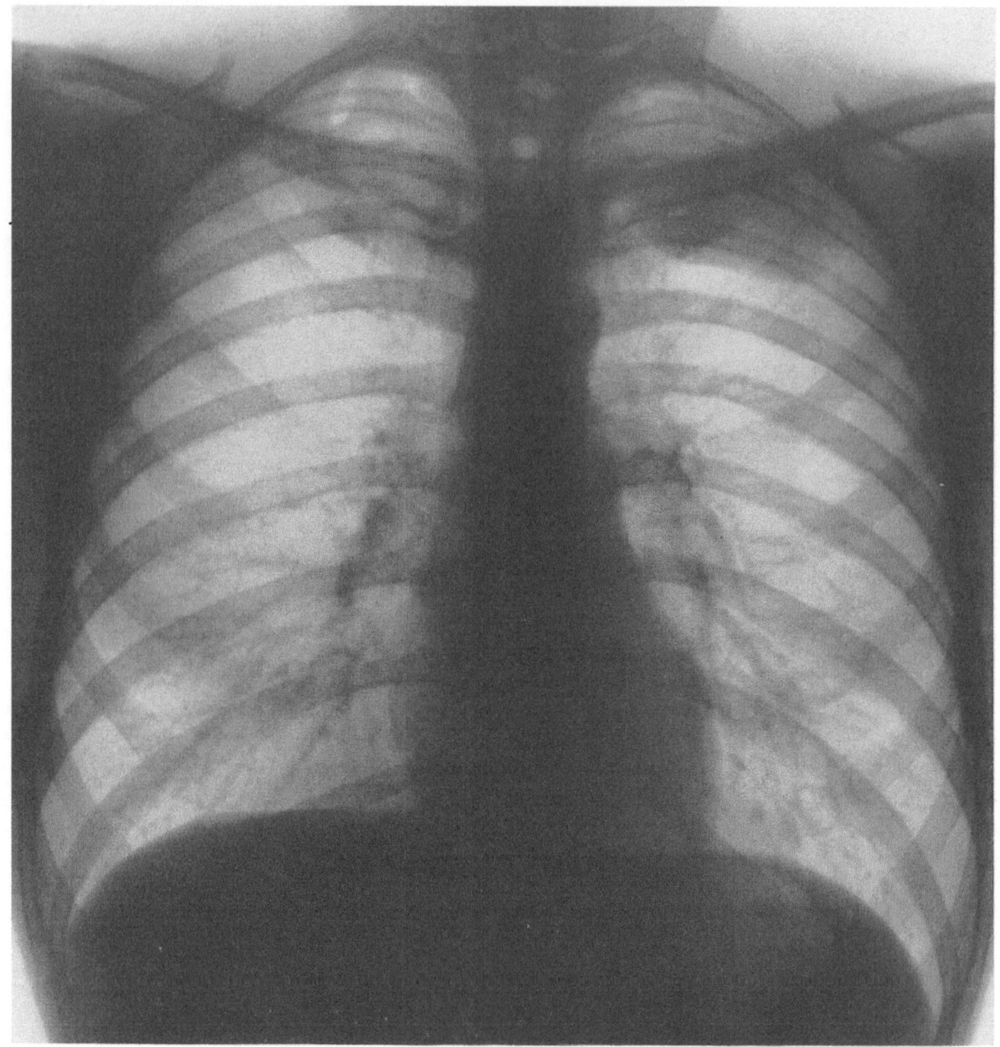

Abb. 56

Fall 56. Hautklinik Zürich

W. W., ♂, 23 Jahre.

Vorgeschichte: Eine Schwester des Patienten leidet an derselben Erkrankung. Die ersten Manifestationen der jetzigen Erkrankung wurden vor Jahren in Form eines bräunlichen Tumors an der linken vorderen Brustwand bemerkt. 1 Jahr spater erfolgte die Feststellung eines Infiltrates im linken Oberfeld.

Befund: Typische Hautveränderungen im Sinne einer Neurofibromatosis Recklinghausen. An anderen visceralen Organen kein krankhafter Befund.

Röntgenbefund:

Abb. 56. *Übersicht.* Dichte homogene, nach caudal glatt und bogenförmig begrenzte Verschattung des linken Spitzenfeldes und von Teilen des infraclaviculären Oberfeldes, die in breiter Verbindung zur Thoraxwand steht.

Diagnose: *Neurofibrom im linken Oberfeld bei Morbus Recklinghausen.*

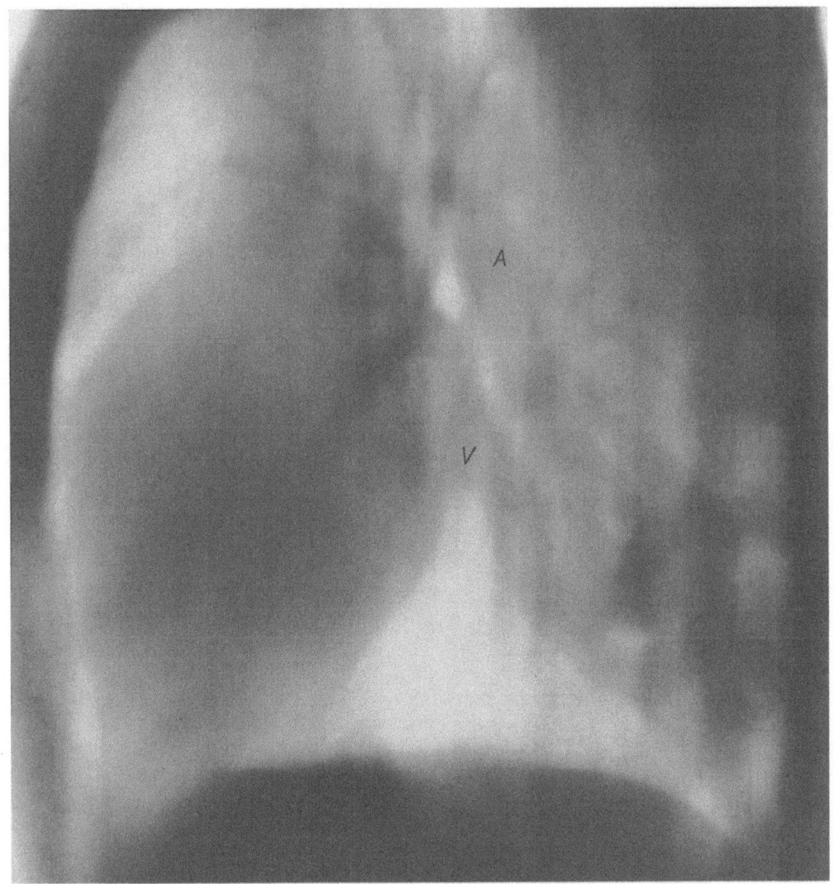

Abb. 57

Fall 57. HUZLY, Schillerhöhe

Sch. M., ♀, 26 Jahre.

Vorgeschichte: Im Alter von 5 Jahren wurde die Patientin von einem Wagen überfahren. 14 Tage später erstmals blutiger Auswurf. Bis zum 10. Lebensjahr häufig „Erbrechen dunklen Blutes". Mit 12 Jahren Feststellung eines Lungenbefundes, der als Pneumonie oder linksseitige Zwerchfellhernie gedeutet wurde. In den folgenden Jahren zunehmende Cyanose, Kurzatmigkeit bei Belastung und Ohnmachtsanfalle.

Befund: Lautes Schwirren uber der dorsalen linken Lungenbasis. Polyglobulie mit 120 % Hb und 6,0 Mill. Erythrocyten. Arterielle O_2-Sättigung 78,5 %. O_2-Sättigung im kleinen Kreislauf 62 %. Es besteht ein Rechts-Linksshunt von 2790 cm^3 bei einem Minutenvolumen des großen Kreislaufs von 5750 cm^3 (Dozent Dr. Zeh, Medizinische Universitätsklinik Tübingen).

Röntgenbefund:

Abb. 57. *Sagittalschicht links anliegend in 10 cm.* Konglomerat von Bandschatten im dorsobasalen Unterfeld mit zuführender Arterie (A) und abführender Vene (V).

Weiterer Verlauf: Durch Lobektomie des linken Unterlappens sofortige Beseitigung der Cyanose. Die Patientin erhielt wieder ihre volle Leistungsfähigkeit.

Diagnose: *A.v.-Aneurysma, ausgehend von der Arterie des posterobasalen Unterlappensegmentes links.*

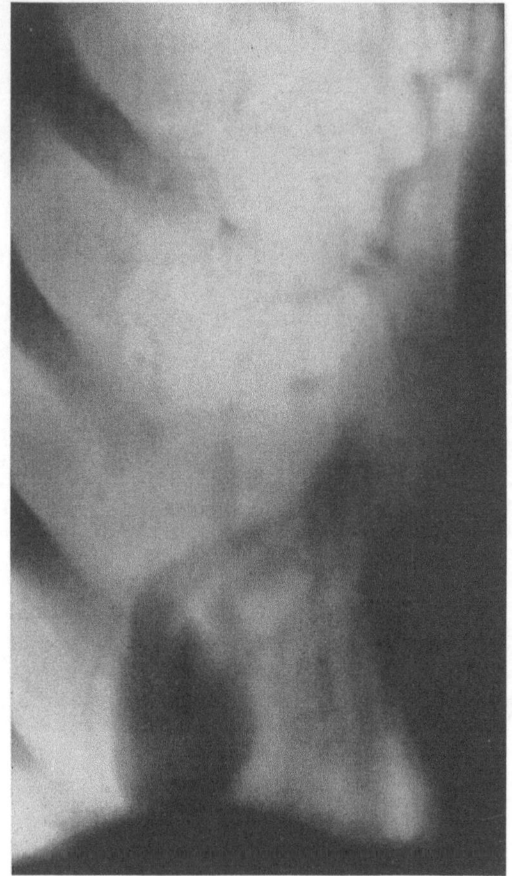

Abb. 58

Fall 58*, **.

P. R., ♀, 28 Jahre.

Vorgeschichte: Vor 6 Jahren wurde als Zufallsbefund eine Verschattung im rechten Unterfeld festgestellt, die immer unverändert blieb. Subjektiv zunächst keine Beschwerden, erst in den letzten Wochen geringe Kurzatmigkeit bei Belastung.

Befund: Keine Cyanose. Keine sonstigen krankhaften Befunde. Eine genauere kardiologische Untersuchung fand nicht statt.

Röntgenbefund:

Abb. 58. *Schicht rechtes Unterfeld in 5,5 cm von ventral.* In den vorderen Anteilen des rechten Unterfeldes homogener, glatt begrenzter Schatten mit deutlich erkennbaren zu- und abführenden Blutgefäßen.

Diagnose: *A.v.-Aneurysma im Mittellappen (durch Lobektomie gesichert).*

---

* Aus der Röntgenabteilung (Leiter Prof. Dr. E. Stutz) der Chirurgischen Universitätsklinik Freiburg i. Br. (Direktor: Prof. Dr. H. Krauss).

** Siehe auch Kümmerle.

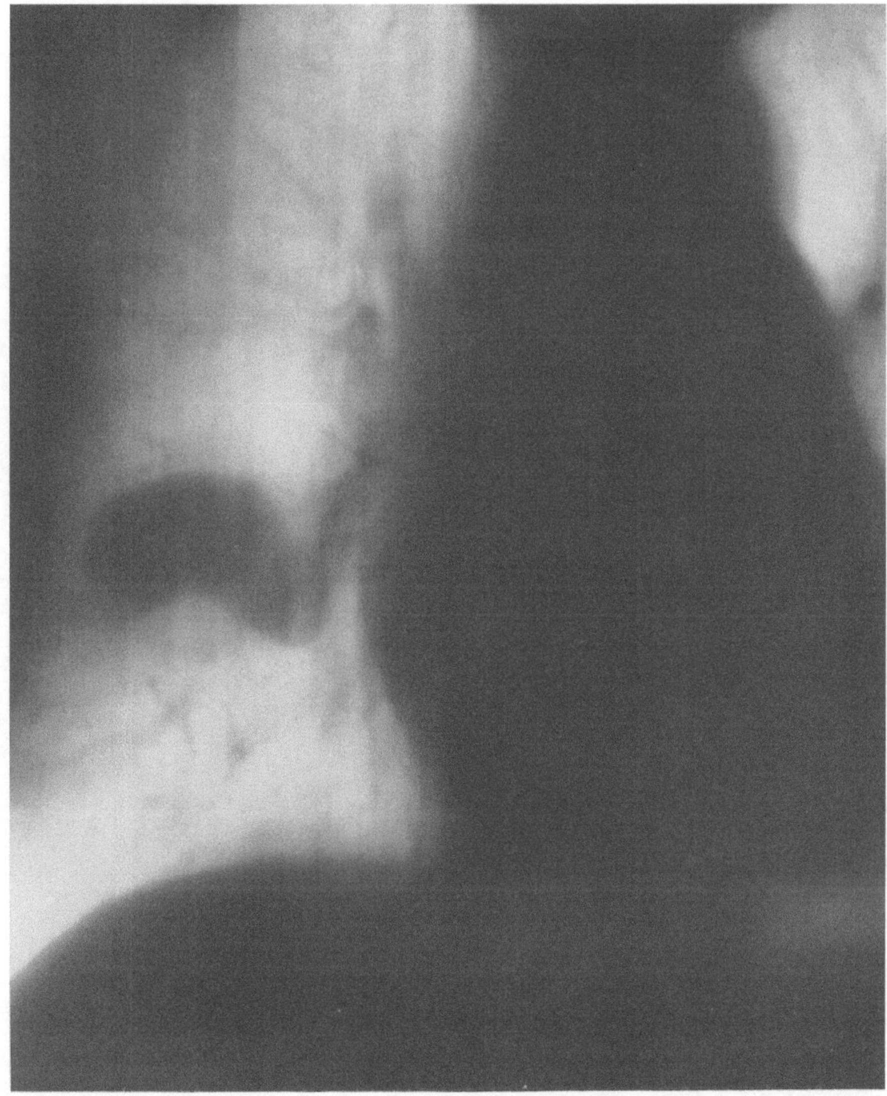

Abb. 59

Fall 59*, **.

R. S., ♀, 37 Jahre.

Vorgeschichte: Vor 3 Jahren anläßlich einer Reihenuntersuchung Feststellung einer Verschattung in der rechten Lunge. Damals und auch in der Folgezeit bestanden keine subjektiven Beschwerden. 2 Jahre später ergab eine neue Röntgenuntersuchung eine Größenzunahme der Verschattung.

Befund: Kein Husten, keine Atemnot, keine Gewichtsabnahme. Auch sonst keine wesentlich krankhaften Befunde.

Röntgenbefund:

Abb. 59. *Schicht rechtes Unterfeld in 11 cm.* Länglicher, glatt begrenzter, homogener, weichteildichter Schatten im Unterfeld, der in breiter Verbindung zum etwas vergrößerten Hilus steht.

Diagnose: *Zylindrom mit Übergang in ein Gallert-Carcinom, Metastasen im zugehörigen Hilus (durch Pneumektomie gesichert).*

* Aus der Röntgenabteilung (Leiter Prof. Dr. E. Stutz) der Chirurgischen Universitatsklinik Freiburg i. Br. (Direktor: Prof. Dr. H. Krauss).

** Siehe auch Kümmerle.

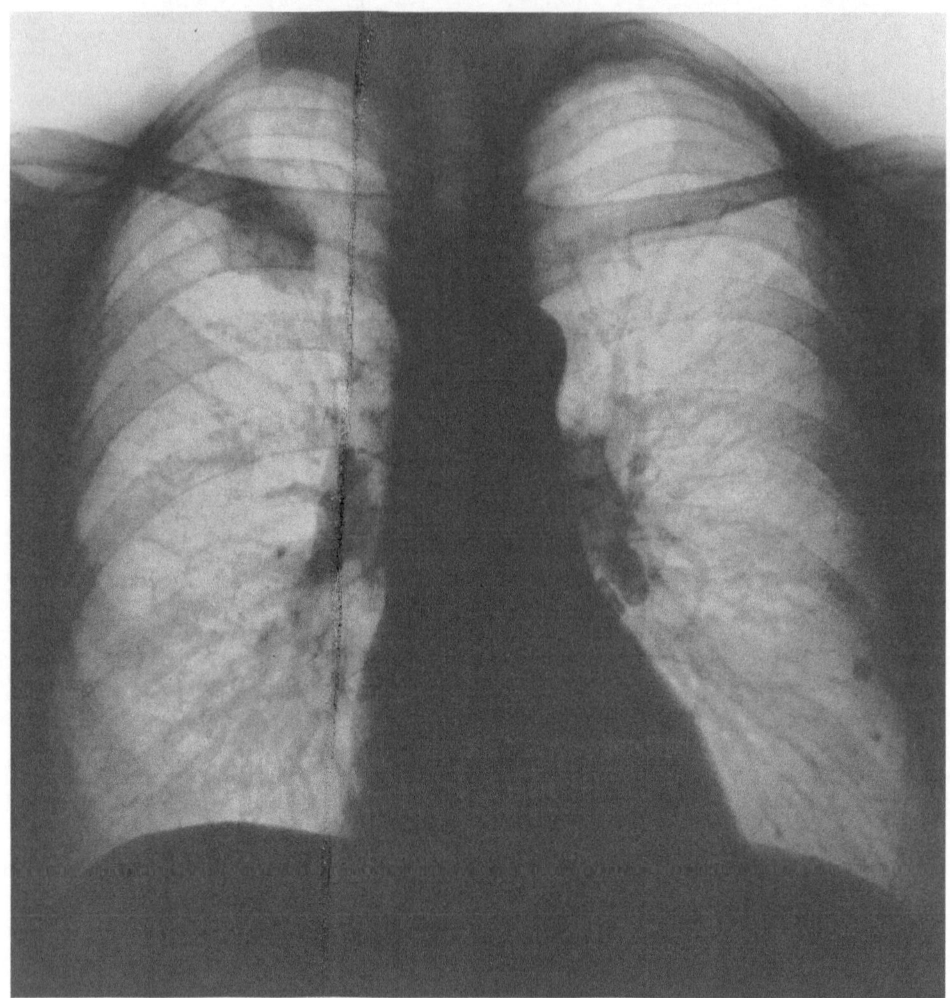

Abb. 60a

Fall 60*.
H. V., ♀, 59 Jahre.

Vorgeschichte: Vor 18 Monaten wurde als Zufallsbefund ein Rundherd im rechten Oberfeld entdeckt. Bei einer erneuten Kontrolle hatte dieser an Größe zugenommen, die Patientin wurde zur diagnostischen Klärung eingewiesen.

Befund: Guter Allgemeinzustand, keine physikalischen Lungensymptome. Blutsenkung 4/12 mm n.W. Blutbild unauffällig. Normales Serum-Eisen. Im Sputum und in der Bronchialspülflüssigkeit keine Tumorzellen und keine Tuberkulosebakterien.

Bronchoskopie: Soweit einsehbar, beidseits unauffälliges Bronchialsystem.

---

* Aus der Röntgen-Diagnostik-Abteilung (Leiter Prof. Dr. H. Reindell) der Medizinischen Universitätsklinik Freiburg i. Br. (Direktor: Prof. Dr. Dr. h.c. L. Heilmeyer).

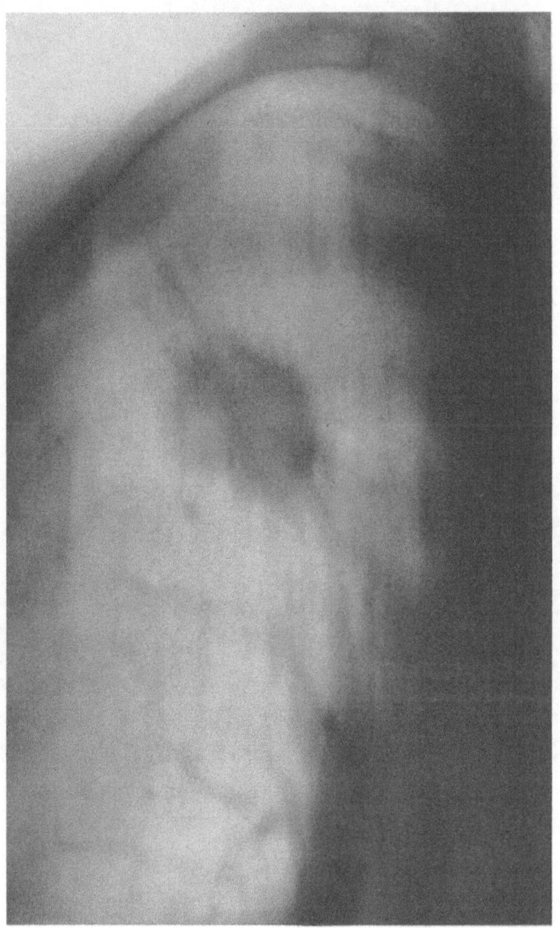

Abb. 60b

Röntgenbefunde:

Abb. 60. a *Übersicht,* b *Schicht rechtes Oberfeld in 9 cm.* Kastaniengroßer, nicht ganz homogener rundlicher Schatten, der allseits feinstreifig in das umgebende Lungengewebe übergeht. Die etwas wolkige Struktur der Verschattung und die streifige Verbindung zur Umgebung wird auf dem Schichtbild (Abb. 60b) deutlicher. Verdichtung des abführenden Bronchus. Verkalkter linksseitiger Primärkomplex.

Weiterer Verlauf: Da eine Lungenpunktion Gewebe eines malignen Tumors erbrachte, wurde der rechte Oberlappen entfernt, wobei auch die Pleura parietalis mit entfernt werden mußte.

Diagnose: *Solitär wachsende Lungenadenomatose (durch histologische Untersuchung bestätigt).*

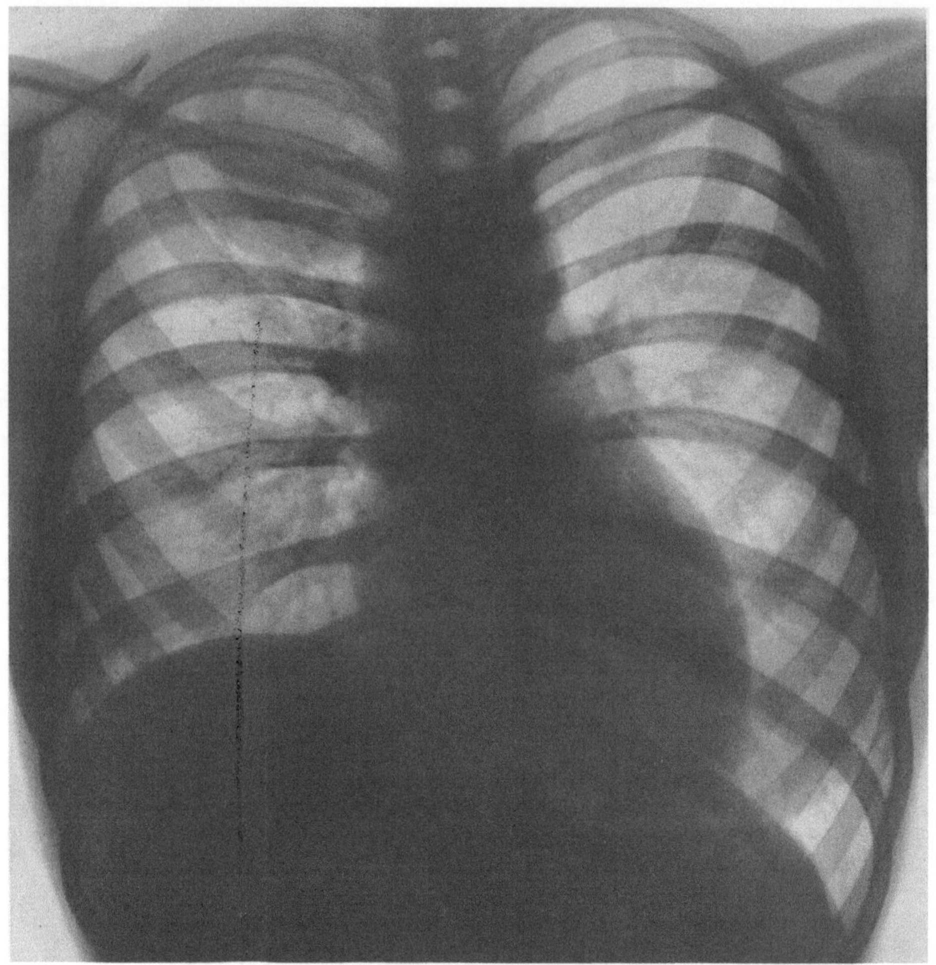

Abb. 61 a

Fall 61*.
G. K., ♀, 18 Jahre.

Vorgeschichte: Vor 7 Monaten trat eine Drüsenschwellung rechts supraclaviculär auf, die sich im Lauf der nächsten Monate vergrößerte und druckschmerzhaft wurde. Nach weiteren 3 Monaten Verschlechterung des Allgemeinbefindens, Appetitlosigkeit, Gewichtsabnahme und Nachtschweiße. Kein Fieber, kein Hautjucken. 6 Monate nach Beginn der Erkrankung wurde eine der Drüsen excidiert und die Diagnose gestellt. Daraufhin Überweisung zur ambulanten Behandlung.

Befund: Reduzierter Allgemeinzustand. Gewicht 55 kg bei einer Größe von 174 cm. Keine Temperaturen. Faustgroßer, verbackener Drüsentumor rechts supraclaviculär. Im Blutbild mäßige Anämie und Leukocytose von 15400 mit Lymphopenie (11%). Blutsenkung 115/125 mm n.W.

---

* Aus der Abteilung für Rontgen-Radium-Therapie (Leiter: Doz. Dr. K. Musshoff) der Medizinischen Universitätsklinik Freiburg i. Br. (Direktor: Prof. Dr. Dr. h. c. L. Heilmeyer).

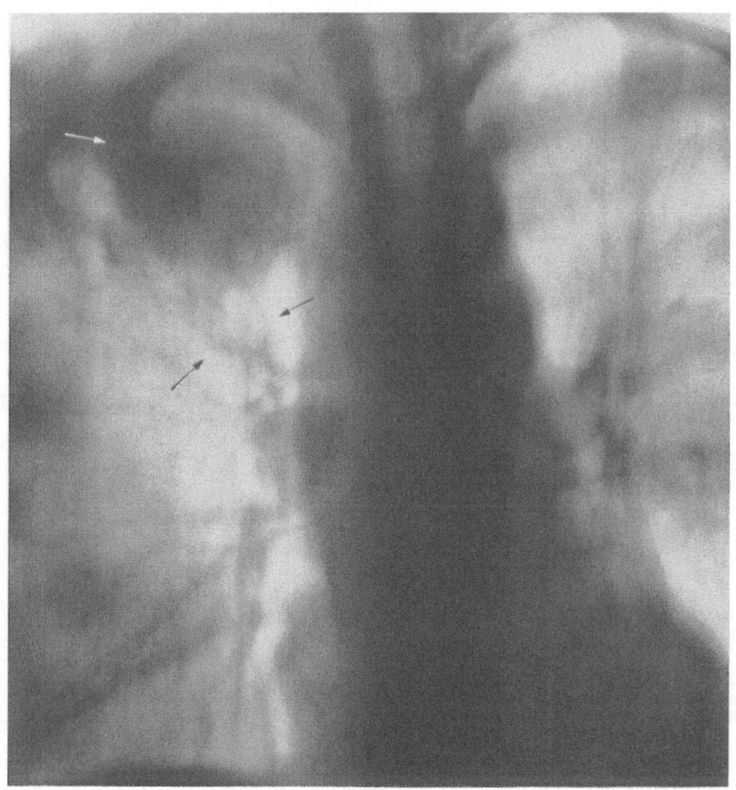

Abb. 61 b

Röntgenbefunde:

Abb. 61a. *Übersicht.* Beidseitige Verbreiterung des oberen und mittleren Mediastinums, besonders nach rechts mit flach wellenförmiger Begrenzung. Vergrößerte Drüsenschatten im rechten Hilus. Vermehrte peribronchiale Streifenzeichnung, die — wie insbesondere die Schichtung Abb. 61b erkennen läßt — vom rechten Hilus ins rechte Spitzenoberfeld zieht (⍏). Apfelgroßer homogener Rundherd im rechten Spitzen- und infraclaviculären Oberfeld, welcher nicht ganz scharf begrenzt ist und in den Randgebieten von deformierten, aber lufthaltigen Bronchien durchzogen wird. Osteolytischer Defekt in der ersten Rippe (↑).

Weiterer Verlauf: Nach Rontgenbestrahlung der supraclaviculären Drüsen, des Mediastinums, der Lymphangitis in den Lungen und des Herdes im rechten Lungenoberlappen sowie des Herdes in der ersten rechten Rippe trat eine Remission von einjähriger Dauer ein. Danach Vergrößerung und ebenfalls Bestrahlung der Lymphknoten in der rechten Achselhöhle, anschließend prophylaktische Chemotherapie. Jetzt seit wiederum 8 Monaten rezidivfrei und voll arbeitsfähig mit Normalisierung aller Laborbefunde.

Diagnose: *Lymphogranulomatose (durch Probeexcision einer peripheren Drüse gesichert) mit Befall des Mediastinums und der Lunge in Form einer vom Hilus ausgehenden Lymphangitis und eines großen Rundherdes, der auf die erste Rippe übergreift.*

Fall 62

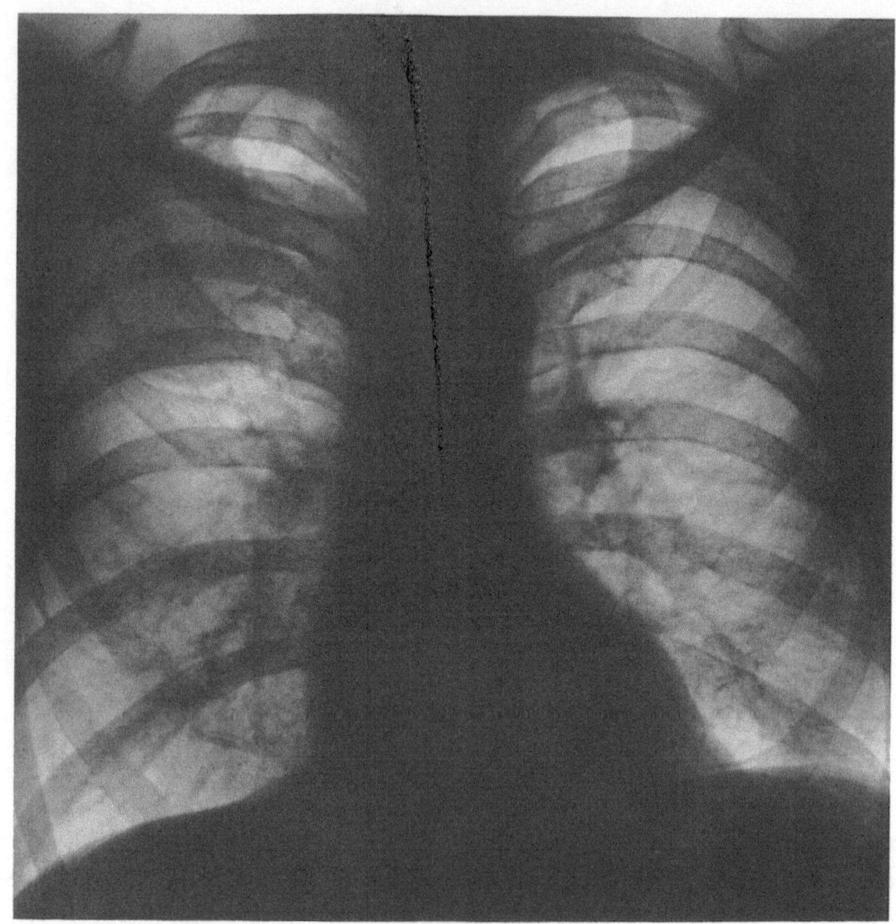

Abb. 62a

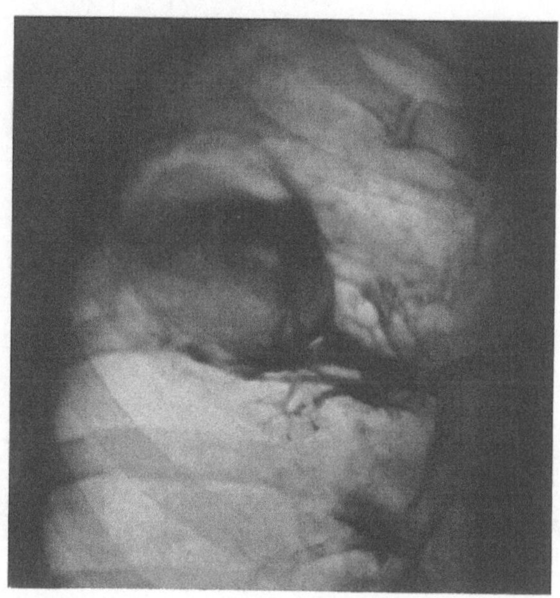

Abb. 62b

Fall 62*. Höffken, Köln

H. H., ♂, 54 Jahre.

Vorgeschichte: Die Erkrankung ist seit 6 Jahren bekannt. Seit 5 Jahren besteht Husten mit wenig eitrigem Auswurf. In Intervallen traten Fieberschübe mit Nachtschweiß sowie Hämoptoen auf.

Befund: Im Blutbild Leukocytose von 16300 mit unauffälligem Differentialblutbild. Blutsenkung 2/6 mm n.W. Im Sputum kein Nachweis von Pilzen oder von Tuberkulosebakterien.

Röntgenbefunde:

Abb. 62a. *Übersicht.* Große homogene runde Verschattung im rechten Oberfeld, die von einer schmalen Aufhellungszone umgeben ist.

Abb. 62b. *Bronchogramm p. a.* Darstellung des schmalen Höhlenraumes um die Verschattung durch Teilfüllung mit Kontrastmittel.

Diagnose: *Aspergillom im rechten Oberlappen (durch Lobektomie bestätigt).*

* Siehe auch Höffken.

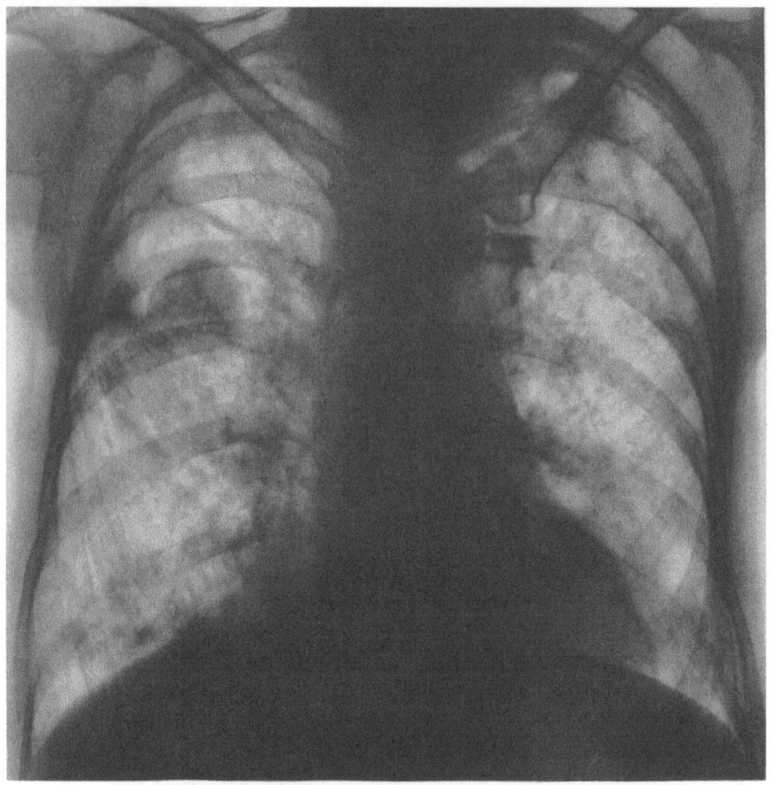

Abb. 63a

Fall 63*. BERGMANN, Apollensdorf

M. M., ♀, 45 Jahre.

Vorgeschichte: Patientin ist landwirtschaftliche Arbeiterin (!). Vor 8 Jahren Pneumonie mit Entfieberung auf Penicillin und Sulfonamide. Trotz Fortbestehens einer Bronchitis und Kreislaufbeschwerden hat sie weiter in der Landwirtschaft gearbeitet. Die jetzige Erkrankung begann vor 2 Jahren. Bei einer Krankenhausaufnahme fand man damals eine Ringbildung mit umgebenden Infiltrationen im rechten Oberfeld und weiche Herde in den Unterfeldern. Penicillin war auf das Fieber ohne Einfluß, eine Entfieberung trat erst nach 10 g Streptomycin ein. Tuberkulosebakterien wurden aber erst 10 Monate später zum erstenmal nachgewiesen. Trotz laufender antituberkulöser und antimykotischer Behandlung verschlechterte sich der Zustand laufend, und die Patientin verstarb 2 Jahre später.

Befund: Schwer beeinträchtigter Allgemeinzustand. Im Sputum reichlich Tuberkulosebakterien, aber keine Pilze. Dagegen ergab eine Punktion der Höhle im rechten Oberfeld Aspergillus, aber keine Tuberkulosebakterien.

Röntgenbefunde:

Abb. 63. a *Übersicht.* Rundschatten auf der Grenze vom rechten Oberfeld zum Mittelfeld, der, wie besonders die *Schichtaufnahme* (Abb. 63b) in 13,5 cm zeigt, völlig homogen und glatt begrenzt ist und von einem breiten, glatt begrenzten Hohlraum umgeben ist. Beide Lungen sind erfüllt von relativ dichtstehenden, zum Teil konfluierenden Fleckschatten.

Diagnose: *Aspergillom im rechten Oberfeld, kavernöse Lungentuberkulose [durch Obduktion gesichert (Abb. 63c. Sektionspräparat)]. Es ist zu diskutieren, daß nach der Pneumonie vor 8 Jahren eine Höhlenbildung bestehenblieb, in der sich der Aspergillus ansiedelte, während die Tuberkulose erst später hinzukam.*

* Siehe auch BERGMANN.

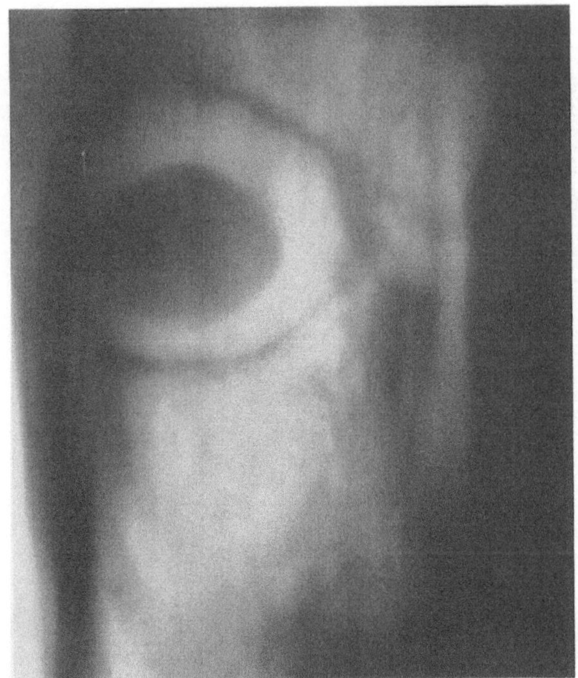

Abb. 63b

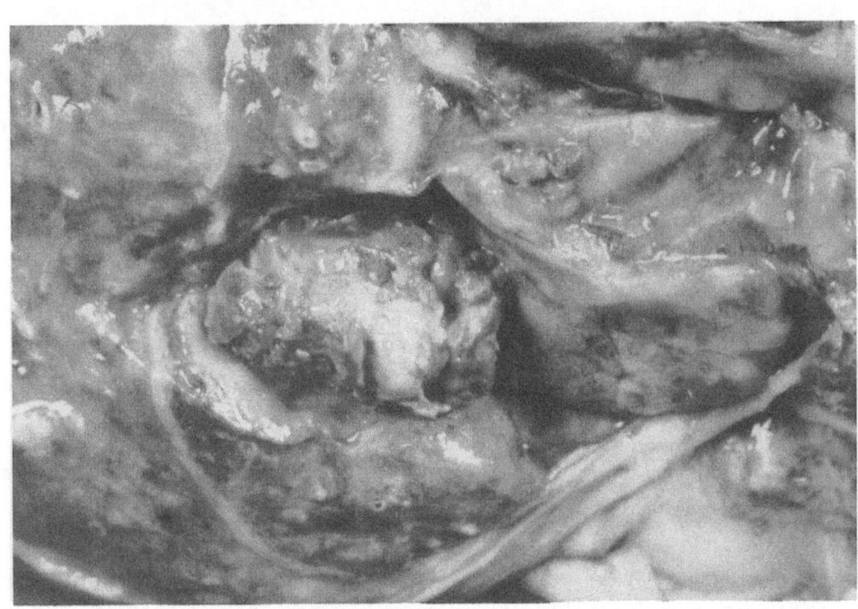

Abb. 63c

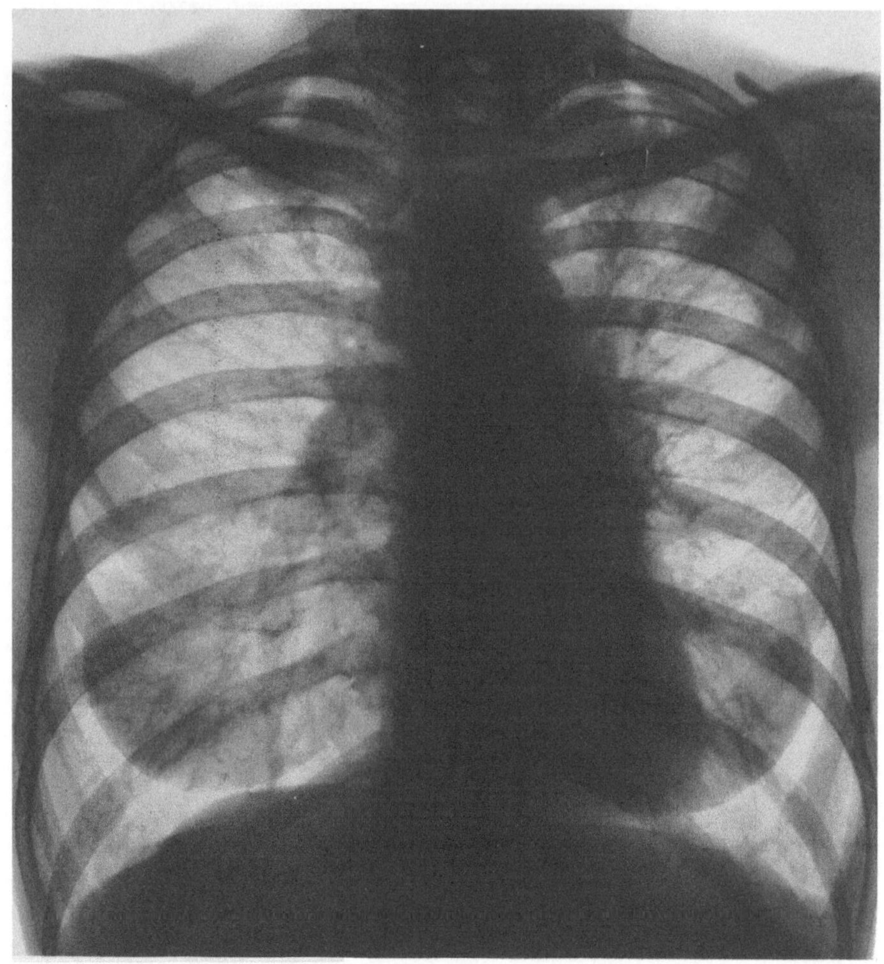

Abb. 64a

Fall 64. BIRKENFELD, Bad Mergentheim

M. I., ♀, 53 Jahre.

Vorgeschichte: Jahrelange Beschäftigung in einer Hühnerfarm. Anschließend asthmatische Beschwerden, die als Emphysembronchitis gedeutet wurden. In den letzten Jahren in zunehmendem Maße grau-gelbliches, klumpiges Sputum mit Blutbeimengungen.

Befund: Im Sputum wurden Tuberkulosebakterien nie nachgewiesen, auch nicht in der Kultur oder im Tierversuch. Dagegen fand man im Sputum und im Cystenpunktat Reinkulturen von Aspergillus fumigatus.

Röntgenbefunde:

Abb. 64. a *Übersicht.* In beiden Spitzen und links infraclaviculär homogene rundliche Verschattungen, die, mit Ausnahme eines Herdes links infraclaviculär, auf den *Schichtaufnahmen* (Abb. 64b und c) von einem Aufhellungssaum umgeben sind. Ältere streifige und fleckförmige Verschattungen in den Oberfeldern beidseits. Raffung des linken Hilus. Verkleinerung des linken Lungensitus. Verschwielung des linken Mediastinums und der linken Zwerchfellhälfte.

Diagnose: *Aspergillome in beiden Lungenspitzen (durch Pilznachweis gesichert).*

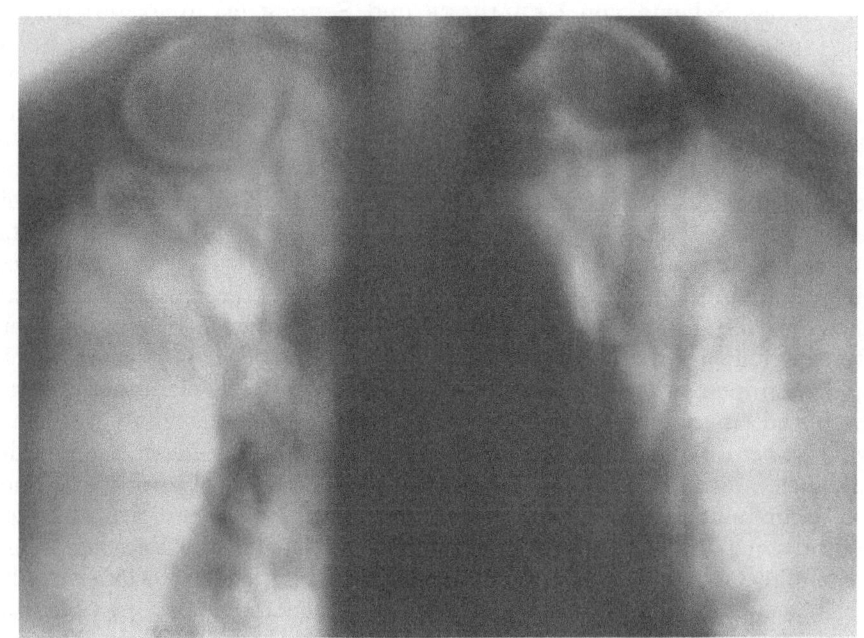

Abb. 64b

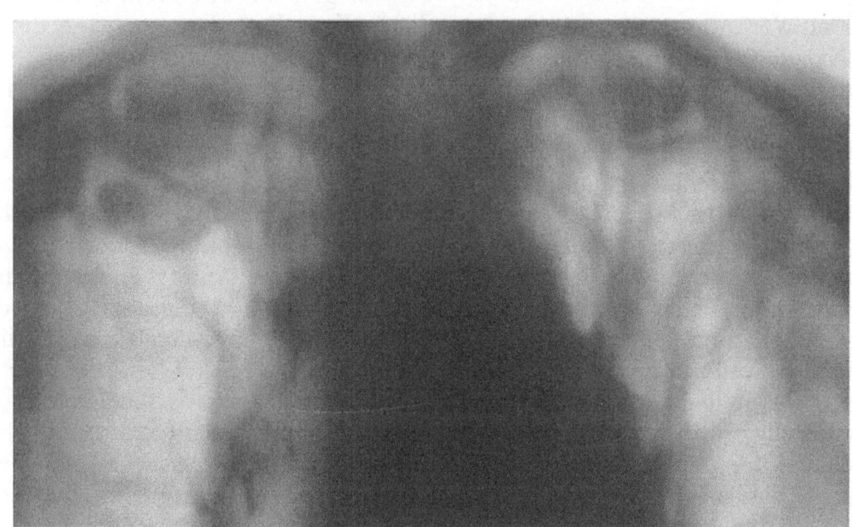

Abb. 64c

IV. Streifig-reticuläre Lungenverschattungen

Eine große Zahl von Erkrankungen betreffen das Interstitium der Lungen. Dabei können die Veränderungen vom eigentlichen *interstitiellen Bindegewebe*, von den *Blutgefäßen*, den *Lymphgefäßen* oder den *Bronchien* im Interstitium ausgehen. Als Ursache kommen in Anlehnung an das Schema von UEHLINGER und SCHOCH (a) in Frage: physikalische oder chemische Einwirkungen, entzündliche oder dystrophische Prozesse, Tumorerkrankungen, seltener angeborene Erkrankungen. Bei unterschiedlicher Ätiologie und anatomischer Pathologie haben sie eine gemeinsame Pathophysiologie. Sie führen zu einer Beeinträchtigung der Gasdiffusion zwischen Alveolen und Lungencapillaren in Form des alveolär-capillären Blockes als wesentlichem Symptom und bewirken schon recht frühzeitig durch eine Einengung der Lungenstrombahn eine Drucksteigerung im kleinen Kreislauf mit Ausbildung eines Cor pulmonale. UEHLINGER und SCHOCH (a) stellen eine allen Lungengerüsterkrankungen gemeinsame Sequenz klinischer Symptome auf, die individuell verschieden rasch abläuft: Atemnot bei Belastung — Atemnot bei normaler Tätigkeit — Atemnot in Ruhe — Rechtsinsuffizienz des Herzens.

Das Röntgenbild der insterstitiellen Erkrankungen ist charakterisiert durch eine Verbreiterung des Lungengerüstes in Form einer verstärkten Netzzeichnung unterschiedlicher Stärke, die bis zu einem groben Maschenwerk gehen kann. Dies gilt vor allem für die am Bindegewebe selbst ablaufenden Erkrankungen, während bei solchen, die von den Lymph- und Blutgefäßen, sowie den Bronchien ausgehen, ein streifiger Charakter vorherrscht und das reticuläre Moment mehr in den Hintergrund tritt. Bei diesen Erkrankungen besteht auch im Unterschied zu den erstgenannten eine Ausrichtung der Verschattungen auf den Hilus. Gegenüber den intraalveolären Vorgängen fehlt den Gerüsterkrankungen der große Flächenschatten und der rasche Wandel von Schattengröße und Lokalisation. Eine Ausnahme machen die Lungenveränderungen bei der rheumatischen Pneumonitis oder dem Lupus erythematodes disseminatus. Einschmelzungen sind selten.

Der den meisten *interstitiellen Lungenprozessen* gemeinsame Ablauf der pathologisch-anatomischen Veränderungen mit nur unvollständiger Exsudatresorption und Umwandlung des Exsudates in ein fibröses Narbengewebe [nach UEHLINGER und SCHOCH (a)] läßt sich auch aus dem Röntgenbild ablesen. Solange das entzündlich-exsudative Moment im Vordergrund steht, sind die Veränderungen unscharf, und oft entsteht das Bild einer schleierartigen Trübung der Lungenfelder (z. B. Fall 68). Mit zunehmender Vernarbung wird die Zeichnung schärfer, sie hat außerdem vielfach einen Spätumbau zur Folge, der sich in einer Ausweitung der Netzmaschen und damit in einer Umbildung in eine Wabenlunge auswirkt [UEHLINGER und SCHOCH (a)]. Durch sekundäre Auswirkungen auf das Bronchialsystem kann es zu Bronchialerweiterungen oder auch Einengungen kommen, wie besonders am Beispiel einiger Fälle mit Morbus Boeck gezeigt wird (Fall 102 und 103). Dabei kann das eigentliche Bild durch sekundäre Atelektasen, die u. U. reversibel sind, verändert werden (Fall 102).

Bei dem sehr gleichartigen Ablauf der pathologisch-anatomischen Prozesse, vor allem bei den am Bindegewebe angreifenden Erkrankungen, und damit auch sehr gleichartigen Röntgenbildern der Lungen ist der differentialdiagnostische Aussagewert der Röntgenuntersuchung eingeschränkt. Die endgültige Diagnosestellung erfordert darum die Hinzuziehung aller klinischen und Laboratoriumsbefunde, sie ist oft erst durch eine Lungen- oder Bronchusbiopsie möglich.

Im folgenden soll aber doch auf einige wichtige röntgenologische Symptome bei den verschiedenen Erkrankungen hingewiesen werden, die zur differentialdiagnostischen Beurteilung beitragen können.

Als eine Erkrankung des Interstitiums aus physikalischen Ursachen ist die Strahlenentzündung nach Anwendung von Röntgen- oder γ-Strahlen zu nennen. Bei dem Ablauf der Strahlenreaktion des Lungengewebes unterscheiden wir in erster Linie die Haupt- und Regenerationsphase. Die Hauptphase oder Frühreaktion tritt nach einer kurzen Initialphase, die nur wenige Stunden nach der Bestrahlung auftritt, und nach einer anschließenden 2—4wöchigen Latenzzeit auf und erreicht ihr Maximum nach 1—2 Monaten. Sie ist gekennzeichnet durch das Bild der Bestrahlungspneumonie. Entsprechend dem histologischen Befund einer cellulären serofibrinösen Exsudation in die Alveolen und das peribronchiale und perivasculäre Stroma kommt es zu einer unterschiedlichen, schleierartigen Trübung mit verstärkter Streifenzeichnung (Fall 65). Von einem Tumorrezidiv mit Lymphangiosis carcinomatosa im Anschluß an eine Strahlenbehandlung unterscheidet sich die Strahlenreaktion durch folgende Merkmale: 1. Die Strahlenreaktion tritt in einem festen und bekannten Intervall nach der Bestrahlung auf. Ein Tumorrezidiv wird im allgemeinen, insbesondere nach einer hohen Strahlendosis, erst nach diesem Intervall auftreten. 2. Die exsudative Hauptphase der Strahlenreaktion bildet sich im Laufe von 4—5 Monaten teilweise wieder zurück, während ein Rezidiv zunehmend größer wird. 3. Die Strahlenreaktion ist unmittelbar auf das bestrahlte Lungengewebe begrenzt. Mit Rückbildung der exsudativen Prozesse tritt die Strahlenreaktion in die Regenerationsphase. Es kommt zur Bindegewebsneubildung im Lungengerüst, zur eigentlichen Strahlenfibrose (Fall 16, 65, 77). Diese reicht je nach dem Ausmaß der Strahlenschädigung von den leichtesten, kaum erkennbaren zarten Fibrosen (Fall 65) bis zu den schwersten bindegewebigen Indurationen mit völliger Verödung des Lungenparenchyms. Ein solches Endstadium stellt Fall 16 dar. Dabei hat die Induration durch Schrumpfung zu erheblichen Bronchiektasen geführt. (Bei der Beurteilung fibröser Verschattungen nach Bestrahlung einer Lymphogranulomatose ist auch daran zu denken, daß diese nicht immer nur Folge der Bestrahlung sein muß, sondern auch einmal den Vernarbungszustand der Grundkrankheit darstellt, wie LÜHTI an einem Fall demonstriert hat.)

Eine durch Chemikalien hervorgerufene Lungenfibrose ist nach bestimmten Bronchographiekontrastmitteln gesehen worden (Lipiodol, Joduron B) [UEHLINGER und SCHOCH (a)].

Die Erkrankungen, die zu entzündlichen oder dystrophischen Veränderungen am Interstitium, speziell am Bindegewebe, führen, sind zu unterteilen in solche, die sich nur in der Lunge abspielen [interstitielle plasmacelluläre Pneumonie; diffuse progrediente, interstitielle Lungenfibrose (HAMMAN-RICH); muskuläre Lungencirrhose], und in Allgemeinerkrankungen, die mit einem Lungenbefall einhergehen können (Kollagenkrankheiten, histiocytäre Retikulosen).

Die interstitielle plasmacelluläre Pneumonie ist eine Erkrankung vorwiegend des Kleinkindes und oft endemisch in Kinderheimen oder Kliniken. Im histologischen Bild findet sich nach HAMPERL eine sehr dichtzellige Infiltration des Lungengerüstes und der Alveolarsepten, die neben einzelnen Leukocyten, Lymphocyten und Monocyten fast ausschließlich aus Plasmazellen besteht. Die Alveolen sind von einer schaumigen PAS-positiven Masse erfüllt, die aus einem Agglomerat von Parasiten besteht. Bakteriologisch handelt es sich dabei um Pneumocystis Carinii (Pneumocystis pneumoniae). Gefährdet durch die Infektion sind vor allem dystrophische Kinder. Bei älteren Kindern oder Erwachsenen sieht man eine plasmacelluläre Pneumonie gelegentlich nach hochdosierter Cortisonbehandlung oder als Komplikation bei schweren konsumierenden Krankheiten (Lymphogranulomatose, Leukämie). Es handelt sich um ein schweres und prognostisch ernstes Leiden, dessen klinisches Bild von einer hochgradigen Tachypnoe, inspiratorischen Atemnot mit Flankeneinziehung und Cyanose beherrscht wird. Der Auskultations- und Perkussionsbefund sind oft unauffällig und die Temperatur meist nur wenig erhöht. Typisch ist im Röntgenbild die meist einseitige Lokalisation, eine milchglasartige Trübung mit allmählicher Auflockerung in konfluierende Fleckschatten [keine Atelektasen, sondern interstitielles Exsudat und Erreger (Pneumocystis Carinii) in den Alveolen] oder eine reticulär-noduläre Lungenzeichnung (Fall 72—74). Die Diagnose kann serologisch durch die Komplementbindungsreaktion gesichert werden (VIVELL et al.) (Fall 73).

Bei der diffusen progredienten interstitiellen Fibrose, dem sog. Hamman-Rich-Syndrom, handelt es sich um eine meist chronisch, manchmal auch akut verlaufende interstitielle Entzündung, die in eine diffuse Sklerose des Lungengerüstes übergeht [Näheres s. bei BREDNOW, GROSSE-BROCKHOFF, HÄMMERLI, HENNEMANN und HOFFMANN, KRAMER und SIEDE, SCADDING, UEHLINGER und SCHOCH (a), MUSSHOFF und WEINREICH]. Ihre Ätiologie ist noch ungeklärt (GROSSE-BROCKHOFF). Im allgemeinen wird das Röntgenbild durch interstitielle entzündliche oder narbige Veränderungen verschiedenen Grades gekennzeichnet, die vorwiegend in den Mittel- und Unterfeldern symmetrisch angeordnet sind (Fall 75, 79, 104). Die Hiluslymphknoten können sekundär mitbefallen und vergrößert sein (Fall 79, 85, 86, 104). Gelegentlich kommen kleinere Ergüsse, des öfteren ausgedehnte Pleuraadhäsionen vor (Fall 79, 86, 95, 104). In den Anfangsstadien sind die pathologischen Verschattungen entsprechend dem vorwiegend exsudativen Charakter der Veränderungen mehr streifig konfluierend und unscharf gezeichnet (Fall 75, 79). In der Vernarbungsphase, wenn die exsudativen Vorgänge in den Hintergrund treten, hellen sich die Lungenfelder unter Ausbildung eines mehr oder weniger ausgeprägten Maschennetzes auf, der Bildcharakter wird mehr streifig-reticulär, scharfgezeichnet und hart (Fall 85, 86, 104). In solchen Endstadien ist das Bild oft mit dem der kongenitalen oder entzündlichen Wabenlunge identisch. Andererseits kann aber auch das Röntgenbild durch Sekundärveränderungen der Fibrose in Form von Bronchiektasen, chronischer Bronchitis und Lungenindurationsherden überlagert werden (Fall 95).

Differentialdiagnostisch sind die fortgeschrittenen Stadien der interstitiellen Lungenfibrose vor allem vom Stadium III des Morbus Boeck oder von Lungenfibrosen bei progressiver Sklerodermie abzugrenzen. Für die Diagnose des Morbus Boeck ist vor allem eine Verlaufsbeobachtung mit dem typischen Stadienablauf wichtig, außerdem findet man selbst im Stadium III noch die Residuen der Hilusdrüsenveränderungen. Zur Differenzierung kann außerdem die Bronchusbiopsie beitragen. Bei der progressiven Sklerodermie werden die extrapulmonalen Veränderungen die richtige Diagnose erlauben. Als weitere Erkrankungen, die differentialdiagnostisch erwogen werden können, nennt GROSSE-BROCKHOFF eine Lymphangitis carcinomatosa, eine Bronchiolitis obliterans, Pilzerkrankungen, Viruspneumonien und torpide verlaufende Tuberkulosen (chronische Miliartuberkulose mit reticulärer Vernarbung).

WILSON und MIKITY haben 1960 bei kleinen, meist unter 1500 g wiegenden Frühgeburten ein neues Lungenkrankheitsbild beschrieben, das pathologisch-anatomisch durch eine Verbreiterung der Alveolarsepten, durch monocytäre Infiltration und Fibrose charakterisiert ist. KAUFMANN sowie HOTTINGER et al., die im deutschsprachigen Schrifttum erstmalig über einige Fälle berichteten, haben sich unter Hinzuziehung der in der Literatur veröffentlichten wenigen Fälle sehr kritisch mit der Abgrenzung des Krankheitsbildes beschäftigt und es als noch ungeklärte „Lungenfibrose" bei Frühgeburten bezeichnet. Sie sind der Ansicht, daß es sich um ein eigenes Krankheitsbild bisher unbekannter Genese handelt. Betroffen sind Frühgeburten, der Beginn liegt im Alter von wenigen Tagen bis 3 Monaten, es finden sich einheitliche histologische Veränderungen, negative virologische, bakterielle, mykologische und serologische Befunde, sowie ein typischer Röntgenbefund. — Klinisch ist das Krankheitsbild durch eine Tachypnoe gekennzeichnet, die unmittelbar nach der Geburt, oder nach einem Intervall von einer bis mehreren Wochen in Erscheinung tritt und zu einer zunehmenden Cyanose mit Husten und Dyspnoe ohne Fieber führt. Die Erkrankung endet etwa in der Hälfte der Fälle unter dem Bilde der kardiorespiratorischen Insuffizienz tödlich, bei den Überlebenden geht sie nach einer Krankheitsdauer von 9—12 Monaten in Heilung über. In dieser Möglichkeit der Ausheilung unterscheidet sie sich von den übrigen Fibrosen. — Das Röntgenbild ist charakterisiert durch die Form der Verschattungen und deren Änderung im Verlauf der Erkrankung. Im Beginn findet sich entsprechend der Verbreiterung der Septen eine fein- bis mittelgrobmaschige, reticuläre Verschattung in beiden Lungen. Im weiteren Verlauf treten mit zunehmender Ausbildung des Emphysems Aufhellungen auf, die vorwiegend in der Basis und substernal gelegen sind. Die anfängliche Uniformität der Zeichnung geht damit verloren und in ein unruhiges Bild über. In einem Teil der

Fälle kann auch ein Spontanpneumothorax, ein- oder doppelseitig, ohne stärkeren Lungenkollaps entstehen. Durch die Progredienz der interstitiellen Veränderungen entwickelt sich im Lauf der Erkrankung auch ein Cor pulmonale.

Die „Kollagenkrankheiten" (Lupus erythematodes disseminatus, primär chronische Polyarthritis, progressive Sklerodermie, Dermatomyositis und Periarteriitis nodosa) zeigen infolge ihrer sehr ähnlichen pathologischen Vorgänge bei einem Befall der Lungen auch sehr ähnliche röntgenologische Bilder. Ihre gegenseitige Abgrenzung ist deshalb vorwiegend auch nur klinisch möglich. Typische Vorgeschichte, Gelenksymptome, serologische Befunde (Rheumateste, LE-Zell-Phänomen) und Hautsymptome geben die diagnostischen Hinweise. Immerhin ist der Röntgenbefund bei einzelnen Erkrankungen vielgestaltiger und kann so auch gewisse Anhaltspunkte vermitteln [s. Tabelle 1, außerdem bei BREDNOW, UEHLINGER und SCHOCH (a)].

Tabelle 1. *Thoraxbefunde von 86 Patienten mit Kollagenkrankheiten* (aus BESSLER 1958)

	Lupus erythematodes disseminatus		Generalisierte Sklerodermie		Periarteriitis nodosa	
Zahl der Fälle mit positiven Befunden	45		28		13	
Lungenbefund . . .	**43**		**25**		**12**	
Infiltrate . . .		**38**		13		**7**
Atelektasen . .		**25**		3		1
Fibrose		15		**21**		—
Stauung. . . .		10		1		**7**
Ödem		5		1		3
Infarkte . . .		3		1		**5**
Pleurabefund . . .	**40**		**21**		7	
Herzbefund	29		9		**10**	
Perikarderguß .		**14**		1		—

Die fetten Zahlen bezeichnen die charakteristischen Befunde.

Die Sklerodermie nimmt insofern eine Sonderstellung ein, als sie mit sehr gleichförmigen röntgenologischen Lungenveränderungen einhergeht. Sie sind gekennzeichnet durch eine Fibrose (s. auch Tabelle 1), die meist nicht alle Lungenlappen in gleicher Weise befällt. Die Unterlappen sind bevorzugt und die Fibrose nimmt im allgemeinen apicocaudal zu. Die Stärke der Fibrose kann von Fall zu Fall variieren und im Laufe der Zeit zunehmen (Fall 80, 81, 87). Da es sich bei der Sklerodermie um eine Systemerkrankung des Bindegewebes mit Sklerosierung auch an anderen Organen handelt, die neben den Hautveränderungen auch eine charakteristische Symptomatik des Röntgenbildes aufweisen, ergibt sich in der Einbeziehung dieser extrapulmonalen Befunde (Oesophagus, Magen-Darm, Knochen) ein wichtiges differentialdiagnostisches Kriterium. Gegenüber einer fortgeschrittenen Sarkoidose, mit der beispielsweise Fall 87 große Ähnlichkeit hat, ist differentialdiagnostisch anzuführen, daß die Verschattungen sich zwar in Hilusnähe befinden, aber weniger auf den Hilus ausgerichtet sind.

Bei der Dermatomyositis sind bisher nur Einzelfälle von Lungenveränderungen bekannt. Diese bestehen, wie auch in unserem Fall (Nr. 78), in mehr oder weniger ausgeprägten Verdichtungen der interstitiellen Zeichnung oder perihilärer Trübung [s. auch BREDNOW, UEHLINGER et al., UEHLINGER und SCHOCH (a)].

Bei den drei anderen Erkrankungen aus dem Formenkreis der „Kollagenosen", dem Lupus erythematodes disseminatus, dem primär chronischen Rheumatismus und der Periarteriitis nodosa, ist das Röntgenbild der Lungen weniger einheitlich und in den Veränderungen viel stärker wechselnd. Dadurch unterscheiden sie sich deutlich von anderen interstitiellen Erkrankungen.

Beim Lupus erythematodes wie beim primär chronischen Rheumatismus sind generell zwei Arten von Lungenverschattungen zu unterscheiden: krankheitsspezifische Veränderungen und solche, die durch eine Linksinsuffizienz des Herzens mit Stauung im kleinen Kreislauf bedingt sind. Die spezifischen Lungensymptome beim Lupus erythematodes sind neben interstitiellen Entzündungen Bronchopneumonien, Ödeme und vor allem Pleura- und Perikardergüsse (s. auch Kapitel I und Tabelle 1). Diese Veränderungen sind meist flüchtig und wechseln rasch untereinander. Ein Übergang in eine fibröse Vernarbung, wie beim Rheumatismus und vor allem bei anderen interstitiellen Erkrankungen, fehlt ganz oder ist geringfügig [Bednow, Bulgrin et al., Taylor und Ostrum, Uehlinger et al., Uehlinger und Schoch (a), Winslow et al.].

Der primär-chronische Rheumatismus führt ebenfalls zu zwei Arten von Lungenverschattungen: Die einen sind durch eine Herzbeteiligung mit Hilus- und Lungenstauung bedingt, die anderen dagegen Ausdruck einer spezifischen rheumatischen Pneumonie. Ihre Unterscheidung ist dem Kliniker oft schwierig, da der spezifisch-rheumatische Charakter der Verschattung nicht mit Sicherheit erkennbar ist (Sundermann und Panzram). Als typische rheumatische Veränderungen finden sich dabei oft perihilär gelagerte, fleckige Verschattungen, deren Umfang von miliaren Fleckschatten über eine reticulär-noduläre Lungenzeichnung bis zu umfangreichen Infiltrationen reicht (Fall 68, 69, 70). Dabei können die Bilder rasch wechseln. Der Lungenmantel bleibt vielfach frei. Die Infiltrate sind rückbildungsfähig, es kann aber auch eine Organisierung der Exsudate mit Fibrosierung eintreten [Brednow, Uehlinger und Schoch (a)]. Auch die Pleura kann zusammen mit den Lungen oder auch allein spezifisch-rheumatisch erkranken und dementsprechende röntgenologische Veränderungen hervorrufen (Sundermann und Panzram).

Mit der letzten der Kollagenkrankheiten, der Periarteriitis nodosa kommen wir schon zu einer Gruppe der interstitiellen Veränderungen, die nicht mehr vom Bindegewebe, sondern von den Gefäßen im Interstitium ausgehen. Bei dieser Erkrankung finden sich — wie schon in Kapitel I erwähnt — neben interstitiellen Verschattungen von mehr streifigem Charakter auch Infiltrate von unterschiedlicher Größe, die unter Umständen konfluieren können (Fall 71) (s. auch Tabelle 1). Es handelt sich dabei um disseminierte Infarktpneumonien, die gelegentlich durch zentrale Nekrobiose einschmelzen können. Bei der Riesenzellarteriitis und dem Wegenerschen Granulom ist das Bild ähnlich [Brednow, v. Dittrich et al., Diub et al., Leggat und Walton, Musshoff und Weinreich, Rose, Strickland, Uehlinger et al., Vogel, Walter (1958)].

Zu den Allgemeinkrankheiten, die zu fibrösen Lungenveränderungen führen können, gehören auch die histiocytären Retikulosen, die akute histiocytäre Retikulose (Letterer-Siwe), das eosinophile Granulom und die Xanthomatose (Hand-Schüller-Christian). Bei diesen drei Krankheitsbildern handelt es sich um primäre granulomatöse Erkrankungen des reticuloendothelialen Systems. Während die akute histiocytäre Retikulose vorwiegend bei Kindern vorkommt und meist unter schnellem Befall aller Lymphknoten, der Leber und Milz einen rapiden Verlauf nimmt, betrifft das eosinophile Granulom ältere Personen jenseits der Pubertät, seine Prognose ist besser. Auch bei der Xanthomatose ist der Verlauf chronischer, im allgemeinen aber ungünstiger als beim eosinophilen Granulom. Neben der Lunge werden die Lymphknoten, die Haut, die Leber und das Knochensystem befallen. Das Röntgenbild dieser Erkrankungen zeigt bei Befall der Lungen alle Übergänge von diskreten reticulär-nodulären Veränderungen über zarte und feinmaschige Verschattungen bis zum grobmaschigen Netz der „Honigwaben-Lunge" (Fall 83, 84). Diese Lungenveränderungen lassen sich aber nur im Zusammenhang mit anderen typischen Veränderungen in der Haut, in den Lymphknoten, der Milz und an den Knochen, bei der Xanthomatose vor allem am Schädel (Landkartenschädel), klären.

Eine mit dem *Gefäßsystem* in Beziehung stehende Erkrankung ist die idiopathische Lungenhämosiderose, deren Ätiologie und Pathogenese noch weitgehend unklar ist. Bei ihr entstehen rezidivierend Blutungen in das Lungengewebe, wobei das dabei frei werdende Eisen zunächst in den Alveolarepithelien, später aber auch in den Alveolarsepten und perivasculär abgelagert wird. Dadurch kommt es in fortgeschrittenen Stadien zu einer vermehrten Lungenzeichnung, die alle Grade von einer vermehrten reticulär-nodulären Zeichnung (Fall 76) bis zu breitstreifig-fleckigen Verschattungen erreichen kann. In den fortgeschrittenen Fällen kommt es zur sekundären Pulmonalsklerose mit Ausbildung eines Cor pulmonale (Fall 76). In Kapitel I wurde schon darauf hingewiesen, daß daneben durch die Blutungen noch flächenhafte Verschattungen auftreten können (Fall 19), die in ihrer Größe vom Ausmaß der Blutungen abhängig sind und sich oft in wenigen Tagen völlig resorbieren können. Im Laufe der Erkrankung vergrößern sich auch die Hiluslymphknoten, so daß das Röntgenbild an einen Morbus Boeck erinnern kann. Für die Diagnose ist vor allem die Anamnese mit rezidivierenden Hämoptoen sowie der Befund einer schweren Eisenmangelanämie sehr entscheidend [Coates und Bellamy, Doering (1960, 1961), Weingärtner (1957)]. Differentialdiagnostisch ist daran zu denken, daß Hämangiome der Lunge infolge rezidivierender Blutungen in das Interstitium der Lungen und die Alveolen zu einem klinisch und röntgenologisch sehr ähnlichen Bilde wie bei der idiopathischen Hämosiderose führen können (Noetzel).

Das Zusammentreffen einer Lungenhämosiderose mit einer Glomerulonephritis bezeichnet man als Goodpasture-Syndrom. Die Röntgenbefunde an der Lunge entsprechen denen der idiopathischen Lungenhämosiderose. Die Ursache dieser Erkrankung beruht wohl in einer Erkrankung der Capillaren (Lundberg) (s. Fall 82, 107).

Eine vasculär bedingte interstitielle Verschattung völlig anderer Genese ruft das interstitielle chronische Ödem bei chronischer Lungenstauung hervor. Es ist, vorausgesetzt, daß die Veränderungen nicht zu lange bestehen, bei Behebung oder Besserung des Grundleidens voll rückbildungsfähig (Fall 88). Besteht die Stauung aber sehr lange und stellt sich dadurch eine Induration der Lunge ein, so erscheint schließlich röntgenologisch das Bild einer Fibrosierung, die nicht mehr reversibel ist und unter Umständen differentialdiagnostische Schwierigkeiten bereitet (Fall 90). Den Schlüssel zum Verständnis der Lungenveränderungen bieten vor allem die Auswirkungen der chronischen Lungenstauung auf das Herz und die Lungengefäße. Jede Lungenstauung, gleich welcher Genese, führt auf die Dauer zu einer Pulmonalsklerose und einer Stauungsbronchitis. Die Pulmonalsklerose macht ein recht charakteristisches Bild. Der Stamm der A. pulmonalis und die zentralen Anteile der großen Pulmonalarterienäste sind erweitert. Ihre Aufzweigungen verjüngen sich stufenförmig, sind oft korkenzieherartig geschwungen und unregelmäßig konturiert (Steiner). Im Gegensatz dazu ist die Lungenperipherie nur spärlich vascularisiert. Die Lungenvenen sind, wie am Beispiel der Mitralstenose gezeigt werden konnte, in einem Großteil der Fälle enggestellt (Musshoff et al.). Bei der primären Pulmonalsklerose kann — in Analogie zu der hier beschriebenen sekundären — die Erweiterung der großen zentralen Lungenarterien so hochgradig sein, daß eine Verwechslung mit Drüsentumoren möglich ist (s. S. 204 und Fall 124). Auf die Herzveränderungen selbst soll im einzelnen nicht eingegangen werden. Sie haben entsprechend dem Grundleiden (Mitralstenose, muskuläre Linksinsuffizienz usw.) ihre eigene Charakteristik, die für alle differentialdiagnostischen Überlegungen unbedingt mit einbezogen werden muß. Die chronische Stauungsbronchitis zeigt infolge der Schleimhautschwellung der Bronchien und Bronchiolen eine charakteristische Verbreiterung der Bronchialzeichnung mit Doppelkonturierungen im Röntgenbild (s. S. 131).

Bei einer vermehrten Gesamtblutmenge (z. B. Polycythämie) oder bei einem erhöhten Lungendurchfluß, wie er bei manchen angeborenen Vitien (z. B. Ductus Botalli, Vorhofseptumdefekt) gegeben ist, findet sich eine gleichmäßige Erweiterung aller sichtbaren Lungengefäße. Die harmonische Weitenzunahme von Arterien und Venen ist für die differentialdiagnostische Beurteilung wesentlich und kommt am deutlichsten in der Schichtung in den Hili und im rechten Unterfeld an der Kreuzungsstelle der vom Hilus radiär in die Lunge ausstrahlenden Arterien und den annähernd horizontal im rechten Unterfeld zum linken Vorhof ziehenden Lungenvenen zur Darstellung (s. Fall 130, S. 249). Die Erweiterung der Lungengefäße geht mit einer Volumenzunahme des Herzens einher, die alle Herzanteile (Vorhöfe und Kammern, Muskulatur und Herzhöhlen) gleichmäßig betrifft (physiologische Herzvergrößerung). Ein typisches Beispiel einer solchen vermehrten Lungengefäßzeichnung stellt das Lungenbild bei der Polycythaemia vera dar (Fall 89). Thiede und Chievitz fanden eine vermehrte Gefäßzeichnung bei 53 von 119 Fällen. Dabei bestand eine Korrelation zwischen diesen röntgenologischen Veränderungen und dem Grad der Blutvolumensteigerung, aber nicht mit der Vermehrung des Erythrocytenvolumens oder des Hämoglobins.

Interstitielle Verschattungen, die von den *Lymphbahnen des Lungengerüstes* ausgehen, haben ihre Ursache vor allem in entzündlichen und tumorösen Erkrankungen. Allerdings sind beim interstitiellen chronischen Ödem die Lymphwege durch eine Lymphstauung auch mitbetroffen und tragen zum Röntgenbefund mit bei.

Ein sehr charakteristisches Beispiel entzündlicher Vorgänge in den Lymphwegen der Lunge ist der Morbus Boeck (Einzelheiten bezüglich Klinik und Röntgenologie siehe bei WURM, REINDELL und HEILMEYER). Im Stadium der Ausbreitung der Erkrankung in die Lungen (Stadium II) kommt es neben der hämatogenen Aussaat zu einem lymphogenen Fortschreiten von den Hili aus in die Lungen. Das Röntgenbild dieses Stadiums ist entsprechend den anatomischen Vorgängen recht charakteristisch. Die bis dahin glatte Begrenzung der Hiluslymphknoten fasert sich bei gleichzeitiger Verkleinerung der Lymphome auf, und es entsteht eine nach peripher fortschreitende, auf den Hilus ausgerichtete, streifige bis streifig-netzförmige Zeichnung (Fall 98, 99, 101). Im aktiven Stadium sind die Verschattungen infolge der exsudativen Komponente noch unscharf. Sie können sich ganz oder weitgehend zurückbilden, sie können aber auch in eine Fibrose übergehen (Stadium III), kenntlich an der zunehmenden Dichte und Härte der Streifenzeichnung. Der schubweise Verlauf der Erkrankung bringt es mit sich, daß bei ein und demselben Fall entzündliche und schon narbige Veränderungen nebeneinander bestehen können. Für das Endstadium (Stadium III) des Morbus Boeck sehr charakteristisch ist die erhebliche Schrumpfungstendenz, die entsprechend dem bevorzugten Befall der mittleren Lungenabschnitte zu einer Raffung in diese Bezirke führt (Fall 106). Diese Schrumpfung bleibt, wie schon eingangs erwähnt, nicht ohne Auswirkungen auf das Bronchialsystem (Fall 102, 103). Auf bestimmte Lungenanteile beschränkte Vernarbungen führen dabei zu Verlagerungen und Verschiebungen innerhalb des Bronchialsystems. Andererseits kommt es durch Zugwirkung des sich gleichmäßig nach allen Seiten retrahierenden Gewebes entweder zu Bronchiektasen oder durch narbige Einscheidung zu Bronchusstenosen und Verschlüssen, oft ohne wesentliche Verziehungen im Bronchialbaum; dabei können perlschnurartige Umformungen der Bronchien entstehen (MUSSHOFF und WEINREICH).

Differentialdiagnostisch sind die Endstadien des Morbus Boeck vor allem von der interstitiellen Lungenfibrose (HAMMAN-RICH) (z. B. Fall 86) oder von fortgeschrittenen Fibrosen bei der Sklerodermie (z. B. Fall 87) abzutrennen. Auch hierbei kann es zu erheblichen Schrumpfungsvorgängen kommen, wobei diese bei der Sklerodermie meist mehr die Unterfelder betreffen, entsprechend der bevorzugten Lokalisation der Lungenfibrose bei dieser Erkrankung. Für einen Morbus Boeck spricht die in jedem Fall vorhandene Miterkrankung der Hili (auch wenn die Residuen in Einzelfällen nur noch gering sein können) sowie die Ausrichtung der Lungenverschattung auf den Hilus, die bei den anderen Fibrosen eigentlich immer fehlt.

Tumoröse Erkrankungen des Lungengerüstes entwickeln sich vor allem in den perivasculären Lymphgefäßen, unter Umständen auch einmal im Bindegewebe. Das charakteristische Bild ist die Lymphangiosis carcinomatosa (Fall 91, 94, 97). Die Lungenveränderungen können zunächst diskret sein, sie können als feinmaschiges Netzwerk wie bei einer Fibrose imponieren (Fall 91, 94). Sie entwickeln sich aber meist sehr schnell und führen bis zu sehr groben, plumpen Streifenschatten (wie in Fall 97). Durch die anatomischen Beziehungen des Lymphgefäßsystems zum Hilus sind die Lungenverschattungen auf diesen ausgerichtet, die Hiluslymphknoten können miterkrankt sein. Die Hemmung des Lymphabflusses bewirkt manchmal in der Peripherie der Lungenfelder ebenso wie beim interstitiellen chronischen Ödem der Herzinsuffizienz die sog. Kerleyschen B-Linien (Fall 91). Entwickelt sich die Lymphangiosis carcinomatosa aus dem Hilus heraus, so entsteht das Bild der „besenreiserartigen Verschattung". Das typische Röntgenbild wird oft durch sekundäre entzündliche Prozesse oder durch zusätzliche herdförmige Absiedlungen im Parenchym überlagert.

Gelegentlich kommt es bei einer Leukämie zu leukämischen Zellinfiltraten ins Interstitium und damit zum Bild einer verstärkten streifigen und reticulären Lungenzeichnung. Diese kann, wie in Fall 66, nur einen kleinen Lungenabschnitt betreffen, sie kann aber auch, wie in Fall 67, in großer Ausdehnung beide Lungen befallen. Dabei können Teile des Interstitiums von den leukämischen Infiltrationen so dicht durchsetzt sein, daß das röntgenologische Bild dem Charakter einer interstitiellen Pneumonie ähnlich wird. Die Hilus- und Mediastinallymphknoten können, wie auch in Fall 67, miterkranken.

Neben den interstitiellen Verschattungen, die vom Blut oder Lymphgefäßsystem der Lungen ausgehen, sind auch noch diejenigen zu nennen, die durch *Erkrankungen der Bronchien* entstehen. Jede chronische Bronchitis, gleich welcher Genese, führt — wenn die Bronchialwandinfiltrationen ein genügendes Ausmaß erreicht haben — zu einer vermehrten Streifenzeichnung, die entsprechend den Röhren des Bronchialbaumes Doppelkonturierungen und ähnlich der Gefäßzeichnung dichotome Aufzweigungen erkennen läßt. Kommt es im Verlauf der Erkrankung zu einer stärkeren Peribronchitis, nimmt die bis dahin streifige Zeichnung einen mehr streifig-nodulären Charakter an; treten im Bereich der kleinen Bronchien infolge Schleimhautschwellungen und Sekretstauung Verschlüsse und kleine Atelektasen auf, so wird der noduläre Charakter des Bildes vorherrschend. Eine chronische Bronchitis als Komplikation einer Bronchiektasenerkrankung führt zu einem sehr charakteristischen Bild, der Doppelkonturierung erweiterter Bronchien, und ermöglicht dadurch im allgemeinen die Diagnose der Grunderkrankung schon aus dem Nativbild. Fehlt in solchen Fällen die Selbstreinigung der Bronchien, so sind sie infolge der Sekretfüllung in Form breiter, radiär angeordneter Bänder dargestellt, insbesondere in den abhängigen Lungenpartien.

In diesem Zusammenhang ist als eine angeborene Erkrankung die Mucoviscidose der Jugendlichen zu nennen, die in einer generalisierten Störung der Schleimdrüsensekretion steht und auch mit einer Pankreasfibrose einhergeht. Sie äußert sich an den Lungen zunächst in einer chronischen Bronchitis und Peribronchitis, dementsprechend im Röntgenbild als streifige Verdichtungen des Interstitiums. Auf Grund der Topographie des Bronchialbaums besteht eine Ausrichtung der Verschattungen auf den Hilus. Im weiteren Verkauf bestimmen peribronchiale Bronchopneumonien und Bronchiektasen zunehmend das Röntgenbild (s. Fall 93). Neben banalen chronischen Bronchitiden soll vor allem auch auf solche hingewiesen werden, die durch Pilzinfekte hervorgerufen sind. Bronchiektasen und kleinwabiger Umbau der feinen Abschnitte des Bronchialbaumes können, wenn nicht Sekret vorhanden ist, auch zum Bild einer Fibrose führen (Fall 174).

Wir haben einleitend in diesem Kapitel darauf hingewiesen, daß die Fibrosierung im Ablauf vieler chronischer interstitieller Lungenerkrankungen zu einem wabigen Umbau der Lunge führen kann, der durch eine cystische Erweiterung der terminalen Atemwege, der Bronchioli respiratorii und der Alveolen verursacht wird. Die dabei entstehenden Cysten sind im allgemeinen kleinblasig mit einem Durchmesser von nur wenigen Millimetern, zum Teil aber auch größer. Sie sind lufthaltig, können aber — wie beispielsweise bei der progredienten Lungenfibrose HAMMAN-RICH — auch Flüssigkeit oder Eiter enthalten. Formal röntgenologisch entsteht das Bild der erworbenen Wabenlunge, der „honeycomb-lung" des angelsächsischen Schrifttums. Solche Honigwabenlungen beobachten wir bei der Strahlenfibrose (Fall 77), der diffusen progredienten interstitiellen Lungenfibrose HAMMAN-RICH (Fall 79, 84, 86, 104), der fibrosierenden interstitiellen Pneumonie bei rheumatischer Arthritis (Fall 96), der progressiven Sklerodermie (Fall 81), der akuten histiocytären Retikulose LETTERER-SIWE, dem eosinophilen Granulom (Fall 83), der Xanthomatose HAND-SCHÜLLER-CHRISTIAN (Fall 84) und dem Morbus Boeck (Fall 103). Während der cystische Umbau bei den meisten dieser Erkrankungen die äußeren oder basalen Teile des Unterlappens bevorzugt, wie beispielsweise bei der progredienten Lungenfibrose HAMMAN-RICH, der progressiven Sklerodermie, der rheumatischen interstitiellen Pneumonie oder der Xanthomatose, sind bei den fortgeschrittenen Fällen der Sarkoidose vor allem die Oberlappen betroffen.

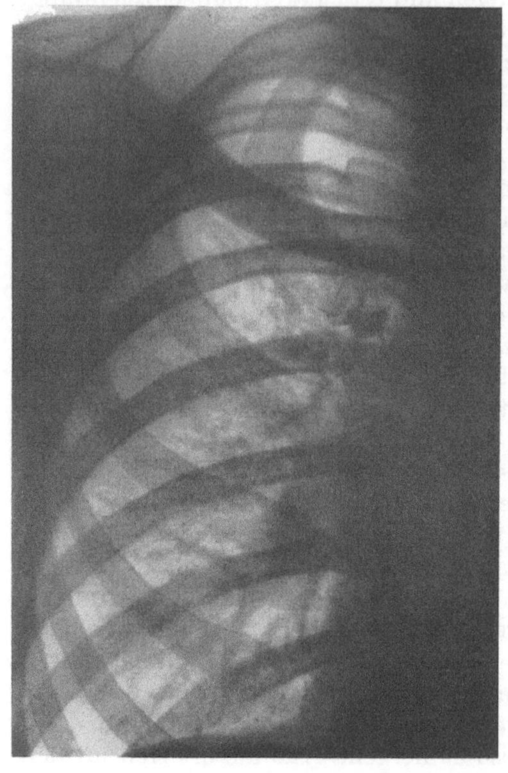

Abb. 65a

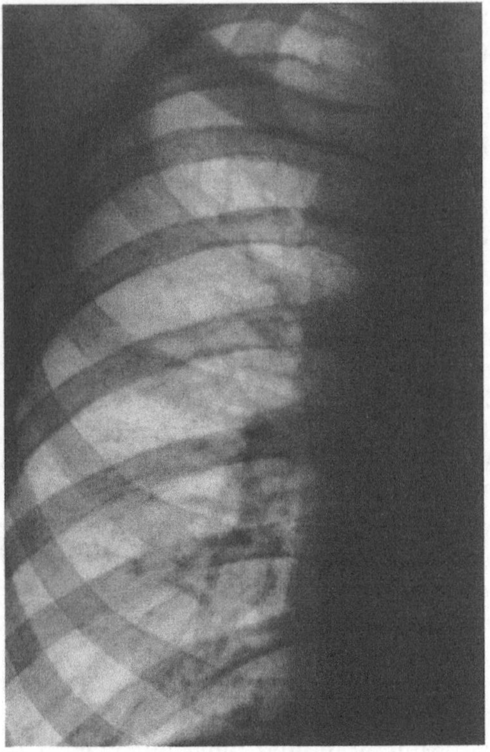

Abb. 65b

Fall 65*, **.

H. F., ♀, 47 Jahre.

Vorgeschichte: Früher nicht ernstlich krank gewesen. Vor 15 Jahren Mastitis. Vor 2 Jahren Feststellung eines Mammacarcinoms. Einige Zeit später erfolgte die Radikaloperation mit Ausräumung regionaler Lymphknotenmetastasen und anschließend eine Röntgennachbestrahlung. 3—4 Monate nach Abschluß der Bestrahlung Hustenreiz, der auch bei der Untersuchung noch nicht abgeklungen war.

Befund: Guter Allgemeinzustand. Zustand nach Bestrahlung der rechten Brustseite ohne Anhalt für Rezidiv. Keine Temperaturen. Blutsenkung 8/22 mm n.W.

Röntgenbefund:

Abb. 65a. *Ausschnitt aus Übersicht.* Feinstreifige Verschleierung in den vorderen Anteilen des rechten Ober- und Mittelfeldes mit unscharfer Begrenzung des rechten Mediastinums.

Weiterer Verlauf: Etwa 15 Monate später subjektives Wohlbefinden, kein Hustenreiz mehr. Gewichtszunahme.

Röntgenbefund:

Abb. 65b. *Ausschnitt aus Übersicht.* Die Verschattungen haben sich bis auf eine geringfügig vermehrte reticuläre Zeichnung zurückgebildet.

Diagnose: *Strahleninfiltration im rechten Oberfeld mit Übergang in eine zarte, eben erkennbare Fibrose.*

---

* Aus der Abteilung für Röntgen-Radium-Therapie (Leiter Doz. Dr. K. MUSSHOFF) der Medizinischen Universitätsklinik Freiburg i. Br. (Direktor: Prof. Dr. Dr. h.c. L. HEILMEYER).

** Siehe auch MUSSHOFF und WEINREICH.

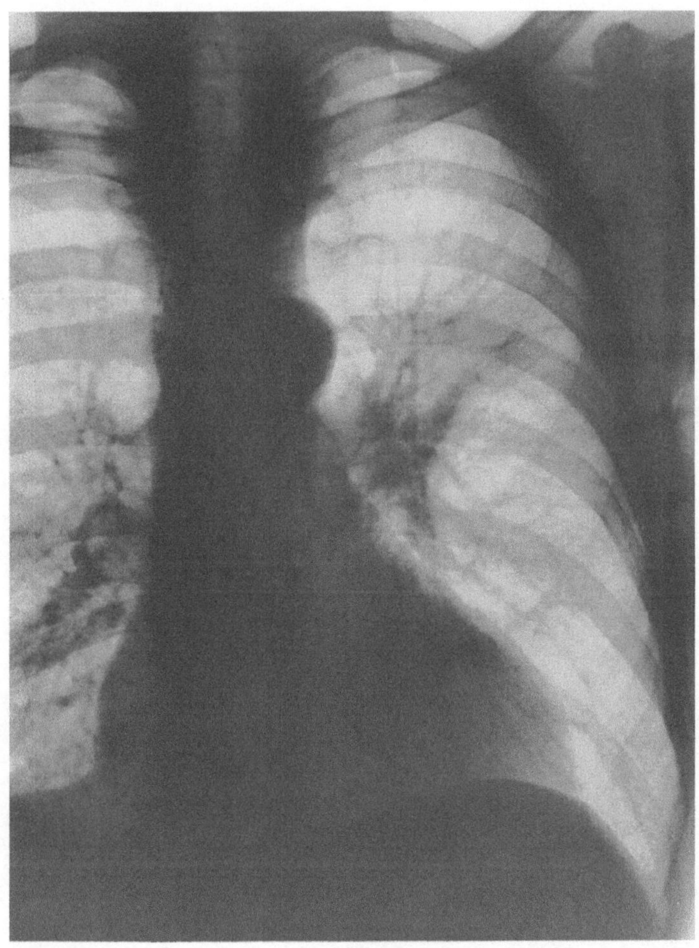

Abb. 66

Fall 66 *.

A. J., ♂, 61 Jahre.

Vorgeschichte: 1 Jahr vor Klinikaufnahme Husten und Auswurf mit gelegentlichen Blutbeimengungen. Schmerzen in der linken Brust. Gewichtsabnahme.

Befund: Schlechter Allgemeinzustand. Ruhedyspnoe und Cyanose. Über der linken Lunge bronchitische Geräusche und verschärftes Atemgeräusch. Leber deutlich vergrößert, Milz nicht vergrößert. Hypochrome Anämie. Leukocyten 8000, davon 60% lymphocytenähnliche Zellen. Thrombopenie. Blutsenkung 16/40 mm n. W.

Bronchoskopie: Soweit einsehbar, normales Bronchialsystem.

Röntgenbefund:

Abb. 66. *Übersicht.* Vom vergrößerten linken Hilus ausgehende, sich ins linke Ober- und Mittelfeld auflösende, streifig-feinreticuläre Verschattung.

Weiterer Verlauf: Es wurde eine linksseitige Pneumektomie vorgenommen. 12 Std später verstarb der Patient an ausgedehnten parenchymatosen Blutungen.

Diagnose: *Leukämisches Lungeninfiltrat bei myeloischer Leukämie (durch Obduktion gesichert).*

---

* Aus der Röntgenabteilung (Leiter Prof. Dr. E. STUTZ) der Chirurgischen Universitätsklinik Freiburg i. Br. (Direktor: Prof. Dr. H. KRAUSS).

Fall 67

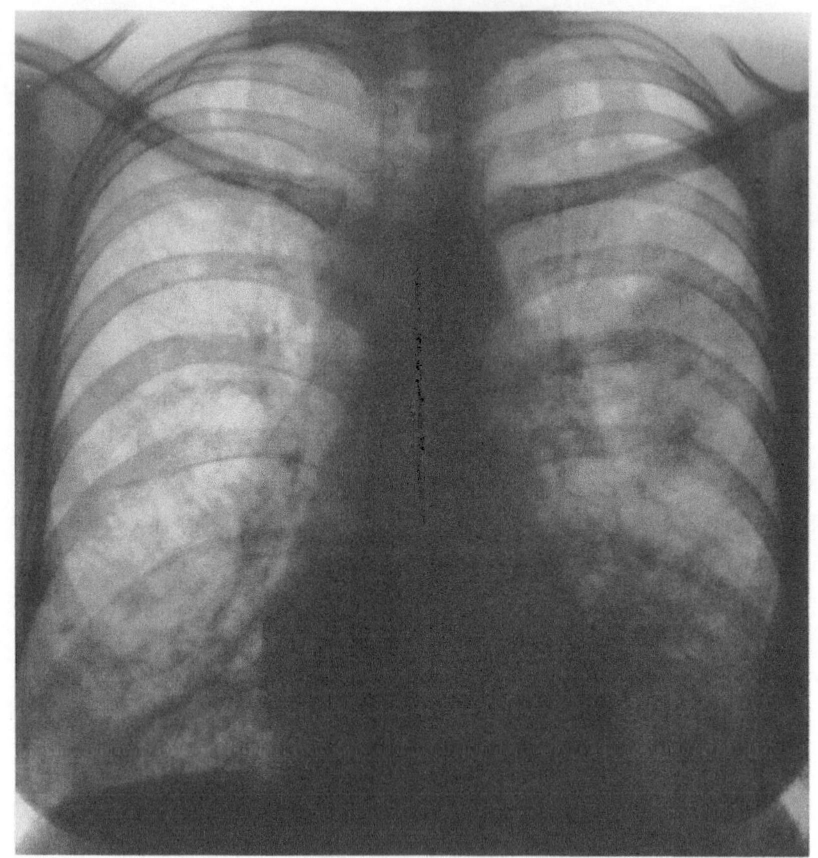

Abb. 67a

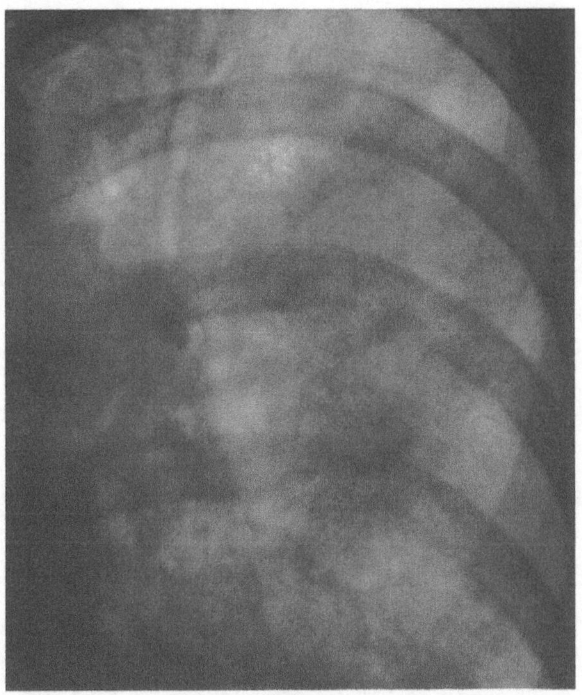

Abb. 67 b

Fall 67. UEHLINGER, Zürich und Kantonsspital Zürich

H. U., ♀, 32 Jahre.

Vorgeschichte: Krankheitsbeginn vor 1/2 Jahr mit subfebrilen Temperaturen. Differentialblutbild 1 Monat nach Krankheitsbeginn: 1900 Leukocyten, davon 6% Lymphoblasten und 63% Lymphocyten. Eine Behandlung mit Bluttransfusionen brachte nur vorübergehend Besserung. 1/2 Jahr nach Krankheitsbeginn trat eine akute Verschlimmerung des Zustandes mit Fieber, Kopfschmerzen und rasch zunehmender Atemnot ein.

Befund: Schweres Krankheitsbild mit Fieber und hochgradiger Atemnot. Blutbefund: 1300 Leukocyten, davon 56% Lymphocyten, 8% monocytoide Stammzellen, 25% Neutrophile. Im Sternalmark starke Wucherung der Stammzellen.

Röntgenbefunde:

Abb. 67a. *Übersicht.* In beiden Lungen netzartige, weitmaschige Zeichnung mit transparenten, flächig und fleckig-konfluierenden Verschattungen im linken Mittelfeld und in beiden Unterfeldern. Knotig vergrößerter linker Hilus.

Abb. 67b. *Ausschnitt linkes Mittelfeld.*

Weiterer Verlauf: Patientin starb am 2. Spitaltag und 2 Tage nach Anfertigung der Röntgenaufnahme unter den ausgeprägten Erscheinungen der hochgradigen respiratorischen Insuffizienz.

Diagnose: *Aleukämische Stammzellen-Leukämie mit interstitiellen Infiltraten in der Lunge, umfangreiche Wucherungen im Knochenmark, in den Lymphknoten und in der Milz (Obduktionsbefund).*

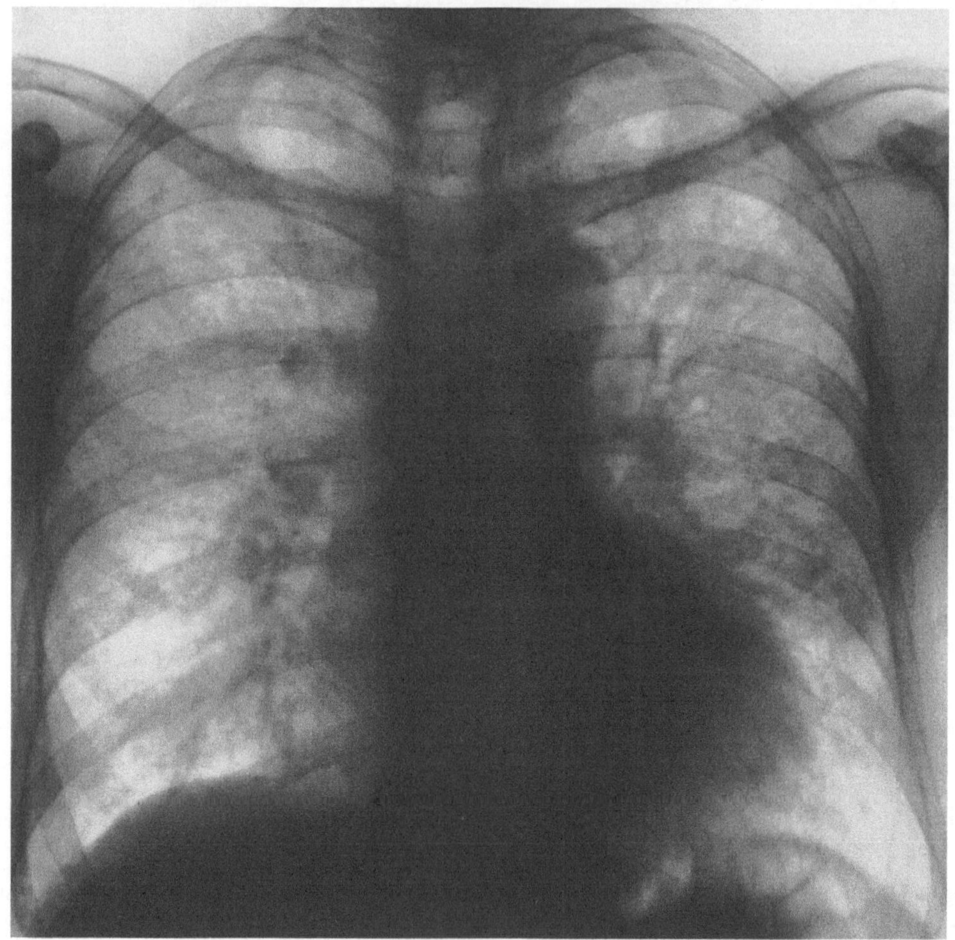

Abb. 68a

Fall 68. UEHLINGER und SCHINZ, Zürich

D. G., ♂, 63 Jahre.

Vorgeschichte: Seit Jahren chronische Bronchitis. Seit 1 Jahr allgemeine Müdigkeit und Feststellung einer erhöhten Blutsenkung. 1 Monat vor dem Tode akute fieberhafte Erkrankung mit zeitweiser Besserung auf Sulfonamide, dann wieder Rückfall. Der Tod trat 4 Tage nach Anfertigung der Röntgenaufnahme unter den Zeichen der kardiorespiratorischen Insuffizienz ein.

Befund: Hohes Fieber, Tachypnoe. Über beiden Mittelfeldern auskultatorische und perkutorische Befunde einer Pneumonie. Sauerstoffsättigung im arteriellen Blut 77 %, CO_2-Partialdruck 23 mm Hg.

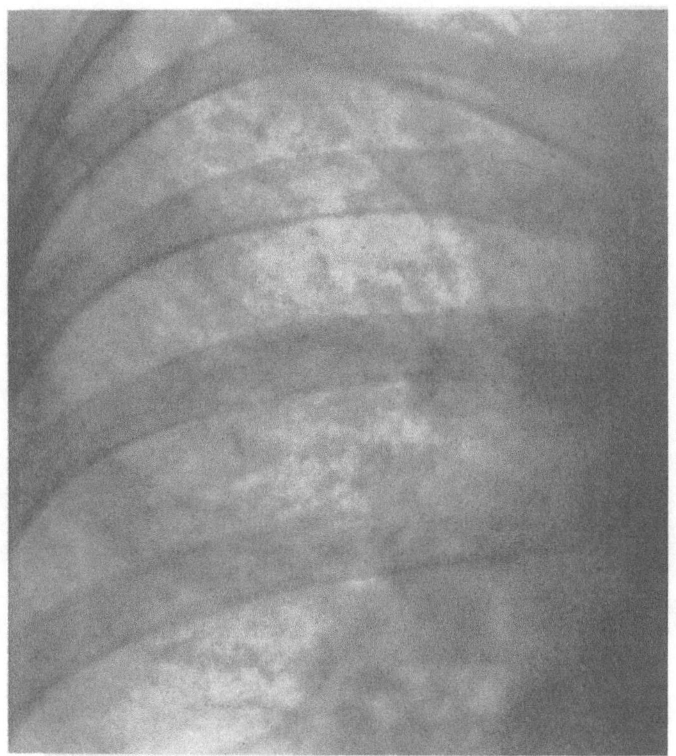

Abb. 68b

Röntgenbefunde:

Abb. 68a. *Übersicht.* Netzförmig-noduläre, unscharfe Zeichnung in beiden Ober- und Mittelfeldern, links bis zum Unterfeld reichend, im linken Mittelfeld stärker konfluierend. Vergrößerung des linken Ventrikels und des linken Vorhofs (Befund bei Mitralvitium).

Abb. 68b. *Ausschnitt rechtes Ober-Mittelfeld.* Die reticulär-noduläre Zeichnung zeigt einen weichen Charakter, so daß das Bild einer schleierartigen Trübung entsteht. Einzelne kleine Fleckschatten in den lateralen Anteilen des infraclaviculären Oberfeldes.

Diagnose: *Rheumatische Pneumonie mit Übergang in herdförmige Lungenfibrose beiderseits. Rheumatische Mitralendokarditis und Arteriitis rheumatica im Herzmuskel, Gehirn und in den Nebennieren (durch Obduktion festgestellt).*

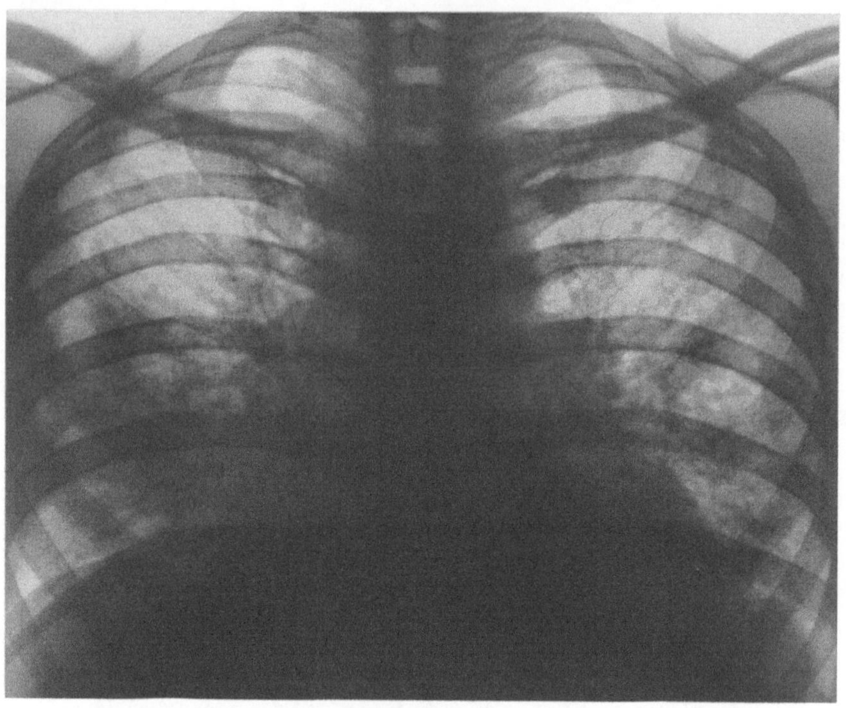

Abb. 69

Fall 69.
L. A., ♂, 47 Jahre.

Uehlinger und Schinz, Zürich

Vorgeschichte: Der Patient litt häufig an Anginen. Vor etwa 6 Monaten grippaler Infekt mit Fieber bis 39° C und Husten, der sich unter der Behandlung nicht vollständig zurückbildete. Es blieben subfebrile Temperaturen, Nachtschweiß und ein Schwächegefühl. 1 Monat später schmerzhafte Polyarthritis migrans. Tonsillektomie und Behandlung mit Steroiden waren ohne Einfluß. Zunehmende Ruhedyspnoe und Tachypnoe, Akrocyanose und Tachykardie. Nach einer Gesamtkrankheitsdauer von fast 7 Monaten (und 10 Tage nach der Röntgenuntersuchung) verstarb der Patient am Herzversagen.

Röntgenbefund:

Abb. 69. *Übersicht.* Verstärkte reticulär-noduläre Zeichnung in beiden Mittel- und Unterfeldern, die im rechten Unterfeld zu dichteren Schattenflächen konfluieren. Relativ helle Oberfelder. Freie Zwerchfellrippenwinkel.

Diagnose: *Subakute rheumatische Pneumonie bei subakuter rheumatischer Polyarthritis (durch Sektion gesichert).*

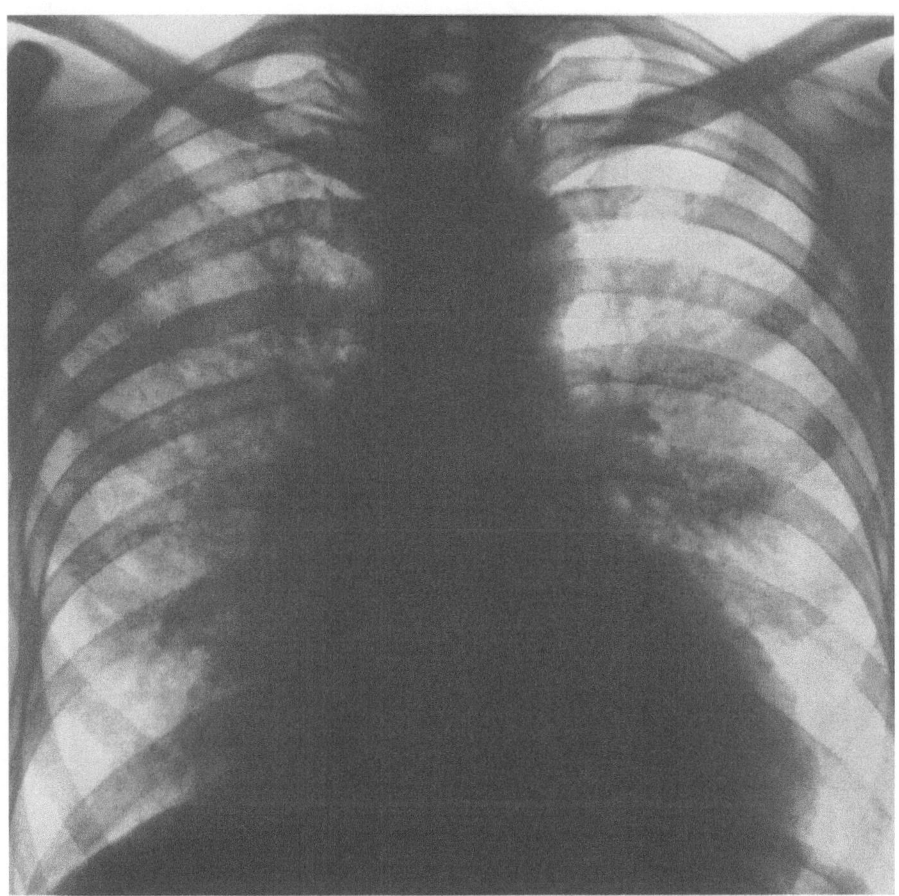

Abb. 70

Fall 70. UEHLINGER und SCHINZ, Zürich

H. H., ♂, 45 Jahre.

Vorgeschichte: Im Alter von 10 Jahren wurde eine Aortenstenose festgestellt. Vor 1/2 Jahr akute Erkrankung mit unregelmäßigen Temperaturen bis 38° C.

Befund: Wechselnde Körpertemperatur. Respiratorische Insuffizienz. Der Auskultationsbefund des Herzens entspricht einem kombinierten Aortenvitium. In Blutkulturen ließen sich nichthamolysierende Streptokokken züchten.

Röntgenbefund:

Abb. 70. *Übersicht.* Dichte, perihiläre, feinfleckige und netzförmige Verschattung beidseits, rechts stärker ausgeprägt als links, bei hellem Lungenmantel vor allem links. Sinus beidseits frei. Aortenkonfiguriertes Herz mit erheblich vergrößertem linkem Ventrikel.

Weiterer Verlauf: 3 Tage nach Anfertigung des Röntgenbildes verstarb der Patient unter den Zeichen einer respiratorischen Insuffizienz.

Diagnose: *Perihiläre rheumatische Pneumonie. Ulcerös-destruierendes Rezidiv einer Endokarditis an der Aortenklappe (Obduktionsbefund).*

Fall 71

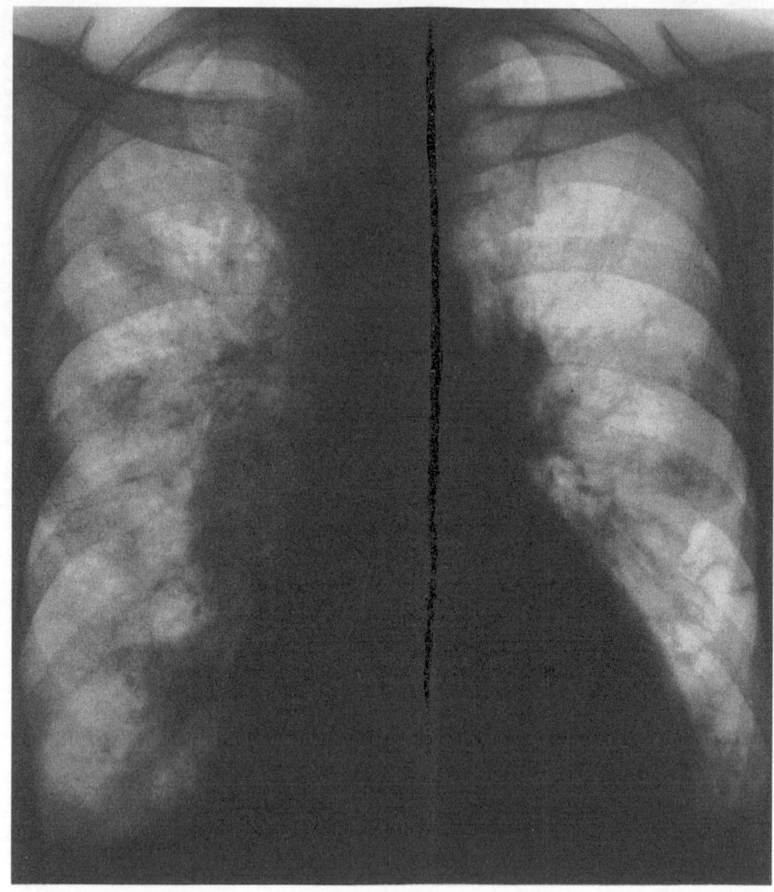

Abb. 71 a

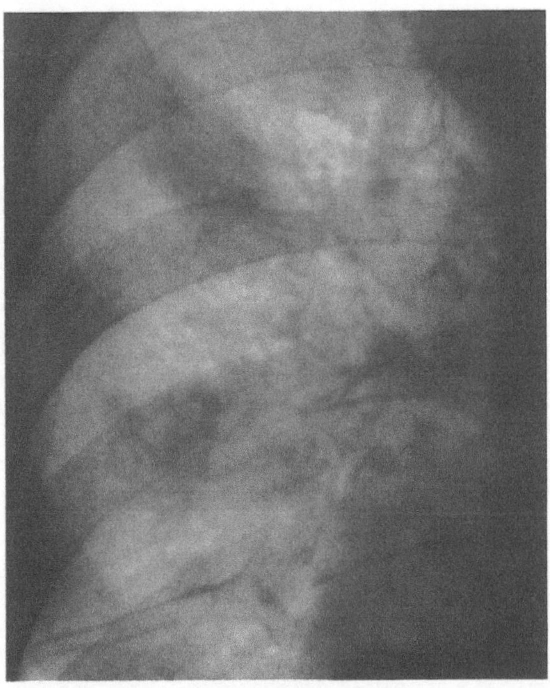

Abb. 71 b

Fall 71. UEHLINGER und SCHINZ, Zürich

St. E., ♂, 53 Jahre.

Vorgeschichte: Seit 11 Jahren Asthma bronchiale. Vor 4 Jahren Magenbeschwerden mit Blutungen aus Magengeschwüren, deshalb Magenresektion. Vor 2 Jahren bei einer Reihenuntersuchung Feststellung einer Hilusvergrößerung. Seit 1 Jahr zunehmende Atemnot, Gewichtsabnahme, Unterschenkelödeme. Später zusatzlich Cyanose, Ikterus der Haut und profuse Durchfälle.

Befund: Akro- und Lippencyanose. Trommelschlegelfinger und Uhrglasnägel. Ikterus der Haut und Schleimhäute. Systolikum über allen Ostien. Tachykardie um 110/min. Blutdruck 140/95 mm Hg. Über beiden Lungen bronchitische Geräusche. Im Blutbild Hb 97—69 g-%, Leukocyten 4600 mit Linksverschiebung und toxischen Granulationen. Vermehrung der γ-Globuline bei normalem Gesamteiweiß. Im Harn Eiweiß in Spuren, im Sediment Leukocyten, hyaline und granulierte Zylinder.

Lungenfunktion: Vitalkapazität nur 38 %, Tiffeneau nach 1 sec 68,5 %, Atemgrenzwert 38 % der Norm.

Röntgenbefunde (1 Tag vor dem Tode):

Abb. 71 a. *Übersicht.* Beidseits verstärkte netzförmig-noduläre Verschattung, besonders rechts mit Konfluenz zu groben Fleckschatten im Ober- und Mittelfeld. Winkelerguß beidseits. Verdichteter Interlobärspalt im rechten Mittelfeld. Schwellung der Hiluslymphknoten beidseits. Allseits vergrößertes Herz.

Abb. 71 b. *Ausschnitt rechtes Ober-Mittelfeld.* Nodulär-reticuläre Lungenzeichnung mit Konfluenz zu größeren, unscharf begrenzten Verschattungen im Ober- und Mittelfeld.

Diagnose: *Periarteriitis nodosa der Lungen mit nekrotisierenden Pneumonien und Infarkten. Serofibrinöse Begleitpleuritis (durch Obduktion gesichert).*

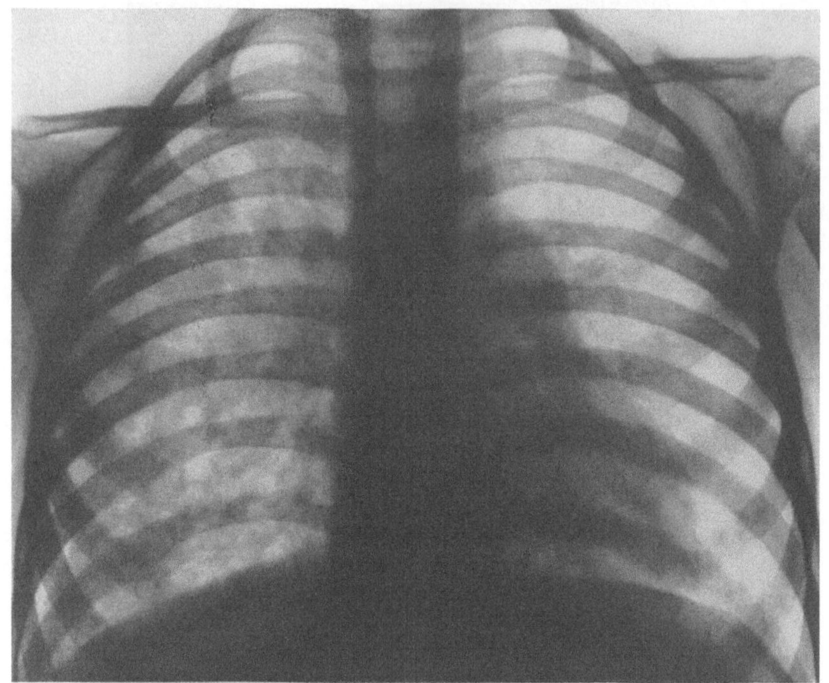

Abb. 72

Fall 72. UEHLINGER, Zürich und Pflegerinnen-Schule, Zürich
B. H., ♂, 3 Jahre.

Vorgeschichte: Das Kind litt an einer familiaren Thrombocytopenie mit Schüben einer hämorrhagischen Diathese. Die Thrombocytenzahlen schwankten zwischen 48000 und 150000, meist 60000 bis 80000. Seit dem 4. Lebensmonat rezidivierende Pneumonien. Im Rontgenbild fand man eine zunehmende fleckige Verschattung und eine verstärkte Netzzeichnung rechts bei Entwicklung eines Emphysems links.

Röntgenbefund (2 Monate vor dem Tode):

Abb. 72. *Übersicht.* Kleinfleckige, weiche, konfluierende, zum Teil auch mehr streifige Verschattungen in der rechten Lunge, die zum Lungenmantel hin an Dichte abnehmen. Erhöhte Strahlendurchlässigkeit des linken Lungenfeldes. Tiefstehendes und abgeflachtes Zwerchfell.

Weiterer Verlauf: Zunehmende Dyspnoe und Tachypnoe mit Atemfrequenz zwischen 70 und 80 pro min. Der Tod trat schließlich unter den Zeichen der Ateminsuffizienz ein.

Diagnose: *Interstitielle plasmacelluläre Pneumonie mit Übergang in Lungenfibrose (Obduktionsbefund).*

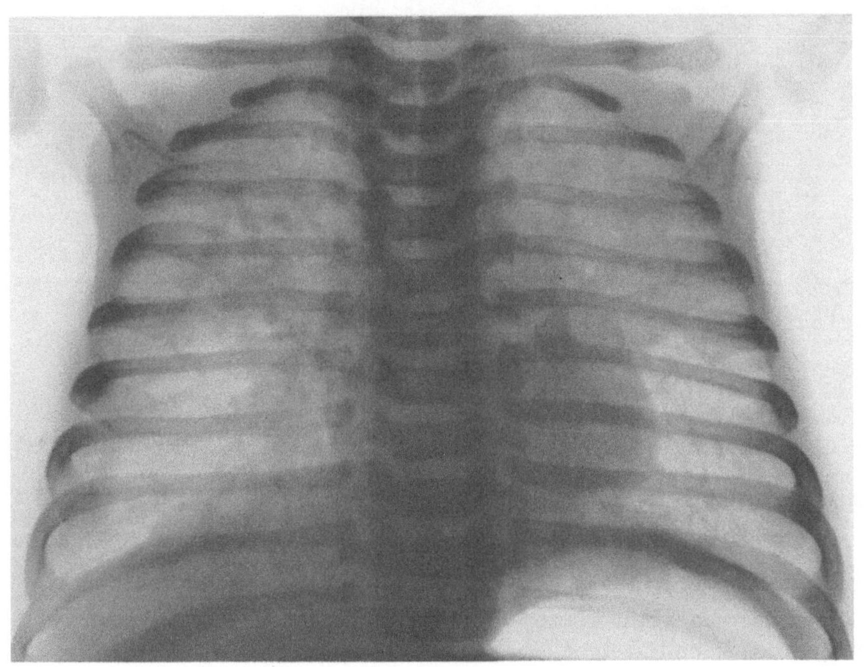

Abb. 73

Fall 73. VIVELL, Freiburg i. Br.

W. D., ♀, 4 Monate.

Vorgeschichte: Das Kind erkrankte in einem Kinderheim.

Befund: Tachypnoe mit Flankeneinziehung während 20 Tage, Schaumsaum am Mund. Keine Temperaturen. Die Komplementbindungsreaktion auf interstitielle plasmacellulare Pneumonie war positiv.

Röntgenbefund:

Abb. 73. *Übersicht.* Streifig-fleckförmige Verschattungen in beiden Ober- und Mittelfeldern und im medialen rechten Unterfeld mit benachbarter pleurodiaphragmaler Adhäsion. Mäßige Überblähung der restlichen Lunge.

Weiterer Verlauf: Unter entsprechender Therapie Ausheilung.

Diagnose: *Interstitielle plasmacelluläre Pneumonie (serologisch gesichert).*

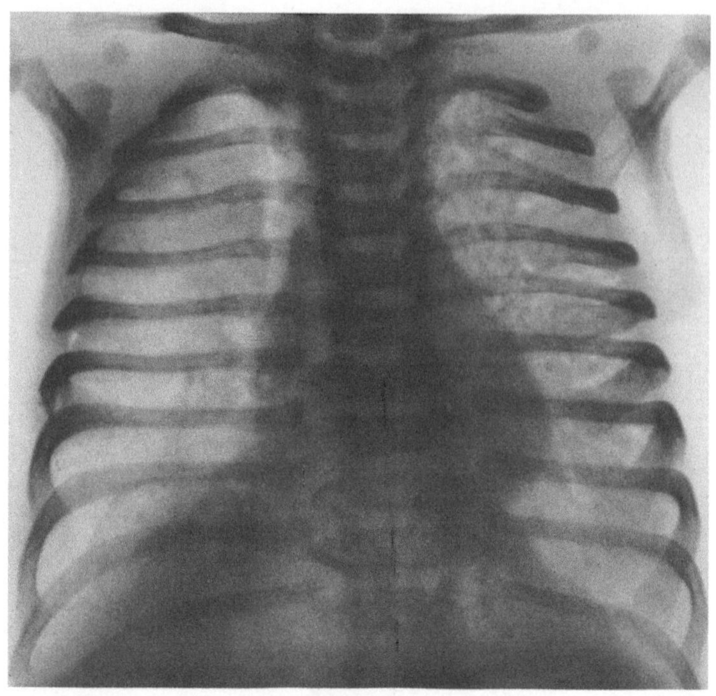

Abb. 74a

Fall 74. VIVELL, Freiburg i. Br.

W. A., ♂, $2^1/_2$ Monate.

Vorgeschichte: Das Kind infizierte sich in der Klinik.

Befund: Hechelnde Atmung mit einer Frequenz über 120 pro min. Keine Temperaturen.

Röntgenbefund:

Abb. 74a. *Übersicht.* Annähernd homogene, zarte Verschattung im rechten Ober- und Mittelfeld mit sichelförmiger Aufhellung paramediastinal rechts und zartem Aufhellungsstreifen rechts an der Thoraxwand. Streifig-fleckförmige, konfluierende Verschattungen der linken Lunge. Beidseits steilgestelltes, links abgeflachtes, rechts adhärentes Zwerchfell.

Abb. 74b. Pneumocystis Carinii im Lungentupfpräparat bei interstitieller plasmacellulärer Pneumonie. Giemsafärbung. Vergr. 1:1200 (überlassen von Prof. VIVELL, Kinderklinik Freiburg i. Br.).

Weiterer Verlauf: 3 Tage nach Krankheitsbeginn verstarb das Kind.

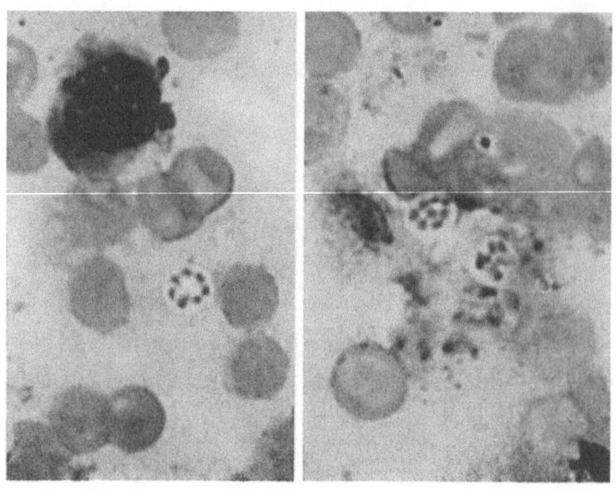

Abb. 74b

Diagnose: *Interstitielle plasmacelluläre Pneumonie (Obduktionsbefund) mit schwerem interstitiellem und mediastinalem Emphysem. Typische Pneumocystis Carinii im anatomischen Tupfpräparat (Abb. 74b).*

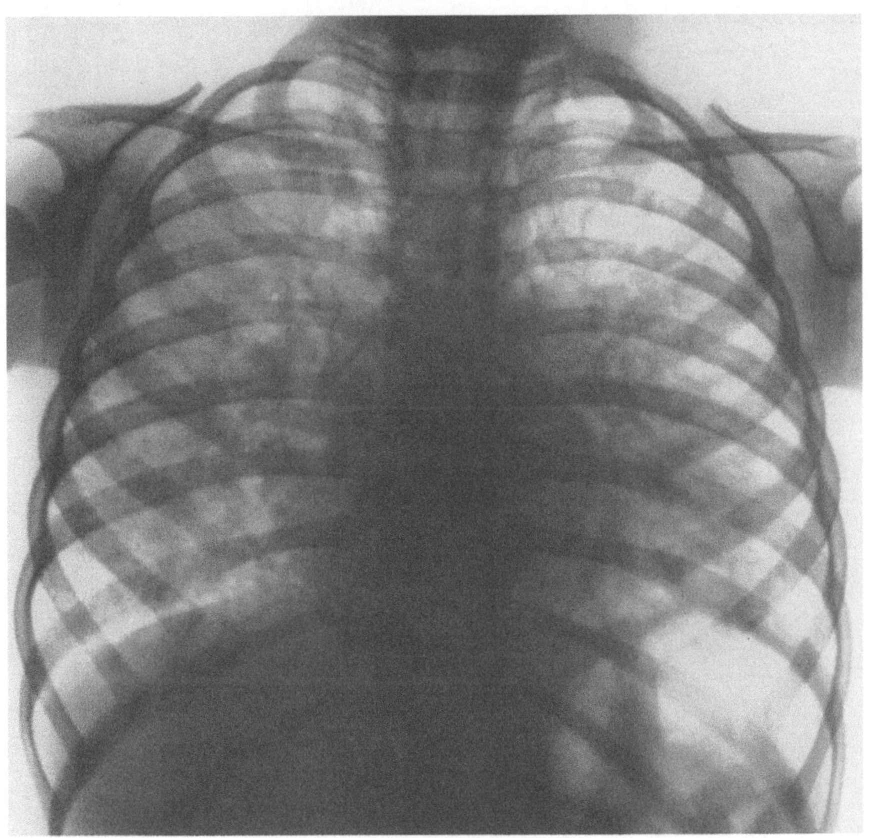

Abb. 75

Fall 75. HEMPEL und WEINGÄRTNER, Leipzig

L. M., ♀, 2 Jahre.

Vorgeschichte: Bei dem Kind entwickelte sich langsam eine zunehmende Dyspnoe und Cyanose. Trotz intensiver Behandlung verstarb das Kind 2 Monate nach Krankenhausaufnahme.

Befund: Tachypnoe. Bei der Atmung tiefe Einziehung im Bereich des Jugulums und der Intercostalräume. Grau-blasse Cyanose, Trommelschlegelfinger. Im EKG pathologischer Rechtstyp mit den Zeichen einer Rechtshypertrophie und Vorhofbelastung als Hinweis auf ein Cor pulmonale.

Röntgenbefund:

Abb. 75. *Übersicht.* Von beiden Hili ausgehende sehr dichte streifig-reticuläre und teilweise kleinfleckig-konfluierende Verschattung, die annähernd symmetrisch angeordnet ist und bis in die Peripherie reicht.

Diagnose: *Diffuse, progrediente, interstitielle Lungenfibrose* (HAMMAN-RICH) *(durch Sektion bestätigt).*

Fall 76

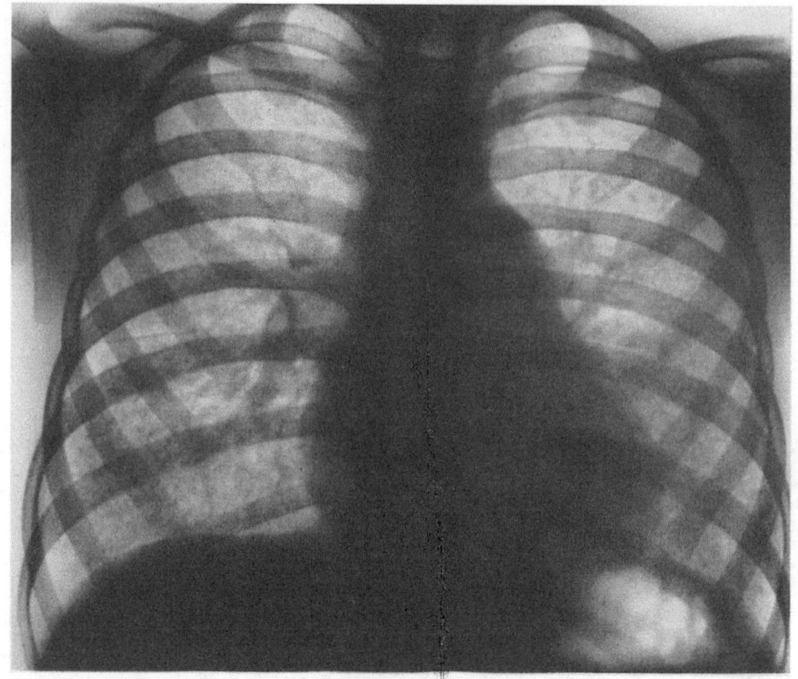

Abb. 76a

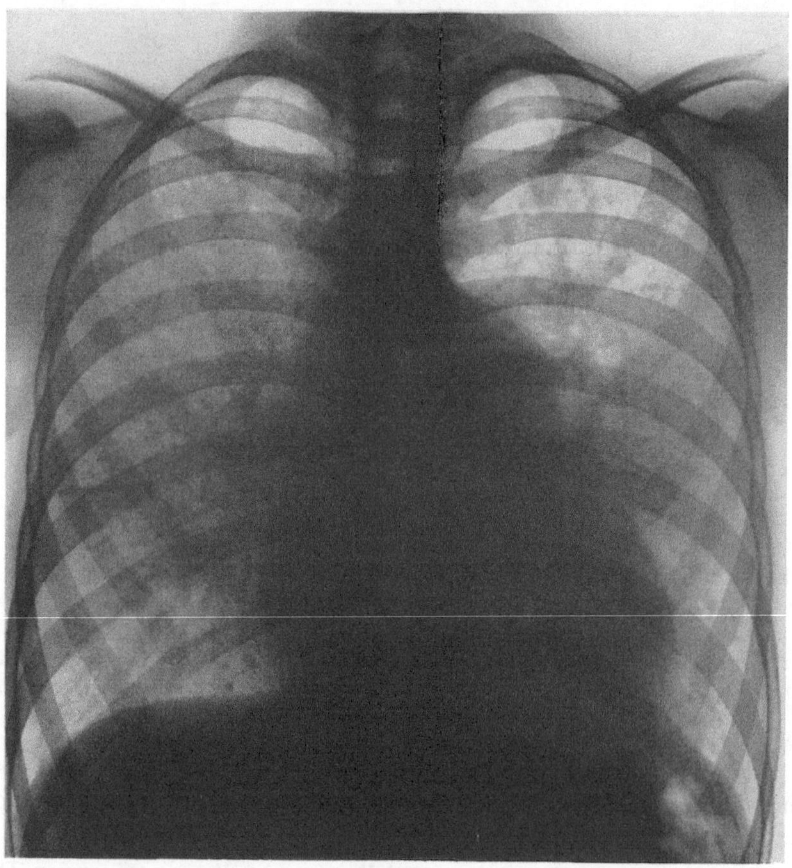

Abb. 76b

Fall 76*. DOERING, Göttingen
B. H.-J., ♂, 17 Jahre.

Vorgeschichte: Im 7. Lebensjahr kolikartige unbestimmte Leibschmerzen. Im gleichen Jahr noch Feststellung einer Anämie mit einem Hb von 39 % und 3,8 Mill. Erythrocyten. Trotz Bluttransfusionen weitere Zunahme der Anamie und Vermehrung der Reticulocyten bis auf 71 ‰. Deshalb im folgenden Jahr Splenektomie unter der Annahme einer hamolytischen Anämie. Die Milz war nur geringfugig vergrößert, die Anämie blieb weiterhin bestehen. Ein halbes Jahr später erstmals blutiges Sputum. 2 Jahre nach Krankheitsbeginn fanden sich im Röntgenbild kleine miliare Herde in beiden Unterfeldern (Abb. 76a). 10 Monate später Temperaturen, Husten und zeitweilig blutiger Auswurf. Eine Tuberkulose wurde durch die negative Tuberkulinreaktion ausgeschlossen. Auf Grund der Anämie und der Anordnung der Lungenveranderungen wurde die richtige Diagnose schon jetzt gestellt.

Im Laufe der nächsten Jahre Ausbildung eines Cor pulmonale trotz Wohlbefindens und zeitweise auch gebesserter Anamie. Insgesamt 10 Jahre nach Beginn der Erkrankung und 8 Monate nach Anfertigung der 2. Aufnahme (Abb. 76b) akute Verschlechterung mit Dyspnoe, Tachykardie und starkerer Blässe. Kurz darauf trat dann der Tod im Kreislaufversagen ein.

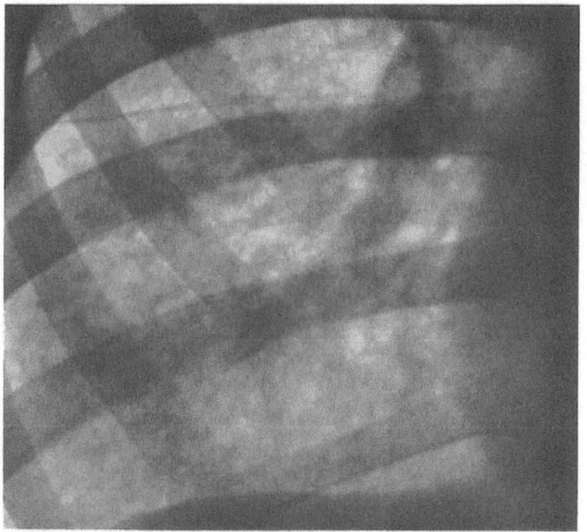

Abb. 76c

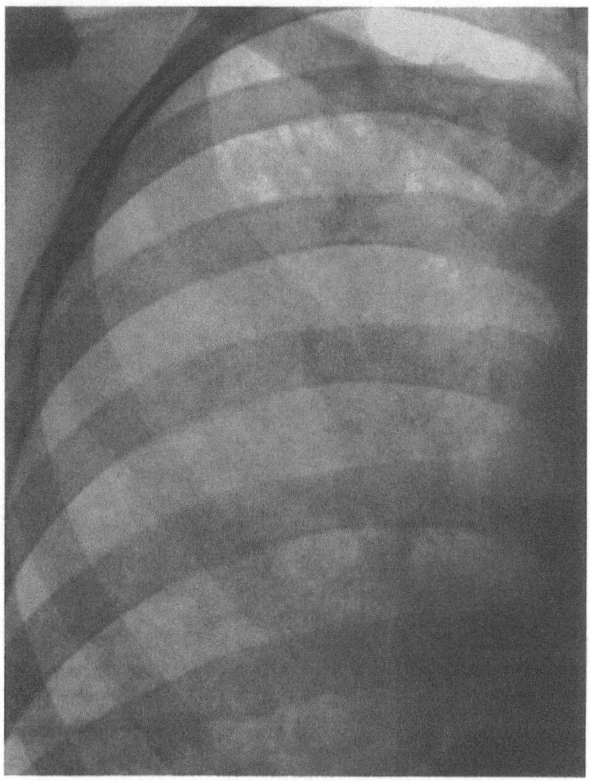

Abb. 76d

Röntgenbefunde:

Abb. 76a. *Übersicht.* In beiden Lungen findet sich eine fast symmetrisch angeordnete, vermehrte feinreticuläre Zeichnung mit multiplen, meist kleinen, zum Teil auch mittelgroßen Fleckschatten. Die Veränderungen nehmen apico-caudal zu. Großes Herz mit prominentem Pulmonalbogen. Verdichteter Interlobärspalt rechts.

Abb. 76b. *Übersicht, 7 Jahre nach Abb. 76a.* Es findet sich eine vermehrte, dichte, reticuläre Zeichnung, die von kleinsten dichtstehenden Fleckschatten überlagert ist. Die Veränderungen betreffen jetzt vorwiegend die Ober- und Mittelfelder und sind rechts ausgeprägter als links. Beide Lungenunterfelder sind weniger befallen. Weitere Größenzunahme des Herzens mit erheblich verstärkter Prominenz der Art. pulmonalis.

Abb. 76c. *Ausschnitt von Abb. 76a.*

Abb. 76d. *Ausschnitt von Abb. 76b.*

Diagnose: *Idiopathische Lungenhämosiderose (durch Obduktion gesichert).*

* Siehe auch DOERING (1960, 1961).

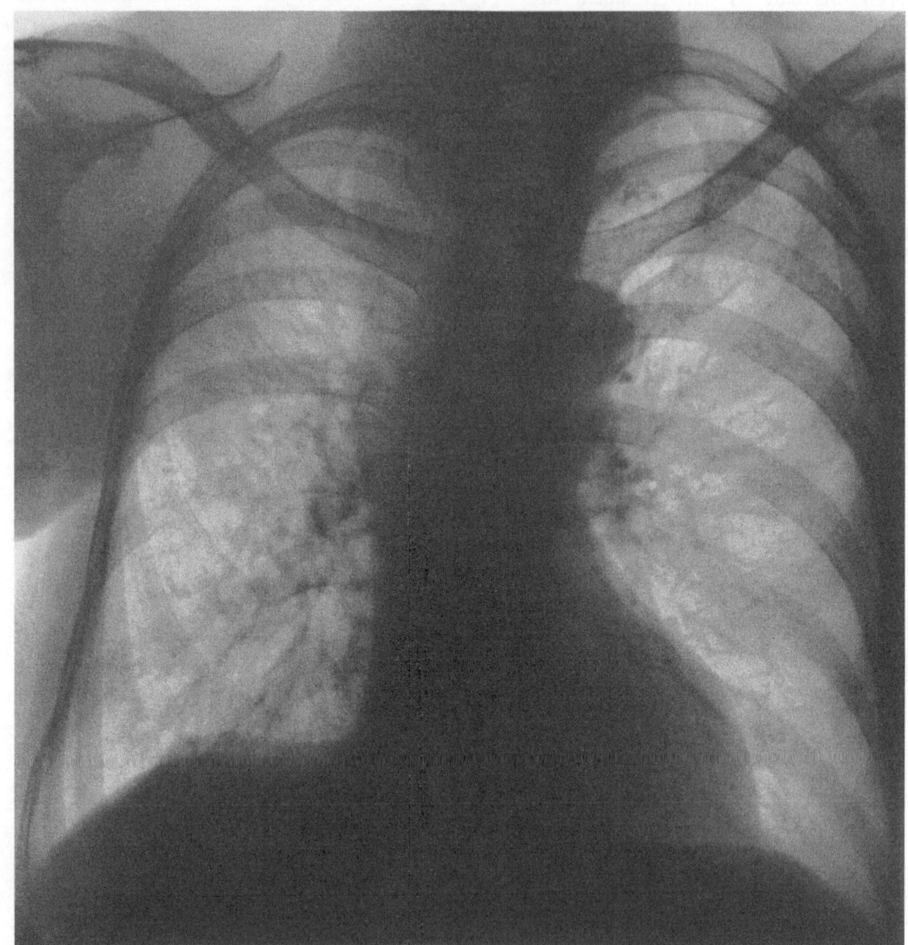

Abb. 77a

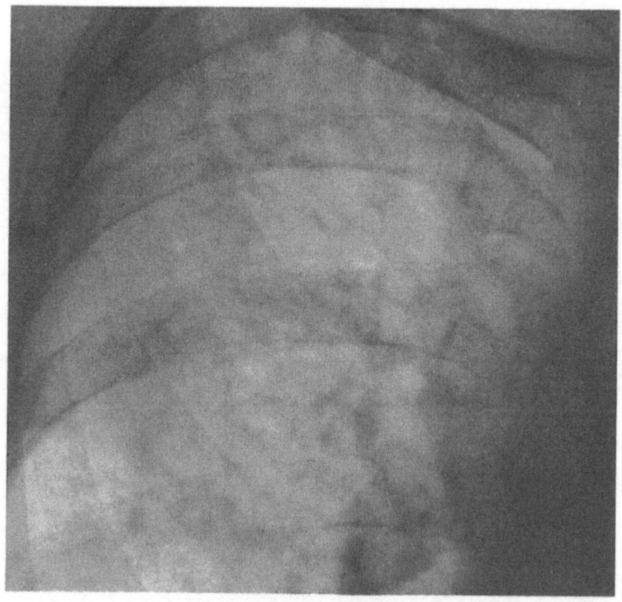

Abb. 77b

Fall 77*.

Sch. R., ♀, 68 Jahre.

Vorgeschichte: Vor 19 Jahren stärkere Blutungen aus dem Genitaltrakt, deshalb außerhalb Curettage und Röntgenmenolyse. Vor 5 Monaten Feststellung eines walnußgroßen Knotens in der rechten Brust. 2 Monate später Radikaloperation eines cirrhosen Carcinoms mit axillären Lymphknotenmetastasen. Weitere 2 Monate danach Rontgennachbestrahlung. 8 Tage nach Abschluß der Bestrahlung setzte ein Reizhusten mit schleimigem Auswurf ein. Dieser Husten hielt trotz hausärztlicher Behandlung in den folgenden 5 Monaten an.

Befund: Guter Allgemeinzustand und Gewichtszunahme. Keine Temperaturen. Im Blutbild mäßige Anämie und geringe Leukopenie. Blutsenkung 41/65. Lymphstauung im rechten Arm.

Röntgenbefunde:

Abb. 77. a *Übersicht,* b *Ausschnitt rechtes Oberfeld.* Relativ dichte, reticuläre Zeichnung im rechten Ober- und Mittelfeld und in den medialen Anteilen des Unterfeldes, wo sie zusätzlich streifigen Charakter hat. Verschwielung der benachbarten Pleura parietalis, der mediastinalen und der diaphragmalen Pleura. Verkleinerung der befallenen Lungenabschnitte. Stauung der Weichteile des rechten Armes.

Diagnose: *Strahlenfibrose der rechten Lunge (nur geringe Rückbildung in einem weiteren Beobachtungszeitraum von 8 Monaten).*

* Aus der Abteilung für Röntgen-Radium-Therapie (Leiter Doz. Dr. K. Musshoff) der Medizinischen Universitätsklinik Freiburg i. Br. (Direktor: Prof. Dr. Dr. h.c. L. Heilmeyer).

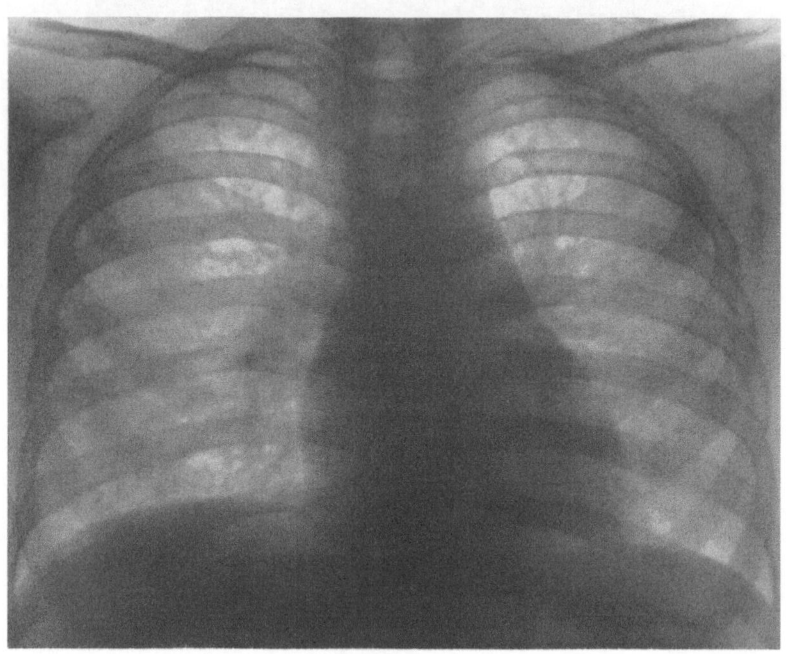

Abb. 78

Fall 78. UEHLINGER, Zürich und Kinderspital, Zürich

B. A., ♀, 10 Jahre.

Vorgeschichte: Vor 1 Jahr traten subfebrile Temperaturen auf, außerdem Schrunden an den Händen und Fingern, die Fingerbeweglichkeit war eingeschränkt und die Knie- und Ellbogengelenke bei der Bewegung schmerzhaft.

Befund: Tachykardie von 130—160 pro min mit rechtsventrikulären Extrasystolen im EKG. Das Röntgenbild der Lungen war zunächst unauffällig. Kreatin-Ausscheidung 8,34 mg/kg Körpergewicht pro Tag (obere Grenze der Norm).

Röntgenbefund:

Abb. 78. *Übersicht.* Beidseitige Trübung der Lungenfelder durch eine zart vermehrte netzförmig-noduläre Zeichnung.

Weiterer Verlauf: Nach 1 Jahr Atemnot beim Treppensteigen. Funktionell findet sich jetzt eine Einschrankung der Inspiration mit Einschränkung der Lungenvolumina bei unbehinderter Ausatmung.

Diagnose: *Gesicherte Dermatomyositis mit Lungenfibrose.*

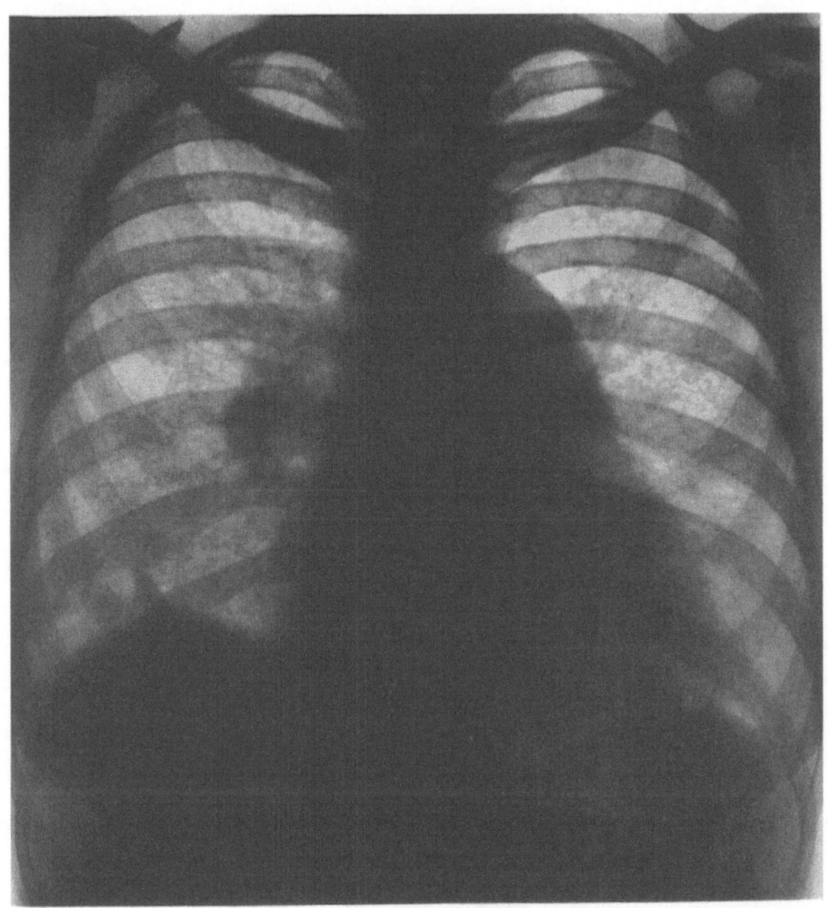

Abb. 79

Fall 79*. GROSSE-BROCKHOFF, Düsseldorf

W. R., ♀, 38 Jahre.

Vorgeschichte: Seit 15 Jahren zunehmend Husten und Atemnot. Vor 1 Jahr Fieber und seitdem rasche Verschlechterung. Patient verstarb 11 Tage nach Klinikaufnahme.

Befund: Schlechter Allgemeinzustand mit Untergewicht, starker Dyspnoe, Orthopnoe, Cyanose und Trommelschlegelfinger. Lebervergroßerung und Beinodeme. Im EKG pathologischer Rechtstyp. Starke Erhöhung des Druckes in der Arteria pulmonalis (170/100 mm Hg). Temperatur normal. Blutsenkung 2/4. Im Blutbild 17 g-% Hb, 5,0 Mill. Erythrocyten, 7500 Leukocyten.

Röntgenbefund:

Abb. 79. *Übersicht.* Beidseitige feinstreifige, kleinstfleckige, reticuläre Zeichnung der Lungen. Vergrößerte, dichte Hili. Zipflige Ausziehungen beider Zwerchfellanteile. Linksgelagertes Herz mit stark vorgewölbtem Pulmonalbogen.

Diagnose: *Diffuse, progrediente, interstitielle Lungenfibrose* (HAMMAN-RICH). *Hypertrophie und Dilatation des rechten Ventrikels (durch Obduktion bestätigt).*

* Siehe auch GROSSE-BROCKHOFF.

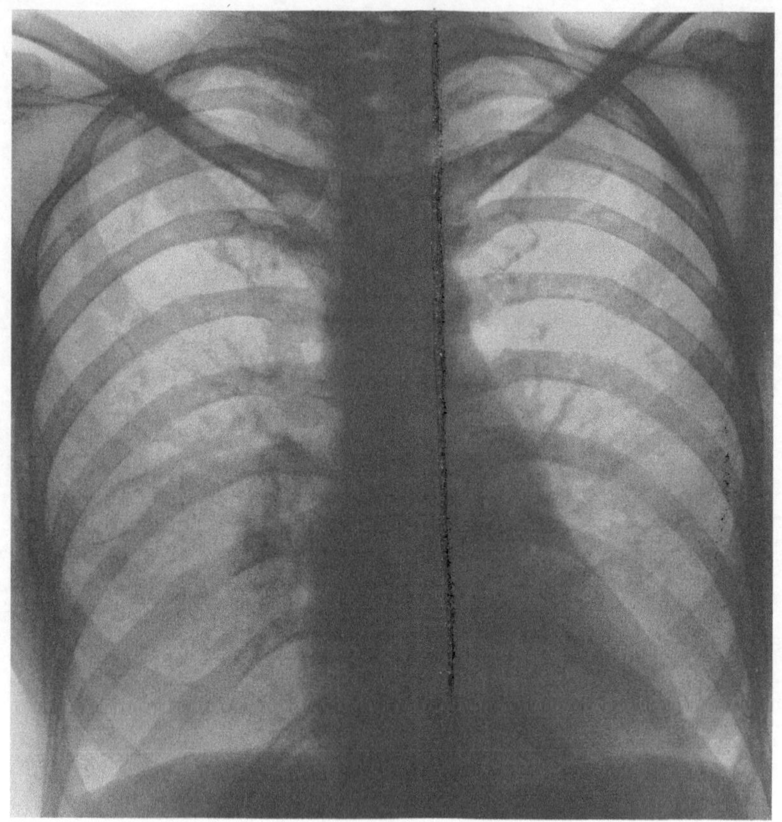

Abb. 80a

Fall 80. NÄGELE, Gießen

St. W., ♀, 40 Jahre.

Vorgeschichte: Seit 5 Jahren Durchblutungsstörung in der Kälte. Seit 3 Jahren zunehmende Verhärtung der Haut im Gesicht, an den Unterarmen und besonders an Händen und Fingern. In den letzten Monaten zunehmende Atemnot und Schluckbeschwerden.

Befund: Typische Veränderungen durch die Grundkrankheit an den Händen, Unterarmen, im Gesicht, am Hals und an den Füßen. Verkürzung der Fingerendglieder, Einschrankung der Mundöffnung. Im EKG ungewöhnlicher Rechtstyp mit Störung des Erregungsrückganges. Extrasystolen.

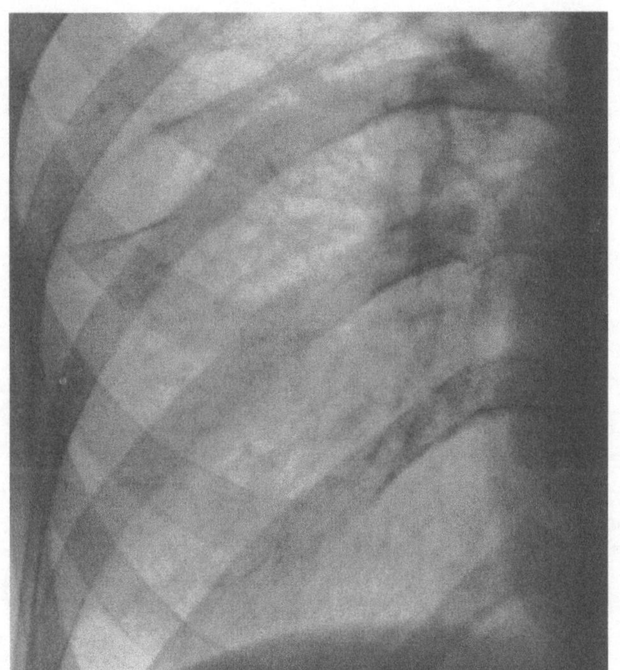

Abb. 80b

Röntgenbefunde:

Abb. 80a. *Übersicht.* Feine netzförmige Zeichnung in beiden Mittel- und Unterfeldern, apico-caudal zunehmend. Zarte interlobäre Pleuraverdichtung und leichte Verschwielung in den Zwerchfellrippenwinkeln. Deutliche Prominenz des Pulmonalbogens.

Abb. 80b. *Ausschnitt rechtes Unterfeld.* Feinmaschige Lungengerüstzeichnung.

Diagnose: *Progressive Sklerodermie mit Lungenfibrose (durch Untersuchung eines excidierten Hautstückes gesichert). Befall auch des Oesophagus und des Dünndarmes.*

Fall 81

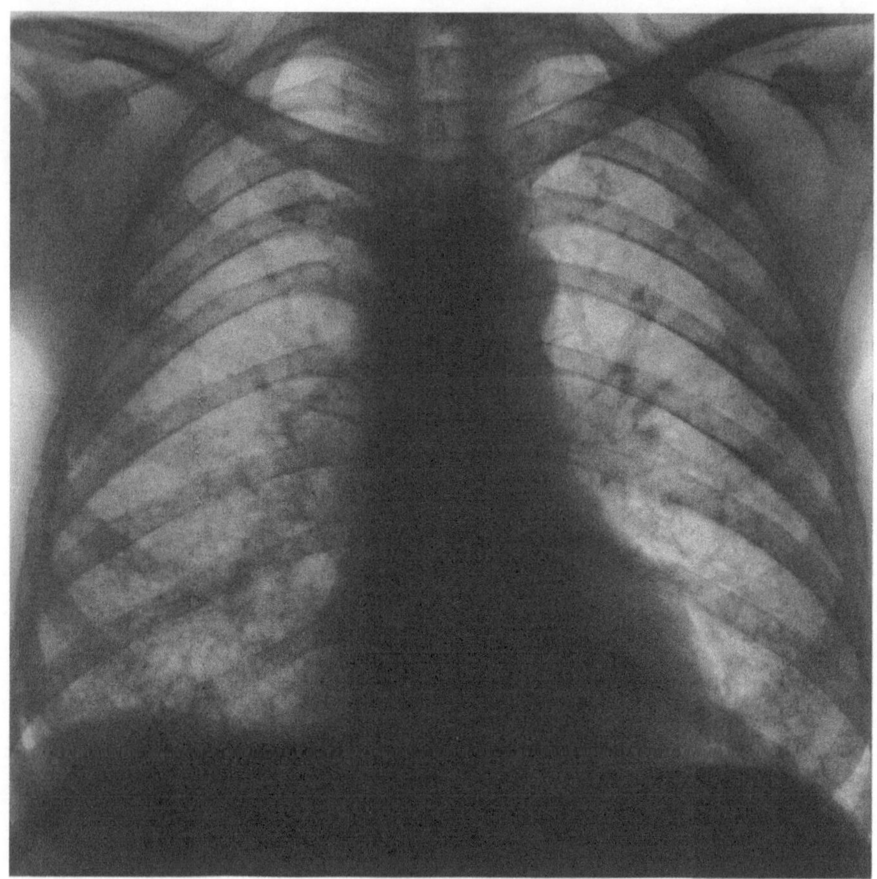

Abb. 81 a

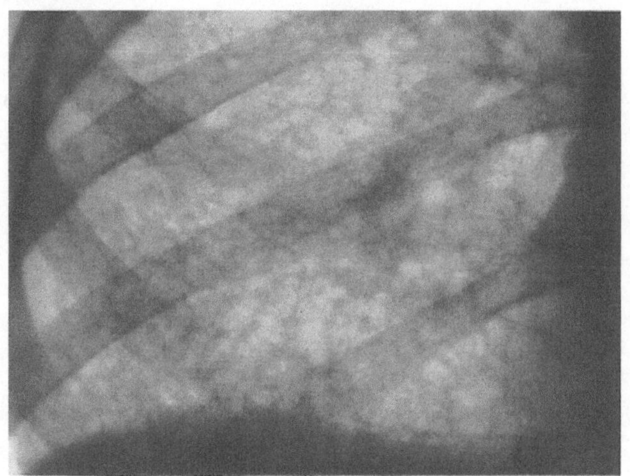

Abb. 81 b

Fall 81. Nägele, Gießen

Sch. M., ♀, 48 Jahre.

Vorgeschichte: Seit 13 Jahren Neigung zu Blaufärbung der Finger und häufige Paraesthesien in den Händen. Seit 5 Jahren kann die Patientin wegen offener Finger nicht mehr arbeiten. Vor 3 Jahren Amputation eines Fingers. Jetzt bestehen Schmerzen in mehreren Gelenken, besonders in den Ellenbogen- und Handgelenken.

Befund: Stark reduzierter Allgemeinzustand. Cyanose der Lippen, Atemnot bei Belastung, etwas Husten und Auswurf. Über beiden Lungen verschärftes Atemgeräusch, vor allem über den Unterfeldern, dazu einzelne nichtklingende Rg's. Apnoische Pause inspiratorisch 16 sec, exspiratorisch 15 sec. Typische Veränderungen der Haut an den Händen, den Unterarmen, im Gesicht und am Hals durch die Grundkrankheit. Erschwerte Mundöffnung, Schluckbeschwerden, Verstopfung. Blutsenkung 78 mm n.W. in der ersten Stunde und Weltmann-Band 4. Rohrchen. Thymolprobe positiv.

Röntgenbefunde:

Abb. 81 a. *Übersicht.* In beiden Mittel- und Unterfeldern dichte grobmaschige Zeichnung. Pleuraadhäsionen im Bereich des Mediastinums beidseits und der rechten Zwerchfellkuppe.

Abb. 81 b. *Ausschnitt rechtes Unterfeld.* Grobmaschige Lungengerüstzeichnung.

Diagnose: *Progressive Sklerodermie mit Lungenfibrose (durch histologische Untersuchung eines Hautstückchens gesichert). Stärkerer Befall auch des Oesophagus.*

Fall 82

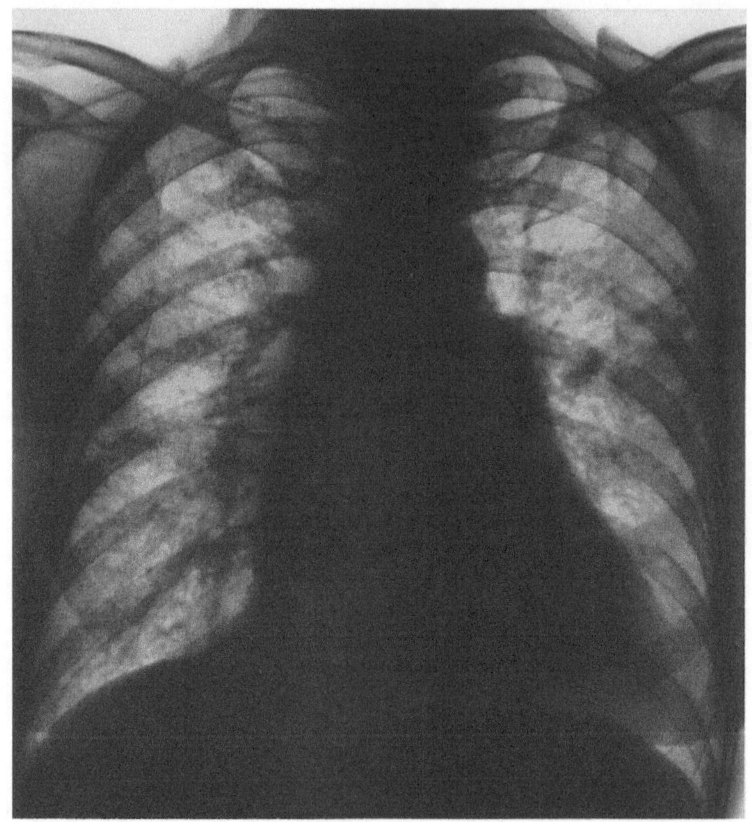

Abb. 82a

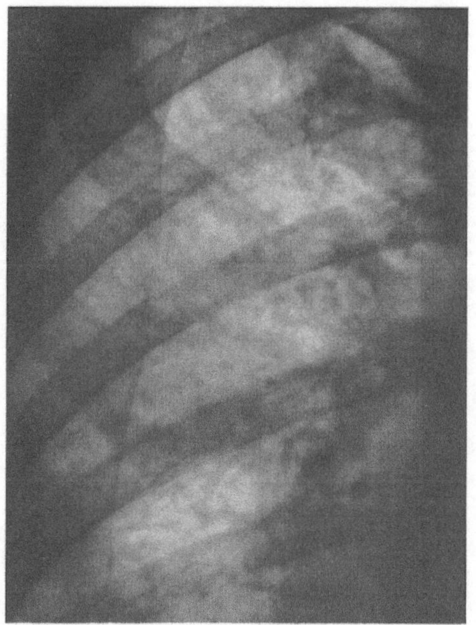

Abb. 82b

Fall 82.
F. B., ♀, 64 Jahre.

UEHLINGER, Zürich und Kantonsspital Schaffhausen

Vorgeschichte: Seit mehreren Monaten Behandlung wegen Herzinsuffizienz. Einweisung wegen akuter Verschlimmerung.

Befund: Ausgesprochene Dyspnoe und Cyanose der Schleimhäute. Über den Lungen asthmoides Atemgeräusch, basal von Rasselgeräuschen überlagert. Leber vergrößert und druckschmerzhaft, aber keine Ödeme und Ergüsse. Im EKG Vorhofflimmern und Zeichen der Rechtshypertrophie.

Röntgenbefund:

Abb. 82. *Übersicht.* Symmetrisch verstärkte reticulo-noduläre Zeichnung von unscharf verwaschener Struktur in beiden Lungen. Cor pulmonale mit stark vorspringenden Pulmonalbogen und Erweiterung der hilären Lungenarterien.

Abb. 82b. *Ausschnitt rechtes Ober-Mittelfeld.*

Weiterer Verlauf: 1 Tag nach Anfertigung des Rontgenbildes trat unerwartet ein plötzlicher Herzstillstand ein.

Sektion: Ausgepragte herdformige Lungenhämosiderose. Cor pulmonale. Chronische, ausgedehnte, nicht eitrige Herdnephritis.

Diagnose: *Lungenhämosiderose in Kombination mit herdförmiger Nephritis (Goodpasture-Syndrom).*

Fall 83

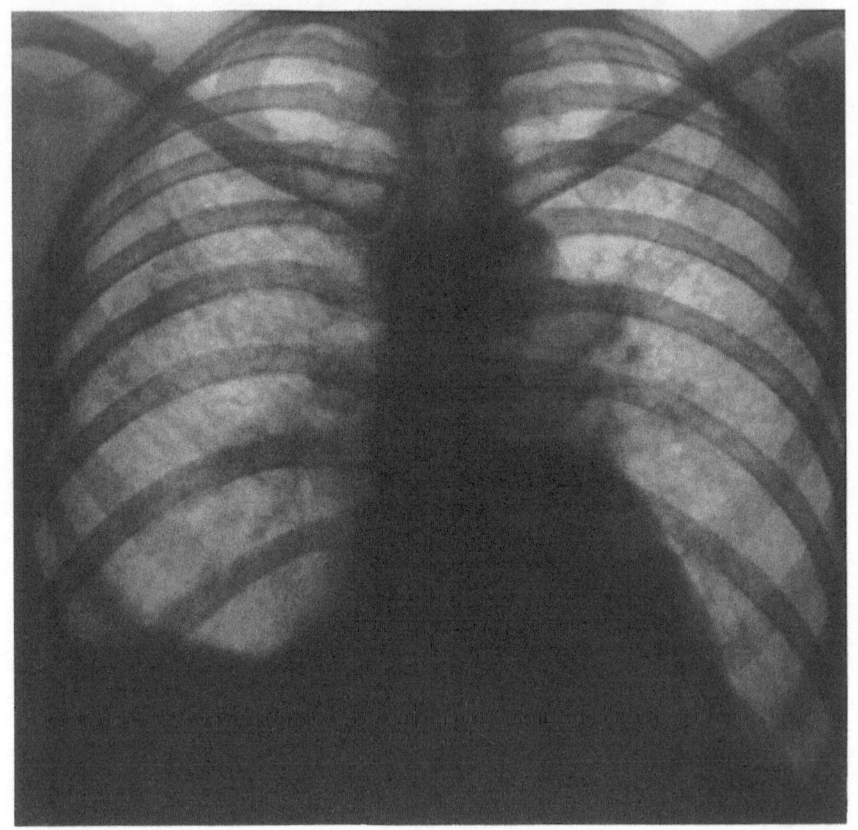

Abb. 83 a

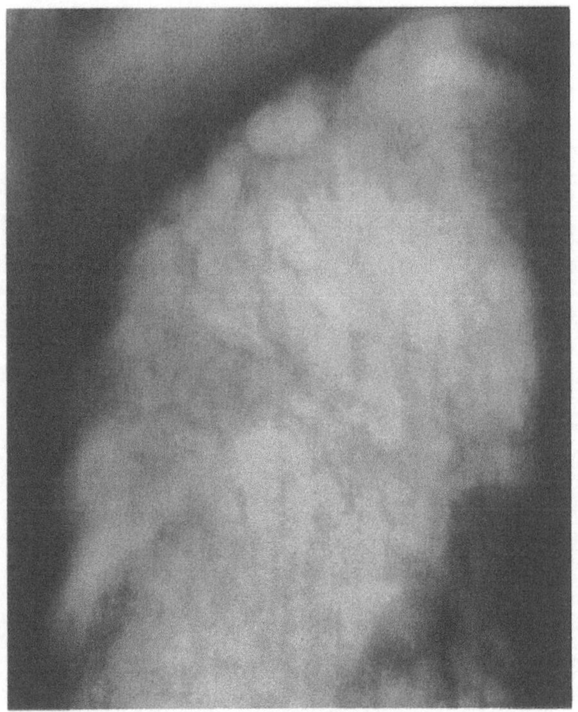

Abb. 83 b

Fall 83.
Sch. K., ♀, 37 Jahre.

UEHLINGER, Zürich und
Thurgauisch-Schaffhausische Heilstätte Davos-Platz

Vorgeschichte: Patientin erkrankte vor 15 Jahren an einem Diabetes insipidus, trank täglich 13—16 Liter Flüssigkeit und schied entsprechende Mengen aus. Die neurologische Untersuchung ergab keine Ursache für den Diabetes insipidus. Pitron-Schnupfenpulver führte zur Besserung des Zustandes. Vor 8 Jahren trat erstmals ein Spontanpneumothorax auf, der in der Folge mehrfach rezidivierte und zur stationären Aufnahme führte.

Lungenbiopsie: Fibrosierung des Interstitiums mit Einschluß von eosinophilen Granulomen aus Monocyten, eosinophilen Granulocyten und Riesenzellen.

Röntgenbefunde:

Abb. 83a. *Übersicht.* In beiden Lungen reticulo-nodulär verstärkte Zeichnung mit ausgeprägter Wabenbildung, besonders in den Mittelfeldern. Breite Adhärenz des rechten Zwerchfell-Rippenwinkels.

Abb. 83b. *Schichtbild.* Weitmaschige Netzzeichnung mit großen subpleural gelegenen Blasen. Partieller, fingerbreiter Pneumothorax.

Diagnose: *Eosinophiles Lungengranulom mit Übergang in interstitielle Lungenfibrose (durch Lungenbiopsie gesichert). Diabetes insipidus.*

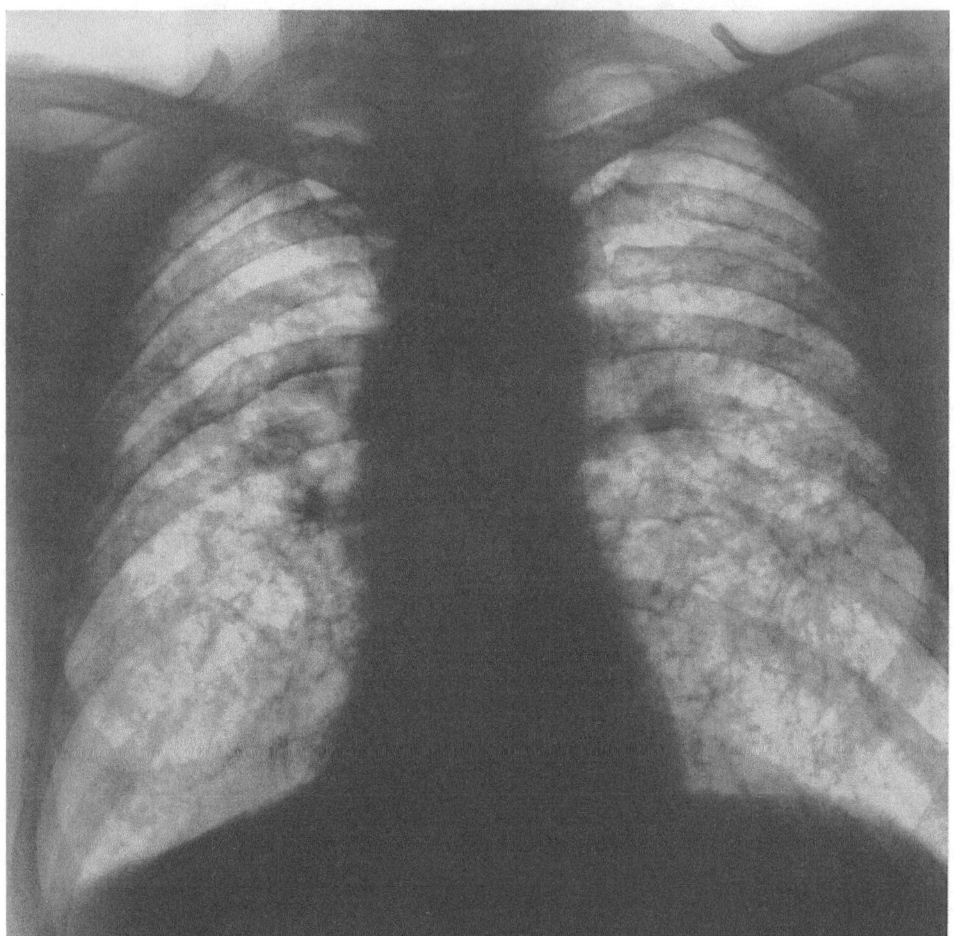

Abb. 84a

Fall 84. JACOB, Karl-Marx-Stadt

G. G., ♂, 45 Jahre.

Vorgeschichte: Vor 18 Jahren als Soldat Lungentuberkulose. Vor 8 Jahren Klinikaufnahme wegen eines Diabetes insipidus. Dabei wurde die Diagnose der Grundkrankheit gestellt. Man fand damals ausgedehnte Skelettveränderungen am Schädel, Unterkiefer, Rippen, Becken, Oberarm und Oberschenkel. Auch die klinischen Befunde waren dafür typisch. Röntgenologisch sah man damals in der Lunge neben einer alten und wenig ausgedehnten Lungentuberkulose rechts eine feintüpfelige und feinstreifige Netzzeichnung in den basalen Oberfeldern und in den Mittelfeldern mit Emphysem der Unterfelder. Im weiteren Verlauf nahmen die Lungenveränderungen an Ausdehnung zu.

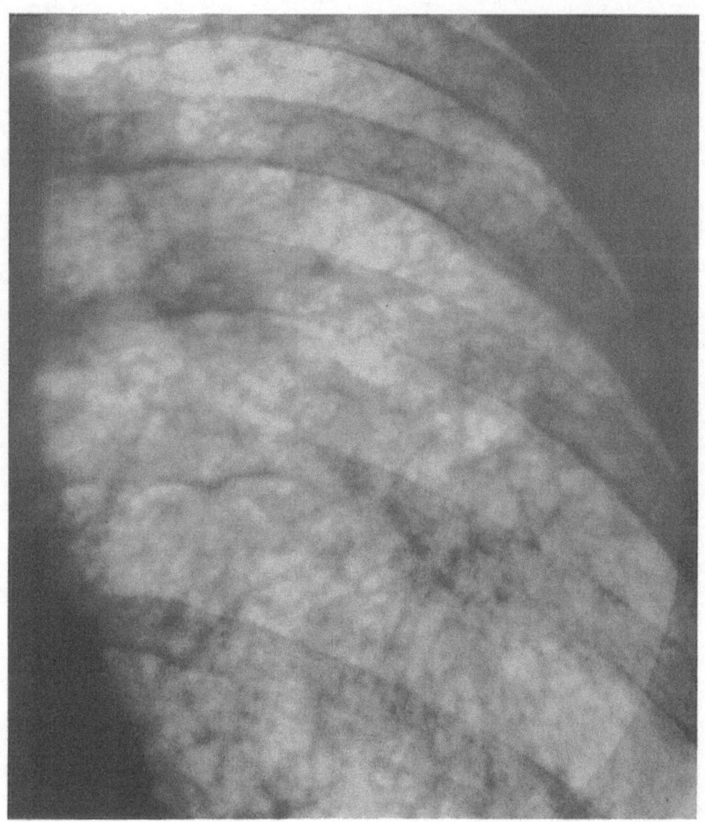

Abb. 84b

Röntgenbefunde (8 Jahre nach der Erstuntersuchung):

Abb. 84. a *Übersicht*, b *Ausschnitt linkes Mittel-Unterfeld.* Klein- bis grobmaschige Zeichnung in beiden Lungen mit Konfluenz zu einzelnen Fleckschatten; Schrumpfung beidseits in die Ober- und Mittelfelder hinein. Tiefstehendes, abgeflachtes Zwerchfell mit eingeschränkter Atembeweglichkeit.

Diagnose: *Xanthomatose* (HAND-SCHÜLLER-CHRISTIAN) *mit Lungenfibrose.*

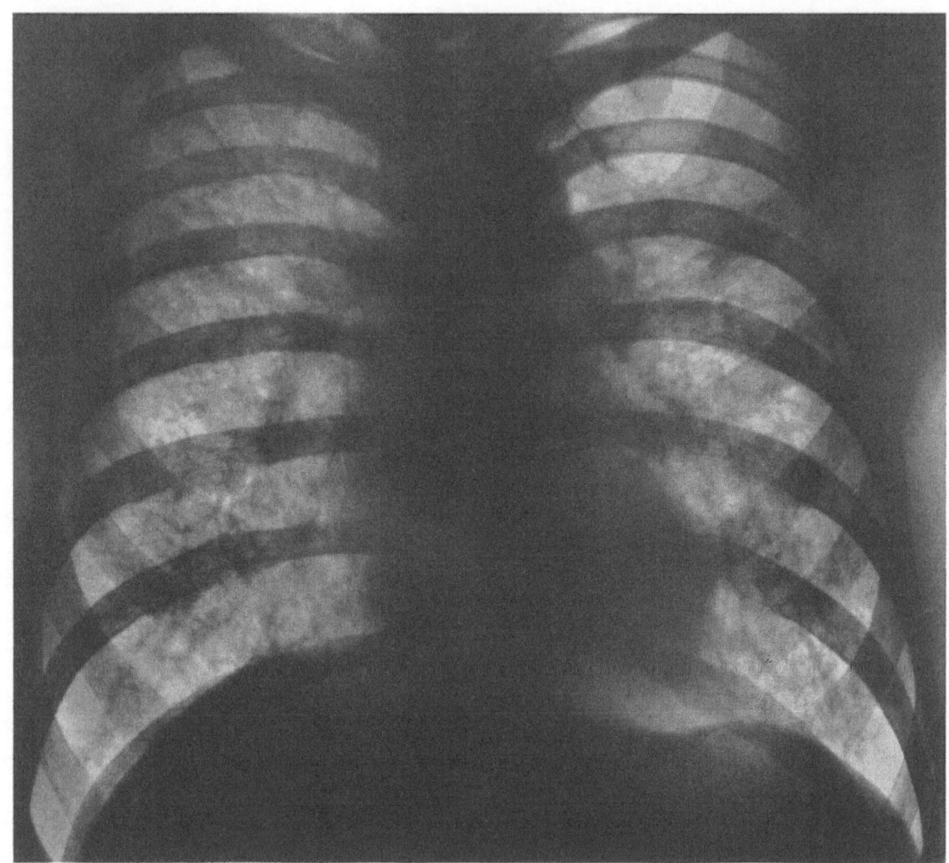

Abb. 85a

Fall 85*. GROSSE-BROCKHOFF, Düsseldorf

Sp. H., ♂, 27 Jahre.

Vorgeschichte: Eine 8 Jahre vor der jetzigen Untersuchung angefertigte Aufnahme der Lungen war unauffällig. Vor zwei Jahren wurde dann bei einer stärkeren „Erkältung" eine Lungenveränderung festgestellt. Erneute „Erkältung" vor 4 Wochen, die nicht abklang.

Befund: Belastungsdyspnoe, Uhrglasnägel. Temperatur normal. Blutsenkung 2/6 mm n.W. Im Blutbild 16,2—17 g-% Hb, 4,8—5,3 Mill. Erythrocyten, 8000—9100 Leukocyten.

* Siehe auch GROSSE-BROCKHOFF.

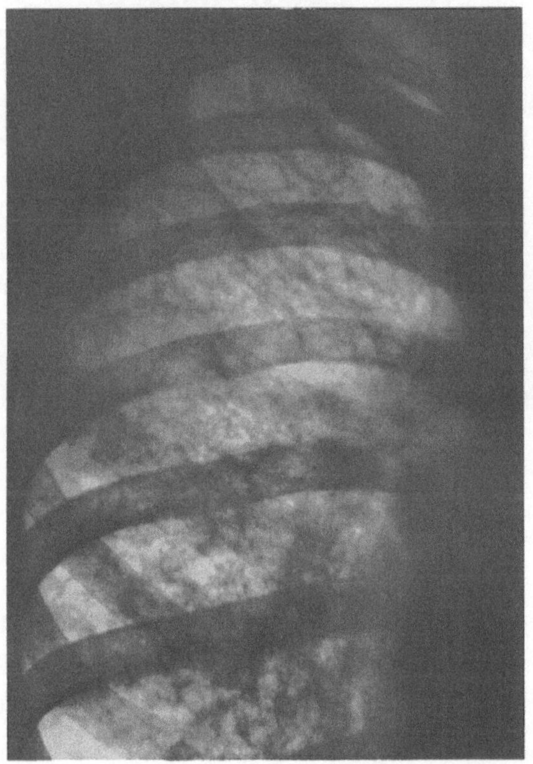

Abb. 85b

Röntgenbefunde:

Abb. 85. a *Übersicht,* b *Spezialaufnahme rechtes Oberfeld.* Streifig-kleinfleckige Zeichnung in beiden Lungen, deren wabig-netzförmige Struktur im Ausschnitt besonders deutlich wird. Vergrößerte Hili. Hohlraumbildung im linken Obergeschoß.

Diagnose: *Diffuse, progrediente, interstitielle Lungenfibrose* (HAMANN-RICH) *(durch Probethorakotomie und Probeexcision gesichert).*

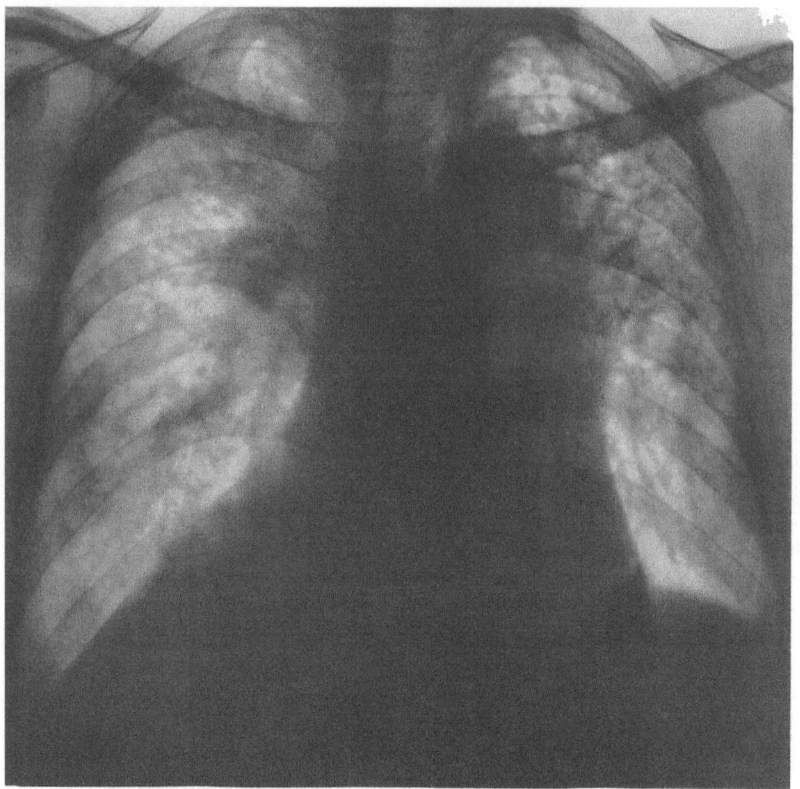

Abb. 86

Fall 86*. GROSSE-BROCKHOFF, Düsseldorf

St. I., ♀, 53 Jahre.

Vorgeschichte: Vor 11 Jahren länger dauernde „Erkältung" mit Husten. Es wurde eine fortgeschrittene Tuberkulose angenommen und vor 8 und 7 Jahren je eine Kur von 3 Monaten durchgeführt. Tuberkulosebakterien wurden jedoch nie gefunden. Vor 8 Monaten eitrige Bronchitis und seitdem rasche Verschlechterung mit Atemnot und Leistungsminderung. Die Patientin verstarb 39 Tage nach der Klinikaufnahme.

Befunde: Starke Dyspnoe und Cyanose. Bronchitische Geräusche. Lebervergrößerung und Unterschenkelödeme. Blutsenkung 2/4—16/34 mm n.W. Im Blutbild 15—16 g-% Hb, 4,6—2,5 Mill. Erythrocyten und 5700—8500 Leukocyten.

Röntgenbefund:

Abb. 86. *Übersicht.* Beide Oberfelder sind von derben streifig-fleckigen, teils netzförmigen und teils wabigen Verschattungen durchsetzt. Adhärenz des Zwerchfells links, rechts starke Zwerchfellausziehung. Vergrößerte Hili. Verziehungen von Hilus, Mediastinum und Herz.

Diagnose: *Diffuse, progrediente, interstitielle Lungenfibrose* (HAMANN-RICH). *Hypertrophie des rechten Ventrikels (durch Obduktion bestätigt).*

---

* Siehe auch GROSSE-BROCKHOFF.

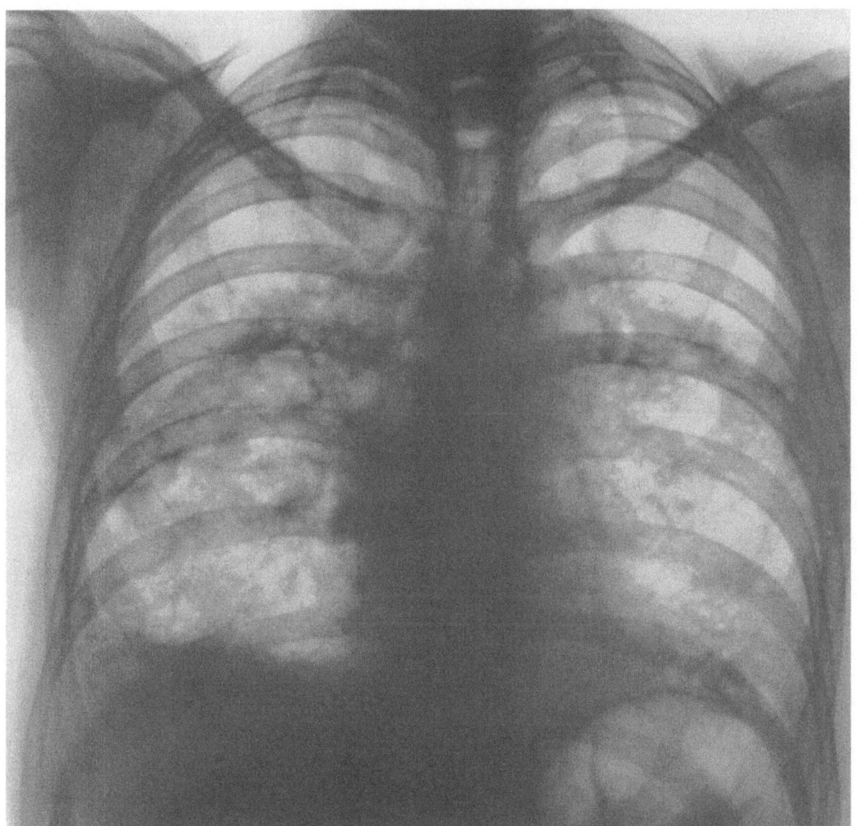

Abb. 87

Fall 87. Nägele, Gießen

S. A., ♀, 49 Jahre.

Vorgeschichte: Vor 20 Jahren erstmals langdauernde Eiterungen an den Fingern, die sich mehrfach wiederholten. Seit 15 Jahren Blaufärbung der Finger in der Kälte. Vor 5 Jahren Einweisung in eine Heilstätte mit der Diagnose: doppelseitige Lungentuberkulose. Es wurden aber nie Tuberkulosebakterien festgestellt, man diskutierte deshalb auch eine nichttuberkulöse Lungenerkrankung. In den letzten Jahren mehrfach Lungenentzündung und zunehmende Atemnot.

Befund: Nur geringgradige Veranderungen der Finger und des Gesichtes durch die Grundkrankheit. Verschärftes Atemgeräusch über den Unterlappen und zahlreiche mittelblasige Rg's. Tuberkulintestung erst bei 1:1000 positiv. Vitalkapazität 850 cm³. Blutsenkung 18/30 mm n.W. Im Sputum vergrünende Streptokokken und Enterokokken, aber keine BK.

Röntgenbefund:

Abb. 87. *Übersicht.* In beiden Mittelfeldern infolge Schrumpfung sehr kompakte streifig-netzförmige Zeichnung, die in Verbindung zum Hilus steht, aber nicht auf diesen ausgerichtet ist. In den Unterfeldern mehr unregelmäßige netzförmig-noduläre Zeichnung. In den Oberfeldern kompensatorisches Emphysem. Fast allseitige Umschwielung beider Lungen.

Weiterer Verlauf: Nach 2 Jahren kam es unter zunehmender Atemnot und schließlicher Herzinsuffizienz zum Tode.

Diagnose: *Progressive Sklerodermie mit Lungenfibrose (durch Obduktion gesichert).*

Fall 88

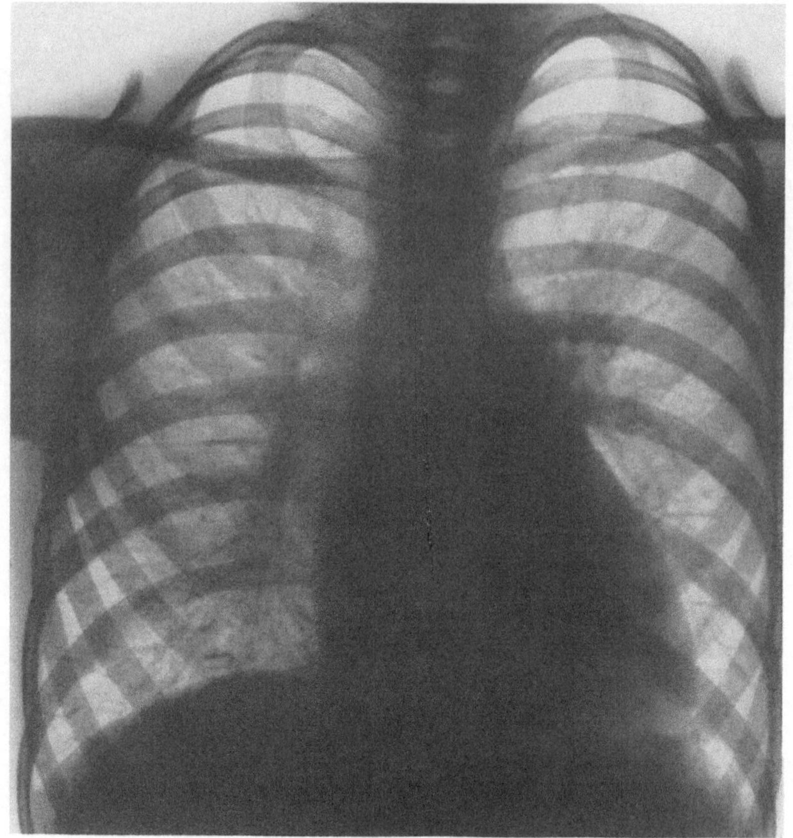

Abb. 88a

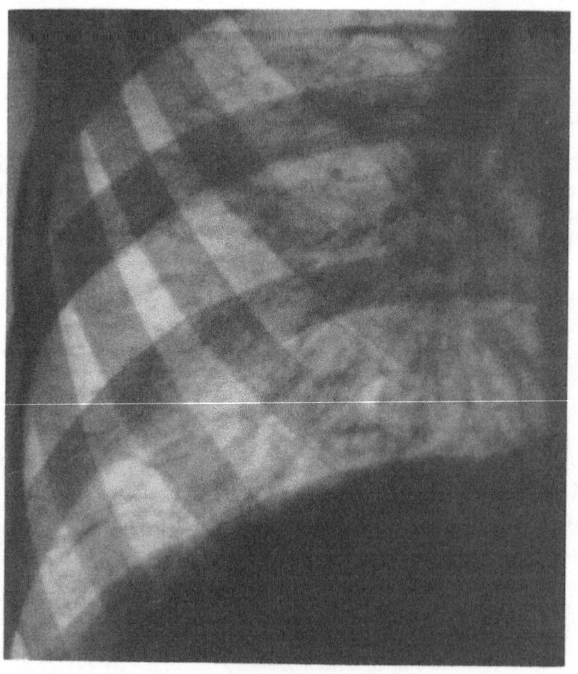

Abb. 88b

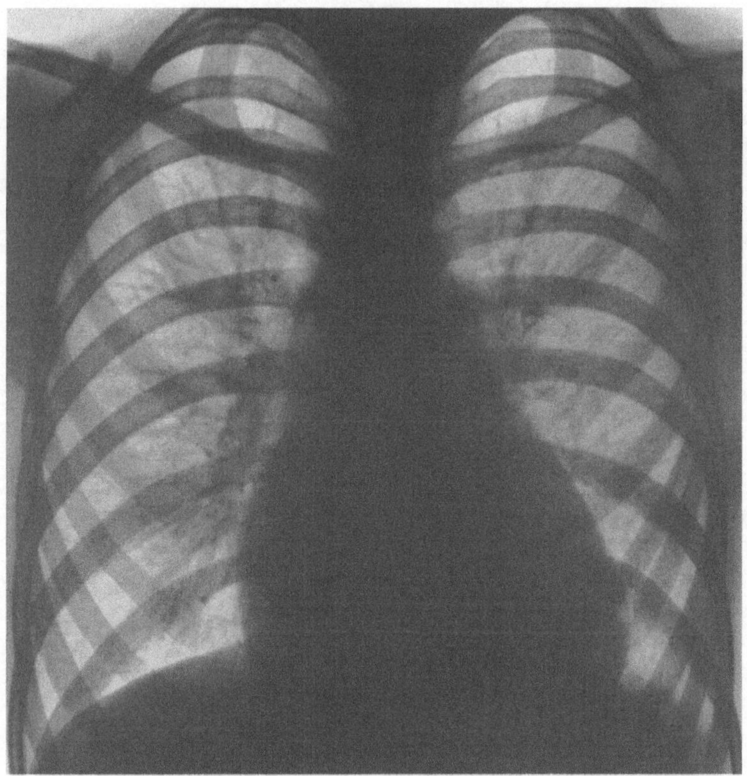

Abb. 88c

Fall 88*. STENDER und SCHERMULY, Marburg

H. L., ♂.

Vorgeschichte: Vor 2 Jahren Feststellung einer Mitralstenose. Seither bestehen bei Belastung Atemnot und Leistungsunfahigkeit. Keine peripheren Ödeme oder Vergroßerung der Leber. Im EKG Rechtstyp, Storung der Erregungsausbreitung in den Vorhofen und den Kammern und ausgeprägte Störung der Erregungsruckbildung. Beim Herzkatheter stark erhohte rechtsseitige Ventrikeldruckwerte und stark erhöhter Druck in der A. pulmonalis.

Röntgenbefunde:

Abb. 88. a *Übersicht*, b *Ausschnitt rechtes Unterfeld.* Verstärkte arterielle Gefäßzeichnung in beiden Lungen, die nach peripher in eine vermehrte reticuläre Zeichnung übergeht. Verdichtung des kleinen Lappenspaltes rechts. Periphere Septumlinien (Kerleysche Linien). Kleine Winkelergüsse. Mitralkonfiguriertes Herz mit kleinem linkem Ventrikel.

Weiterer Verlauf: Durch operative Sprengung wurde die stenosierte Mitralklappe von 0,7 auf 3,0 cm² erweitert.

Röntgenbefund:

Abb. 88c. *Übersicht 3 Wochen nach der Operation.* Rückbildung der arteriellen Gefäßzeichnung, der vermehrten reticulären Zeichnung, des verbreiterten Interlobärspaltes und der peripheren Septumlinien. Dadurch Wiederherstellung der normalen Strahlendurchlässigkeit der Lunge. Verkleinerung des vorher verbreiterten Pulmonalisbogens.

Diagnose: *Interstitielles Lungenödem bei Mitralstenose, Rückbildung nach Commissurotomie.*

* Siehe auch STENDER und SCHERMULY.

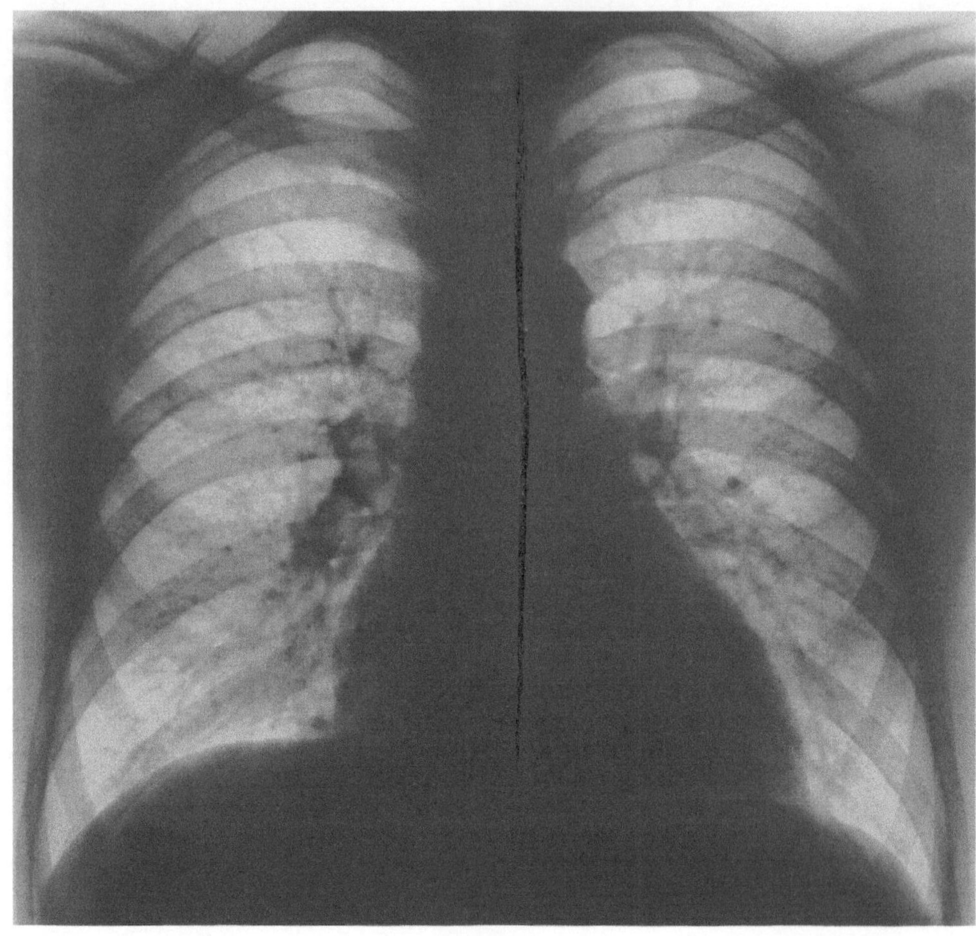

Abb. 89a

Fall 89*.

Sch. E., ♂, 21 Jahre.

Vorgeschichte: Seit 5 Jahren verstärkte Rotung der Haut und Skleren. Bei Anstrengungen Herzklopfen, sonst kein Krankheitsgefühl.

Befund: Guter Allgemeinzustand. Dunkelrote Farbe der Haut und Schleimhäute infolge vermehrter Durchblutung. Vergrößerung des Herzens nach beiden Seiten. Extrasystolie. Blutdruck 105/75 mm Hg. Die Milz ist vergrößert und überragt den Rippenbogen um 2—3 Querfinger. Hb 22 g-%, Erythrocyten 7,5 Mill., Reticulocyten 24‰. Keine Vermehrung der Leukocyten und Thrombocyten (7300 bzw. 130000). Blutsenkung 0/0 mm n.W. Index der alkalischen Leukocytenphosphatase mit 235 deutlich erhoht. Blutvolumenuntersuchung (Isotopen-Abteilung der Med. Univ.-Klinik, Leiter: Prof. Dr. W. KEIDERLING): Gesamtvolumen 7590 ml, Erythrocytenvolumen 5131 ml, Plasmavolumen 2459 ml, Hämatokrit 67,5. Im Sternalpunktat gesteigerte Zelldichte und Hyperplasie der Erythropoese. Megakaryocyten nicht vermehrt. Am Augenhintergrund prall gefüllte, cyanotische Venen.

* Aus der Rontgen-Diagnostik-Abteilung (Leiter: Prof. Dr. H. REINDELL) der Medizinischen Universitätsklinik Freiburg i. Br. (Direktor: Prof. Dr. Dr. h. c. L. HEILMEYER).

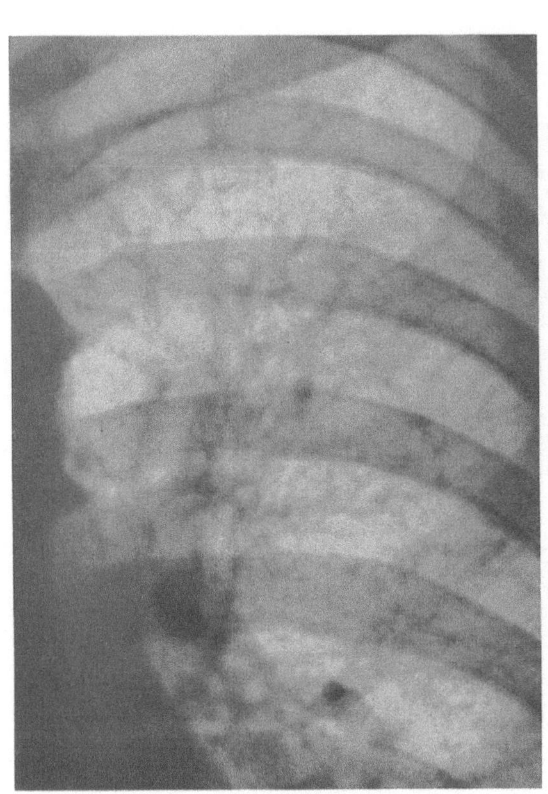

Abb. 89b

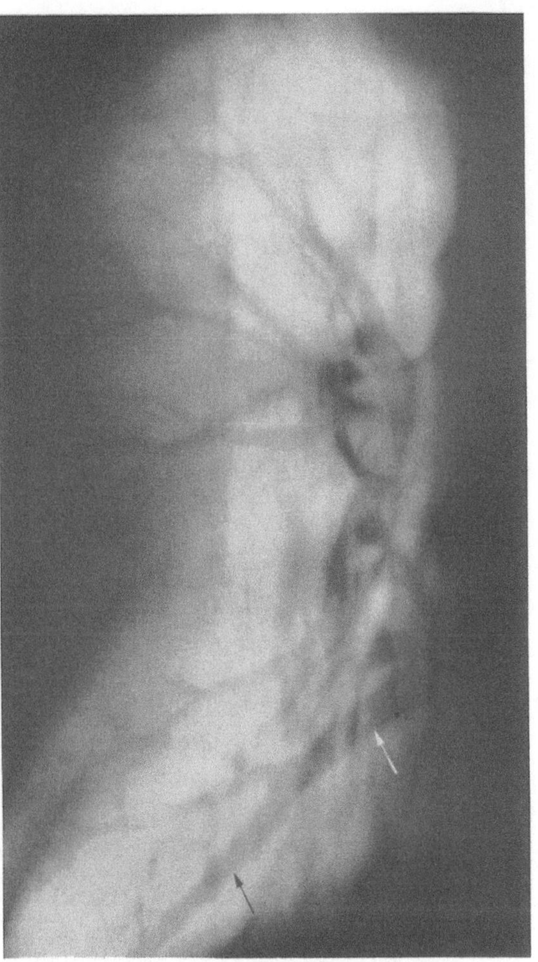

Abb. 89c

Röntgenbefunde:

Abb. 89a. *Übersicht.* Verstärkte Hilus- und Lungengefäßzeichnung. Die arteriellen, vom Hilus radiär ausgehenden Gefäßschatten sind gleichmäßig verbreitert und bis weit in die Peripherie zu erkennen. Das Herz ist in allen Teilen gering vergrößert. Herzvolumen im Liegen 885 cm³, pro Kilogramm Körpergewicht 13,0 cm³.

Abb. 89b. *Ausschnitt linkes Lungenoberfeld und linker Hilus.*

Abb. 89c. *Schichtaufnahme in 12 cm Tiefe der rechten Lunge.* Gleichmäßige Erweiterung der Venen, die im rechten Unterfeld als annähernd horizontale Bandschatten von der Peripherie bis zur Einmündung in den linken Vorhof zu erkennen sind (↑).

Diagnose: *Polycythaemia vera (Diagnose auf Grund des hämatologischen Befundes, insbesondere auch durch die Bestimmung der alkalischen Leukocytenphosphatase gesichert).*

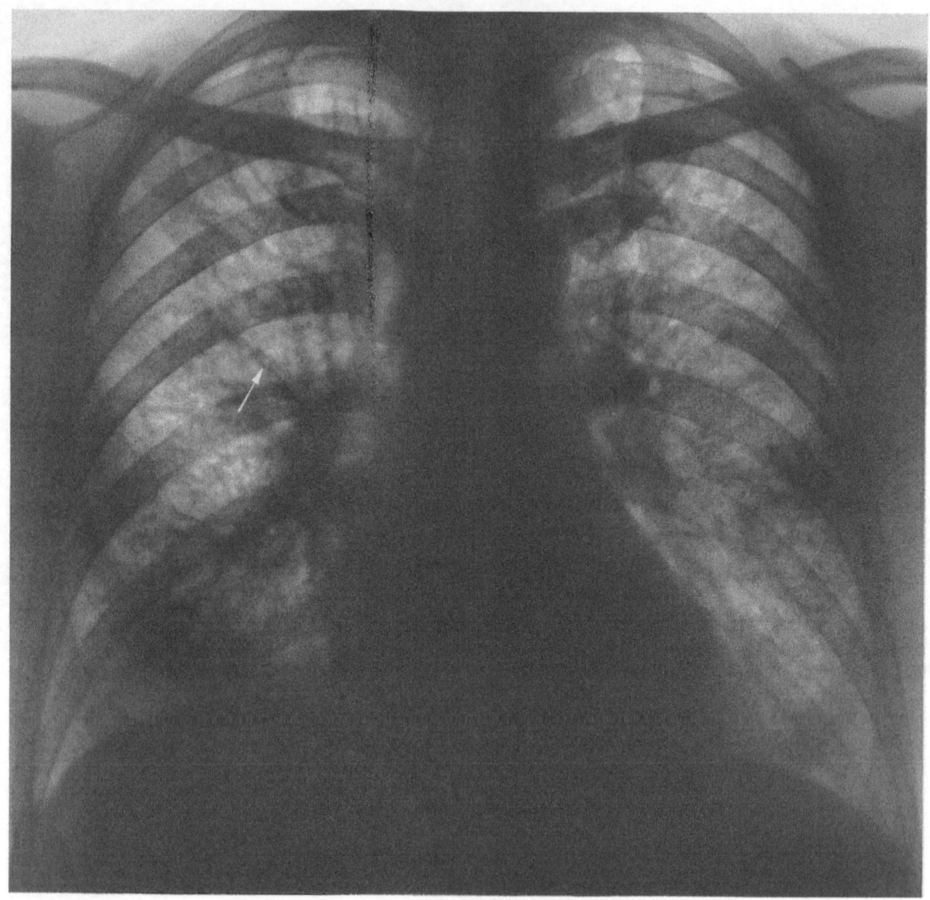

Abb. 90a

Fall 90*.
L. E., ♂, 56 Jahre.

Vorgeschichte: In Gefangenschaft angeblich Schilddrüsenüberfunktion. In den letzten Jahren zunehmende Herzbeschwerden mit Schwindelerscheinungen und Spannungsgefühl in der Brust. War jetzt im Urlaub und fühlte sich dort zunächst sehr wohl. Erst wenige Tage vor der jetzigen Erkrankung vermehrte Kurzatmigkeit. Am Morgen des Einweisungstages auf der Toilette plötzlicher heftigster Schmerzanfall.

Befund: Blässe, keine Cyanose oder Dyspnoe. Über beiden Lungen reichlich feinblasige, nichtklingende Rasselgeräusche. Tachykardie um 120/min. Blutdruck 140/100 mm Hg. Im EKG alte supraapikale Schwielenbildung, kein sicherer Hinweis auf frischen Herzinfarkt. Temperatur bis 38,8° C. Blutsenkung 35/61 mm n.W.

* Aus der Röntgenabteilung (Leiter: Dr. H. Uthgenannt) der Medizinischen Klinik Süd des Städt. Krankenhauses Lübeck (Chefarzt: Prof. Dr. H.-A. Kühn).

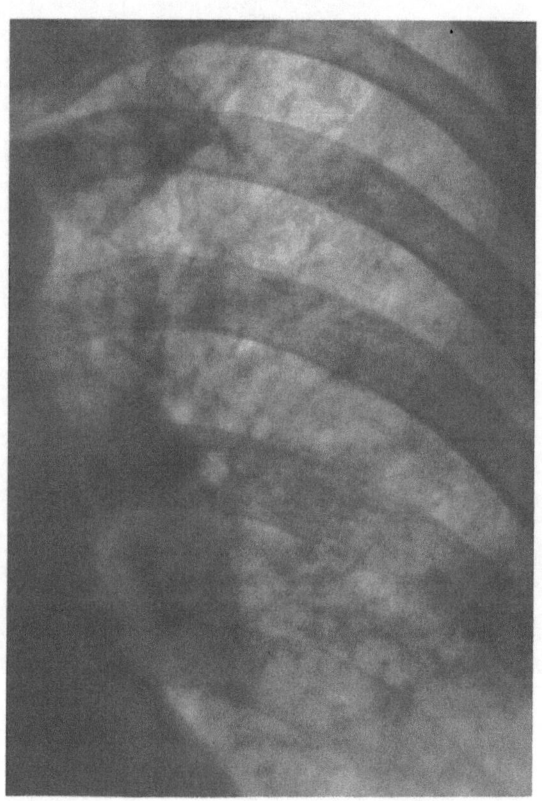

Abb. 90b

Röntgenbefunde:

Abb. 90a. *Übersicht.* Beidseitige Hilusvergrößerung durch erhebliche Erweiterung der zentralen arteriellen Lungengefäße bei relativ spärlicher Gefäßzeichnung der Peripherie. Vermehrte, besenreiserartig von den Hili ausgehende streifige, zum Teil doppelkonturierte (↑), zum Teil reticulo-noduläre Zeichnung von verwaschenem Charakter in beiden Lungen bis zur Peripherie hin. Herzgröße und -form im Bereich der Norm.

Abb. 90b. Ausschnitt linker Hilus und linkes Mittelfeld.

Weiterer Verlauf: Nach einer wenige Tage dauernden subjektiven Besserung erneute Verschlechterung mit rasch zunehmender Dyspnoe und Tachykardie. Der Patient verstarb 6 Tage nach Anfertigung des Rontgenbildes.

Diagnose: *Stauungsinduration mit präfinaler akuter Stauungslunge bei Schwielenherz infolge rezidivierender Herzinfarkte; frischer Hinterwandinfarkt (Obduktionsbefund).*

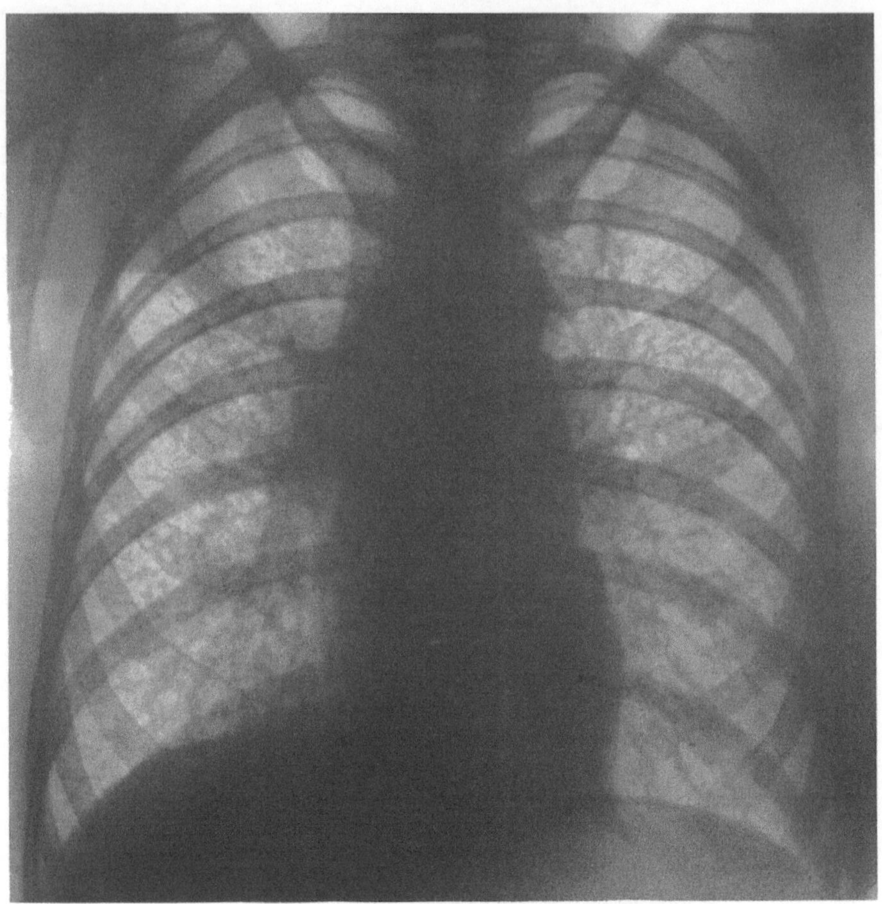

Abb. 91 a

Fall 91 *.
M. E., ♀, 38 Jahre.

Vorgeschichte: Vor 9 Monaten Knoten in der rechten Brust bemerkt, eine Probeexcision ergab ein Mammacarcinom. Nach Vorbestrahlung wurde die rechte Brust operativ entfernt, wobei sich eine Metastasierung in den regionalen Achsellymphknoten ergab. Nach der Operation noch mehrere Nachbestrahlungen, die letzte Serie vor 4 Monaten. Damals noch guter Allgemeinzustand. Vor 2 Monaten erstmals Husten, Schmerzen im ganzen Thorax und Atemnot. Die Beschwerden nahmen stetig zu und waren Veranlassung für die Krankenhauseinweisung.

Befund: Leichte Lippencyanose, Belastungsdyspnoe. Über den Lungen kein krankhafter Auskultations- und Perkussionsbefund. Temperatur 38,4° C. Blutsenkung 50/80 mm n.W. Blutbild unauffällig.

---

* Aus der Rontgenabteilung (Leiter: Dr. H. Uthgenannt) der Medizinischen Klinik Süd des Städt. Krankenhauses Lübeck (Chefarzt: Prof. Dr. H.-A. Kühn).

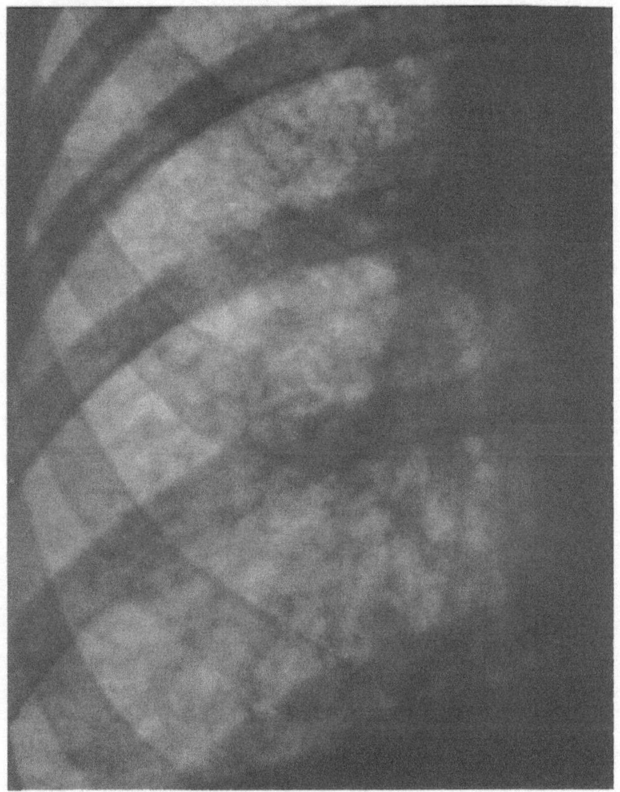

Abb. 91 b

Röntgenbefunde:

Abb. 91 a. *Übersicht.* Von beiden Hili, die durch unscharf begrenzte Drüsenschatten vergrößert sind, zieht eine dichte streifig-reticuläre Zeichnung radiär in beide Lungenfelder, zur Peripherie hin abnehmend. Kerleysche Linien in den Unterfeldern, besonders rechts. Verbreiterung des oberen Mediastinums nach rechts mit flach konkaver Begrenzung (Einflußstauung). Kleines ungenügend gefülltes Herz. Fehlender Mammaschatten rechts.

Abb. 91 b. Ausschnitt rechtes Unterfeld.

Weiterer Verlauf: Die Progredienz des Leidens war nicht mehr aufzuhalten. Unter Zunahme der röntgenologischen Veränderungen in den Lungen und entsprechender Verstärkung der Dyspnoe und Cyanose trat 1 Monat nach der Klinikaufnahme der Tod ein.

Diagnose: *Ausgedehnte Lymphangiosis carcinomatosa der Lungen und Bronchien, Lymphknotenmetastasen in beiden Hili und beidseits paratracheal, Pleuracarcinose bei Mammacarcinom. Außerdem Knochen- und Lebermetastasen (Obduktionsbefund).*

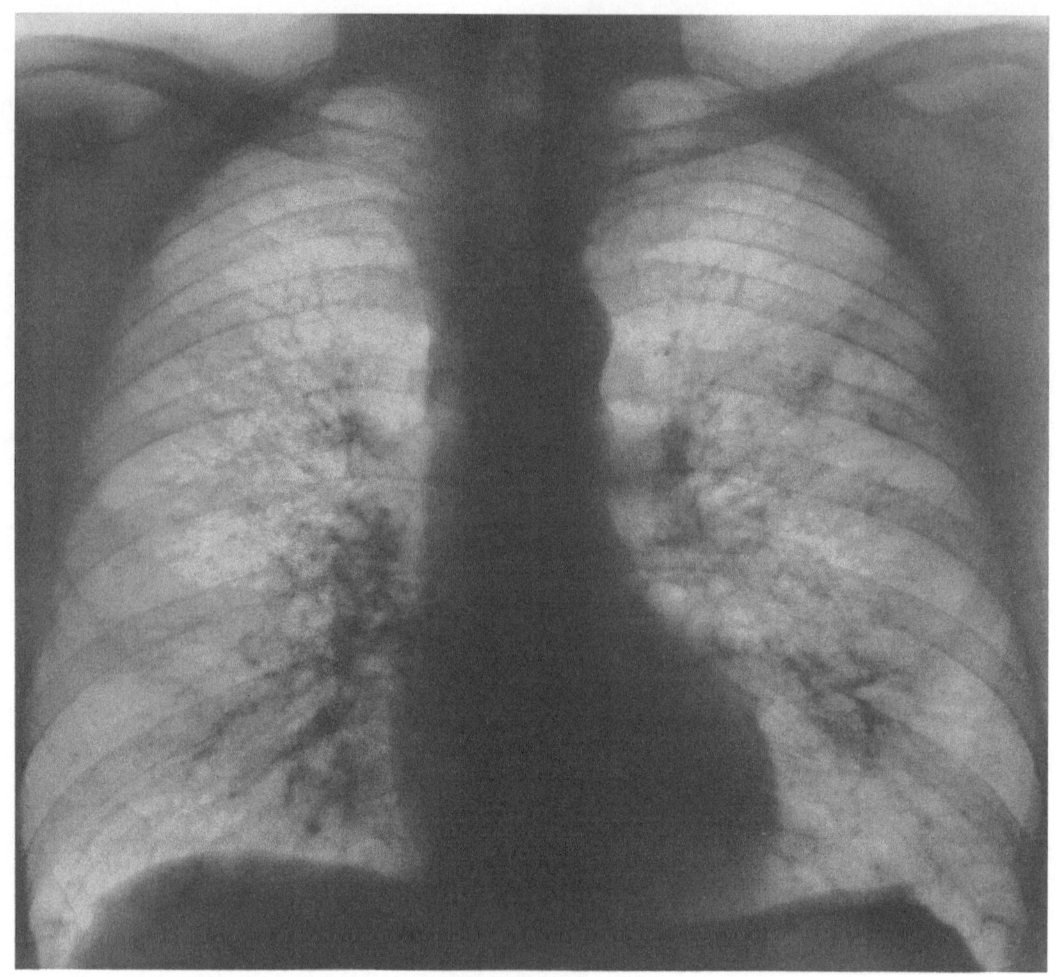

Abb. 92a

Fall 92*.
W. E., ♂, 49 Jahre.

Vorgeschichte: Der Patient hatte früher von seiten der Lunge keine Beschwerden. Diese traten erstmalig vor 5—6 Jahren auf. Röntgenologisch wurde damals eine Lungenverschattung festgestellt. Seitdem bestehen im Abstand von 2—3 Monaten Fieberschübe mit Atemnot, Husten und reichlichem Auswurf. Vor 1 Jahr wurde bei einem heftigen Rückfall röntgenologisch eine Psittakose diagnostiziert, da der Patient einen Wellensittich hatte. Obwohl dieser abgeschafft wurde, hielten die Fieberschübe an, und es kamen Zweifel an der Diagnose auf. Daraufhin erfolgte die Einweisung zur stationären Untersuchung.

Befund: Über beiden Lungen vereinzelte nichtklingende Rasselgeräusche. Blutsenkung 41/70 mm n.W. Im Blutbild bei normaler Leukocytenzahl geringe Linksverschiebung mit 8% Stabkernigen. Weltmann-Band viertes Röhrchen. Gesamteiweiß und Elektrophorese unauffällig. Serumeisen mit 77 γ-% leicht erniedrigt, Serumkupfer mit 205 γ-% deutlich erhöht. Im Sputum keine Tuberkulosebakterien, sondern nur unspezifische Erreger der Catarrhalis-Gruppe. Tuberkulinteste bis D 5 negativ.

* Aus der Röntgen-Diagnostik-Abteilung (Leiter: Prof. Dr. H. Reindell) der Medizinischen Universitätsklinik Freiburg i. Br. (Direktor: Prof. Dr. Dr. h. c. L. Heilmeyer).

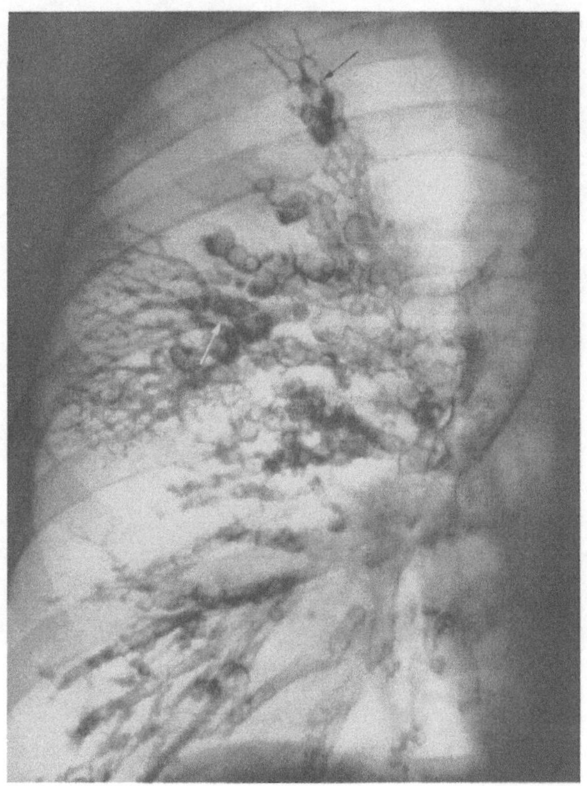

Abb. 92 b

Röntgenbefunde:

Abb. 92 a. *Übersicht.* Vermehrte fein- bis grobreticuläre, teilweise kleinfleckig-konfluierende Zeichnung. Lateral und unterhalb vom linken Hilus einzelne größere zarte Ringschatten.

Abb. 92 b. *Bronchogramm der rechten Lunge.* Ampulläre Erweiterungen der Subsegmentbronchien von zum Teil perlschnurartigem Aussehen im Oberlappen (↑) und im Spitzensegment des Unterlappens, wobei die Aufzweigungen der ampullär erweiterten Bronchien zum größten Teil völlig normal sind. Im restlichen Unterlappen zusätzlich zylindrische Erweiterungen mit unregelmäßiger Wandbegrenzung.

Weiterer Verlauf: Die chronisch-rezidivierenden Fieberattacken mit Husten und Auswurf dauern fort. Einmal kam es dabei auf der linken Seite zu einem Spontanpneumothorax.

Diagnose: *Angeborene Bronchiektasien, teilweise vom „ampullären Typ"*. Chronische Bronchitis und rezidivierende Bronchopneumonien.*

* Siehe bei MÜLLER und MUSSHOFF.

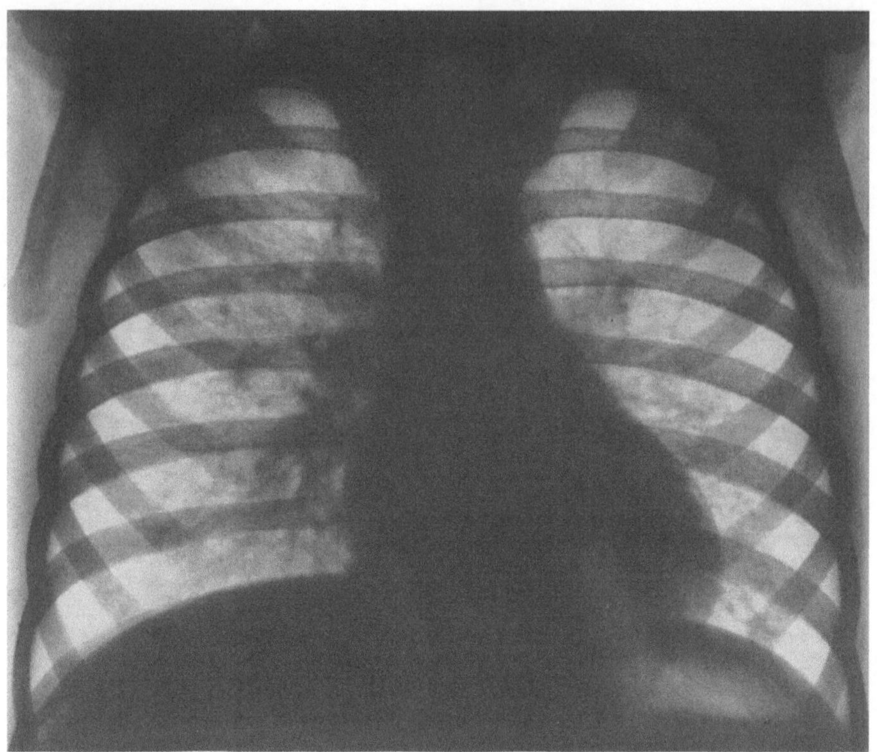

Abb. 93a

Fall 93. BRUCHMANN, Weilmünster i. Ts.
M. A., ♀, 8 Jahre.

Vorgeschichte: Von frühester Kindheit an viel Husten, der sich nach Masern verstärkte. Im Alter von $3^3/_4$ Jahren erste stationare Aufnahme mit der Einweisungsdiagnose eines rechtsseitigen spezifischen Hilusprozesses.

Befund: Unterentwickeltes Kind. Physikalisch über den Lungen kein sicher krankhafter Befund trotz reichlichem Husten. Mendel-Mantoux G. T. 100 E positiv. Geblähtes Abdomen. Gehäufte Stühle.

Röntgenbefund:

Abb. 93a. *Übersicht.* Von beiden, etwas vergrößerten Hili aus zieht eine vermehrte streifige Zeichnung radiär in die Lungen, rechts bis ins Ober- und Mittelfeld, links bis ins mediale Unterfeld; hier ist eine Doppelkonturierung zu erkennen.

Weiterer Verlauf: Gehäufte fieberhafte Bronchopneumonien und Progredienz der röntgenologischen Veränderungen. Neue Einweisung zur stationären Behandlung mit $6^1/_4$ Jahren.

Neuer Befund: Jetzt erheblich reduzierter Allgemeinzustand. Über den Lungen reichlich mittel- bis grobblasige Rasselgeräusche bei bronchovesiculärem Atem. Uhrglasnägel und Trommelschlegelfinger. Reichlich eitriggeballtes Sputum wie bei Bronchiektasen. Gehäufte, voluminöse, übelriechende, gelegentlich fetthaltige Stühle.

Weiterer Verlauf: Während der folgenden Monate immer wieder bronchopneumonische Schübe und zunehmende gastrointestinale Beschwerden. Lang anhaltende Hustenattacken, Foetor ex ore, zunehmende Cyanose und Dyspnoe, Ausbildung einer Kachexie. Das 2. Röntgenbild (Abb. 93b) wurde 4 Monate vor dem Tod angefertigt.

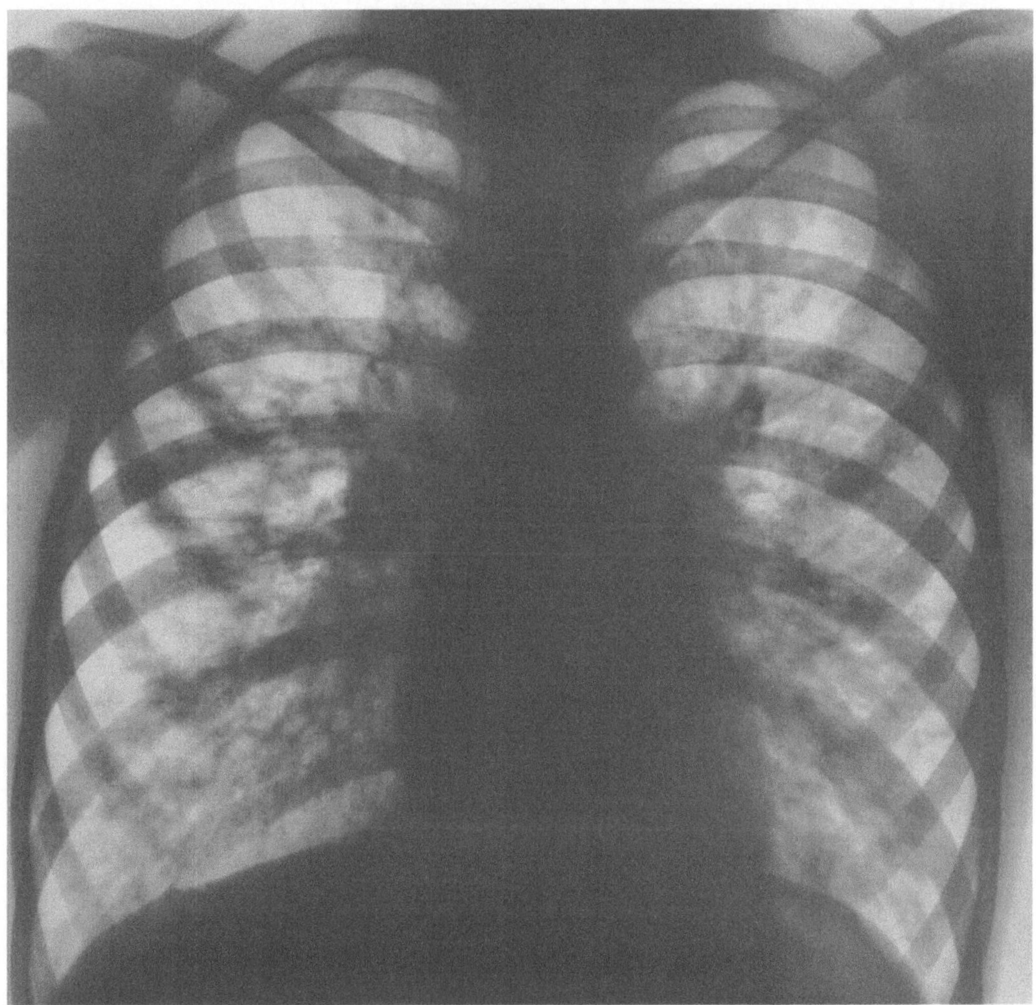

Abb. 93b

Röntgenbefund (Fortsetzung):

Abb. 93b. *Übersicht.* Erhebliche Zunahme der von beiden Hili ausstrahlenden, überwiegend streifigen Zeichnung mit zahlreichen gröberen konfluierenden Fleckschatten, die bis auf die peripheren Anteile des Lungenmantels alle Lungenteile erfüllt und apico-caudal zunimmt. Im rechten Unterfeld sind erweiterte Bronchien erkennbar. Umformung des Herzens mit Steilstellung, Verkleinerung des linken Ventrikelbogens, Vergrößerung des rechten Herzbogens und des Pulmonalbogens (Cor pulmonale). Hili beidseits plump vergrößert.

Diagnose: *Mucoviscidose (familiäre kongenitale Pankreasfibrose mit Bronchiektasen) (durch Obduktion bestätigt).*

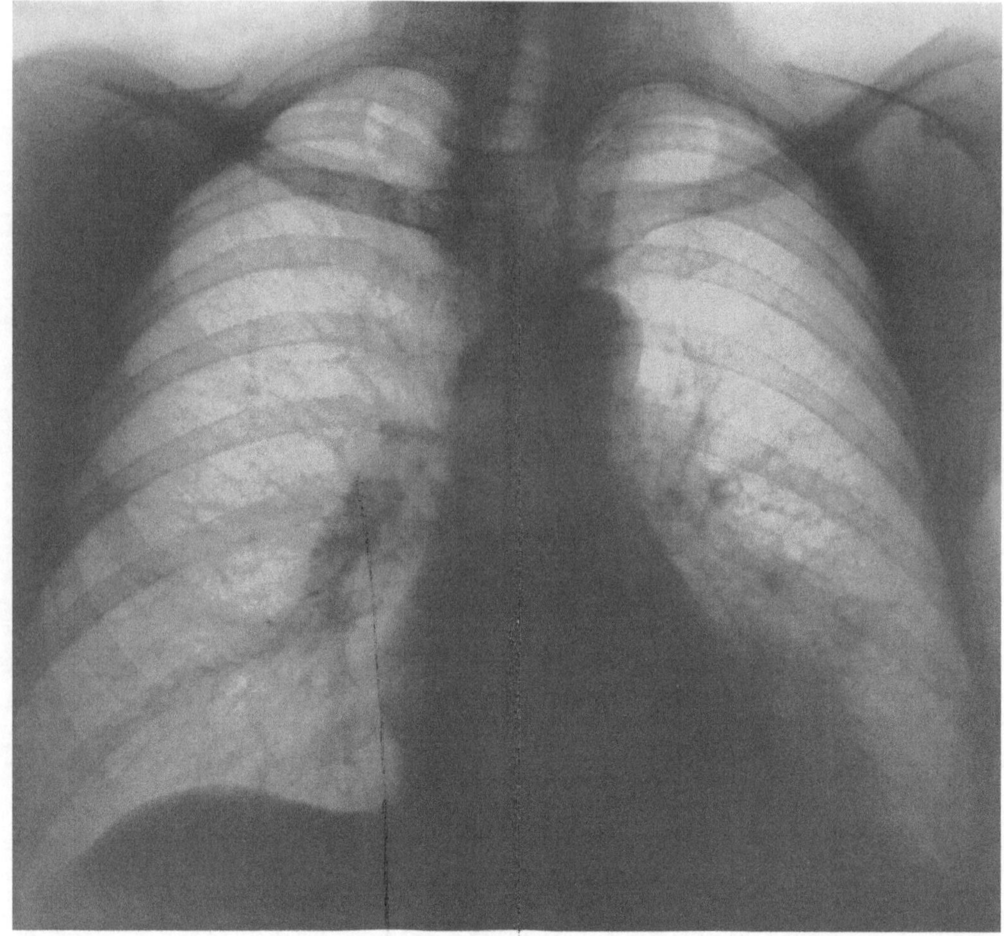

Abb. 94a

Fall 94*.
D. B., ♀, 47 Jahre.

Vorgeschichte: Vor 6 Monaten „grippaler Infekt". Etwas spater begann ein standiger Reizhusten und ein schmerzhaftes Druckgefuhl der linken unteren Brustseite. Keine Temperaturen, kein Auswurf. Gewichtsabnahme von 10 kg in 2 Monaten.

Befund: Keine Dyspnoe, keine Cyanose. Dampfung und abgeschwachtes Atemgerausch uber dem linken Unterfeld. Blutsenkung 24/42 mm n.W. Blutbild unauffallig. Negatives Sputum.

Bronchoskopie: Blasige Schwellung der Schleimhaut in den basalen Partien des rechten und linken Bronchialstammes. Keine eitrige Sekretion.

Röntgenbefunde:

Abb. 94. a *Übersicht*, b *Ausschnitt linkes Unterfeld*, c *Ausschnitt rechtes Unterfeld*. Von beiden Hili zieht eine vermehrte, feine, netzförmig-streifige Zeichnung radiär in beide Lungen, links ausgesprochener als rechts. Konfluenz der Verschattungen im medialen linken Unterfeld und hinter dem Herzen.

Diagnose: *Lymphangiosis carcinomatosa eines Adenocarcinoms (durch Probeexcision gesichert).*

* Aus der Rontgenabteilung (Leiter Prof. Dr. E. STUTZ) der Chirurgischen Universitätsklinik Freiburg i. Br. (Robert-Koch-Klinik) (Direktor: Prof. Dr. H. KRAUSS)

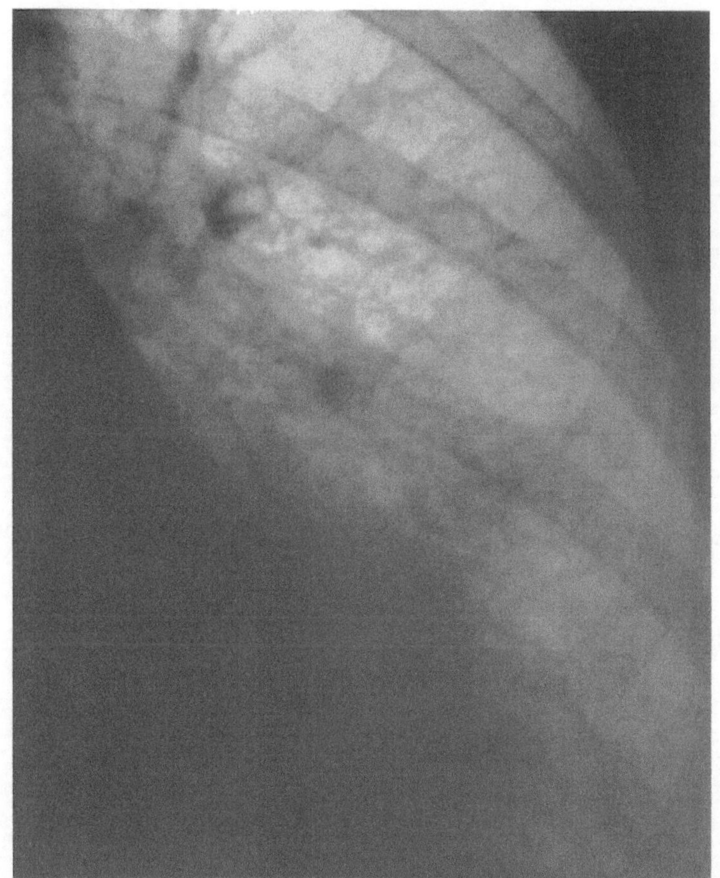

Abb. 94b

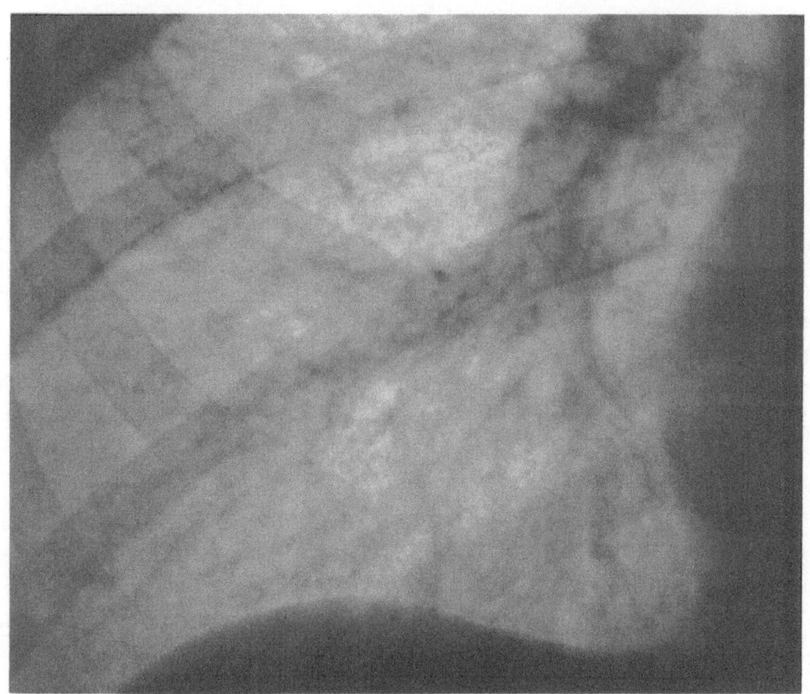

Abb. 94c

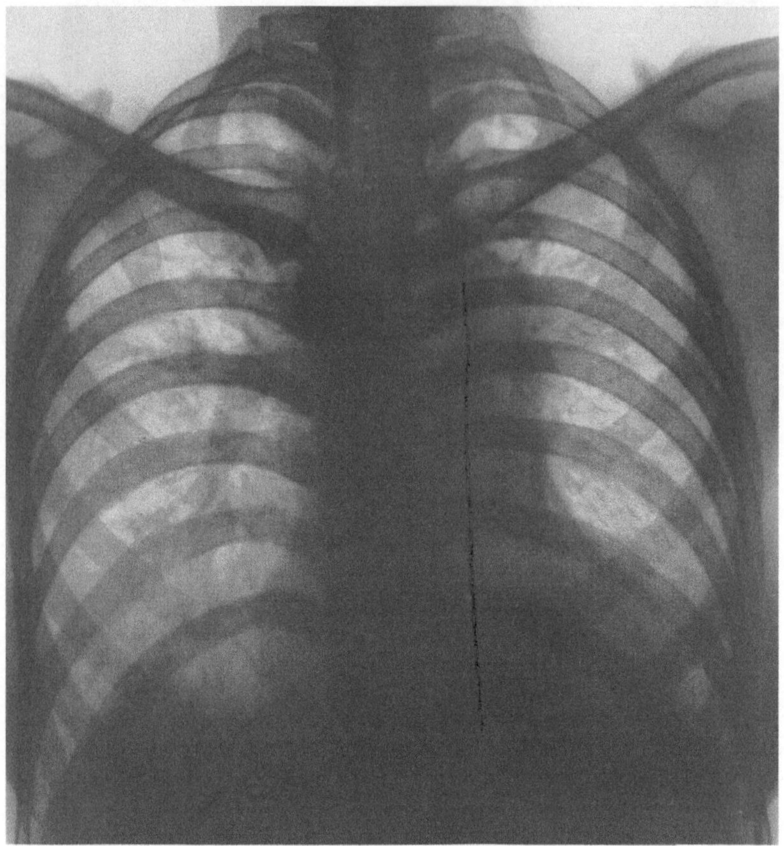

Abb. 95a

Fall 95. SCHAICH, Luisenheim, und SIELAFF, Heidelberg
St. M., ♂, 27 Jahre.

Vorgeschichte: Früher nie ernstlich krank gewesen. Vor 2 Jahren anläßlich eines Klinikaufenthaltes wegen Hepatitis Feststellung eines doppelseitigen Befundes in den Oberfeldern. Vor einigen Monaten Rippenfellentzündung. Danach anhaltender Husten und Herzbeschwerden. Wegen des Lungenbefundes Einweisung zur Heilstättenbehandlung.

Befund: Belastungsdyspnoe, Cyanose, Tachykardie. Lungenemphysem mit bronchitischen Geräuschen über beiden Lungen. Vitalkapazität nur 700 cm^3. Wenig Auswurf, in dem nie Tuberkulosebakterien oder Pilze nachzuweisen waren. Tuberkulintestung negativ. Blutsenkung 5/20 mm n.W. Im Blutbild Leukocytose von 10100 mit Lymphocytose von 44%.

Röntgenbefunde:

Abb. 95a. *Übersicht.* Überwiegend streifige, zum Teil auch kleinfleckige Verschattungen, die sich von beiden Hili über die Lungenabschnitte erstrecken. Ausgedehnte Verschwielung des Mediastinums beidseits und des ganzen Zwerchfells.

Abb. 95b. *Schicht rechte Lunge in 9 cm.* Die streifigen Veränderungen sind im wesentlichen durch peribronchiale, zum Teil bandförmige Verdichtungen bedingt, wie vor allem im Mittel- und Unterfeld zu sehen ist (↑). Schon deutliche Erweiterung der A. pulmonalis (⇕).

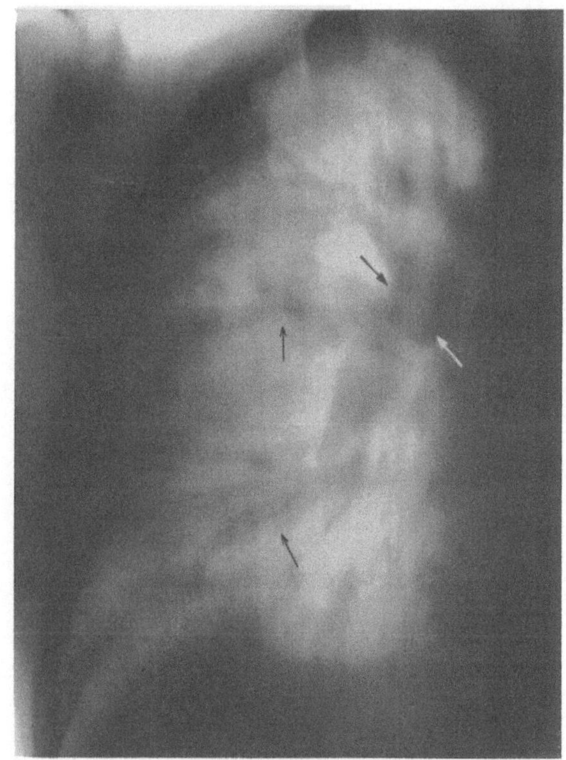

Abb. 95b

Weiterer Verlauf: In den folgenden 3 Jahren zunehmende Beschwerden mit Husten, Atemnot schon bei den geringsten Belastungen, Cyanose und Herzbeschwerden. Im EKG entwickelte sich als Zeichen der zunehmenden Rechtsbelastung ein Rechtstyp mit einem P-pulmonale.

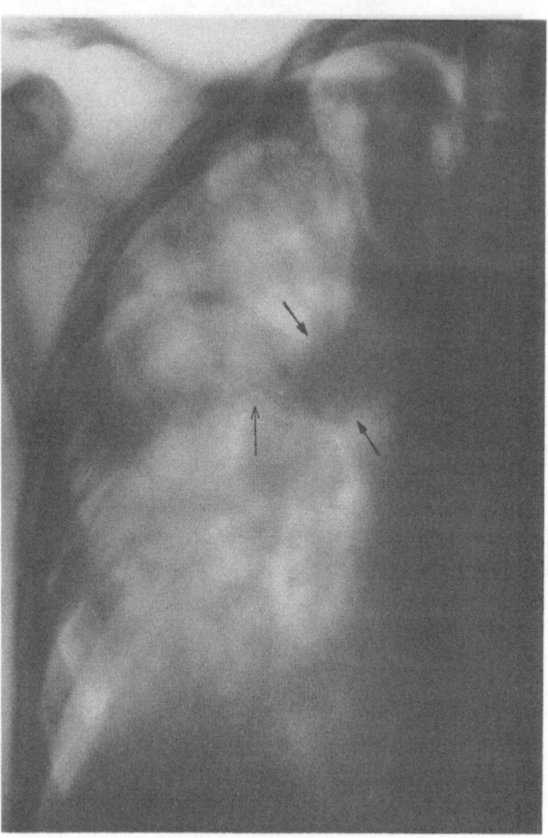

Abb. 95c

Röntgenbefund (3 Jahre nach Abb. 95a und b und kurz ante finem):

Abb. 95c. *Schicht rechte Lunge in 8 cm.* Zusätzlich sind flächenhafte, zum Teil segmental angeordnete Verschattungen, zum Teil auch blasige Aufhellungen neu aufgetreten. Das Bronchialsystem ist deformiert und teilweise eingeengt (↑). Die Umschwielung und Verkleinerung der Lungen hat zugenommen, der Luftgehalt entsprechend abgenommen. Der Durchmesser der A. pulmonalis ist noch größer geworden (↓↑).

Diagnose: *Diffuse, progrediente, interstitielle Lungenfibrose* (HAMMAN — RICH) *(durch Obduktion gesichert).*

Fall 96

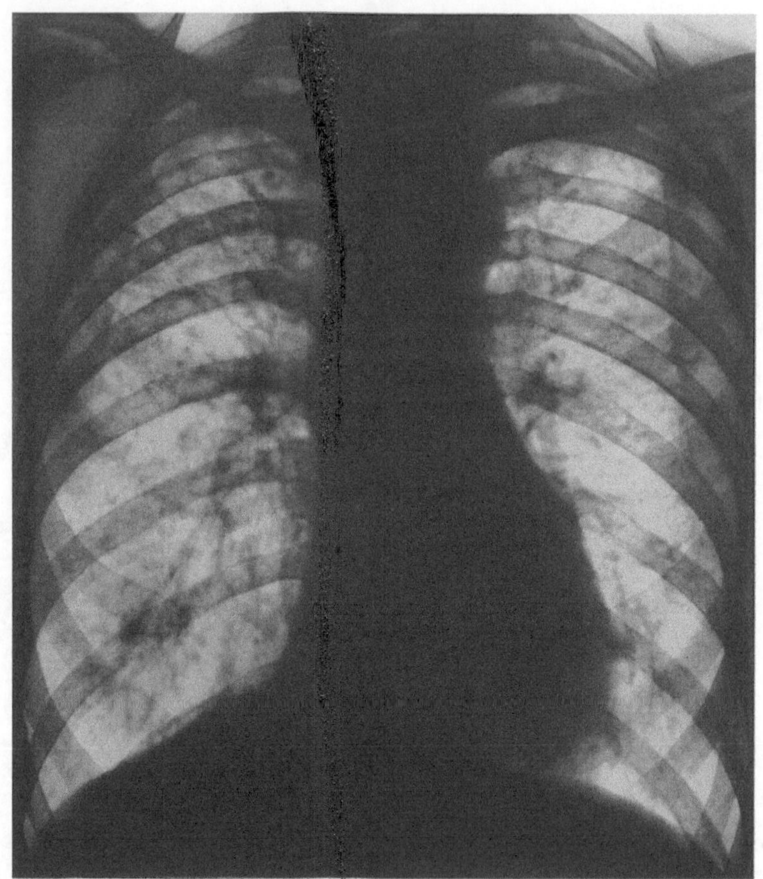

Abb. 96a

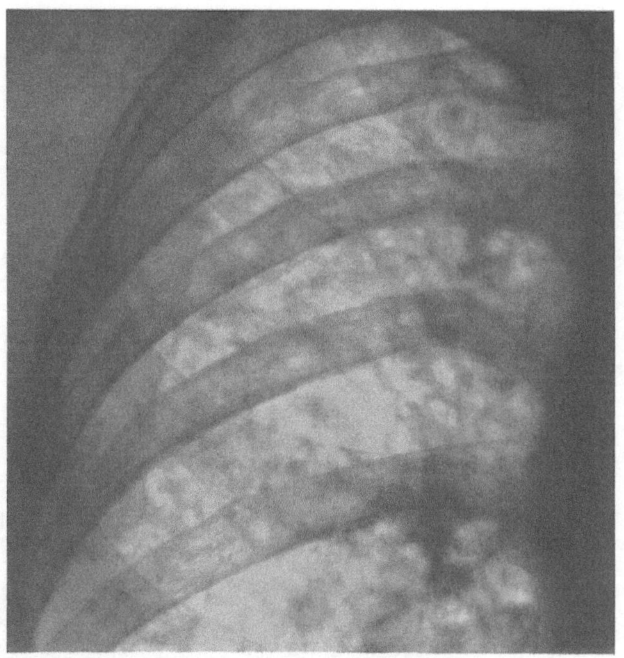

Abb. 96 b

Fall 96. UEHLINGER, Zürich und Stadtspital Waid, Zürich
I. E., ♀, 65 Jahre.

Vorgeschichte: Die seit langem an einer chronischen rheumatischen Polyarthritis leidende Patientin erkrankte 8 Jahre zuvor an qualendem Reizhusten mit schleimig-eitrigem Auswurf, der sich bis zum Tode (13 Jahre später) nicht mehr verlor. Die letzten Jahre bestand volle Invalidität.

Befund: Schwerkranker Zustand. Physikalisch über den Lungenspitzen mäßige Dämpfung und Bronchialatmen. Im schleimig-eitrigen Auswurf wurden nie Tuberkulosebakterien nachgewiesen.

Röntgenbefunde (5 Jahre ante finem):

Abb. 96 a. *Übersicht.* In beiden Oberfeldern und im rechten Mittelfeld grobe reticuläre Zeichnung mit Schrumpfung dieser Lungenbezirke. Kompensatorisches Emphysem der Mittel- und Unterfelder. Freie Sinus.

Abb. 96 b. *Ausschnitt rechtes Ober-Mittelfeld.* Die netzförmig-fleckige Zeichnung ist relativ grob, scharf gezeichnet und in den hilusnahen Abschnitten auf diesen ausgerichtet.

Diagnose: *Chronische rheumatische Pneumonie bei chronisch-rheumatischer Polyarthritis (durch Obduktion gesichert: vernarbende Rheumagranulome im Schnittbild).*

Fall 97

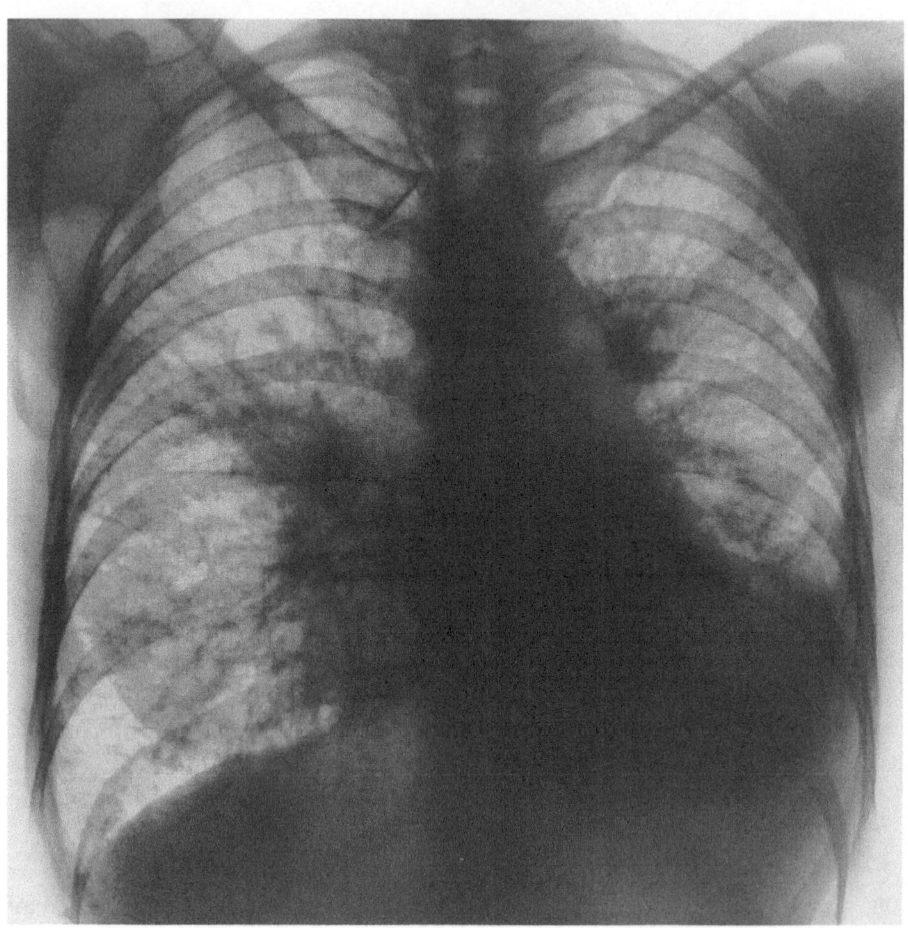

Abb. 97a

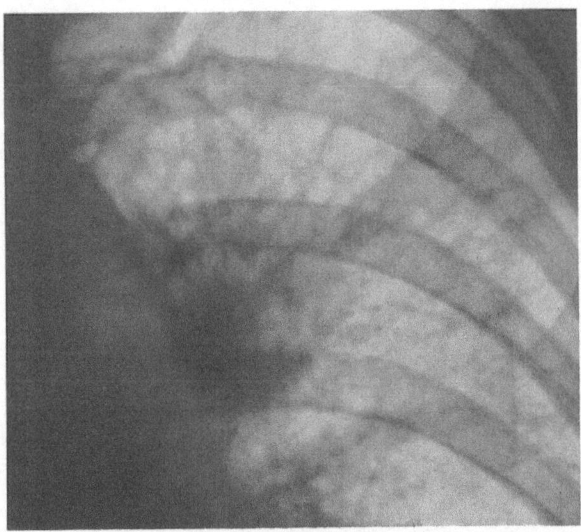

Abb. 97 b

Fall 97. REUSCH, Königstein i. Ts.

R. D., ♀, 45 Jahre.

Vorgeschichte: 2 Jahre vor der Rontgenaufnahme schwere Grippe, seitdem kranklich mit rezidivierenden Bronchitiden. In den letzten 9 Monaten trat eine erhebliche Verschlechterung des Allgemeinzustandes auf. Gewichtsabnahme von 20 Pfund, Kurzatmigkeit, Husten und Auswurf.

Befund: Meist leicht erhohte Temperatur. Blutsenkung 20/49—49/88 mm n.W. Blutbild und Serum-Labilitatsproben normal. Kein BK-Nachweis im Sputum.

Bronchoskopie: Submukose Knotchen, die das Schleimhautniveau gerade uberragen. Stenose des linken Unterlappenbronchus. Die Probeexcision ergab einen epithelialen Tumor ohne nähere Möglichkeit einer Differenzierung.

Im **Pleurapunktat** Verdacht auf Tumorzellen.

Röntgenbefunde:

Abb. 97. a *Übersicht*, b *Ausschnitt linkes Oberfeld.* Relativ grobe, von beiden Hili besenreiserartig in die Lungenfelder ausstrahlende Streifenzeichnung, die nach der Peripherie zu in eine mehr grobreticuläre Zeichnung übergeht. Verklebender Pleuraerguß links und Verbreiterung der Pleura parietalis rechts. Verkleinerung des linken Lungensitus mit Verlagerung des Mediastinums nach links.

Diagnose: *Lymphangiosis carcinomatosa mit Metastasen auf der Bronchialschleimhaut und der Pleura sowie Drüsenmetastasen rechts supraclaviculär (durch spätere Probeexcision einer Drüse gesichert).*

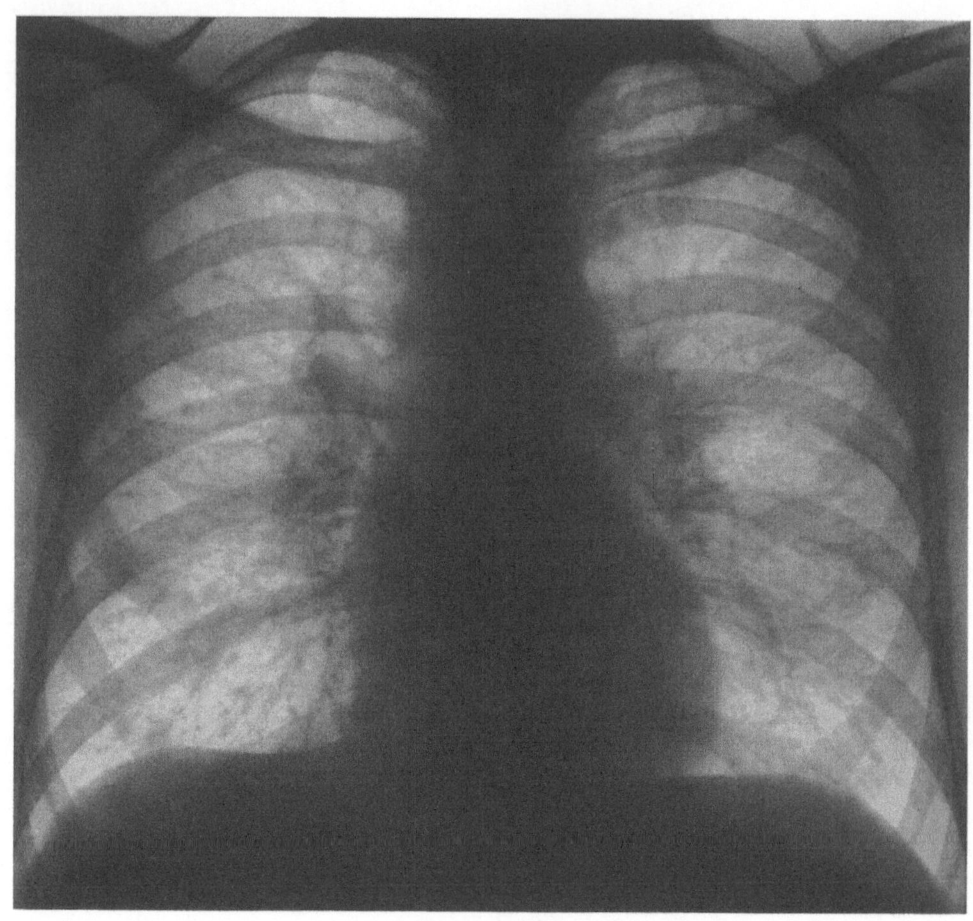

Abb. 98a

Fall 98. Uehlinger und Schinz, Zürich
H. E., ♂, 19 Jahre.

Vorgeschichte: Anläßlich einer Reihendurchleuchtung Feststellung knolliger Lymphknotenschwellungen in beiden Hili. Sonst bestand Wohlbefinden.

Befund: Vergrößerung der Milz. Tuberkulintestung nach Pirquet negativ. Sonst keine Besonderheiten.

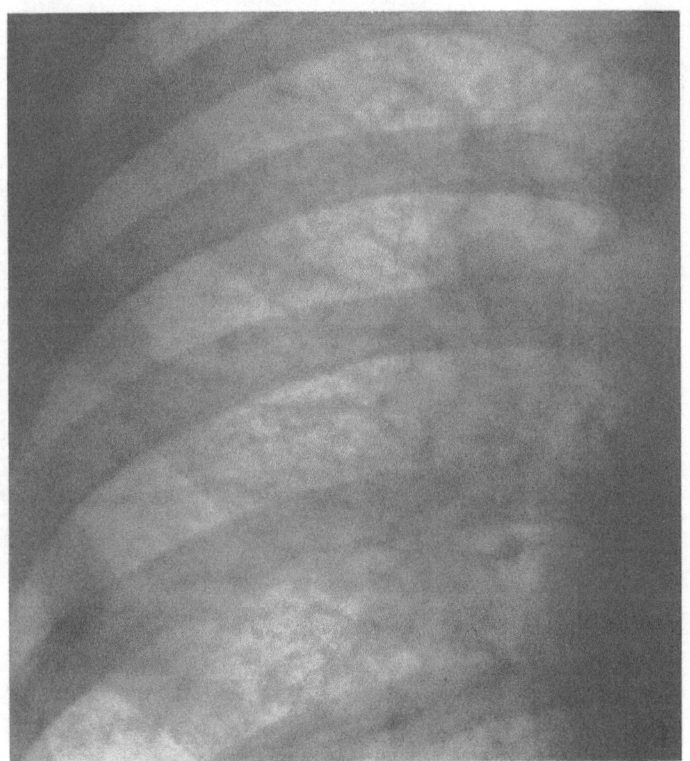

Abb. 98b

Röntgenbefunde:

Abb. 98a. *Übersicht.* Knotige Vergrößerung beider Hili, links mehr als rechts, außerdem vergrößerte Drüsen links paraaortal. Von beiden Hili zieht eine vermehrte reticuläre Zeichnung annähernd symmetrisch in beide Lungen.

Abb. 98b. *Ausschnitt rechtes Mittelfeld.* Die knollig vergrößerten Hili fasern sich ohne Begrenzung netzförmig in die Lungenfelder auf.

Weiterer Verlauf: Kontrollen nach 2, 4 und 7 Jahren zeigten eine laufende Rückbildung der Veränderungen.

Diagnose: *Morbus Boeck (Stadium I—II) (durch Nachweis von Epitheloidzellgranulomen im Knochenmark gesichert).*

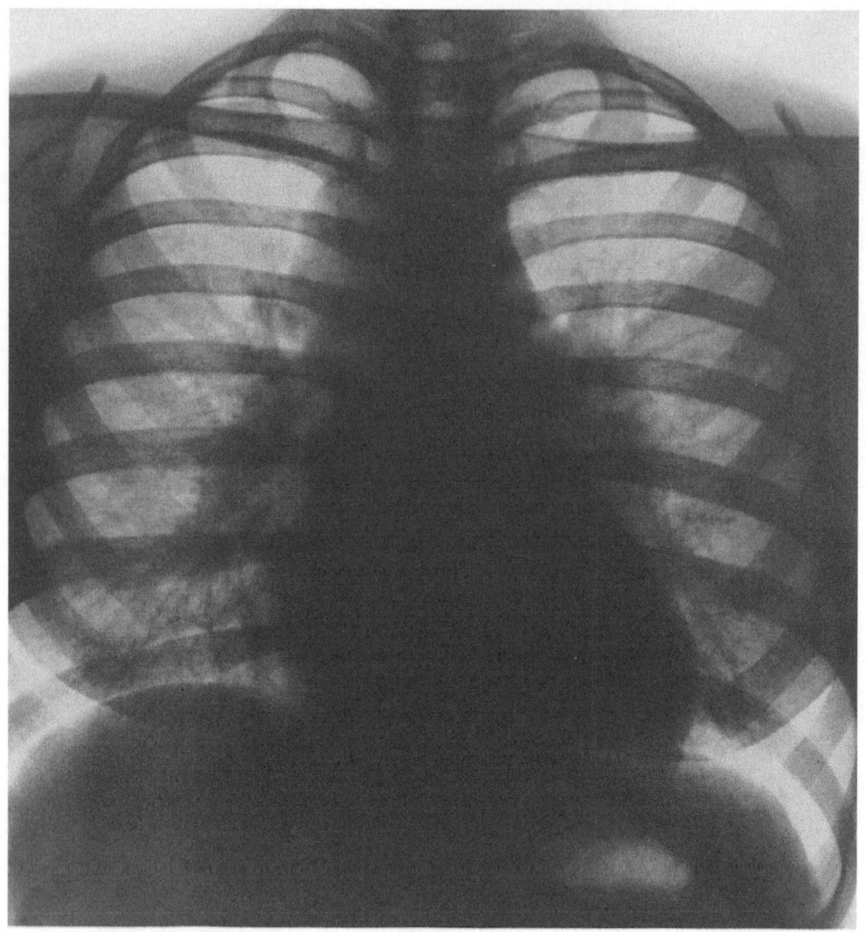

Abb. 99

Fall 99*. BRÜGGER und WALTER, Wangen

T. E., ♀, 14 Jahre.

Vorgeschichte: In der Familie keine Tuberkulose bekannt. Wegen einer unklaren Augenerkrankung erfolgte eine Rontgenuntersuchung, die den Befund an den Lungen aufdeckte. Auswarts waren schon zwei Kuren durchgeführt worden.

Befund: Tuberkulintestung mit AT bei 0,001 mg positiv. Sonst keine wesentlichen klinischen Befunde, außer einer Miterkrankung des rechten Auges.

Röntgenbefund:

Abb. 99. *Übersicht.* Vergrößerung der Drüsen in beiden Hili und rechts paratracheal. Die Drüsen sind unscharf begrenzt und fasern sich streifig-netzförmig, peripherwärts abnehmend, in die Lungenfelder auf.

Diagnose: *Morbus Boeck (Stadium I—II).*

* Siehe auch WALTER (1960).

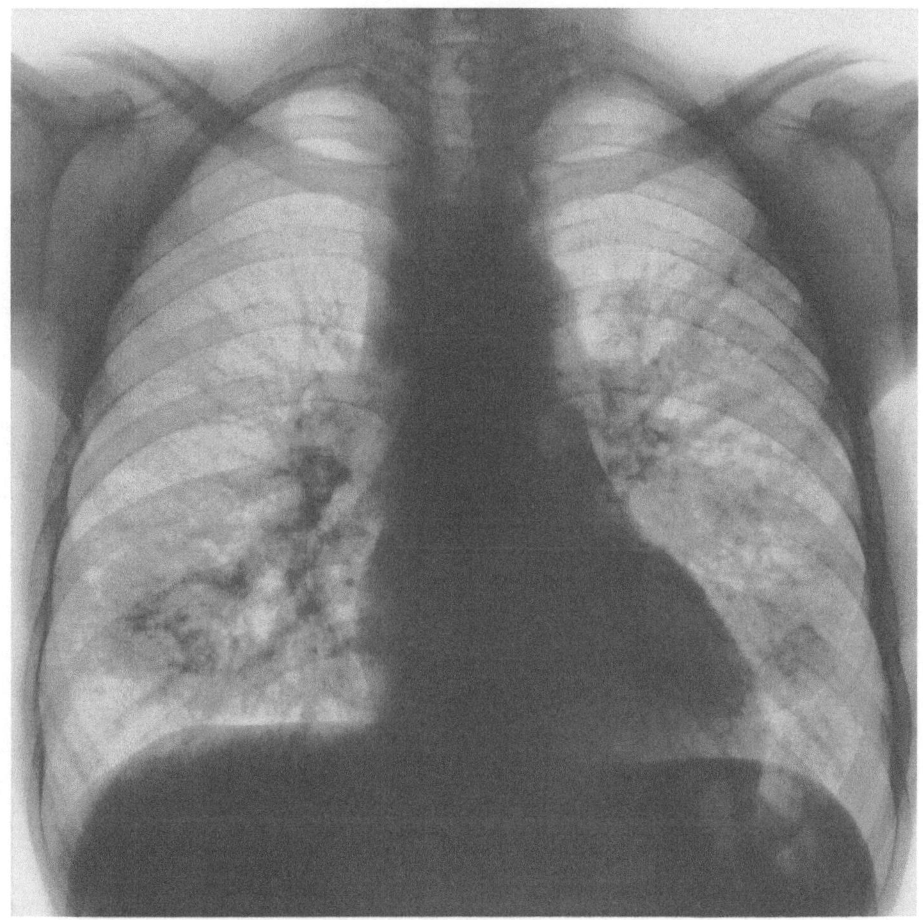

Abb. 100

Fall 100*.
M. J., ♀, 36 Jahre.

Vorgeschichte: Vor 15 Monaten erstmals geringfügig schmerzhafte Lymphknotenschwellungen am Hals. Nach Probeexcision einer Drüse und Stellung der Diagnose erfolgte eine Röntgenbestrahlung der Halsdrüsen. Bei einer Kontrolle vor 6 Monaten war die Lunge röntgenologisch noch unauffällig. Wegen Auftreten weiterer peripherer Drüsenschwellungen und wegen Verschlechterung des Allgemeinbefindens erfolgte erneute Klinikaufnahme.

Befund: Mäßig reduzierter Allgemeinzustand. Reizhusten und leichte Atemnot. Drüsenschwellungen an beiden Halsseiten. Leber und Milz nicht vergrößert. Blutsenkung 13/40 mm n.W. Im Blutbild Lymphopenie von 6% bei sonst normalem Blutbild.

Röntgenbefund:

Abb. 100. *Übersicht.* Geringe Verbreiterung des rechten und linken oberen Mediastinums und Vergrößerung beider Hili durch Drüsenschwellungen. In beiden Lungen, vor allem im linken Oberfeld und im rechten Unterfeld vermehrte streifig-netzförmige Zeichnung, die von den Hili ausgeht.

Diagnose: *Lymphosarkom (durch Probeexcision gesichert) mit Befall der Lungen.*

---

* Aus der Abteilung für Röntgen-Radium-Therapie (Leiter Doz. Dr. K. Musshoff) der Medizinischen Universitätsklinik Freiburg i. Br. (Direktor: Prof. Dr. Dr. h.c. L. Heilmeyer).

Fall 101

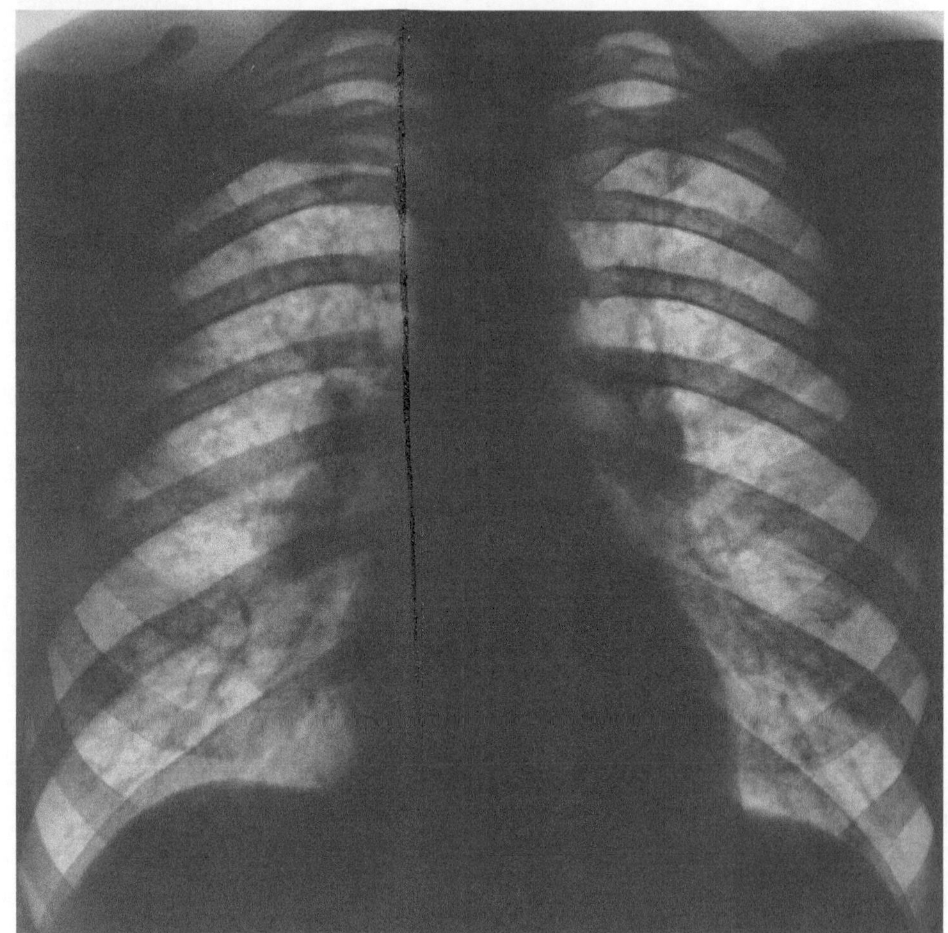

Abb. 101a

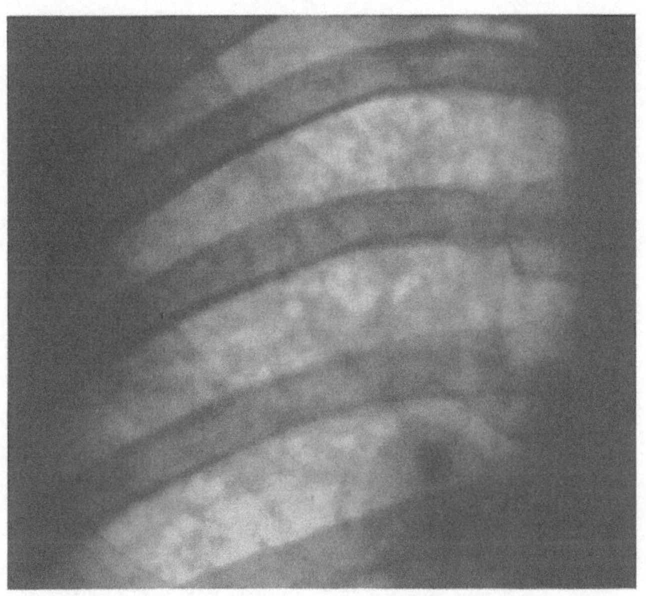

Abb. 101 b

Fall 101. UEHLINGER, Zürich, und SUTER, Davos

B. R., ♂, 25 Jahre.

Vorgeschichte: Seit einiger Zeit besteht eine maßige Dyspnoe. Sonst ergibt die Vorgeschichte und der Befund keine Besonderheiten.

Röntgenbefunde:

Abb. 101 a. *Übersicht.* Vermehrte reticuläre Zeichnung der Lungen mit grobmiliaren Herden im Lungenmantel, besonders in den Ober- und Mittelfeldern. Knotige Schwellung der Hiluslymphknoten beidseits.

Abb. 101 b. *Ausschnitt rechtes Ober-Mittelfeld.* Vermehrte reticuläre Zeichnung ohne besondere Ausrichtung auf den Hilus und grobmiliare Herde.

Diagnose: *Morbus Boeck (Stadium II) (durch Biopsie aus dem rechten Lungenoberlappenbronchus wurden miliare, nicht verkäsende Epitheloidriesenzellgranulome festgestellt).*

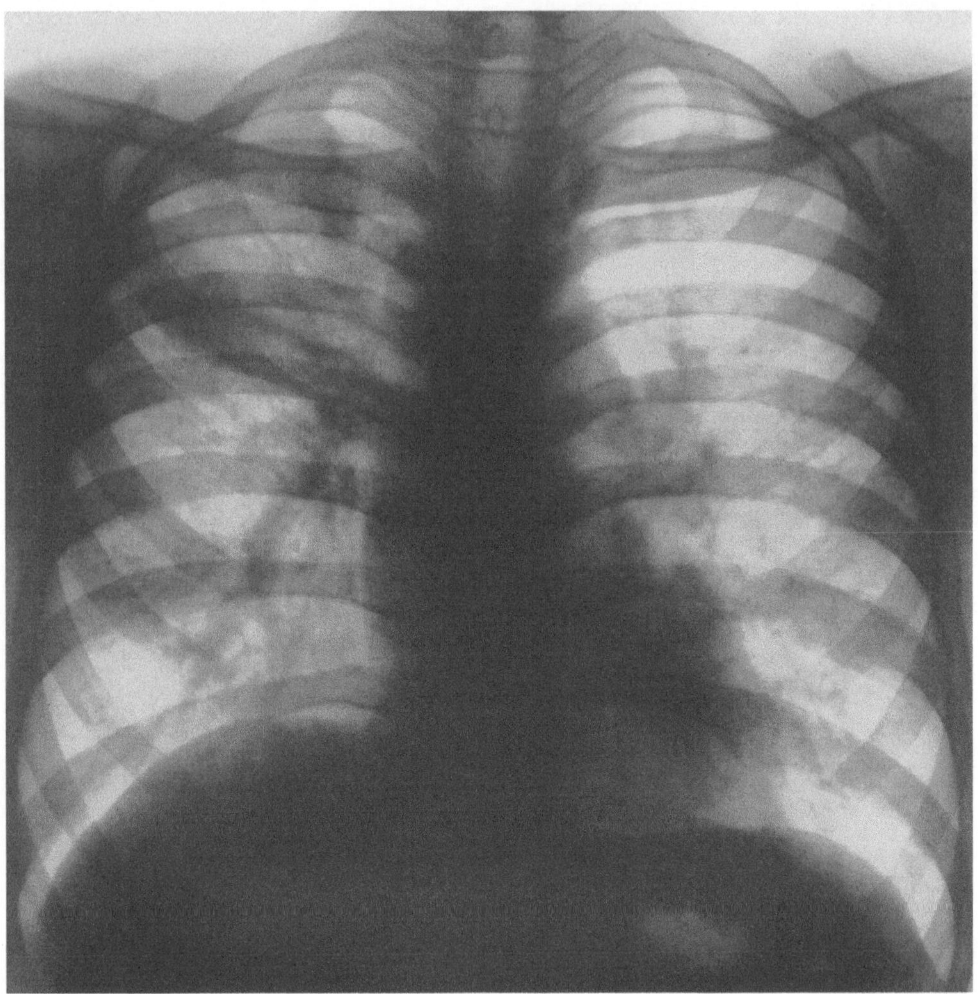

Abb. 102a

Fall 102. HUZLY, Schillerhöhe

K. W., ♂, 20 Jahre.

Vorgeschichte: Vor 2 Jahren Feststellung einer beidseitigen Lymphknotenvergrößerung in den Hili. Jetzt erfolgte die Einweisung unter der Annahme einer infiltrativen Tuberkulose des rechten Oberlappens mit Streuung ins linke Mittelgeschoß.

Befund: Blutsenkung 2/4 mm n.W. Tuberkulintestung bei 1:100000 positiv.

Bronchoskopie: Braun-rote, derb geschwollene Schleimhaut mit Plaques-Bildungen im Bereich der Bifurkation und im rechten Hauptbronchus. Einengung des rechten Oberlappenostiums. Verstärkte Gefäßzeichnung im linken Oberlappenbronchus mit einzelnen Teleangiektasien.

Röntgenbefunde:

Abb. 102a. *Übersicht.* Streifig-flächige Verschattung des rechten Oberlappens vom rechten Hilus ausgehend. In den übrigen Lungenteilen findet sich eine vermehrte feine, streifig-fleckförmige Zeichnung. Durch Drüsen vergrößerte und deformierte Hili und verbreitertes Mediastinum.

Röntgenbefunde (Fortsetzung):

Abb. 102b. *Ausschnitt rechtes Oberfeld.* 8 Monate später homogene Verschattung des verkleinerten rechten Oberlappens (Atelektase).

Abb. 102c. *Ausschnitt rechtes Oberfeld.* 1 Monat danach ist der rechte Oberlappen wieder lufthaltig. Es besteht nur noch eine mäßig streifig-netzförmige Zeichnung mit Verdichtung im Bereich der medialen Lappenbasis.

Abb. 102d. *Ausschnitt rechtes Oberfeld.* Wieder 15 Monate später erneut homogene, aber weniger dichte Verschattung mit Verkleinerung des Oberlappens. Die rechtsseitigen Mediastinaldrüsen haben sich inzwischen verkleinert, die reticulär-noduläre Zeichnung in der übrigen Lunge hat zugenommen.

Abb. 102e. *Bronchogramm, rechte Lunge, seitlich.* Deformierung des rechten Oberlappenbronchus (*OLB*) mit Einschnürungen, Erweiterungen und Abbrüchen der Segmentbronchien. Infolge der Schrumpfung sind der Mittellappenbronchus (*MLB*) und der apikale Unterlappensegmentbronchus (*B 6*) gespreizt und nach oben gezogen.

Weiterer Verlauf: Lang anhaltende Behandlung mit Cortison, Streptomycin und zeitweilig mit Vitamin E ergab einen wechselnden klinischen Verlauf uber einen Zeitraum von 3 Jahren.

Diagnose: *Morbus Boeck (Stadium II—III) (durch zahlreiche Bronchobiopsien und eine Scalenusbiopsie gesichert).*

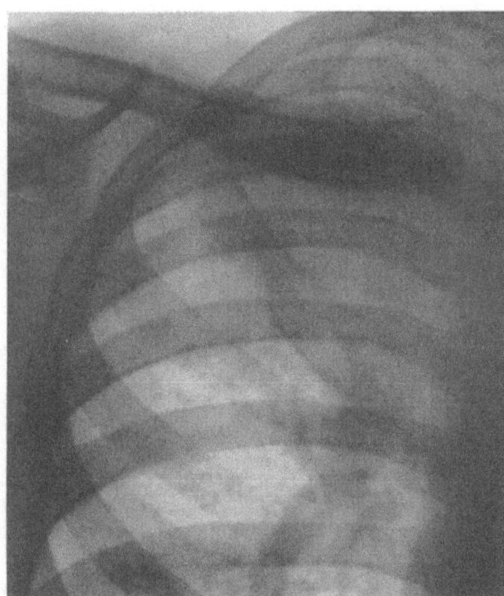

Abb. 102b

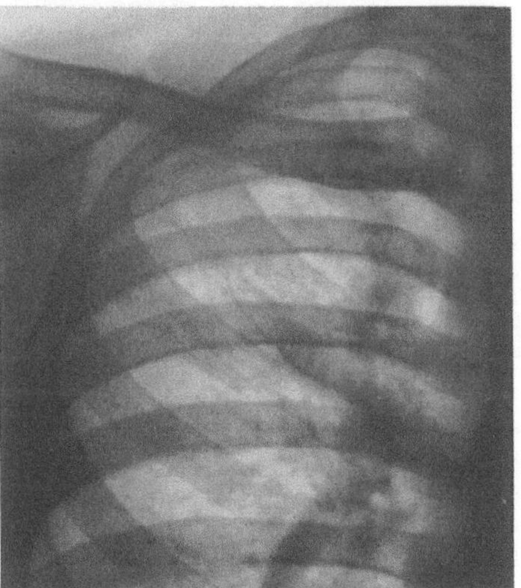

Abb. 102c

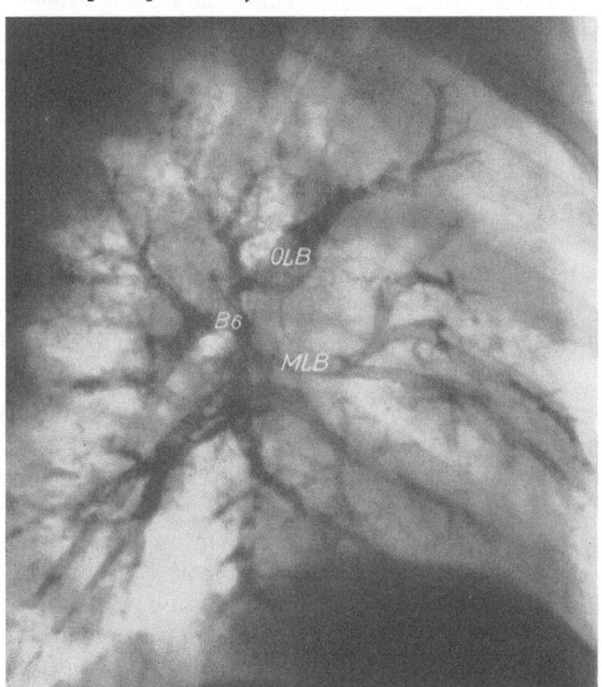

Abb. 102e

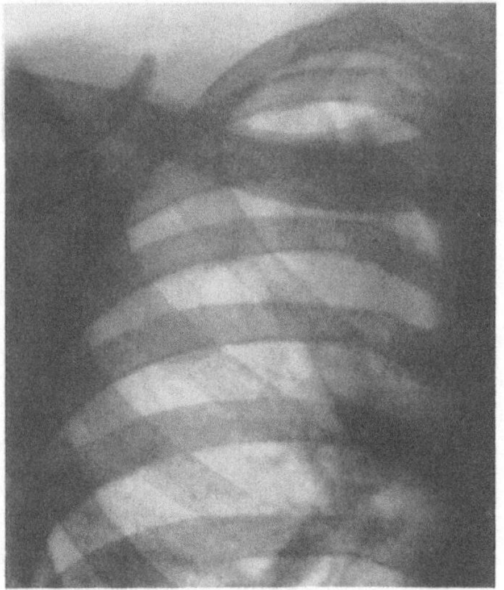

Abb. 102d

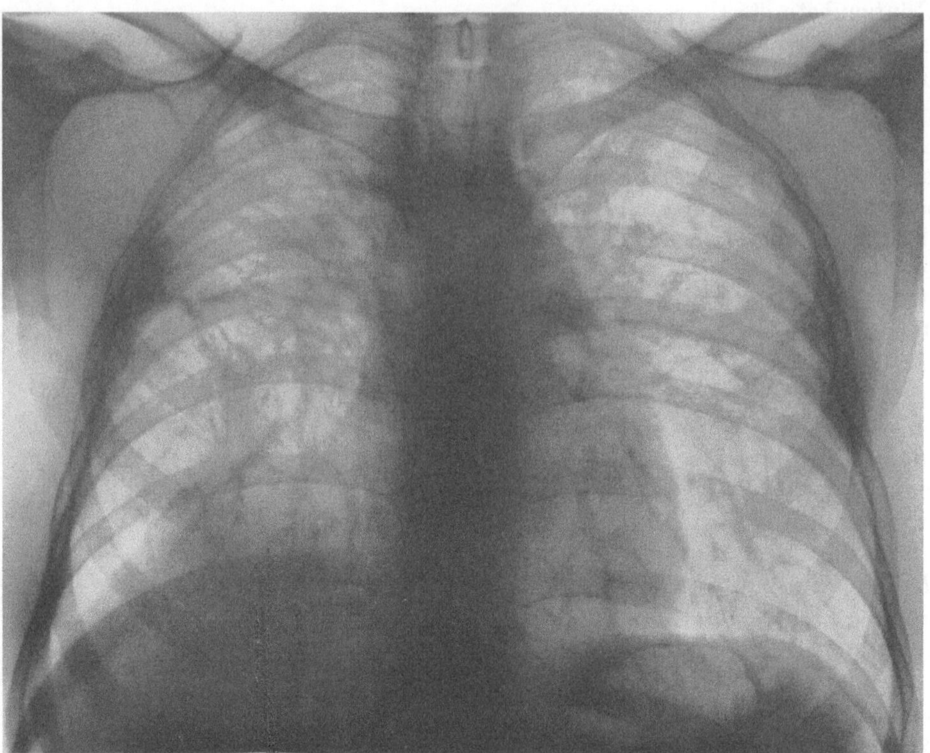

Abb. 103a

Fall 103.
St. A., ♂, 38 Jahre.

HUZLY, Schillerhöhe

Vorgeschichte: Vor 19 Jahren wurde bei einer Reihenuntersuchung ein normaler Lungenbefund erhoben. Vor 10 Jahren Feststellung einer fein- bis mittelgrobknotigen Lungenverschattung beidseits. Ein ähnliches Bild fand sich auch vor 5 Jahren. Unter der Annahme einer Tuberkulose erfolgte damals zeitweilig Heilstättenbehandlung. Jetzt hat sich eine Kurzatmigkeit mit Husten entwickelt.

Befund: Husten mit schleimig-eitrigem Auswurf. Im Sputum keine Tuberkulosebakterien. Blutsenkung immer normal, zuletzt 1/3 mm n.W. Mendel-Montoux 1:100 und 1:10 negativ.

Bronchoskopie: Soweit einsehbar atrophische Schleimhaut im Bronchialsystem. Torsion des rechten Bronchialbaumes mit schlitzförmigem Oberlappenostium. Im linken Oberlappenbronchus zahlreiche grieskornartige weißlich-gelbliche Stippchen (histologisch in der Submucosa lymphocytäre und plasmacelluläre Infiltrate).

Röntgenbefunde:

Abb. 103a. *Übersicht.* Derbe streifig-flächige Zeichnung in beiden Ober- und Mittelfeldern mit Schrumpfung und Hochraffung der Hili, vor allem rechts. Ausgedehnte mediastinale, parietale und diaphragmale Pleuraverschwielungen mit Hochziehung der rechten Zwerchfellkuppe.

Abb. 103b. *Schicht in 8 cm.* Die Bronchien des rechten Ober- und Mittelfeldes, weniger des linken Mittelfeldes sind von flächigen Verschattungen eingescheidet, gerafft und deformiert. In den seitlichen und apikalen Anteilen des rechten Oberlappens Emphysemblasen. Kalk im vergrößerten linken Hilus.

Abb. 103c. *Bronchogramm, rechte Lunge p. a.* Die Bronchien des rechten Oberlappens sind infolge Schrumpfung gebündelt. Perlschnurartige Erweiterungen und Einschnürungen sowie Abbrüche der Oberlappensegmentbronchien (OLB). Einengung des Mittellappenbronchus an seiner Aufteilungsstelle (MLB). Er ist hochgezogen und deformiert. Vermehrte Spreizung der Unterlappenbronchien (ULB) mit nur geringer Deformierung.

Diagnose: *Morbus Boeck (Stadium III) (durch Biopsie gesichert).*

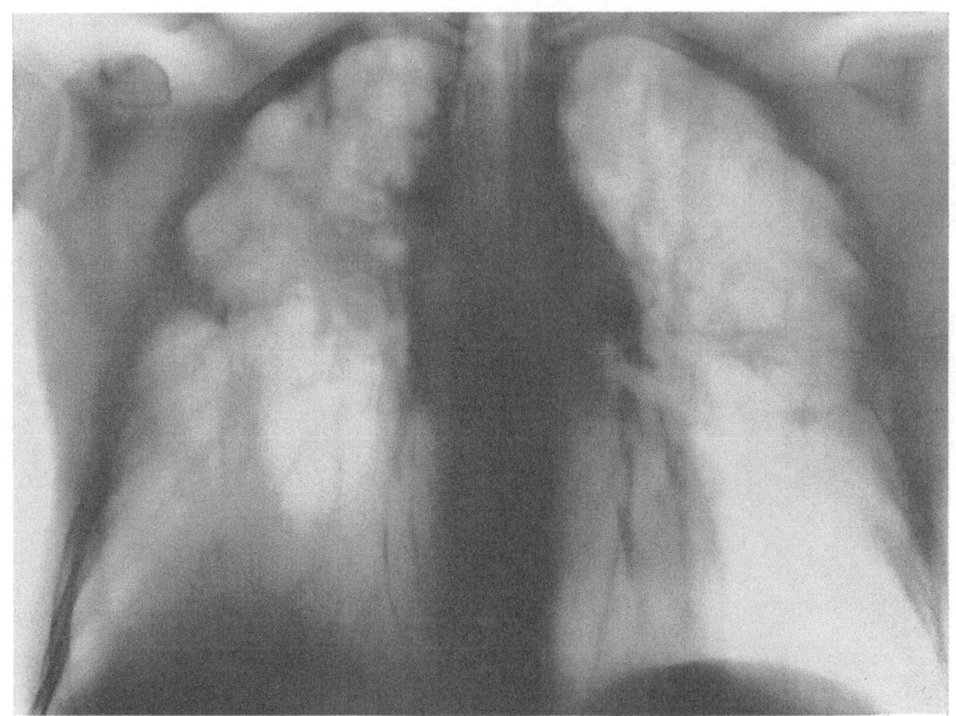

Abb. 103 b

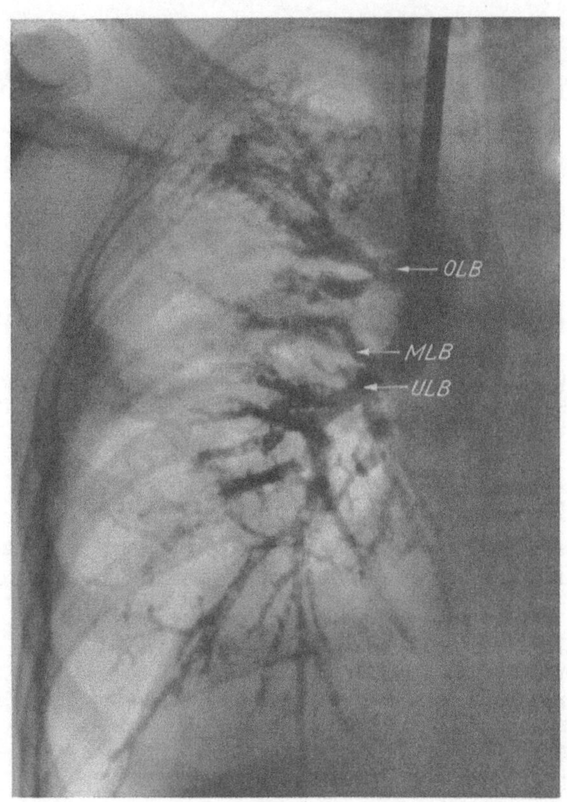

Abb. 103 c

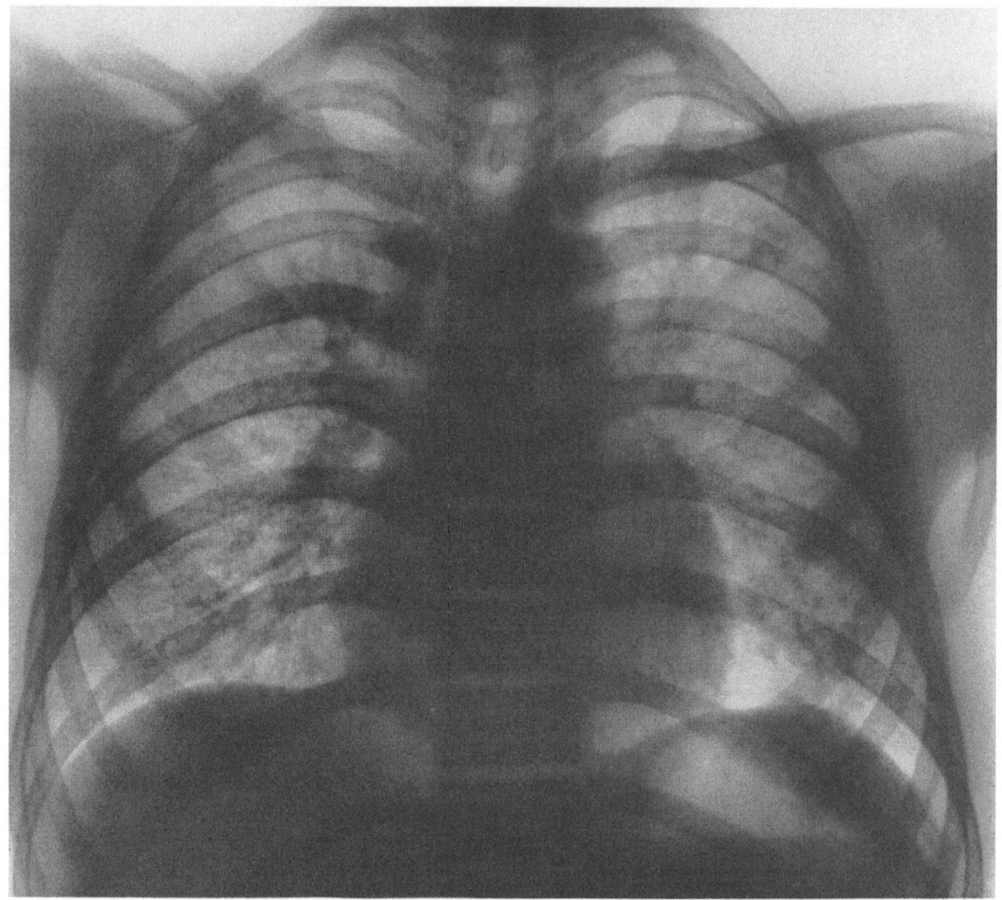

Abb. 104a

Fall 104*.
G. J., ♂, 35 Jahre.

Vorgeschichte: Vor 15 Jahren in amerikanischer Gefangenschaft Feststellung einer Verschattung in der linken Lunge. 1 Jahr später erster Krankenhausaufenthalt.

Damaliger Befund: Guter Allgemeinzustand. Keine Atemnot. Wenig Husten und Auswurf. Im Sputum keine Tuberkulosebakterien. Pirquet-Reaktion bei 1:10000 positiv. Blutbild unauffällig. Auf Grund des Röntgenbefundes Annahme einer Miliartuberkulose.

Röntgenbefund:

Abb. 104a. In beiden Lungen schmetterlingsförmig angeordnete reticulo-noduläre Verschattungen, die linksseitig weicher sind und konfluieren. Mäßig vergrößerte Drüsenschatten im linken Hilus. Pleuraspitzenkuppen und Entrundung der linken Zwerchfellkuppe.

Weiterer Verlauf: Erst 9 Jahre später kam der Patient wieder zur Krankenhausaufnahme. Damals schwerste Dyspnoe, Cyanose, Reizhusten und Trommelschlegelfinger. In den folgenden Jahren immer wieder neue Krankenhausaufenthalte wegen fieberhafter Bronchitiden mit Verstärkung der Dyspnoe, die jedesmal mit Hilfe von Antibiotica, Prednison (teilweise als Langzeitbehandlung) und Sauerstoffbeatmung beseitigt werden konnte. 14 Jahre und 3 Monate nach der ersten Krankenhausbehandlung kam der Patient letztmalig in das Krankenhaus.

* Aus der Röntgenabteilung (Leiter: Dr. H. Uthgenannt) der Medizinischen Klinik Süd des Städt. Krankenhauses Lübeck (Chefarzt: Prof. Dr. H.-A. Kühn).

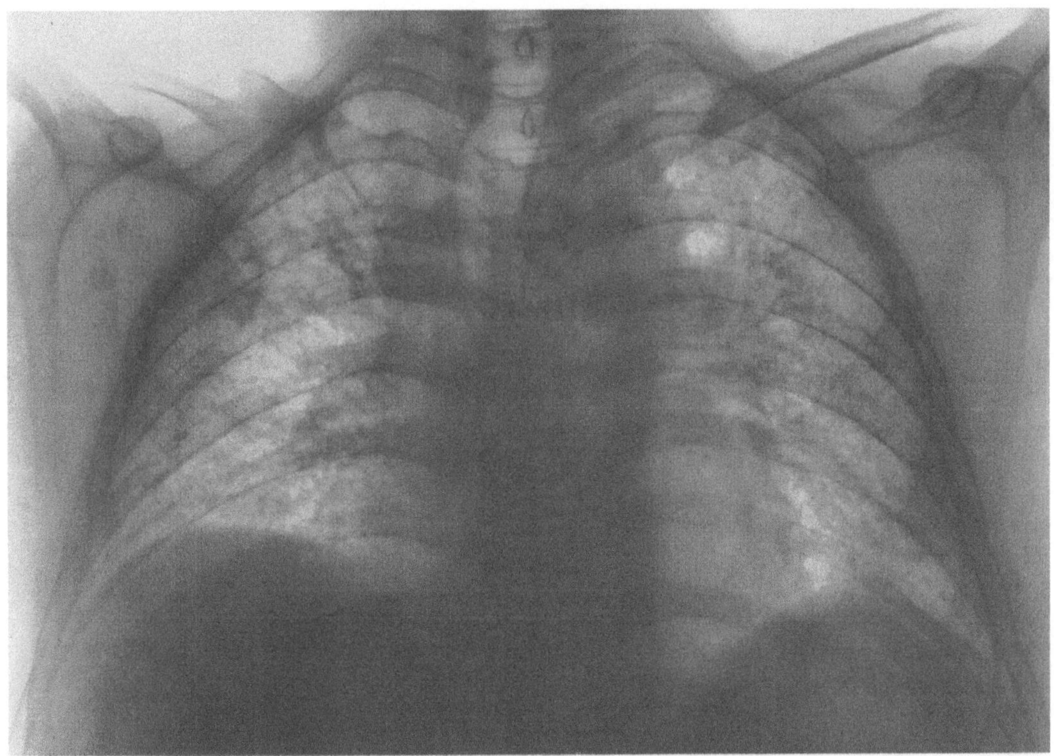

Abb. 104b

Befund: Schlechter Allgemeinzustand. Starke Dyspnoe, Orthopnoe, deutliche Cyanose. Trommelschlegelfinger. Über beiden Lungen verscharftes Atemgeräusch und zahlreiche feuchte Rasselgeräusche. Eitriger Auswurf, zeitweise bis 400 cm³ pro Tag. Blutsenkung 10/18 mm n.W. Hb 21,5 g-%, Erythrocyten 7,5 Mill., Leukocyten 14000—33000 mit Linksverschiebung im Differentialblutbild. Vitalkapazität 1500 cm³ Im EKG P-pulmonale und Zeichen der Rechtsbelastung.

Röntgenbefunde:

Abb. 104b (14 Jahre nach Abb. 104a, 6 Monate vor dem Tode). In beiden Lungen reticulo-noduläre Verschattungen, die im Vergleich zur Abb. 104a härter gezeichnet sind. Erhebliche Vergrößerung der mediastinalen und hilären Drüsenschatten. Fast allseitige Umschwielung beider Lungen und Verkleinerung beider Lungensitus.

Abb. 104c. *Ausschnitt linkes Unterfeld.* Neben der reticulo-nodulären Zeichnung ist eine verstärkte Bronchialzeichnung erkennbar.

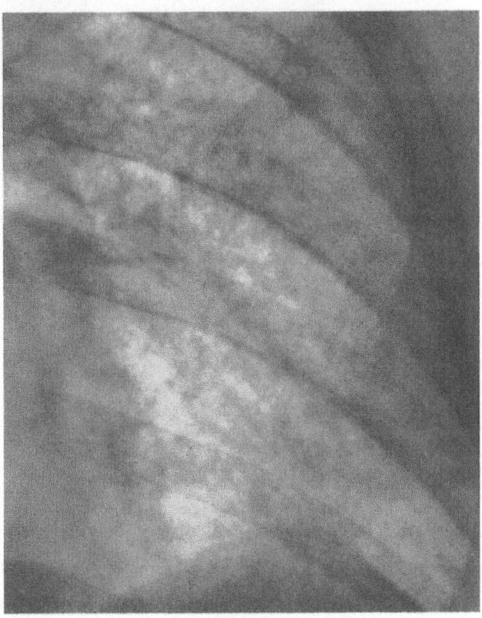

Abb. 104c

Weiterer Verlauf: Trotz intensiver Behandlung uber 7 Monate mit Prednison, Antibiotica und INH zunehmender Verfall mit Verstärkung der respiratorischen Insuffizienz, die schließlich zum Tode führt.

Diagnose: *Diffuse progrediente interstitielle Lungenfibrose* (HAMMAN-RICH), *schleimig-eitrige Bronchitis, unspezifische doppelseitige Lymphadenopathie. Sekundäre pulmonale Hypertonie (Obduktionsbefund).*

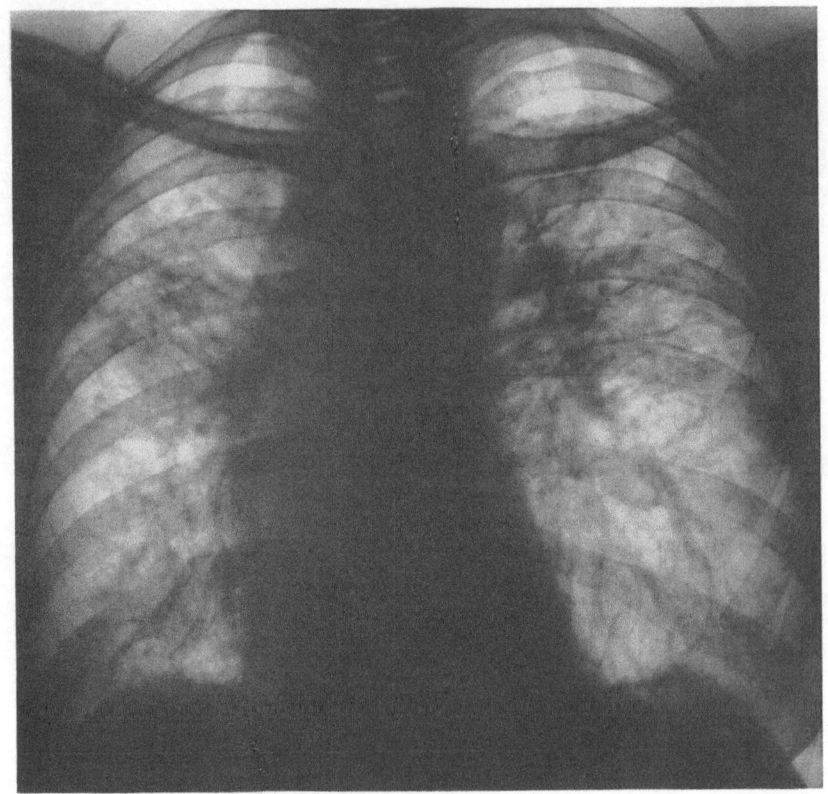

Abb. 105a

Fall 105. UEHLINGER, Zürich, und SOMMER, Sanatorium Braunwald
B. A., ♀, 40 Jahre.

Vorgeschichte: Seit 7 Jahren zunehmende Atemnot und röntgenologisch zunehmende Lungenveränderungen.

Befund: Dyspnoe, vor allem bei Belastung. Vitalkapazität 2200 cm^3. Blutcalcium mit 10,8 mg-% im oberen Bereich der Norm.

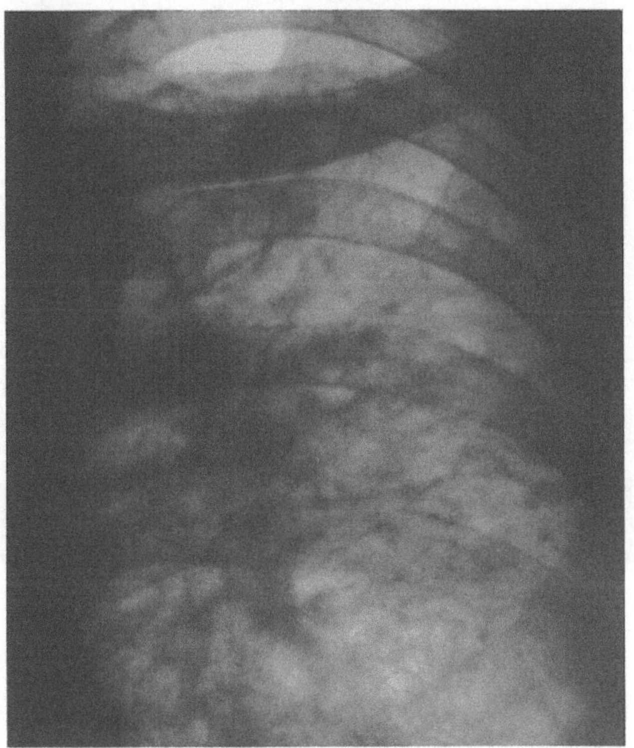

Abb. 105b

Röntgenbefunde:

Abb. 105a. *Übersicht.* Dichte streifige, nach lateral und unten zu mehr netzförmige, relativ harte Zeichnung in beiden Ober- und Mittelfeldern mit Schrumpfung. Dementsprechendes kompensatorisches Emphysem der Spitzen. Einzelne Fleckschatten zusätzlich. Verziehung des Mediastinums nach rechts, der linken Pulmonalarterie bogenförmig nach links. Ausgedehnte zipfelförmige Adhäsionen des Zwerchfells auf beiden Seiten.

Abb. 105b. *Ausschnitt rechtes Oberfeld.* Die im Lungenkern vorwiegend streifige und im Lungenmantel mehr reticuläre Verschattung ist relativ scharf gezeichnet.

Diagnose: *Morbus Boeck (Stadium III) (bei einer Scalenusbiopsie in einem Lymphknoten zahlreiche, nicht verkäsende Epitheloidzellgranulome).*

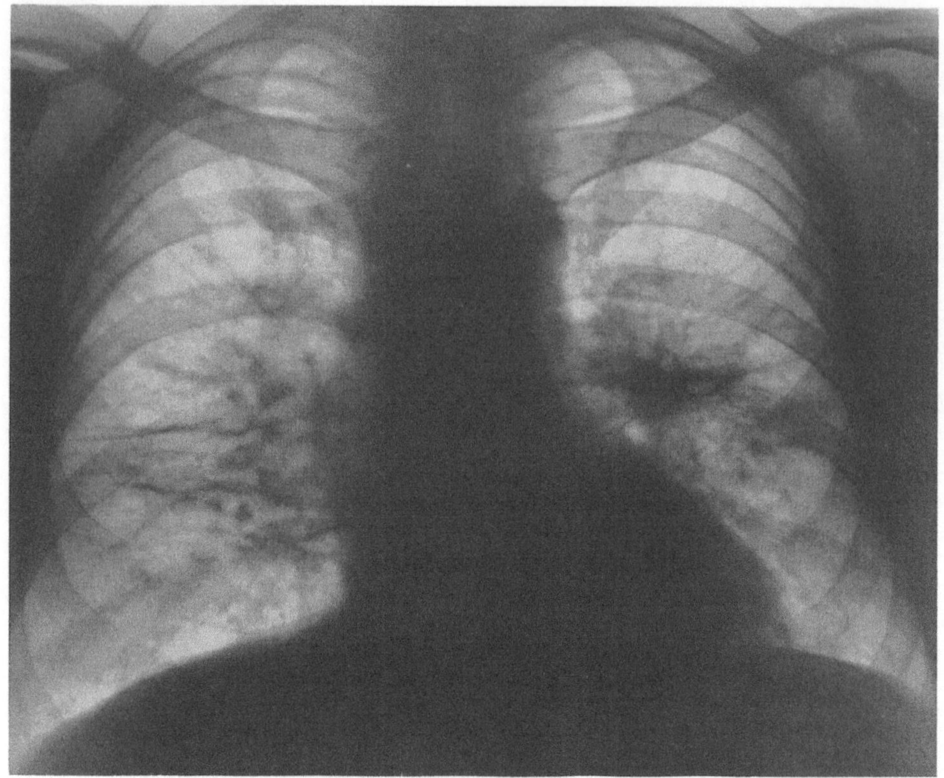

Abb. 106

Fall 106. UEHLINGER, Zürich
B. O., ♂, 56 Jahre.

Vorgeschichte: Vor 3 Jahren Feststellung einer Ostitis cystica JÜNGLING, vor 1 Jahr eines miliaren Gesichtslupoid. Seit 1/2 Jahr zunehmende Atemnot, auch in Ruhe, und qualender Husten.

Befund: Ruhedyspnoe, über beiden Lungen trockene Rasselgeräusche. Kein Auswurf. Mendel-Mantoux 1:100000 und 1:10000 negativ. Gleichzeitig Befunde einer chronischen Nephritis mit Hypertonie.

Röntgenbefund:

Abb. 106. *Übersicht.* Harte streifige Zeichnung in beiden Mittelfeldern, die von den Hili ausgeht und sich in der Peripherie verliert. Vergrößerte und erheblich deformierte Hili, links mehr als rechts. Überblähung beider Spitzen-Oberfelder infolge Schrumpfung der Mittelfelder.

Weiterer Verlauf: 3 Jahre später verstarb der Patient an seiner Nephritis in der Urämie.

Diagnose: *Morbus Boeck (Stadium III) mit schwerer diffuser Lungen- und Pleurafibrose, Hyalinose der Hiluslymphknoten, miliare Herde in der Leber, der Milz und dem Knochenmark. Chronische Glomerulonephritis (Obduktionsbefund).*

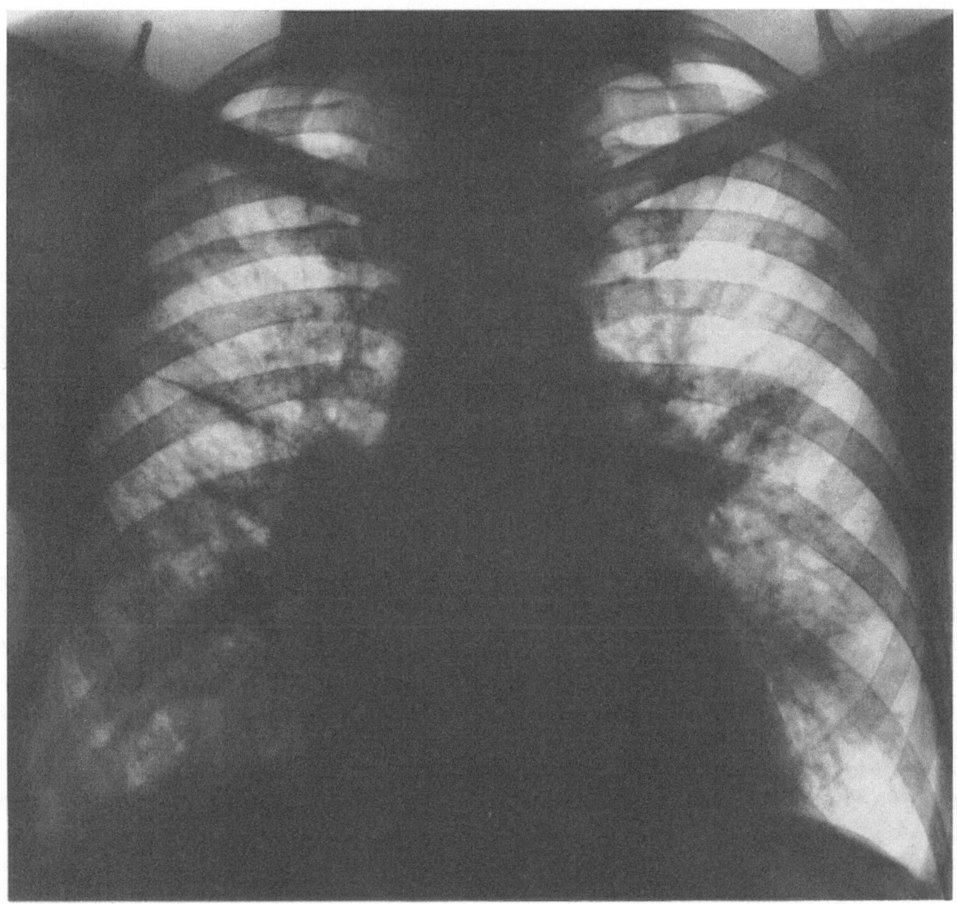

Abb. 107

Fall 107. UEHLINGER, Zürich, und MARKOFF, Chur

B. P., ♂, 51 Jahre.

Vorgeschichte: Vor 14 Monaten mit febriler „Grippe" erkrankt. Trotz Behandlung mit Antibiotica, Streptomycin und Rimifon kein Temperaturrückgang. Zur Abklarung des Krankheitsbildes erfolgte Krankenhausaufnahme.

Befund: Temperaturen bis 39,5° C, leichte Tachypnoe, keine Cyanose und keine Ruhedyspnoe. Normaler Blutdruck. Sparlicher Auswurf, der nie Blut enthielt. Hb zwischen 62 und 86%, Leukocyten 5000—11000. Im Harn stets Eiweiß, reichlich Leukocyten und granulierte Zylinder. Rest-N maximal 33 mg-%. Chorioretinitis rheumatica.

Röntgenbefund:

Abb. 107. *Übersicht.* Von beiden Hili, die knollig vergrößert sind, entwickelt sich eine vermehrte streifig-netzförmige und fleckförmige Zeichnung in beide Lungen, rechts stärker als links, die in apico-caudaler Richtung zunimmt. Verdichtete Interlobärlinie rechts, nach lateral leicht ansteigend. Verödung beider Sinus, rechts stärker als links. Beidseits, besonders rechts, vergrößertes Herz.

Weiterer Verlauf: Es kam immer wieder zu Fieberschüben, die auf Cortison und Butazolidin ansprachen. Der Röntgenbefund blieb aber stationar. Klinisch trat zunehmend eine Rechtsinsuffizienz in den Vordergrund. 14 Monate nach Beginn der Erkrankung und etwa 10 Monate nach Anfertigung der Röntgenaufnahme verstarb der Patient unter den Zeichen der Herz- und Ateminsuffizienz.

Diagnose: *Lungenhämosiderose nach Mikroblutungen in Kombination mit subakuter diffuser Glomerulonephritis (Goodpasture-Syndrom). Chorioretinitis (Obduktionsbefund).*

V. Mediastinal- und Hilusverschattungen

Erkrankungen im Mediastinum äußern sich im Röntgenbild durch Änderung der Breite des Mittelschattens und der Form seiner Kontur. Als Ursache kommen *gutartige* und *bösartige Tumoren, Cysten* oder *Entzündungen* im Bereich des Mediastinums in Betracht.

Bei den *Tumoren* sind zu unterscheiden: gutartige und bösartige Primärtumoren der Mediastinalorgane, Miterkrankung des Mediastinums im Rahmen einer Systemerkrankung des lymphatischen Systems, Metastasierung in die Lymphknoten des Mediastinums, wobei der Primärtumor keineswegs immer klinisch oder röntgenologisch in Erscheinung treten muß.

Entzündlich bedingte Änderungen des Mittelschattens im Röntgenbild sieht man bei der diffusen oder mehr lokalisierten Mediastinitis infolge Perforation von Mediastinalorganen, bei Descension von Entzündungen im Halsbereich und schließlich infolge eines tuberkulösen Senkungsabscesses oder bei einer mediastinalen Pleuritis (vor allem bei Kindern). Im ganzen spielen aber die Entzündungen heute in der Röntgenologie des Mediastinums keine große Rolle mehr.

Es sei auch daran erinnert, daß eine erhebliche Erweiterung der Aorta oder des Oesophagus sowie ein Prolaps des Magens in das Mediastinum (Hiatushernie) ebenfalls zu Veränderungen des Mittelschattens führen können.

Entsprechend der Bedeutung der Tumorerkrankungen für Abweichungen des Mediastinums im Röntgenbild haben wir uns bei der Demonstration von Röntgenfilmen auf einzelne hierzu gehörige Fälle beschränkt. Die Darstellung von Patienten mit Erkrankungen des Mediastinums, die vom Oesophagus und Magen oder vom Herz und den großen Gefäßen ausgehen, hätte den Rahmen des gestellten Themas überschritten.

Sowohl *gutartige* wie *bösartige Tumoren* des Mediastinalraumes können zwar sehr ähnliche Röntgenbefunde machen, haben aber doch charakteristische Leitsymptome. So ist die intrathorakale Struma (Fall 123) meist durch ihre gute Hustenverschieblichkeit erkennbar, die bei der Struma maligna weitgehend verlorengeht. Beiden gemeinsam ist aber infolge ihrer Lage in der oberen Thoraxapertur oder dem oberen Mediastinum eine Beeinträchtigung des Oesophagus und vor allem der Trachea durch Verlagerung und Einengung. Bei anderen Mediastinaltumoren sind die Trachea und der Oesophagus dagegen selbst bei großer Ausdehnung viel seltener betroffen.

Gewisse diagnostische Hinweise gewinnt man aus der Lage der Tumorverschattungen im Mediastinum, aus ihrer Form, ihrer Begrenzung zum lufthaltigen Lungengewebe und aus Änderungen in der Schattendichte (Verkalkungen).

Im *vorderen* Mediastinum finden sich vor allem die Thymome, entsprechend der Lage der Thymusdrüse, außerdem die Dermoidcysten oder Teratome. In *mittlerer* Tiefe des Mediastinums entstehen die von der Trachea und den großen Bronchien ausgehenden Cysten, die sich dann im Laufe ihres Wachstums nach vorne oder hinten zu entwickeln können. Das *hintere* Mediastinum, und hier wieder die oberen Anteile, sind der bevorzugte Sitz neurogener Tumoren (Gremmel et al.). Diese meist, aber nicht immer gutartigen Tumoren sind oft nur Zufallsbefund. Bei Kindern ist der Prozentsatz bösartiger Tumoren höher als bei Erwachsenen, wo er nur etwa 18% beträgt. Wegen ihrer Beziehungen zur Wirbelsäule, der sie breit aufsitzen, ist eine Abgrenzung gegen Tumoren der hinteren Brustwand und der Wirbelsäule schwierig.

Aus der Lage lassen sich auch die Lymphogranulomatose und der Morbus Boeck in ihren mediastinal-hilären Formen trennen. Die Lymphogranulomatose entwickelt sich überwiegend mediastinal, während die Hili in einem Teil der Fälle frei sein können und erst sekundär befallen werden. Betroffen sind vor allem die paraaortalen, trachealen und tracheobronchialen Drüsen. Die Vergrößerung dieser Drüsen führt zu einer Verbreiterung des vorderen und mittleren Mediastinums in seiner oberen und mittleren Etage, oft bis zum Sternum reichend, das selbst durch Übergreifen miterkranken kann. Das hintere Mediastinum ist fast nie, das untere nur selten (Fall 121) mitbefallen. Beim Morbus Boeck sind dagegen primär fast ausschließlich die Hiluslymphknoten verändert (Fall 116). Ein Befall der mediastinalen Lymphknoten ist immer erst sekundär, während eine alleinige Erkrankung des Mediastinums ohne Hilusveränderungen eine extreme Seltenheit ist.

Eine *einseitige* Verbreiterung des Mediastinalschattens machen im allgemeinen das Thymom, die Dermoidcysten und die Bronchialcysten, während der Morbus Boeck immer und die Lymphogranulomatose überwiegend *doppelseitige* Verbreiterungen hervorrufen. Als Ausnahme sei das Thymom erwähnt, das auch zu doppelseitigen Verschattungen führt (FEINDT), außerdem sei auf Fall 111 und Fall 119 verwiesen. Bei letzterem entwickelte sich aus der einseitigen Vergrößerung der Hilusdrüsen kontinuierlich eine lymphogranulomatöse Infiltration der hilusnahen Lungenabschnitte.

Den hier besprochenen Erkrankungen im Mediastinum ist vielfach eine bestimmte Form des Schattenbildes zu eigen, deren Berücksichtigung für die Differenzierung von Bedeutung ist. Einschränkend muß man aber betonen, daß die Form der Ausbreitung keinem strengen Gesetz unterliegt und daß die Form im Röntgenbild in Einzelfällen durchaus vom üblichen abweichen kann. Als *runde* Schatten imponieren vor allem die verschiedenen Cysten (Fall 108, 109, 110), eine retrosternale Struma, vom Mediastinum ausgehende Neurinome, außerdem Lipome oder Fibrome. Das Teratom und das Thymom kommen in runder Form nur selten vor, dagegen ist das Thymom öfter als *ovaler* Schatten zu sehen (FEINDT).

Von den *einbogig-runden* oder *ovalen* Schatten sind die *mehrbogig* begrenzten Verschattungen zu unterscheiden, die sich wiederum in mehr großbogig oder mehr kleinbogig-polycyclisch geformte Schatten unterteilen lassen.

Die *großbogige* Verschattung kommt vor allem dem *Thymom* zu (Fall 112). Wie unsere Beispiele zeigen, können auch die Dermoidcyste (die im allgemeinen mehr kleinbogig ist) oder bösartige Tumoren in dieser Form im Röntgenbild erscheinen (Fall 113, 114). Eine Dermoidcyste wird man dann erkennen können, wenn Verkalkungen im Tumor zur Darstellung kommen, während auf einen bösartigen Tumor, wie noch besprochen wird, die Art der Begrenzung gegenüber der Lunge hinweisen kann.

Wenn Pleuratumoren (Mesotheliome) in knotiger Form wachsen und dabei ihren Ursprung in der Pleura mediastinalis haben, können sie das Bild der mehrbogig begrenzten Mediastinalverschattung machen (Fall 115).

Die *kleinbogig-polycyclisch* begrenzten Verschattungen sind ganz überwiegend durch Erkrankungen der Lymphknoten bedingt. Röntgenologisch lassen sich dabei zwei Formen unterscheiden:

1. Solange sich die Drüsen gleichmäßig vergrößern, die Drüsenkapseln nicht miterkrankt sind und um die Drüsen herum noch keine stärkeren entzündlichen Reaktionen ablaufen, bleibt der polycyclische, scharf begrenzte Charakter der Verschattung gewahrt, der durch eine gleichmäßige Rundung und scharfwinklige Abgrenzung der Drüsen gegeneinander gekennzeichnet ist. Diese Form findet sich vor allem beim Morbus Boeck im Stadium I, aber auch bei Leukämien und in den Frühstadien der Lymphknotentuberkulose. Dabei unterscheiden sich Drüsenvergrößerungen beim Morbus Boeck vor allem durch ihre Lokalisation, Größe und Form von denen bei der Tuberkulose (WURM und REINDELL). Die Lymphknotenschwellungen treten beim Morbus Boeck mit Ausnahme einzelner, noch im Beginn der Erkrankung stehender Fälle immer doppelseitig

und vorwiegend im Bereich der Hili auf, in erster Linie vor und hinter den beiden Hauptbronchien und ihren Aufzweigungen. Bei der Tuberkulose sind die Lymphome dagegen meist einseitig [doppelseitige Lokalisation wurde nur in 22,7% gefunden (WURM und REINDELL)], und die paratrachealen Drüsen sind häufiger als die hilären befallen. Die tuberkulösen Drüsen haben im allgemeinen nur Kirsch- bis Kastaniengröße, während sie beim Morbus Boeck unter Umständen mächtige Tumoren bilden können („Kartoffeldrüsen"). Schließlich verbacken die tuberkulösen Drüsen eher, während die Lymphknoten beim Morbus Boeck ihre Form und Begrenzung behalten, solange die Erkrankung progredient oder stationär. Erst bei Rückbildung der Drüsen oder beim Übergang in das Stadium II der Erkrankung lockert sich die glatte Begrenzung auf, und die polycyclische Form geht verloren. Schließlich bleibt nur eine Verbreiterung und diffuse Induration der Hili bestehen, in denen einzelne Drüsenschwellungen oft nur noch schwer abgrenzbar sind. Das Auftreten von Verkalkungen im Verlaufe des Morbus Boeck ist erst in letzter Zeit erkannt worden (WURM und REINDELL). Sie sind in der Regel im Bereich der mediastinalen Lymphknoten lokalisiert, haben oft ungewöhnlich massive Ausdehnung und meist ausgesprochen schalenförmigen Charakter (Fall 117). Ihre Kenntnis ist von Interesse hinsichtlich der Pathogenese dieser Krankheit, ganz besonders aber differentialdiagnostisch gegenüber einer Tuberkulose oder einer Silikose.

In seltenen Fällen mit hämolytischer Anämie können sich im Mediastinum, vor allem hinten nahe der Wirbelsäule, extramedulläre Blutbildungsherde entwickeln, die bei entsprechender Größe röntgenologisch ebenfalls zu tumorartigen, scharf begrenzten und mehrbogig konturierten Mediastinalverschattungen führen (HANFORD et al.).

2. Werden andererseits die Drüsenkapseln gleich in den Krankheitsprozeß miteinbezogen oder kommt es zu stärkeren periglandulären Reaktionen, so verbacken die Drüsen untereinander. Die in solchen Fällen auftretenden Verschattungen im Röntgenbild haben eine *wellenförmige groß- und flachbogige Begrenzung*, eine Abgrenzung einzelner Drüsen ist darin oft nur noch schwer möglich; manchmal ist es sogar unmöglich, die Herkunft des Tumorschattens aus einzelnen Drüsen überhaupt noch zu erkennen. Dieses charakteristische Bild eines frühzeitig verbackenen Drüsentumors bietet die Lymphogranulomatose, die nur ganz selten und in den allerfrühesten Stadien noch den polycyclischen Charakter von Drüsenvergrößerungen (wie bei einem Morbus Boeck) erkennen läßt. Zusammen mit der ebenfalls sehr typischen Lokalisation in den oberen und mittleren Anteilen des vorderen oder mittleren Mediastinums ist die Lymphogranulomatose deshalb fast immer sehr leicht von einer Boeckschen Erkrankung zu trennen. Eine Ausnahme, sowohl im Hinblick auf die Lokalisation im Hilus wie auf die gut erkennbare polycyclische Begrenzung, stellen die Fälle 119 und 120 dar. In ähnlicher Weise wie die Lymphogranulomatose führt auch das Lymphosarkom frühzeitig zu Kapselreaktionen, es hat auch eine ähnliche Lokalisation im Mediastinum, so daß eine Unterscheidung der beiden Erkrankungen röntgenologisch oft nicht möglich ist. Eine zusammenfassende Darstellung wichtiger röntgenologischer Kriterien zur Differentialdiagnose mediastinaler Lymphdrüsenvergrößerungen gibt Tabelle 2.

Schließlich ist noch darauf hinzuweisen, daß Dermoidcysten dann, wenn sie mehrkammrig sind, röntgenologisch wie Drüsenschwellungen imponieren können. Sie sind aber nur einseitig entwickelt.

Eine nicht seltene Fehldeutung als Drüsenschwellungen finden erweiterte hilusnahe Abschnitte der Pulmonalarterien bei der pulmonalen Hypertonie (Fall 39). Im allgemeinen werden aber die Beobachtung des Überganges in die Lungengefäße und der arteriellen Pulsationen sowie das tomographische Bild vor einer Verwechslung schützen (Fall 39, 124).

Überschreitet ein krankhafter Lymphdrüsenprozeß die Drüsenkapsel, so wird die vorher glatte und scharfe Begrenzung aufgehoben. Eine *unscharfe* verwaschene Zeichnung der Kontur weist auf entzündliche Vorgänge in der Verschattung selbst oder perifokal (Begleitpleuritis) hin. Eine *unregelmäßige* Begrenzung mit streifiger, zapfen- und knötchenförmiger oder auch flächiger Ausbreitung in die Umgebung spricht im allgemeinen für die Malignität (Fall 111, 118) oder bei nicht bösartiger Grundkrankheit, wie dem Morbus Boeck, für eine lymphogene Ausbreitung (Fall 98, 99). Daß eine glatte Begrenzung des Schattens einen bösartigen Prozeß aber nicht ausschließt, zeigt das Bild eines Chondrosarkoms (Fall 114). Es ist aber nach GREMMEL et al. nicht so entscheidend, ob es röntgenologisch gelingt, die Malignität eines Mediastinaltumors frühzeitig zu erfassen, da jeder Mediastinaltumor nach Feststellung der Operation zugeführt werden sollte, es sei denn, daß eine Inoperabilität feststeht.

Tabelle 2. *Röntgenologische Kriterien zur Differentialdiagnose von Lymphknotenschwellungen im Mediastinum* (modifiziert nach einer Tabelle von WURM und REINDELL)

Krankheit	Röntgenologische Zeichen		
	Seitenverhalten	Lokalisation (vorwiegend)	Konfiguration
Morbus Boeck	bilateral (nur im Beginn unilateral)	M m (o)	polycyclisch
Tuberkulose	in etwa 80% unilateral	M o m	bogig
Lymphogranulomatose	bilateral (nur im Beginn unilateral)	M V o m (u)	verbacken
Lymphoreticulosarkom	überwiegend bilateral	M V H ü	verbacken
Lymphatische Leukamie	bilateral	M m	polycyclisch
Myeloische Leukamie	bilateral (selten)	M m	polycyclisch
Großfollikuläres Lymphoblastom	bilateral (selten)	M m	polycyclisch
Tumormetastasen	uni- oder bilateral	M m	verbacken
Infektionskrankheiten	uni- oder bilateral	M m	bogig
BCG-Lymphadenitis	bilateral	M m	bogig

V = Vorderes Mediastinum, M = mittleres Mediastinum, H = hinteres Mediastinum, o = obere Anteile des Mediastinums, m = mittlere Anteile des Mediastinums, u = untere Anteile des Mediastinums, u = überall im Mediastinum.

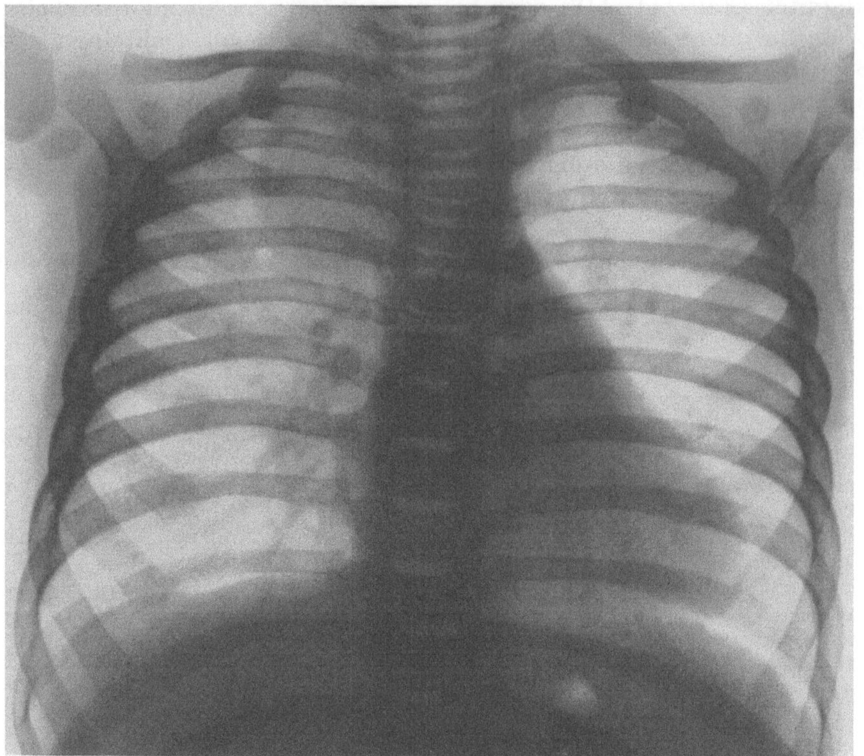

Abb. 108a

Fall 108*, **.
T. W., ♂, 17 Monate.

Vorgeschichte: Normale Geburt. Wiederholt Schnupfen und Bronchitiden, gelegentlich mit Stridor. Immer schlechter Appetit. Vor 2 Monaten Erkrankung mit Temperaturen bis 39° C, deshalb Krankenhausaufnahme.

Röntgenbefunde:

Abb. 108. a *Übersicht*, b *Schicht rechtes Oberfeld in 5,5 cm.* Im medialen rechten Spitzenoberfeld findet sich eine homogene, glatt begrenzte, weichteildichte Verschattung von ovaler Form, die in der Tiefe der Trachea dem Mediastinum unmittelbar aufsitzt (Abb. b).

Operationsbefund: Kleinmandarinengroße Cyste, die der Trachea oberhalb der Bifurkation dicht aufsitzt.

Diagnose: *Trachealcyste (histologisch gesichert).*

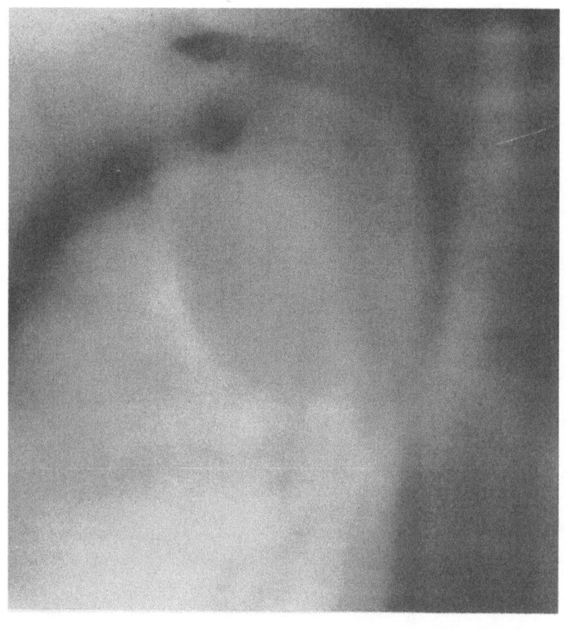

Abb. 108b

* Aus der Rontgenabteilung (Leiter Prof. Dr. E. Stutz) der Chirurgischen Universitätsklinik Freiburg i. Br. (Direktor: Prof. Dr. H. Krauss).

** Siehe auch Kümmerle.

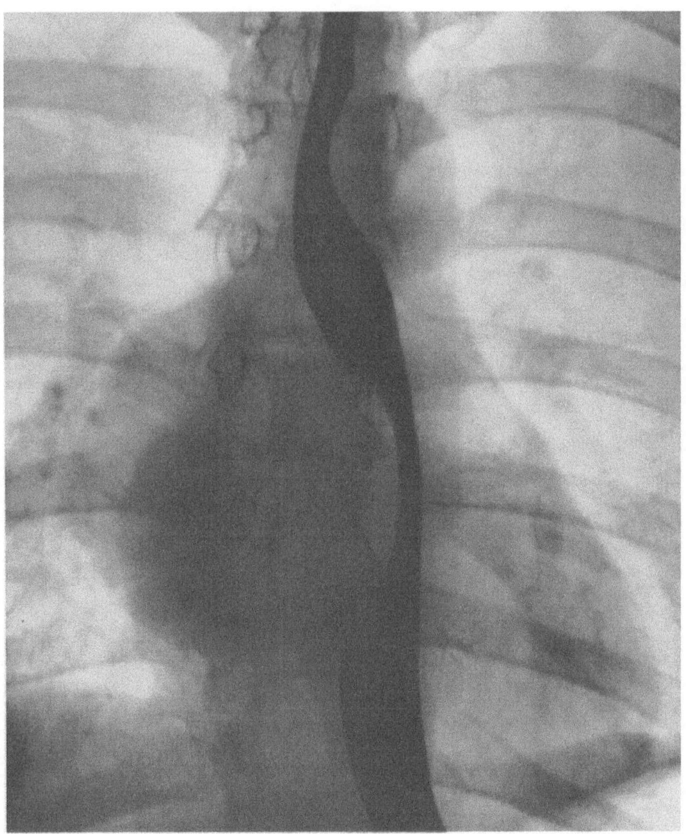

Abb. 109

Fall 109*, **.
M. J., ♀, 36 Jahre.

Vorgeschichte: Vor 4 Jahren Pleuritis rechts mit Erythema nodosum ohne Anhalt für spezifische Erkrankung. Vor 6 Monaten fieberhafter Infekt der oberen Luftwege, seither Atemnot und Schmerzen in der rechten Schulter. Zunehmende Leistungsschwäche.

Befund: Subfebrile Temperaturen. Kein Husten oder Auswurf. Keine Schluckstörungen, keine Gewichtsabnahme. Auch sonst keine krankhaften Befunde.

Röntgenbefund:

Abb. 109. *Ausschnitt des Mittelschattens.* Unmittelbar hinter dem Herzen und unter der Bifurkation apfelgroßer, runder und glatt begrenzter Schatten, der den Oesophagus komprimiert und bogenförmig nach links verdrängt. Er überragt den rechten Herzrandbogen und hebt den rechten Hauptbronchus etwas an.

Operationsbefund: Tennisballgroßer, prall-elastischer Tumor im hinteren Mediastinum, der zum rechten Hauptbronchus hin gestielt ist und unterhalb der Bifurkation liegt. Entzündliche Verwachsungen mit der Umgebung, vor allem mit dem Oesophagus.

Diagnose: *Bronchuscyste, vom rechten Hauptbronchus ausgehend (histologisch gesichert).*

* Aus der Röntgenabteilung (Leiter Prof. Dr. E. Stutz) der Chirurgischen Universitätsklinik Freiburg i. Br. (Direktor: Prof. Dr. H. Krauss).

** Siehe auch Kümmerle.

Fall 110

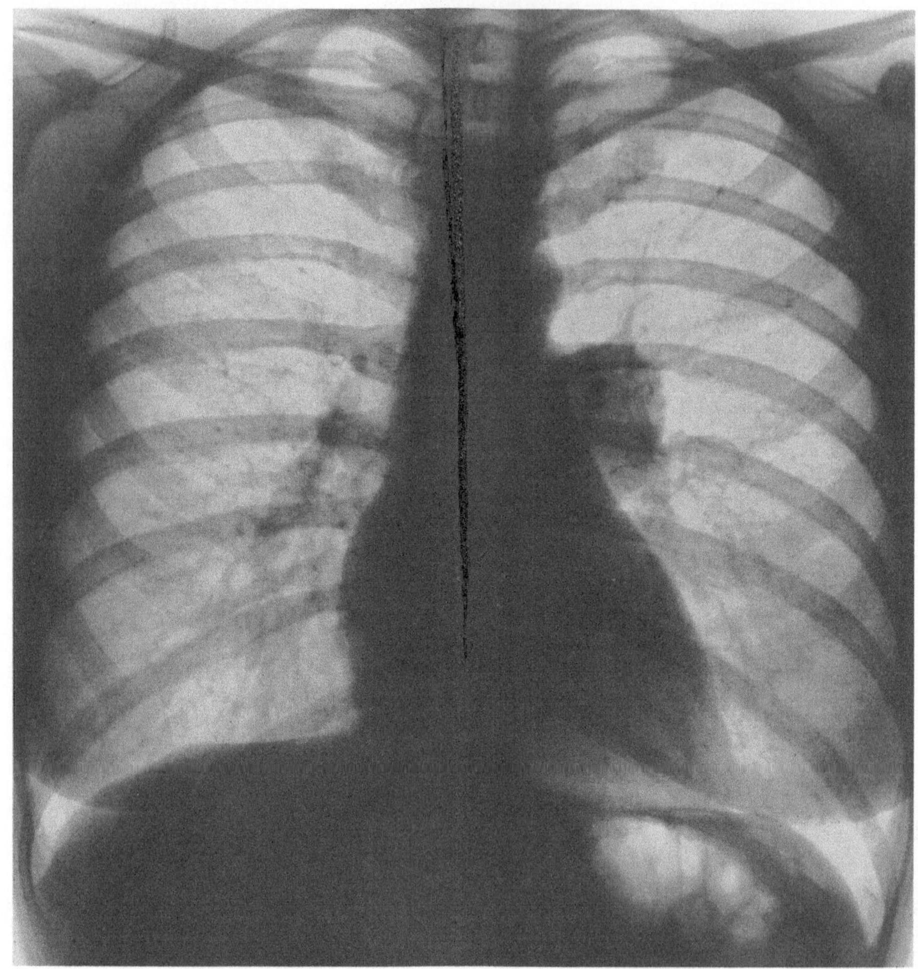

Abb. 110a

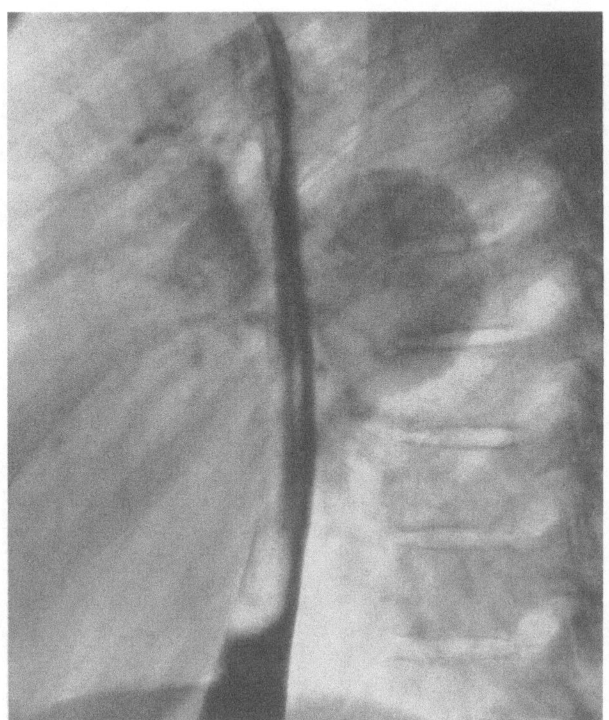

Abb. 110b

Fall 110*, **.

W. R., ♀, 39 Jahre.

Vorgeschichte: Vor 2 Jahren wurde bei einer Reihenuntersuchung eine Verschattung im Bereich des linken Hilus gefunden. Zunächst bestanden keine Beschwerden, erst kurze Zeit vor Klinikaufnahme ziehende Schmerzen im Rücken, Beklemmungsgefühl beim Bücken. Keine Gewichtsabnahme.

Röntgenbefunde:

Abb. 110. a *Übersicht p.a.*, b *Übersicht seitlich, links anliegend.* Gleichmäßig gerundeter, dichter, homogener Rundschatten, der unmittelbar hinter dem linken Hilus gelegen ist und sich nicht vom Mediastinum trennen läßt.

Operationsbefund: Kleinapfelgroße, glattwandige Cyste, die breitflächig am linken Hauptbronchus sitzt.

Diagnose: *Schleimcyste des linken Hauptbronchus (histologisch gesichert).*

* Aus der Röntgenabteilung (Leiter Prof. Dr. E. STUTZ) der Chirurgischen Universitätsklinik Freiburg i. Br. (Direktor: Prof. Dr. H. KRAUSS).

** Siehe auch KÜMMERLE.

Fall 111

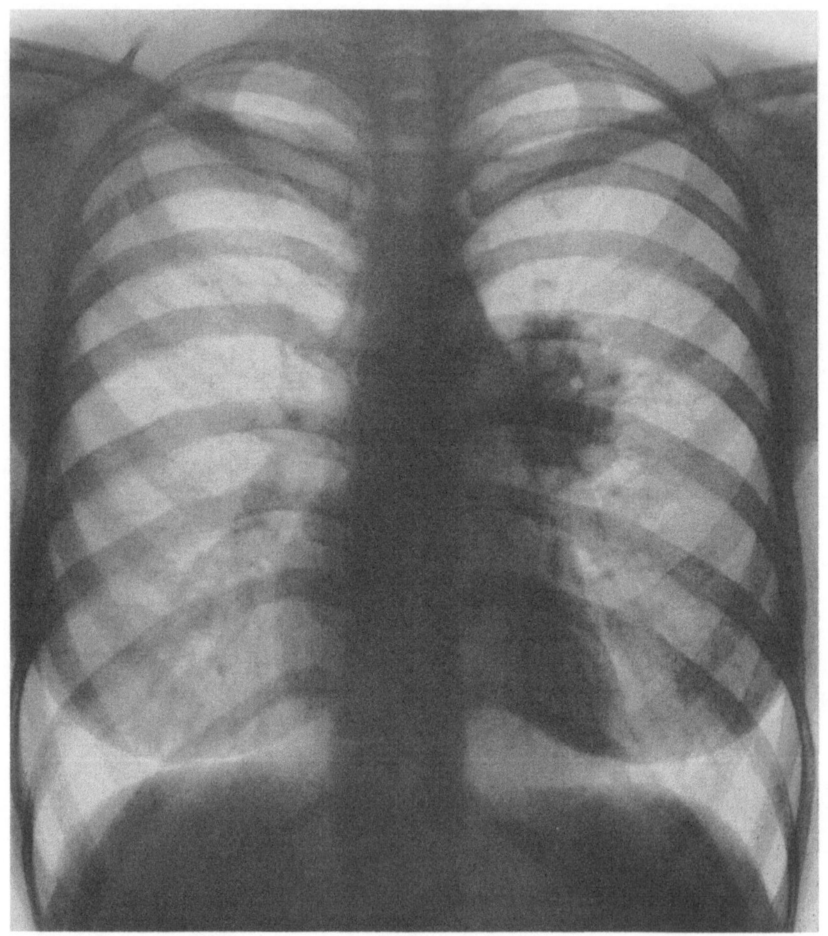

Abb. 111a

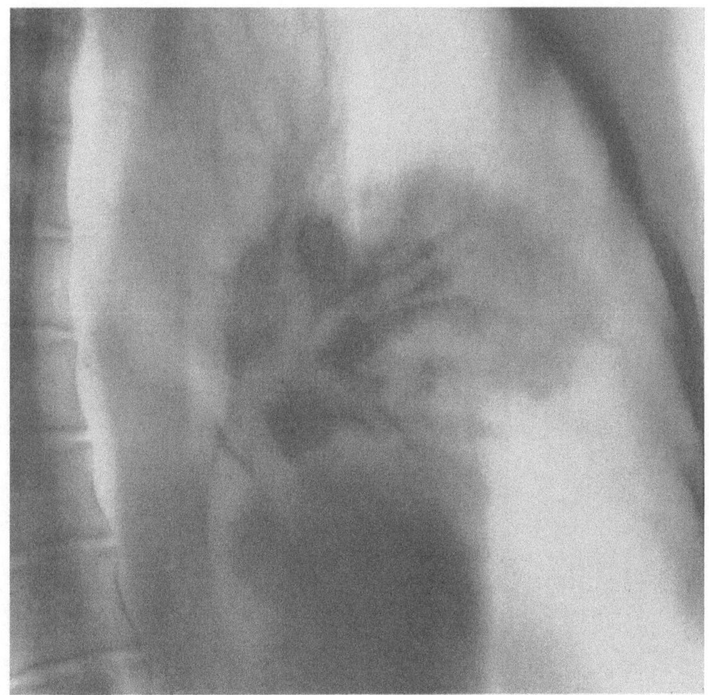

Abb. 111 b

Fall 111. HUZLY und SEIDEL, Schillerhöhe

K. H., ♀, 25 Jahre.

Vorgeschichte: Seit einer Entbindung vor 9 Monaten fühlte sich die Patientin nicht mehr gesund. Seit 3 Monaten Nachtschweiße und Hautjucken am ganzen Körper, Druckgefühl auf der Brust. 1 Monat später Feststellung eines knolligen Tumorschattens, der sich vom linken Hilus aus nach vorne erstreckt.

Befunde: Blutsenkung 30/68 mm n.W., im Blutbild leichte Anämie und mäßige Eosinophilie (4—7 %).

Bronchoskopie: Das Bronchialsystem war, soweit einsehbar, unauffällig.

Röntgenbefunde:

Abb. 111. a *Übersicht*, b *Schrägschicht linke Lunge in 10 cm.* Unregelmäßig begrenzter Tumorschatten, der sich vom linken Hilus ins Ober- und Mittelfeld erstreckt und sich nach der Peripherie zu feinstreifig auflöst. Die Verschattung wird vom Bronchialsystem durchzogen, das keine wesentlichen Veränderungen aufweist (s. Abb. 111 b).

Bronchographisch ergab sich im Oberlappenbereich nichts Besonderes, lediglich der Unterlappenspitzenbronchus zeigte eine mangelhafte Füllung.

Diagnose: *Lymphogranulomatose der Lungen, der hilären und mediastinalen Lymphknoten einschließlich der Thymus (histologische Diagnose nach linksseitiger Oberlappenresektion und Ausräumung der Drüsen).*

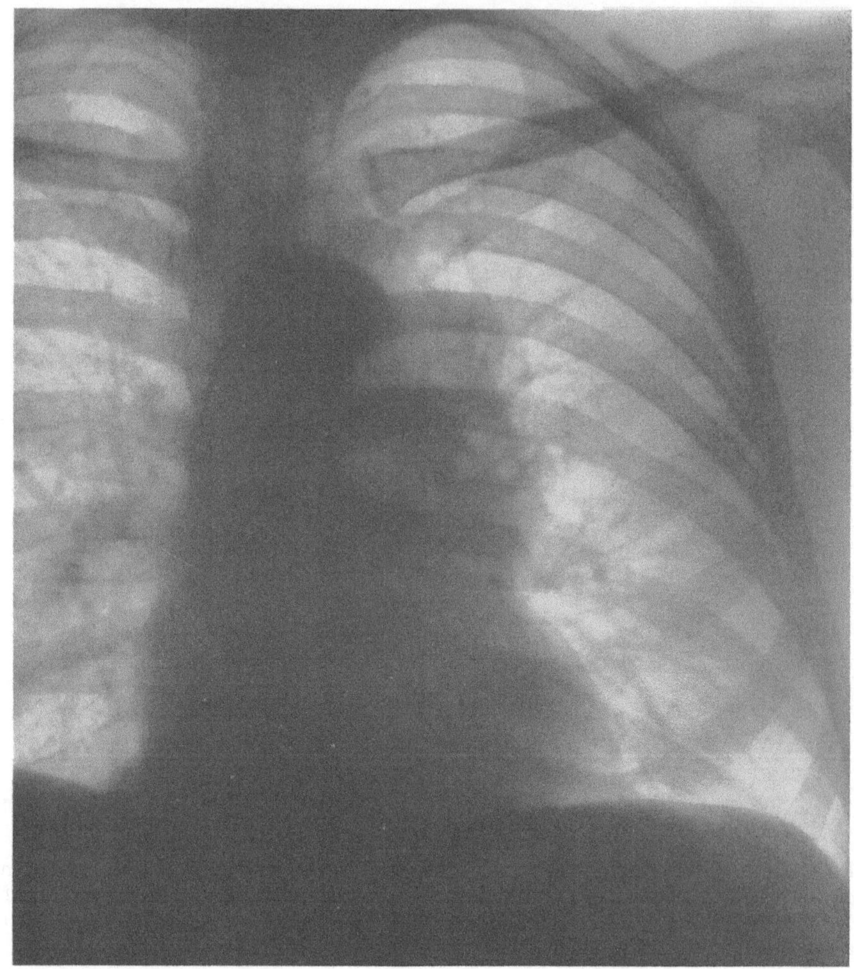

Abb. 112a

Fall 112. REUSCH, Königstein i. Ts.
G. E., ♂, 47 Jahre.

Vorgeschichte: Der Patient war Angestellter einer Heilstätte und wurde seit 11 Jahren regelmäßig überwacht. Erst vor wenigen Monaten wurde ein Lungenbefund festgestellt, und es erfolgte eine Einweisung unter der Verdachtsdiagnose einer Hilusdrüsentuberkulose.

Befund: Normale Blutsenkung. Normales Blutbild. Keine Temperaturen. Tuberkulinprobe bei 1:10000 positiv. Sputum bakteriologisch und cytologisch negativ. Eine Scalenusbiopsie verlief ebenfalls negativ.

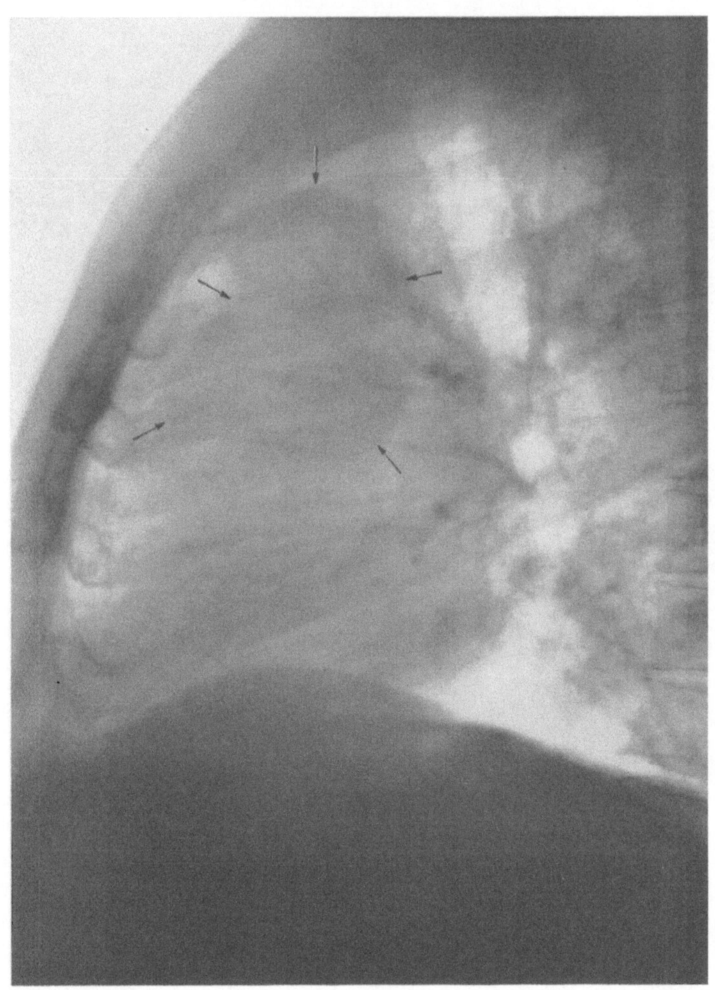

Abb. 112b

Röntgenbefunde:

Abb. 112. a *Übersicht p.a.*, b *Übersicht seitlich, links anliegend.* Polycyclisch begrenzter, dem vorderen Mediastinum links breit aufsitzender Tumorschatten (↑).

Diagnose: *Thymom (durch Radikaloperation und histologische Untersuchung gesichert).*

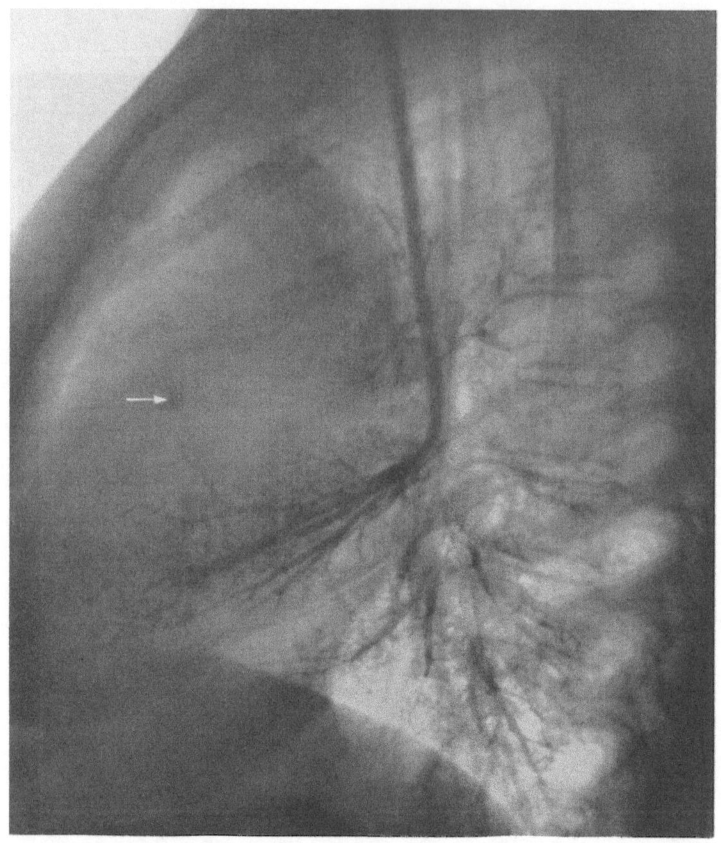

Abb. 113

Fall 113*.

K. I., ♀, 17 Jahre.

Vorgeschichte: Seit 3 Monaten Atemnot bei schwerer Arbeit. Zeitweise treten Stiche im rechten oberen Thoraxbereich auf. Bei einer Reihenuntersuchung wurde im rechten Lungenfeld eine Verschattung festgestellt und deshalb die Einweisung veranlaßt.

Befund: Kein Husten oder Auswurf. Rechts parasternal handbreite Dämpfung mit abgeschwächtem Atemgeräusch. Blutbild unauffällig. Blutsenkung 15/35 mm n.W.

Röntgenbefund:

Abb. 113. *Übersicht seitlich.* Großer, dem vorderen Mediastinum breit aufsitzender Tumorschatten, der sich mehrbogig in den linken Lungenraum vorwölbt. Innerhalb des Tumorschattens einzelne, bis bohnengroße, schollige Kalkschatten (↑).

Diagnose: *Teratom (durch Operation und histologische Untersuchung gesichert).*

* Aus der Rontgenabteilung (Leiter Prof. Dr. E. Stutz) der Chirurgischen Universitätsklinik Freiburg i. Br. (Direktor: Prof. Dr. H. Krauss).

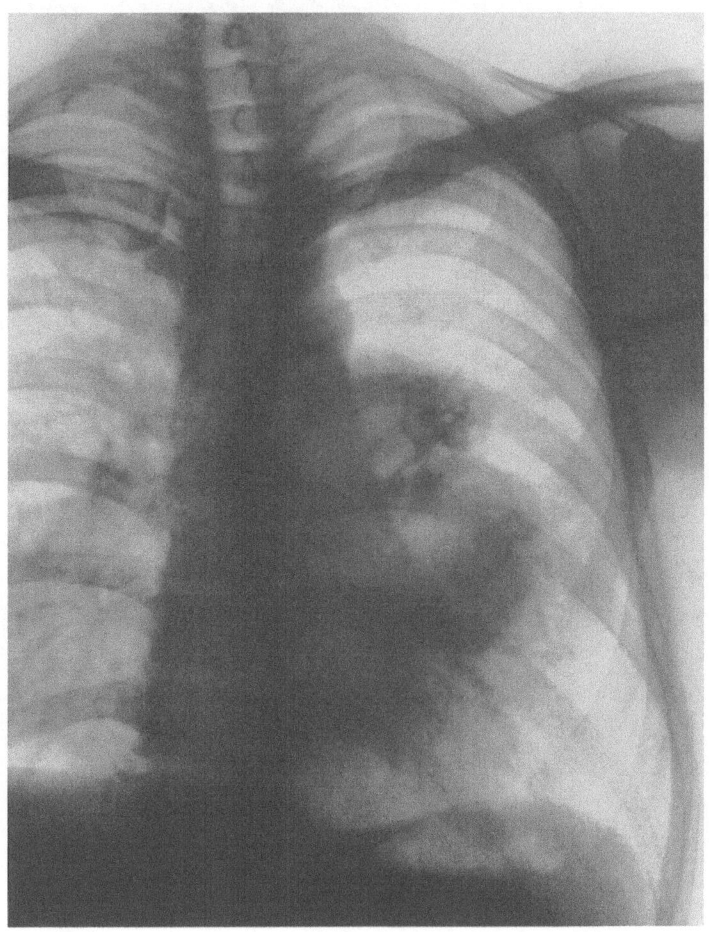

Abb. 114

Fall 114. HUZLY, Schillerhöhe

E. G., ♂, 36 Jahre.

Vorgeschichte: Vor 7 Jahren wurde anläßlich einer Untersuchung ein pflaumengroßer linksseitiger Hilustumor festgestellt, der sich in den folgenden Jahren beträchtlich vergrößerte und zentrale Verkalkungen aufwies. Schon seit der ersten Feststellung maximal beschleunigte Blutsenkung mit Werten von 80—100 mm n. W. in der ersten Stunde. Eine Röntgentherapie unter der Annahme eines malignen Chondroms war erfolglos.

Bronchoskopie: Wulstung des Unterlappenostiums und hochgradige Einengung der Segmentostien der Lingula und des Unterlappens links.

Röntgenbefund:

Abb. 114. *Übersicht.* Mehrbogig begrenzter Tumor mit großen scholligen Kalkschatten, der dem vorderen Mediastinum und dem Herzen breit aufsitzt.

Das (nicht gezeigte) *Bronchogramm* ergab einen dornförmigen Abbruch des Lingualbronchus und eine bogenförmige Eindellung des Unterlappenbronchus von ventral her.

Diagnose: *Chondrosarkom (histologische Diagnose nach Pneumektomie links).*

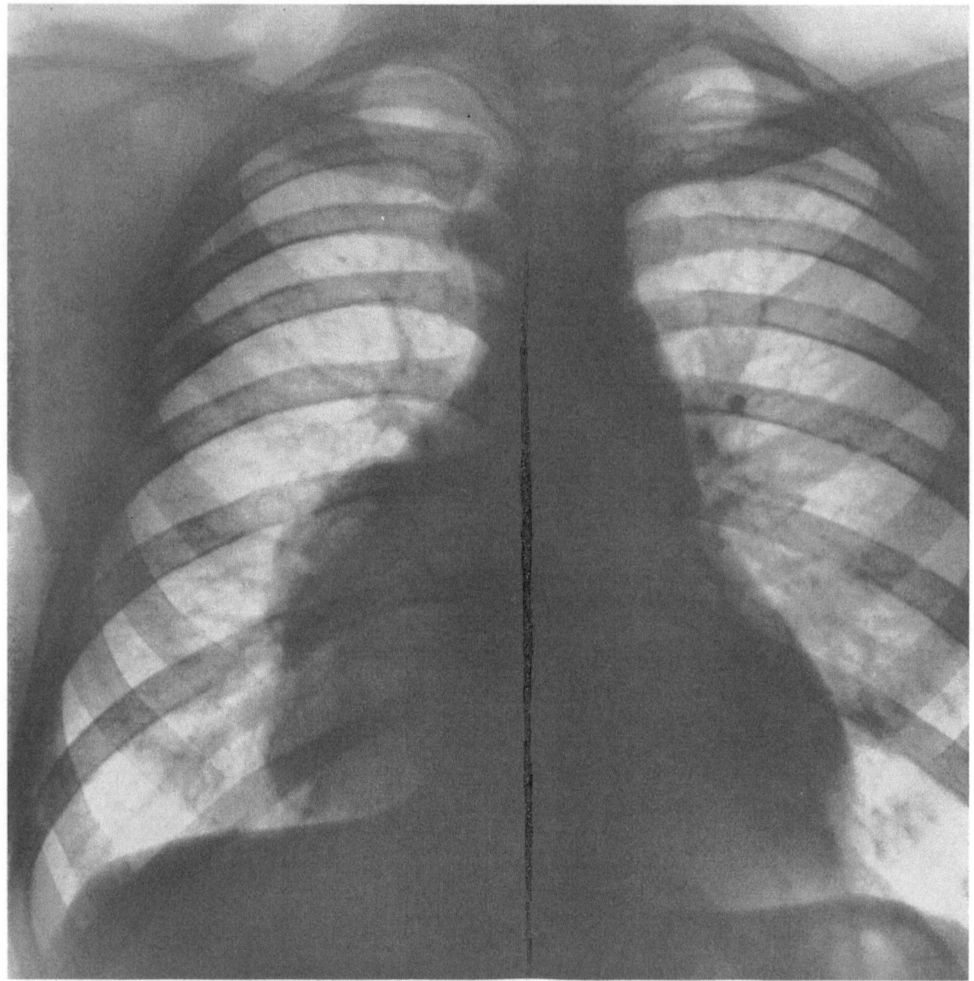

Abb. 115a

Fall 115. Bundeswehrmedizinalamt, Bonn-Beuel

R. A., ♂, 21 Jahre.

Vorgeschichte: Bei der Musterungsuntersuchung vor 15 Monaten noch lungengesund. 5 Monate später kleiner Tumor im Bereich des rechten Mediastinums in Hohe des Hilus. Weitere 9 Monate danach war der Tumor im rechten Mediastinum deutlich größer geworden. Subjektiv beschwerdefrei, guter Allgemeinzustand. Senkung normal. Wieder 3 Monate später erneute Kontrolle.

Befund: Blutsenkung mit 13/43 mm n. W. maßig beschleunigt. Blutbild unauffällig. Tuberkulintestung bis 1:1000 negativ. Intracutantest auf Echinokokkenantigen negativ.

Röntgenbefund:

Abb. 115a. *Übersicht.* Mehrbogig glatt begrenzter Tumorschatten im medialen rechten Mittel- und Unterfeld, welcher dem Herzen und dem vorderen Mediastinum breit aufsitzt. Die obere Begrenzung des Tumorschattens geht glatt und kontinuierlich in das Mediastinum über.

Weiterer Verlauf: In den nächsten Monaten zunehmende Verschlechterung des Befundes mit Vergrößerung der Lungenverschattung. Weitere Zunahme der Senkungsbeschleunigung bis auf 112/148 mm n.W. Leber vergroßert. *Bronchoskopisch* fand sich eine starke Einengung aller Bronchien der rechten Lunge.

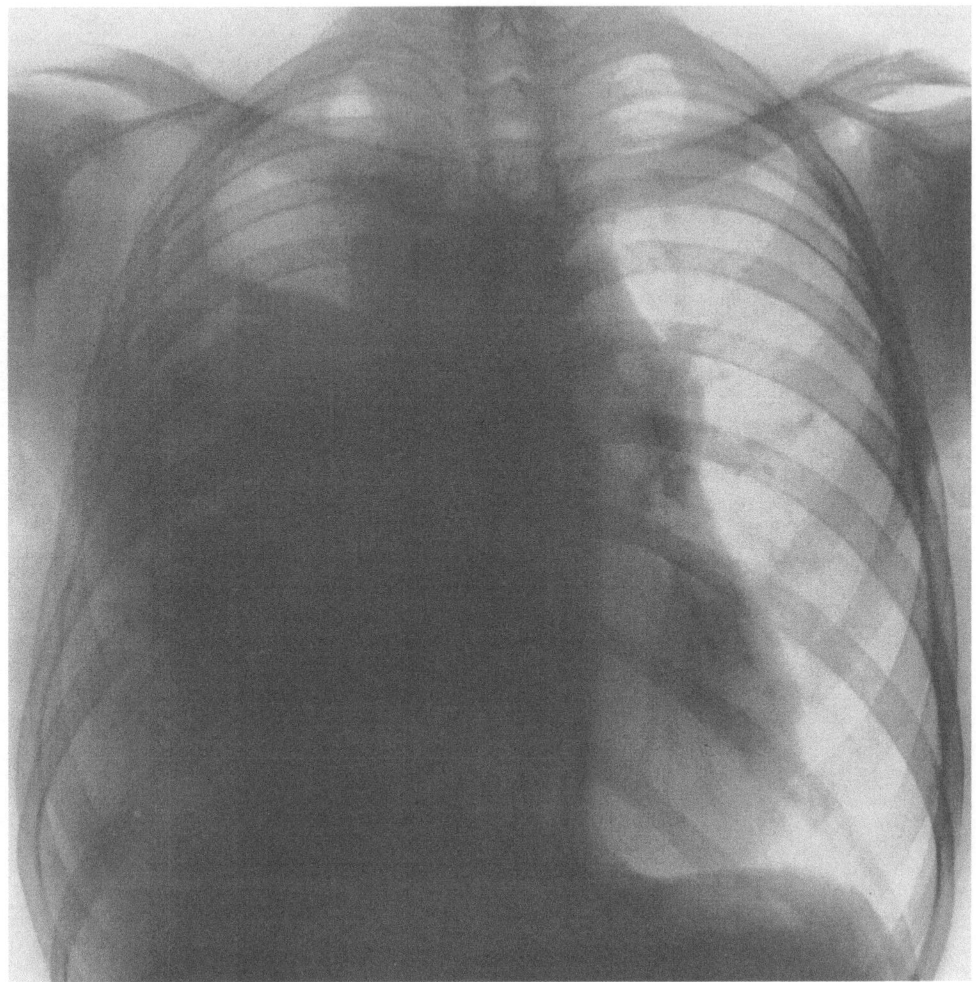

Abb. 115b

Röntgenbefund (3 Monate nach Abb. 115a):

Abb. 115b. *Übersicht.* Ausgedehnte mantelförmige, bis zur Spitze reichende Ergußverschattung der rechten Lunge mit Verdrängung des Mittelschattens. Der Tumor, der als Kernschatten innerhalb des Ergußschattens zu sehen ist, hat sich nach oben längs des Mediastinums bis in die Höhe des Sternoclaviculargelenkes und auch nach lateral vergrößert.

Bronchographisch sah man eine starke Verlagerung des ganzen rechten Bronchialbaumes nach dorsal als Ausdruck einer Verdrängung und Kompression der Lunge.

Weiterer Verlauf: Nach weiteren 5 Monaten und etwa 19 Monaten nach der ersten Entdeckung einer mediastinalen Verschattung trat der Tod ein.

Diagnose: *Ausgedehntes Pleuracarcinom mit Infiltration ins Zwerchfell und die Leber, außerdem Leberfernmetastasen. Atelektase der rechten Lunge (Obduktionsbefund).*

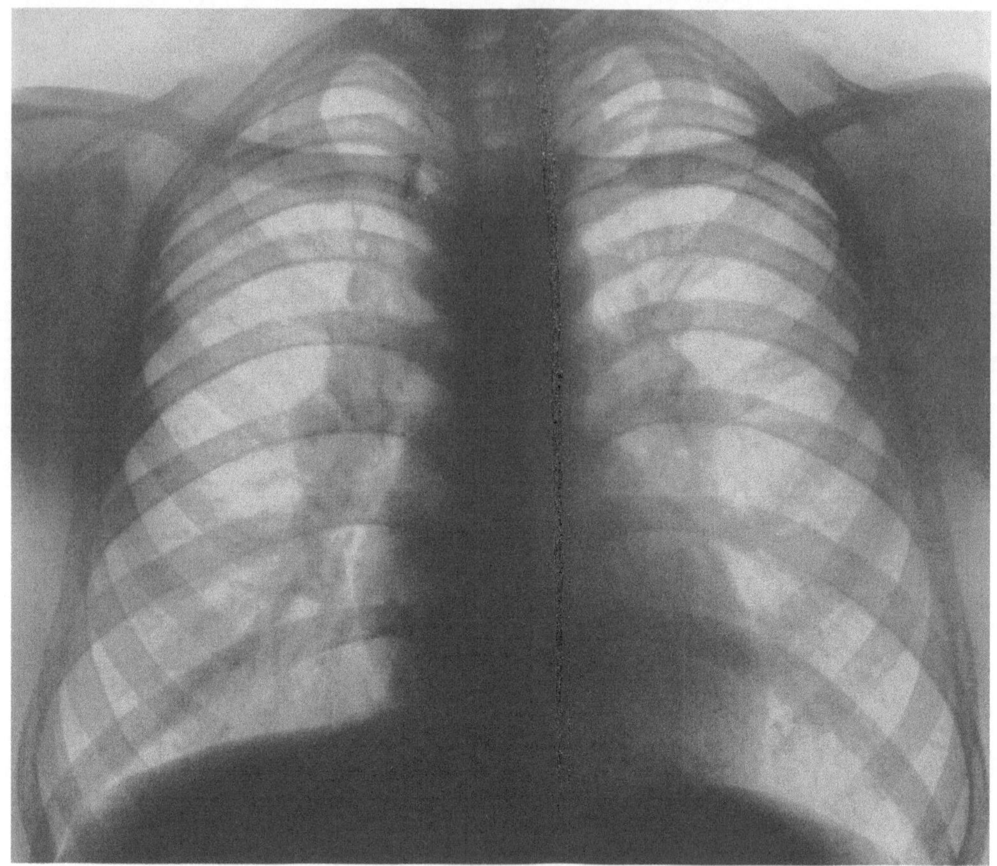

Abb. 116

Fall 116*. Brügger und Walter, Wangen

Sch. S., ♂, 18 Jahre.

Vorgeschichte: Unauffällige Familienanamnese, insbesondere keine Belastung mit Tuberkulose. Die jetzige Erkrankung wurde als Zufallsbefund bei einer allgemeinen sportärztlichen Untersuchung festgestellt. Beschwerden bestanden keine.

Befund: Tuberkulintestung mit AT bei 100 TE positiv.

Bronchoskopie: Geringe Schleimhautentzündung und feinste subepitheliale miliare Infiltrate.

Röntgenbefund:

Abb. 116. *Übersicht.* Polycyclisch scharf begrenzte Drüsenschwellungen in beiden Hili. Lungen unauffällig.

Diagnose: *Morbus Boeck (Stadium I).*

* Siehe auch Walter (1960).

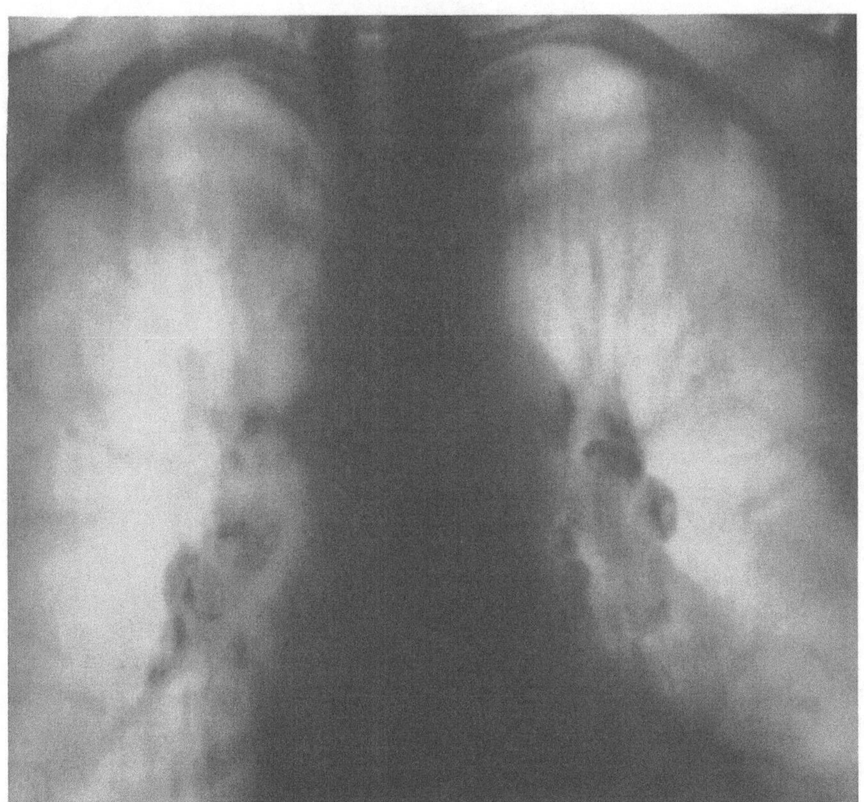

Abb. 117

Fall 117. WURM, Höchenschwand (Schwarzwald)

N. Th., ♀, 52 Jahre.

Vorgeschichte: Vor 3 Jahren wurde im 48. Lebensjahr bei einer Röntgenuntersuchung der Thoraxorgane, die wegen Atembeschwerden durchgeführt wurde, eine Hilusdrüsenvergrößerung festgestellt. Während der nachfolgenden Beobachtungszeit wurde an Hand der Röntgenverlaufsserie die Entwicklung von Verkalkungen im Bereich der Drüsen festgestellt.

Befund: Guter Allgemeinzustand (25 kg Übergewicht). Geringe Belastungsdyspnoe. Mäßige Anämie (78 % Hb, 3,52 Mill. Erythrocyten), unauffälliges weißes Blutbild. Blutsenkung 5/10 mm n.W. Absolute Tuberkulinanergie (negative Hautreaktion nach Injektion von 100 E gT).

Röntgenbefund:

Abb. 117. *Schichtbild des Mediastinums in 8 cm Tiefe.* Vergrößerte Drüsen in beiden Hili und beiden tracheobronchialen Winkeln mit ausgedehnten, vorwiegend schalenförmigen Verkalkungen.

Weiterer Verlauf: Klinisch latenter Verlauf über bisher weitere 3 Jahre.

Diagnose: *Morbus Boeck (Stadium I) mit vorwiegend schalenförmigen Lymphknotenverkalkungen.*

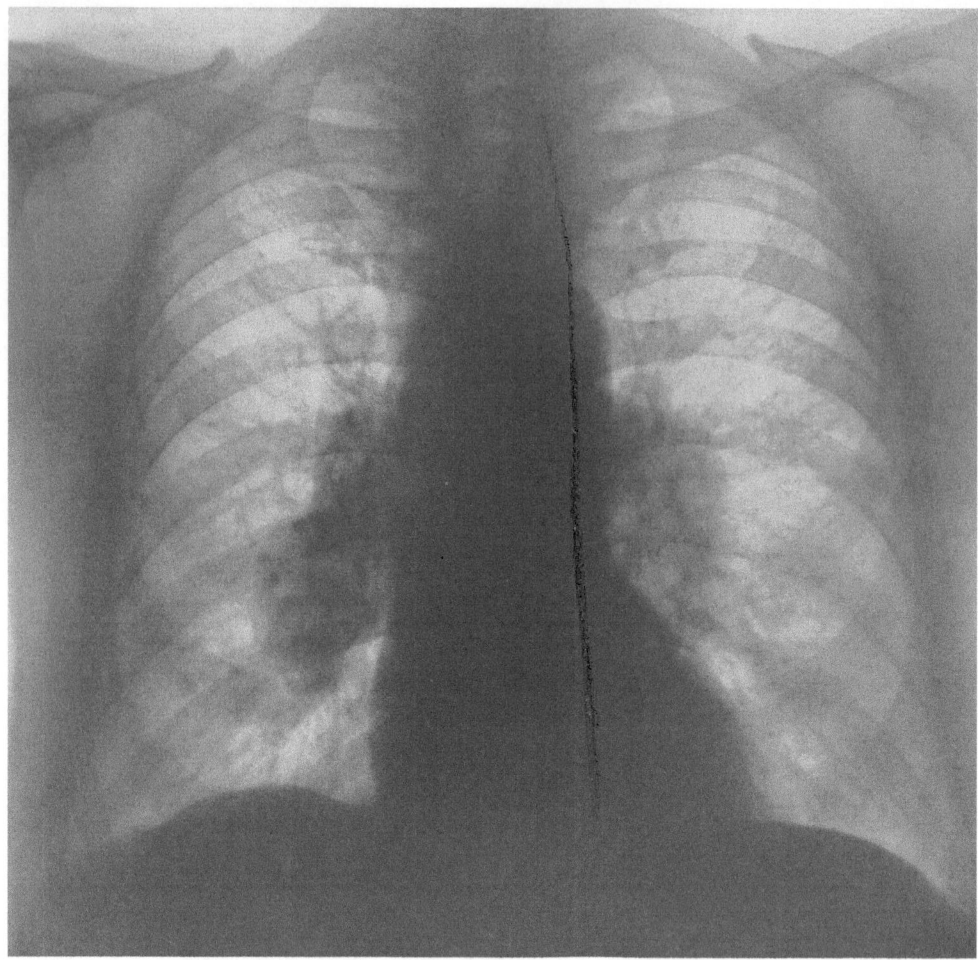

Abb. 118

Fall 118*.

Z. G., ♂, 67 Jahre.

Vorgeschichte: 5 Monate vor der Aufnahme Tonsillektomie wegen stark vergrößerter Tonsillen mit erheblicher Beeinträchtigung des Schluckaktes. Damals schon vergroßerte Lymphknoten am Unterkiefer beidseits. Stellung der Diagnose erfolgte durch histologische Untersuchung der Tonsillen. Anschließend wurde eine ambulante Behandlung mit Rontgenstrahlen und Cytostatica durchgeführt. Wegen Verschlechterung des Allgemeinzustandes erfolgte dann die Klinikeinweisung.

Befund: Schlechter Allgemeinzustand. Temperaturen bis über 38° C. Lymphknotenschwellungen im Bereich des Nackens, submandibulär, supraclavicular und axillar beidseits. Leber und Milz drei Querfinger unter dem Rippenbogen tastbar. Im Blutbild mäßige Anämie von 80% Hämoglobin und 3,9 Mill. Erythrocyten, Leukocyten 10300. Im Differentialblutbild starke Linksverschiebung; keine Lymphopenie oder Eosinophilie.

Röntgenbefund:

Abb. 118. *Übersicht.* Walnußgroße Drüsenschatten in beiden Hili von nicht mehr gleichmäßiger Rundung. Auffaserung der Kontur im Bereich des linken unteren Hiluspoles mit streifig-netzförmigem Übergang zur Lunge.

Weiterer Verlauf: Unter Behandlung mit Cytostatica und Prednison vorübergehende leichte Besserung. Objektiv, insbesondere auch rontgenologisch an den Lungen keine Befundsbesserung. 40 Tage nach Klinikeinweisung erfolgte plötzlich der Tod an einer fulminanten großen Lungenembolie.

Diagnose: *Retothelsarkom (durch histologische Untersuchung der Tonsillen und Obduktion gesichert).*

* Aus der Rontgenabteilung (Leiter: Dr. H. Uthgenannt) der Medizinischen Klinik Süd des Städt. Krankenhauses Lübeck (Chefarzt: Prof. Dr. H.-A. Kühn).

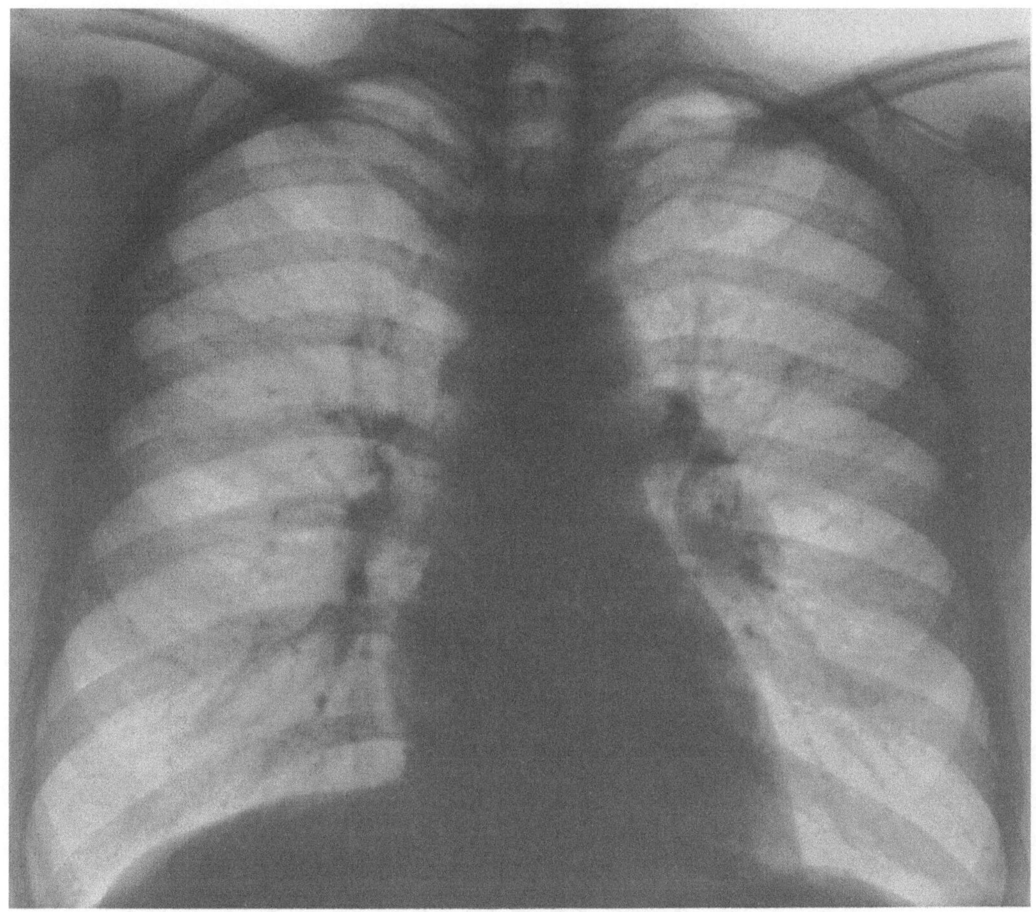

Abb. 119

Fall 119*.

S.-P. J., ♂, 24 Jahre.

Vorgeschichte: Vor 15 Monaten trat eine Drüsenvergroßerung an der linken Halsseite auf. Zwei Monate später wurde nach Probeexcision und Stellung der Diagnose eine Strahlenbehandlung der linken Halsseite und der Supraclaviculargrube vorgenommen. Danach vorübergehende Normalisierung aller Blutbefunde und der Blutsenkung. Bei einer routinemäßigen Nachuntersuchung wurde nach einjähriger Remission ein Fortschreiten der Erkrankung festgestellt, ohne daß irgendwelche Beschwerden bestanden.

Befund: Guter Allgemeinzustand. Außer den Drüsenschwellungen im Bereich des linken Hilus noch haselnußgroße Drüsen in beiden Achselhöhlen. Blutsenkung 10/31 mm n.W. Blutbild, Serumeisen und Serumkupfer unauffällig.

Röntgenbefund:

Abb. 119. Vergrößerte, polycyclisch begrenzte Drüsenschatten im linken Hilus und links perihilär. Keine vergrößerten Drüsen im Mediastinum.

Weiterer Verlauf: Nach erneuter Röntgentherapie vorübergehende Remission von 6 Monaten. Danach Rezidiv mit Befall abdomineller Drüsen und Fieber, Anämie, stärkere Beschleunigung der Blutsenkung (61/90 mm n.W.), Erniedrigung des Serumeisens auf 49 γ-% und Erhöhung des Kupfers auf 173 γ-%.

Diagnose: *Lymphogranulomatose der Hilusdrüsen (durch Probeexcision gesichert).*

* Aus der Abteilung für Röntgen-Radium-Therapie (Leiter: Doz. Dr. K. Musshoff) der Medizinischen Universitätsklinik Freiburg i. Br. (Direktor: Prof. Dr. Dr. h. c. L. Heilmeyer).

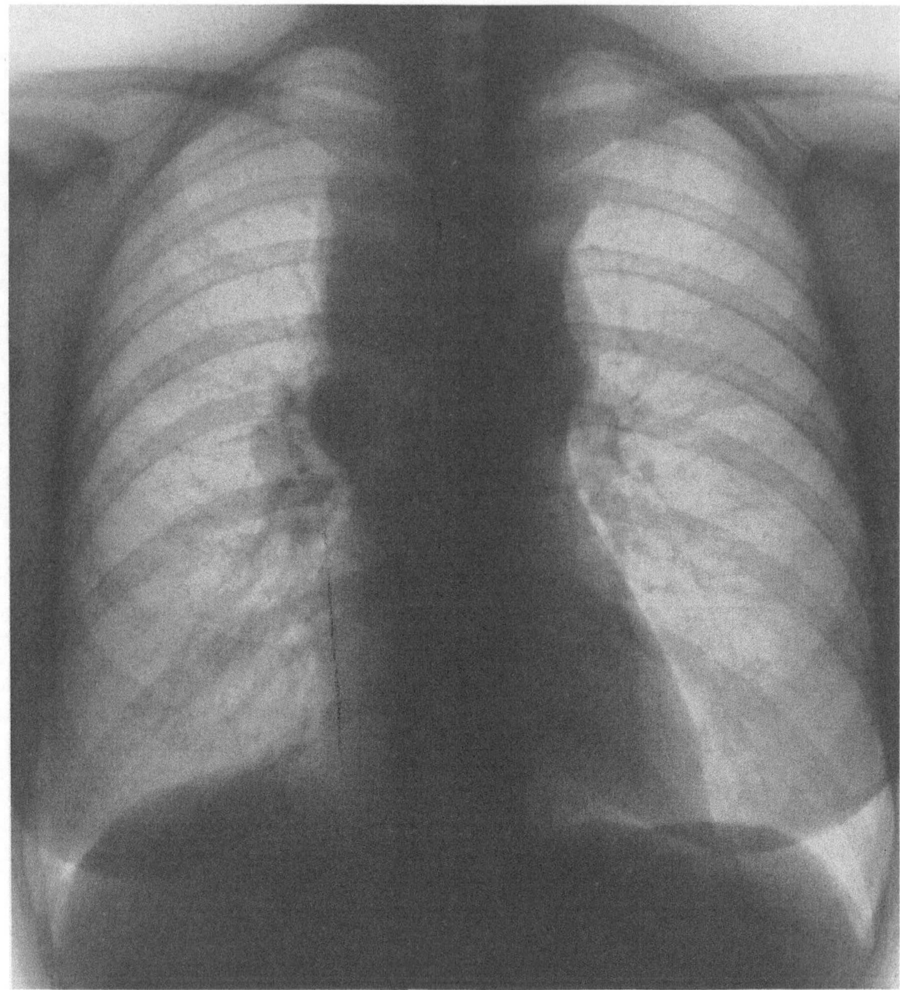

Abb. 120a

Fall 120*.

S. A., ♀, 44 Jahre.

Vorgeschichte: Seit 2 Jahren Husten. Vor 14 Monaten trat eine knotige Drüsenschwellung links supraclaviculär auf. Ärztlicherseits wurde eine Verbreiterung des Mediastinums und eine Beschleunigung der Blutsenkung auf 72/94 mm n.W. festgestellt. Zur Sicherung der Diagnose erfolgte vor 14 Tagen Einweisung in die Chirurgische Universitätsklinik Freiburg i. Br., wo durch Probeexcision einer supraclaviculären Drüse die Diagnose gestellt wurde. Verlegung zur Strahlenbehandlung in die Medizinische Klinik.

Befund: Mäßig reduzierter Allgemeinzustand. Nachtschweiße. Juckreiz. Keine Temperaturerhöhung. Hasel- bis walnußgroße, teilweise verbackene Drüsen beidseits supraclaviculär und in beiden Achselhöhlen. Mäßige Anämie, geringe Leukocytose mit Lymphopenie. Blutsenkung 58/95 mm n.W. Serumkupfer 199 γ-%, Serumeisen 84 γ-%. Serumlabilitätsproben und Fermentaktivitäten o.B.

Bronchoskopie (Chirurgische Klinik Freiburg): Massive Kompression der Carina. Erhebliche Einengung des rechten und geringe des linken Hauptbronchus.

* Aus der Abteilung für Röntgen-Radium-Therapie (Leiter: Doz. Dr. K. Musshoff) der Medizinischen Universitätsklinik Freiburg i. Br. (Direktor: Prof. Dr. Dr. h. c. L. Heilmeyer).

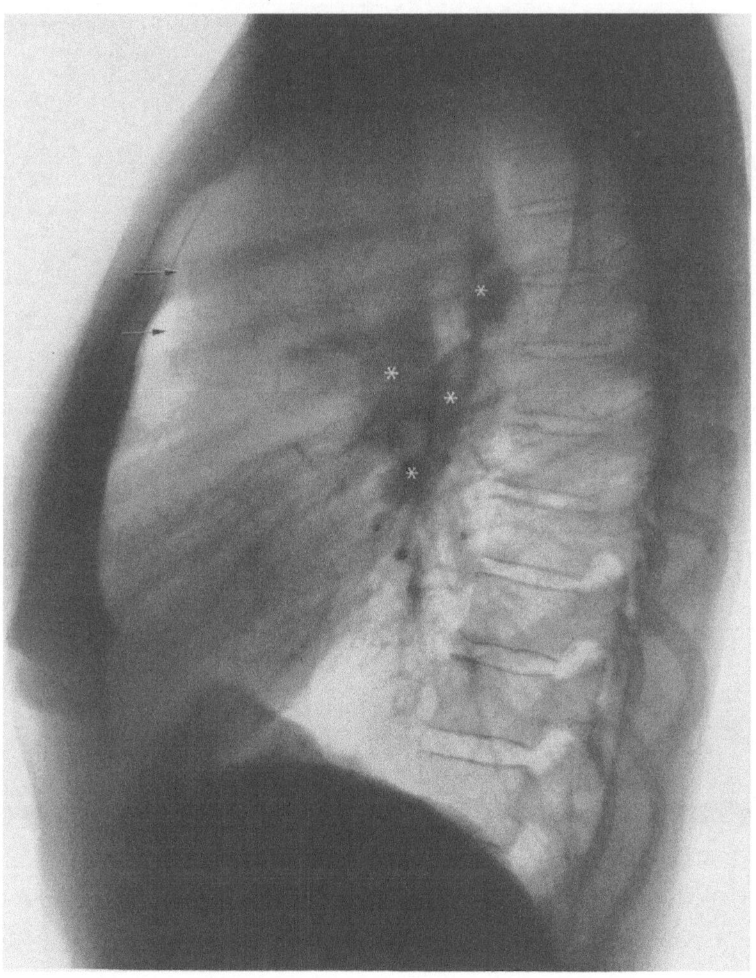

Abb. 120 b

Röntgenbefunde:

Abb. 120a. *Übersicht* a. p. Beidseitige Verbreiterung des oberen und mittleren Mediastinums mit wellenförmiger Begrenzung. Vergrößerte polycyclische Drüsenschatten in den Hili, besonders rechts.

Abb. 120b. *Übersicht im frontalen Strahlengang.* Die Verschattung liegt im vorderen Mediastinum paraaortal (↑) und in mittlerer Tiefe des Mediastinums, wo im Hilus einzelne ovale, voneinander abgrenzbare Drüsenschatten erkennbar sind (*).

Weiterer Verlauf: Unter kombinierter Strahlen- und Cytostatica-Behandlung Rückbildung aller vergrößerten Drüsen.

Diagnose: *Lymphogranulomatose der hilären und paraaortalen (mediastinalen) Drüsen (durch Probeexcision gesichert).*

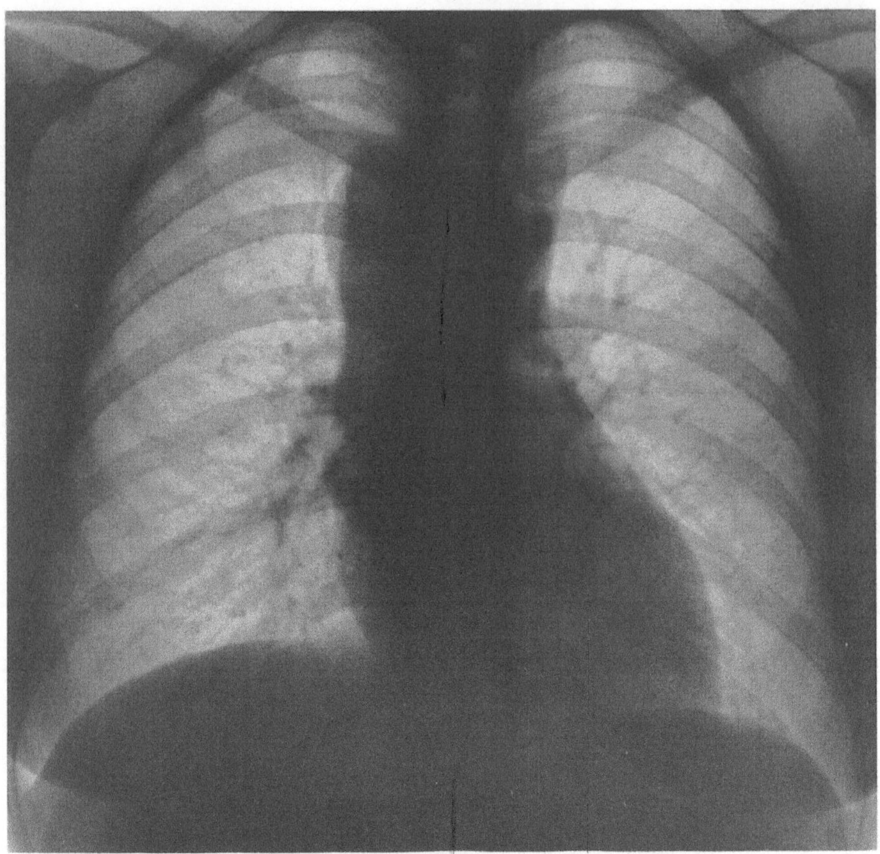

Abb. 121

Fall 121*.
Sch. M., ♀, 22 Jahre.

Vorgeschichte: Im Anschluß an die erste Entbindung vor 4 Monaten traten Temperaturen bis 38,5° C auf. 1 Monat später bemerkte Patientin eine Drüsenschwellung in der rechten Supraclaviculargrube. Die Probeexcision ergab die Diagnose.

Befund: Walnußgroße Drüsen beidseits supraclaviculär und in beiden Achselhohlen. Subfebrile Temperatur. Mäßige Anämie des roten Blutbildes, unauffälliges weißes Blutbild. Blutsenkung 65/100 mm n.W. Serumeisen, Serumkupfer, Serumtransaminasen, SLAP, alkalische und saure Phosphatase im Normbereich.

Röntgenbefund:

Abb. 121. *Übersicht.* Beidseitige Verbreiterung des Mediastinums mit beidseits wellenförmiger Begrenzung, rechts deutlicher als links. Die Verbreiterung reicht nach kranial bis in Höhe der Claviculae, nach caudal bis in mittlere Höhe des rechten Herzrandbogens. Die Verschattung liegt, wie das nicht abgebildete Seitenbild zeigt, im vorderen und mittleren Mediastinum (paraaortal und paratracheal). Die Hili sind beidseits frei.

Weiterer Verlauf: Unter kombinierter Strahlen- und Cytostatica-Behandlung Rückbildung aller vergrößerten Drüsen.

Diagnose: *Lymphogranulomatose des Mediastinums (durch Probeexcision gesichert).*

* Aus der Abteilung für Röntgen-Radium-Therapie (Leiter: Doz. Dr. K. Musshoff) der Medizinischen Universitätsklinik Freiburg i. Br. (Direktor: Prof. Dr. Dr. h. c. L. Heilmeyer).

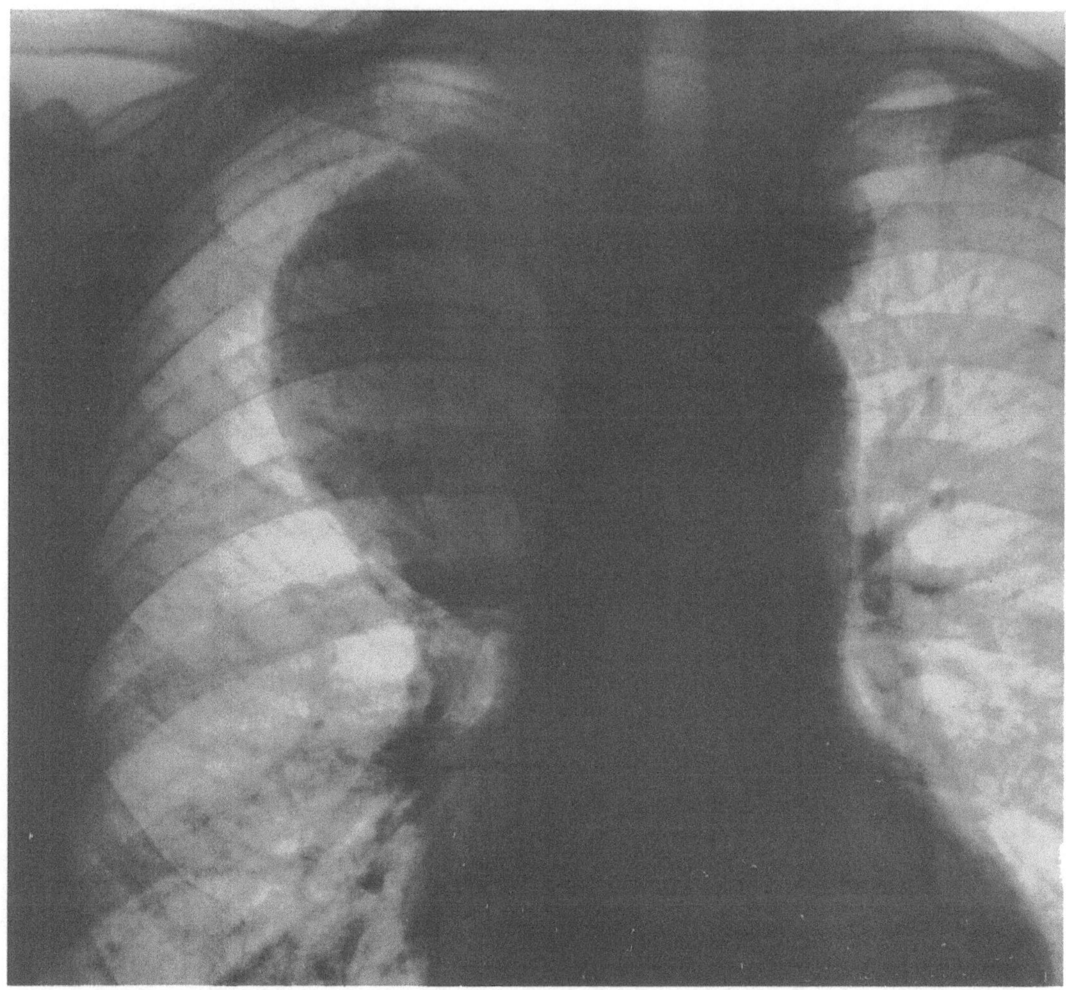

Abb. 122

Fall 122*.

B. T., ♂, 64 Jahre.

Vorgeschichte: 1 Jahr vor der Einweisung Feststellung eines paravertebral gelegenen Tumorschattens im Röntgenbild. Die spätere Einweisung erfolgte zur Klärung dieser Veränderungen.

Befund: Guter Allgemeinzustand, geringe Ruhedyspnoe und Lippencyanose. Blutsenkung 4/15 mm n.W. Takata 80 mg-%, Weltmann-Band 10. Röhrchen. Unauffälliger Sternalmarkbefund. Im Urin kein Bence-Jonesscher Eiweißkörper.

Bronchoskopie: Verdrängung des rechten Oberlappenbronchus nach lateral. Sonst unauffalliger Befund.

Röntgenbefund:

Abb. 122. *Übersicht.* Rechts paravertebral faustgroßer, konvex begrenzter Tumorschatten und links paravertebral oberhalb des Aortenbogens kastaniengroßer, ebenfalls konvexbegrenzter Tumorschatten. Beide sitzen dem Mediastinum breit auf.

Diagnose: *Isoliertes Plasmocytom paravertebral, zum Teil in die Brustwand eingewachsen mit Kompressionsatelektase des rechten Oberlappens (durch Operation und histologische Untersuchung gesichert).*

* Aus der Röntgenabteilung (Leiter Prof. Dr. E. Stutz) der Chirurgischen Universitätsklinik Freiburg i. Br. (Direktor: Prof. Dr. H. Krauss).

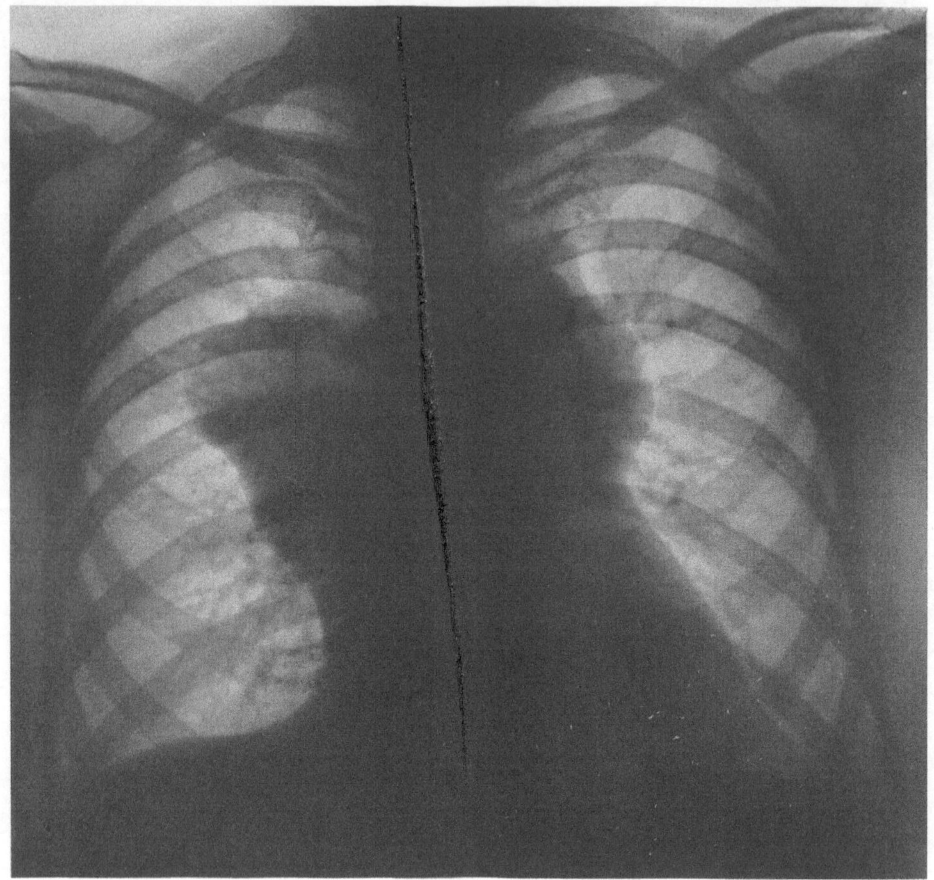

Abb. 123 a

Fall 123*.
N. J., ♀, 51 Jahre.

Vorgeschichte: Seit 13 Jahren bemerkt die Patientin ein langsames Wachstum der Schilddrüse, besonders stark in der letzten Zeit. Dabei auch verstärkte Erregbarkeit und bei Belastungen Atemnot.

Befund: Stridoröse Atmung. Gerötetes Gesicht und mäßige Stauung der Halsvenen. Deutlich vergrößerter Isthmusanteil der Schilddrüse ohne Schwirren. Halsumfang 42,5 cm. Abgrenzung der Schilddrüse nach unten nicht möglich. Blutsenkung 6/14 mm n.W. Grundumsatz +47,5%.

Radiojod-Untersuchung (Dr. UTHGENANNT): Gabe von 500 μC J^{131}. Schilddrüsenaufnahme nach 2 Std 25,4%, nach 24 Std 39,0%, nach 48 Std 36,5%. Serumaktivität nach 48 Std 0,088%/Liter. Im Szintigramm (s. Abb. 123c) etwa apfelgroße Struma cervicalis mit breiter Verschmelzung des Isthmus. Zentraler, etwas nach links übergreifender, tomatengroßer, warmer Knoten. Die Schilddrüse setzt sich sanduhrförmig in den Thorax fort und verbreitert sich retrosternal auf über 12 cm.

* Aus der Röntgen- und Isotopenabteilung (Leiter: Dr. H. UTHGENANNT) der Medizinischen Klinik Süd des Städt. Krankenhauses Lübeck (Chefarzt: Prof. Dr. H.-A. KÜHN).

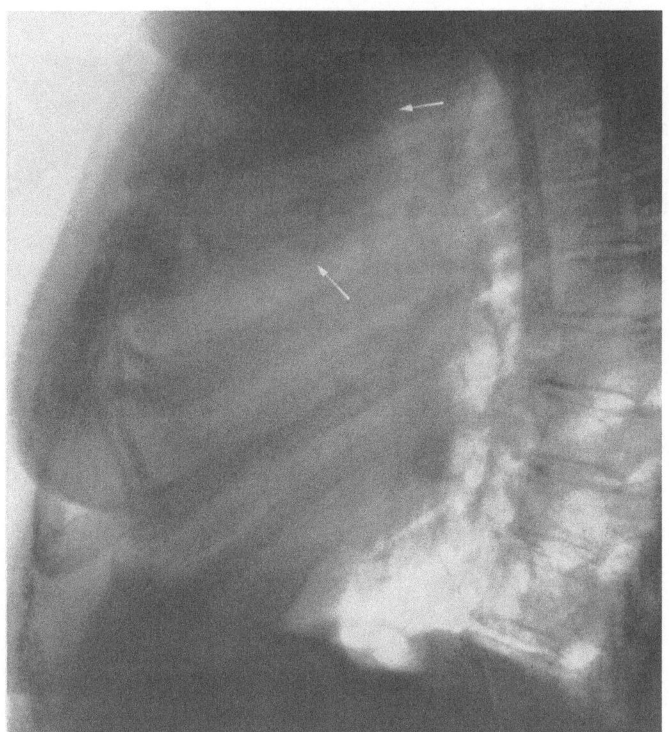

Abb. 123b

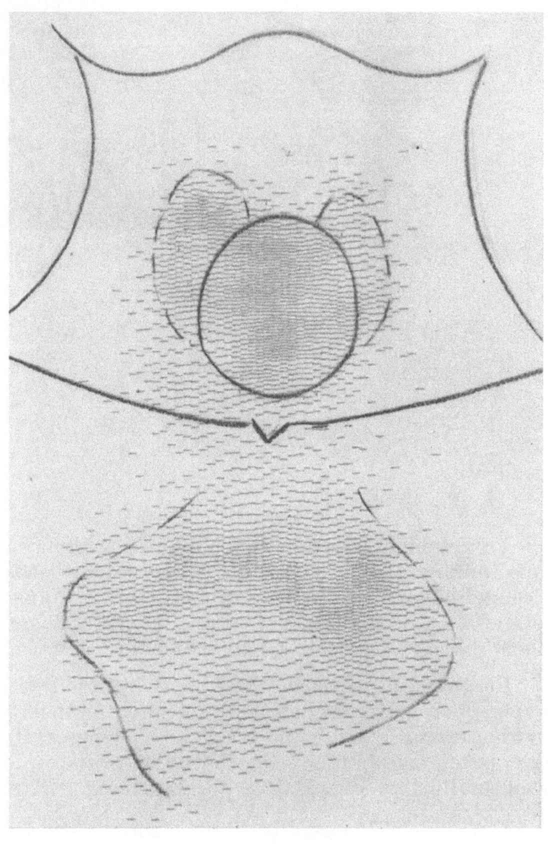

Abb. 123c

Röntgenbefunde:

Abb. 123a. *Übersicht.* Mächtige Verbreiterung des oberen und insbesondere des mittleren Mediastinums durch einen mehrbogig begrenzten Tumorschatten, der, wie die *seitliche Übersichtsaufnahme* Abb. 123b zeigt, im vorderen Mediastinum gelegen ist (↑).

Szintigramm:

Abb. 123c. Sanduhrförmig figurierte Struma permagna von 500g. Substernale Speicherung inhomogen, Hinweise auf regressive Gewebsveränderungen.

Diagnose: *Euthyreote Struma diffusa mit erheblichem (fast doppelt so großem) intrathorakalem Anteil (durch Radiojod-Untersuchung gesichert).*

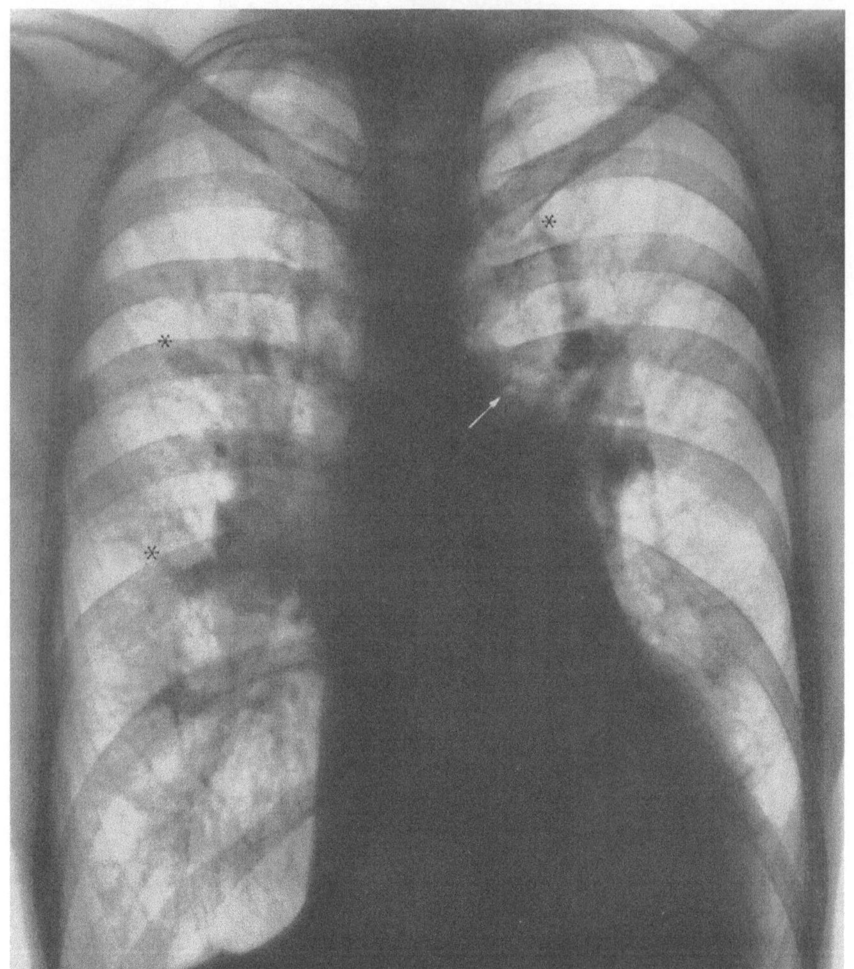

Abb. 124a

Fall 124*.
D. A., ♀, 43 Jahre.

Vorgeschichte: Schon seit Kindheit Asthma bronchiale, hatte als Kind sechsmal schwere Lungenentzündung. Vor 10 Jahren Krankenhausbehandlung wegen Verdacht auf Endokarditis. Dabei Feststellung eines Herzgeräusches. Schon damals im EKG ein P-pulmonale und Rechtstyp. In letzter Zeit immer wieder Anfalle von Herzjagen und Herzflattern. Krankenhausaufnahme wegen hochgradiger Atemnot, Ohnmachtsanfällen und Herzschmerzen.

Befund: Kachektische Frau mit schwerer Dyspnoe, Orthopnoe und Cyanose. Über beiden Lungen hypersonorer Klopfschall und reichlich bronchitische Geräusche. Auskultatorisch und im Phonokardiogramm Systolicum, aber kein sicheres Diastolicum. Im EKG die Zeichen eines schweren Cor pulmonale mit av-Überleitungsstörung. Leberstauung. Vitalkapazität 800 cm³. Rotes und weißes Blutbild unauffallig. Blutsenkung 8/22 mm n.W.

* Aus der Röntgenabteilung (Leiter: Dr. H. Uthgenannt) der Medizinischen Klinik Süd des Städt. Krankenhauses Lübeck (Chefarzt: Prof. Dr. H.-A. Kuhn).

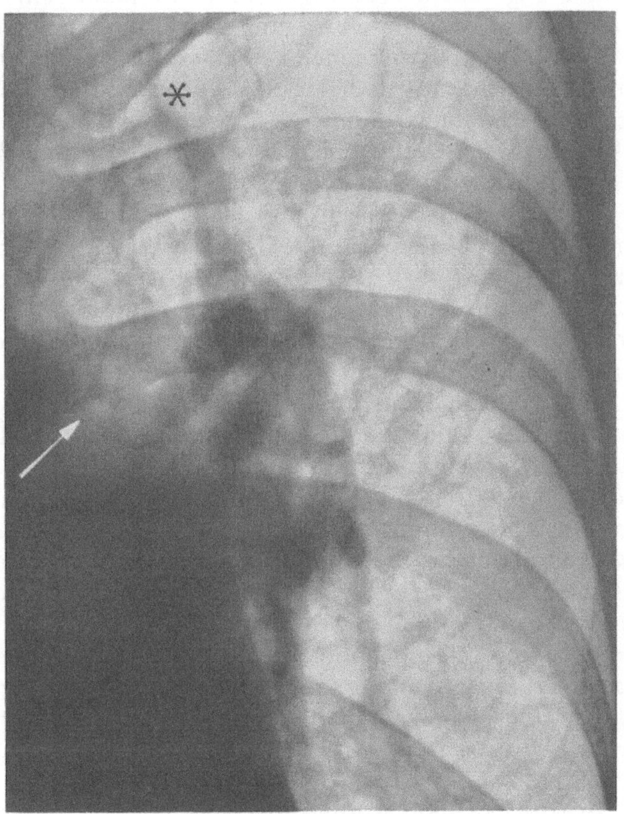

Abb. 124b

Röntgenbefunde:

Abb. 124a. *Übersicht.* Hochgradige Erweiterung der A. pulmonalis und ihrer großen Äste. Der Pulmonalisbogen ist mächtig verbreitert und reicht nach kranial bis zum Aortenbogen (↑). Konische Kalibereinengung der Arterien am Übergang zum Lungenmantel(*). Die Lungenperipherie ist gefäßarm, ihre Zeichnung grob rarefiziert. Vergrößerung des Herzens nach links durch Vergrößerung des rechten Ventrikels. (Der Aortenbogen ist klein und vom Pulmonalbogen kaum abgrenzbar.)

Abb. 124b. *Ausschnitt linker Hilus.*

Weiterer Verlauf: Nach vorubergehender Besserung durch die klinische Behandlung 3 Monate später erneute Einweisung ins Krankenhaus in desolatem Zustand. 4 Tage später trat der Tod ein.

Diagnose: *Pulmonale Hypertonie infolge Emphysem, Bronchiektasie und kombiniertem Mitralvitium, Cor pulmonale (Obduktionsbefund).*

VI. Aufhellungen im Lungenbild

Im Gegensatz zu den verschiedenen Verschattungen des Lungenbildes stehen Aufhellungen der Lungenfelder, die entweder lokalisiert oder diffus, einseitig oder doppelseitig vorkommen. Zugrunde liegt ihnen eine angeborene Anomalie, eine angeborene oder erworbene Minderdurchblutung oder ein Untergang des Parenchyms und des Interstitiums, wobei sich die einzelnen Faktoren weitgehend überschneiden können. Folgende Erkrankungen lassen sich als Ursache unterscheiden: 1. die reversible Lungenblähung, 2. das Emphysem, 3. angeborene Cystenbildungen, 4. angeborene und erworbene Gefäßhypoplasien sowie Gefäßeinengungen und Verschlüsse (Embolien) ohne Infarkt.

1. Eine Lungenüberblähung kann funktionell bedingt sein und betrifft dann die Gesamtheit beider Organe, oder organisch und ist dann im allgemeinen auf ein Organ oder Teile desselben beschränkt. Das charakteristische Beispiel einer *funktionell bedingten Überblähung* beider Organe ist das Volumen pulmonum auctum des Asthmatikers. Der Thorax steht in Inspirationsstellung, die Intercostalräume sind weit und vertikal gestellt; das Zwerchfell steht tief und ist abgeflacht. Beide Lungensitus sind in ihrer Gesamtheit vergrößert, gebläht; die Lungenfelder sind hell. Der Zustand ist voll rückbildungsfähig, geht aber auf die Dauer in das substantielle Emphysem über, denn der Bronchospasmus als primäre Ursache der Überblähung wird im Laufe langdauernder Krankheitszustände infolge begleitender entzündlicher Schleimhautveränderungen an den Bronchien und Bronchiolen (Bronchitis und Bronchiolitis obliterans) von einer organischen Bronchusstenose mit allen ihren Folgen auf das Parenchym abgelöst. Eine *organisch bedingte Durchlüftungsstörung* ist Folge einer Lumeneinengung des Bronchus, z.B. durch Schleimhautschwellungen und -beläge, Schleim- und Blutpfröpfe, endo- und peribronchiale Narbenzüge, Fremdkörper und Tumoren. Solange die Bronchusstenose unvollständig ist, kann es peripher davon im zugehörigen Lungenabschnitt inspiratorisch zu einer mangelhaften Belüftung mit Trübung und exspiratorisch — eindrucksvoller — infolge der Ventilstenose zu einer Überblähung mit Bewegungseinschränkung und Tiefstand der gleichseitigen Zwerchfellhälfte sowie zu einem Mediastinalwandern nach der gesunden Seite hin kommen. Der Gefäßbaum wird entsprechend der Raumausdehnung gespreizt, die dichotomen Aufzweigungswinkel werden größer. Sehr oft entsteht gleichzeitig eine sekundäre Minderdurchblutung mit Verschmälerung der Gefäßbänder und Verkleinerung des Hilus (WESTERMARK, HERRNHEISER, STRNAD, KRAUS und STRNAD, SCHULZE). Gerade diese Verkleinerung des Hilus kann ein wichtiges und frühzeitiges Symptom eines unvollständigen Bronchusverschlusses sein, welches in seiner Bedeutung oft nicht genügend gewürdigt wird und dessen Ursache mit allen diagnostischen Mitteln nachzugehen ist, da sich dahinter ein Bronchialcarcinom verbergen kann (STRNAD). Bei vollständigem Bronchialverschluß kommt es zur Atelektase, zur Verkleinerung des Versorgungsgebietes und damit zur kompensatorischen Ausweitung der benachbarten Lungenabschnitte ebenfalls mit ihren Folgen auf die Gefäßstruktur und Strahlenabsorption.

2. Zur Gruppe des Lungenemphysems gehören das primäre genuine Altersemphysem und die verschiedenen Formen des sekundären Emphysems, das Obstruktionsemphysem mit der progressiven Lungendystrophie, das Narben- oder Schrumpfungsemphysem und das Dehnungsemphysem. Hinzu kommt eine in letzter Zeit häufiger beschriebene angeborene Form des Emphysems, das kongenitale lobäre Emphysem, dessen Ätiologie noch ungeklärt ist.

Das Altersemphysem ist die häufigste Ursache einer beidseitigen diffusen Aufhellung der Lungenfelder, bedingt durch eine im Alter eintretende Atrophie der Alveolarwände und eine Ausweitung der Bronchioli respiratorii. Dabei bleiben die perihilären und peripheren Gefäßstrukturen, die Interlobärsepten und die Bronchien stehen und täuschen durch ihren Kontrast gegenüber dem erhöhten Luftgehalt der Umgebung eine verstärkte Lungengerüstzeichnung vor. Dadurch erklärt sich die Bezeichnung „sklerotisches Emphysem“ (Fall 127).

Im Gegensatz zu dem diffus entwickelten Altersemphysem ist das bullöse Emphysem mehr lokalisiert und kann einseitig oder doppelseitig vorkommen. Für seine Entstehung wird heute allgemein ein Ventilmechanismus auf dem Boden einer bronchitischen und bronchiolitischen Obstruktion angenommen (HARTUNG, KRÖKER). Diese Bronchusobstruktion wird von HEILMEYER und KÖNN auch bei der als Sonderform des bullösen Emphysems zu bezeichnenden „progressiven Lungendystrophie" (nach HEILMEYER und SCHMID) als wesentlicher ursächlicher Faktor anerkannt. Da es nur in wenigen Fällen von Bronchusobstruktion zu dem Bilde der Dystrophie kommt, ist es naheliegend, eine zusätzliche Schädigung des Parenchyms als Voraussetzung für die Entstehung einer Lungendystrophie anzunehmen, wobei es sich bei dieser Schädigung durchaus um dieselbe Noxe handeln könnte, die auch die obliterierende Bronchitis verursacht. Die von KÖNN bei dieser Erkrankung beschriebenen pathologisch-anatomischen Veränderungen in den betroffenen Lungenabschnitten (interstitielle lymphocytäre Pneumonie und intraalveoläre, großzellige Granulome) scheinen die Sonderstellung dieses Krankheitsbildes zu rechtfertigen. In diesem Zusammenhang ist der dezidierte Verlauf bei einer Boeckschen Erkrankung aufschlußreich, bei welchem sich im Laufe weniger Jahre ein großbullöses Emphysem entwickelte, welches infolge seiner unaufhaltbaren Progredienz dem röntgenologischen Bilde der „progressiven Lungendystrophie" entspricht (Fall 130). Die dem dystrophischen Bezirk zugehörigen Bronchien sind hochgradig deformiert und erscheinen teilweise völlig stenosiert. Entsprechend der Auffassung von KÖNN, daß die „Lungendystrophie" eine Sonderform des Obstruktionsemphysems darstellt, liegt die Annahme nahe, daß auch in diesem Falle die Entwicklung der „Lungendystrophie" auf einen obliterierenden Prozeß an den Bronchien durch die Grundkrankheit zurückzuführen ist, auch wenn bei einem Morbus Boeck ein solcher Verlauf trotz der relativ häufigen Bronchusstenosen bei fortgeschrittener Erkrankung unseres Wissens bisher nie beschrieben wurde. Angesichts dieser Beobachtung wurden uns allerdings einige Fälle mitgeteilt (WURM), bei denen sich ähnliche Lungenveränderungen entwickelten. Wenn auch die Identität solcher Vorgänge bei der Sarkoidose mit denen bei der Lungendystrophie noch offen ist, so soll doch auf die Möglichkeit solcher Zusammenhänge hingewiesen werden. — Die röntgenologische Unterscheidung der progressiven Lungendystrophie gegenüber dem einfachen obstruktiven bullösen Emphysem ist aber nicht immer möglich. Allerdings ist oft der Übergang von den dystrophischen Lungenbezirken zum normalen Lungengewebe mehr fließend, so daß eine Grenze nicht mehr erkennbar ist (Fall 129). Dadurch kann dann eine Unterscheidung zum normalen bullösen Emphysem möglich sein, bei dem man meist die Blasenwandungen als zarte Ringschatten noch sehen kann (Fall 128). HARTUNG hat aber auch andere Bilder des bullösen Emphysems gezeigt, die nicht von denen der „Lungendystrophie" abweichen.

Das Narbenemphysem oder perinoduläre Emphysem tritt nach entzündlichen Prozessen in mehr diffuser (siehe z. B. Fall 131, 132) oder, wenn es lokalisiert ist, in mehr bullöser Form auf. Die engen Beziehungen zu Residuen entzündlicher Prozesse bei der Lokalisation und das Hineinziehen der Bronchien und des Hilus in das Emphysemgebiet — im Gegensatz zu der Abdrängung der Bronchien und des Hilus beim obstruktiven Lungenemphysem (oder bei großen Spannungscysten) — geben die diagnostischen Leitsymptome im Röntgenbild zur Differenzierung gegenüber anderen zur Rarefizierung der Lungenzeichnung führenden Prozessen.

Das Dehnungsemphysem entsteht als Folge eines Elastizitätsverlustes bei chronischer Anspannung der Lunge in einem starr erweiterten und durch Kyphoskoliose deformierten Thorax (LAUR).

Weiterhin stellt das kongenitale lobäre Emphysem eine isolierte Überblähung eines Lungenlappens oder -segmentes dar, die sich klinisch meist schon in den ersten Stunden oder Tagen nach der Geburt unter dem Bilde uncharakteristischer therapieresistenter Störungen seitens des Respirationstraktes äußert. Das Krankheitsbild wurde zuerst von Nelson 1932 beschrieben und dann von Overstreet 1939 an Hand einer zweiten Beobachtung als lokalisiertes Emphysem von den übrigen cystischen Lungenveränderungen abgegrenzt. Die erste Beobachtung in Deutschland wurde von Sophie-Charlotte Plechl (1963) an der Freiburger Kinderklinik, die erste Mitteilung im deutschsprachigen Schrifttum von Helmer et al. (1962) gemacht. Nach Plechl sind in der Weltliteratur bisher mehr als 150 Fälle bekanntgeworden, die klinisch, röntgenologisch und pathologisch-anatomisch eine ausreichende Übereinstimmung zeigen, um die Erkrankung als eine eigene Krankheitseinheit von angeborenen Cysten, dem bullösen Emphysem oder dem erworbenen Emphysem abzugrenzen. Die Ätiologie und Pathogenese des kongenitalen Emphysems sind noch ungeklärt. In fast der Hälfte der Fälle waren Knorpelanomalien, seltener Schleimhautfalten der afferenten Bronchien oder eine Kompression durch ein aberrierendes Gefäß mit Obstruktion und Ventilwirkung als Ursache erkennbar. In den übrigen Fällen konnte kein Anhalt für die Ätiologie gefunden werden. Die klinischen Symptome reichen von leichter Dyspnoe und flüchtiger Cyanose bis zu schwersten Anfällen von Atemnot und cyanotischen Krisen. Im Gegensatz zu den Lungencysten macht das lobäre Emphysem sehr frühzeitig, fast ausnahmslos schon im ersten Lebensmonat, Krankheitserscheinungen. — Das Röntgenbild ist durch eine, oft fast einen ganzen Lungensitus einnehmende Aufhellung mit deutlich erkennbarer Lungenzeichnung, hochgradiger Mediastinalverlagerung, Zwerchfellhochstand und Erweiterung der Intercostalräume und auf der lateralen Aufnahme durch eine ausgedehnte retrosternale Aufhellung, die das Sternum vorwölbt, gekennzeichnet. Die Diagnose wird auf Grund des über einige Zeit unveränderten Röntgenbefundes gestellt (Fall 134). Eine Punktion zu diagnostischen oder therapeutischen Zwecken ist kontraindiziert. Die Kenntnis dieses angeborenen Krankheitsbildes hat große praktische Bedeutung, denn durch eine Lobektomie ist eine vollständige Heilung zu erreichen, während eine Spontanheilung nicht zu erwarten ist. Anhaltende Atemstörungen beim Säugling sollten daher immer der Anlaß zu sorgfältiger klinischer Exploration und Röntgenuntersuchung sein.

3. Die angeborenen Cystenlungen zeigen je nach der Stelle, an der die Entwicklungsstörung ansetzt, eine unterschiedliche Größe der einzelnen Hohlräume (Kröker). Betroffen sind entweder nur einzelne oder auch mehrere Lappen bzw. Lappenteile. Die erhöhte Transparenz solcher cystisch veränderten Lungenabschnitte ist nicht nur Folge der Hohlraumbildungen, sondern auch einer begleitenden Gefäßhypoplasie. Cysten, die keine Verbindung zum Bronchus haben, sind dagegen meist flüssigkeitsgefüllt und imponieren dann als Rundschatten. Sie liegen oft intrapleural im Lappenspalt, insbesondere links vor dem Oberlappen, weshalb diskutiert wird, daß es sich um Anlagen zu einem linken Mittellappen handelt (Schmidt). Das im allgemeinen charakteristische Röntgenbild mit feinen, sich kreis- oder wabenförmig überschneidenden, bogenförmigen Linien kann durch sekundäre Entzündungen mit ihren Folgen (Vernarbungen und Schrumpfungen) stark verändert werden (Fall 31, 131, 132). In Fall 132 war die Schrumpfung dabei so hochgradig, daß das Röntgenbild vor allem durch das dadurch bedingte kompensatorische Emphysem bestimmt wurde.

Zu den Cysten ist auch die adenoid-cystische Lungendegeneration des Säuglings, eine sehr seltene Fehlbildung mit lobärer Lokalisation, zu rechnen. Das Krankheitsbild wurde zuerst von Stoerk 1893 beschrieben. Zuletzt berichtete Kaufmann (1962) über einen solchen Fall (Fall 137). Pathologisch-anatomisch handelt es sich um eine adenoide Hyperplasie (Craig 1956) bei aufgehobener Läppchen- und Bronchienstruktur und völligem Knorpelmangel. Der Knorpelmangel bewirkt offenbar einen exspiratorischen Kollaps der Bronchiolen und damit eine zunehmende Dilatation ihrer Strukturen und gleichzeitig eine zunehmende Überblähung der zu Cysten umgebildeten Alveolen, so daß es zu bedrohlichen intrathorakalen Verdrängungserscheinungen kommt. Dabei ist das klinische Bild uncharakteristisch, ähnlich wie z.B. beim kongenitalen lobären Emphysem. — Die Röntgenaufnahme (Fall 137) zeigt eine erhebliche Ausdehnung der erkrankten Thoraxhälfte mit Mediastinalverlagerung nach der gesunden Seite und Kompression der übrigen Lunge. Die starke Volumenzunahme des erkrankten Lungenanteils kann bis zur Hernienbildung über die Mittellinie führen. Der ganze Bereich weist eine vermehrte Schattendichte auf, vielfach von arealen Aufhellungen unterbrochen. Hierin unterscheidet sie sich vom kongenitalen lobären Emphysem, das in dem geblähten Lungenlappen überall eine feinlineare Lungenzeichnung erkennen läßt. Therapeutisch ist eine Lobektomie indiziert, sobald die Diagnose gestellt ist, da die Gefahr einer weiteren Spannungssteigerung im Thoraxraum besteht.

In diesem Zusammenhang sind auch noch die solitären Lungencysten zu erwähnen, die sich auf Grund ihrer schärferen Abgrenzung gegen das umgebende Lungengewebe im allgemeinen gut erkennen lassen. Sie können wie die multiplen Cysten angeboren sein, sie können aber auch im Laufe des Lebens erworben werden, wie Fall 135 zeigt, bei dem sich aus einer Absceßhöhle eine Cyste entwickelte. Durch einen Ventilmechanismus des zugehörigen Bronchus vergrößern sich unter Umständen die Cysten ganz erheblich (Fall 133, 135) und führen zu Verdrängungen des umgebenden Lungengewebes oder des Mediastinums. Nach pneumonischen Infiltrationen können vor allem bei Kindern lokale Emphysembildungen durch Aufblähung von Alveolen oder Alveolengruppen auftreten, sog. Pneumatocelen. Der Unterschied zur solitären Cyste liegt in der Rückbildungstendenz der Pneumatocele, etwa 2—3 Monate nach ihrer Entstehung (Schmidt).

Zu den Lungencysten ist schließlich auch die Lungensequestration zu rechnen (s. Kapitel I).

4. Die letzte Gruppe von Veränderungen, die zu Aufhellungen des Lungenbildes führen, sind durch einen verminderten Blutgehalt des kleinen Kreislaufs bedingt. Laur und Wedler haben für solche einseitig lokalisierten Formen den Begriff der „einseitig hellen Lunge" geprägt. Als Ursachen hierfür sind eine angeborene Hypoplasie der Lungengefäße (Fall 125), angeborene Herzfehler mit Pulmonalstenose und erworbene Einengungen der Strombahn durch *Thrombosen* (Fall 126), durch Embolien ohne Infarkt, durch Tumorkompression oder Entzündungen (Laur und Wedler) anzuführen. Die hierdurch bedingten röntgenologischen Veränderungen sind meist einseitig und betreffen die ganze Lunge, bei der Embolie auch nur Teile davon. Bei den angeborenen Vitien mit Pulmonalstenose ist die Gefäßhypoplasie dagegen doppelseitig. Im allgemeinen sind die zugehörigen Hilusgefäße ebenfalls schmal, der Hilus insgesamt dadurch verkleinert. Bei Thrombosen oder Embolien der A. pulmonalis können allerdings die zentralen Gefäßschatten noch breit sein (abgebrochene Gefäßstümpfe). Noch weniger bekannt ist, daß bei pulmonalen Embolien, solange sie infolge des doppelten Lungenkreislaufes nicht zur Infarzierung führen, der anämische Bezirk distal des Embolus erhöht strahlendurchlässig und deshalb im Röntgenbild als helles Feld erscheinen kann. Auf diesen Befund haben zuerst Westermark und später Shapiro und Rigler u. a. aufmerksam gemacht. Laur und Diller haben erst kürzlich eindrucksvolle Beispiele hierfür gezeigt. Auch hier kann gelegentlich ein plötzlicher Abbruch der embolisch verschlossenen Arterie beobachtet werden (Shapiro und Rigler).

Differentialdiagnostisch sei endlich darauf hingewiesen, daß die Verlagerung lufthaltiger Magen-Darmabschnitte in den Thoraxraum einmal das Bild von Lungencysten vortäuschen kann. Solche angeborenen Zwerchfellhernien sind ein nicht ganz seltenes Krankheitsbild. Die Mehrzahl der Kinder mit diesem Leiden haben bereits im Neugeborenenalter oder als Kleinkind infolge erheblicher Behinderung der Atmung auffällige Symptome mit ausgesprochener Tachypnoe, Cyanose und Verdrängungserscheinungen des Herzens und Mediastinums. In schweren Fällen ist die sofortige operative Korrektur im Neugeborenenalter die einzige Möglichkeit, die Gefahr des letalen Ausgangs zu vermeiden. Unser Fall 136 stellt insofern eine Ausnahme dar, als er erst im Schulalter anläßlich einer Reihenuntersuchung festgestellt wurde. Bei unerkanntem Bestehen des Leidens infolge fehlender Krankheitssymptome und befriedigendem Gedeihen kann der Zustand gelegentlich bis ins Erwachsenenalter bestehen. Die Therapie ist in jedem Falle die operative Reposition mit Verschluß der Zwerchfellücke.

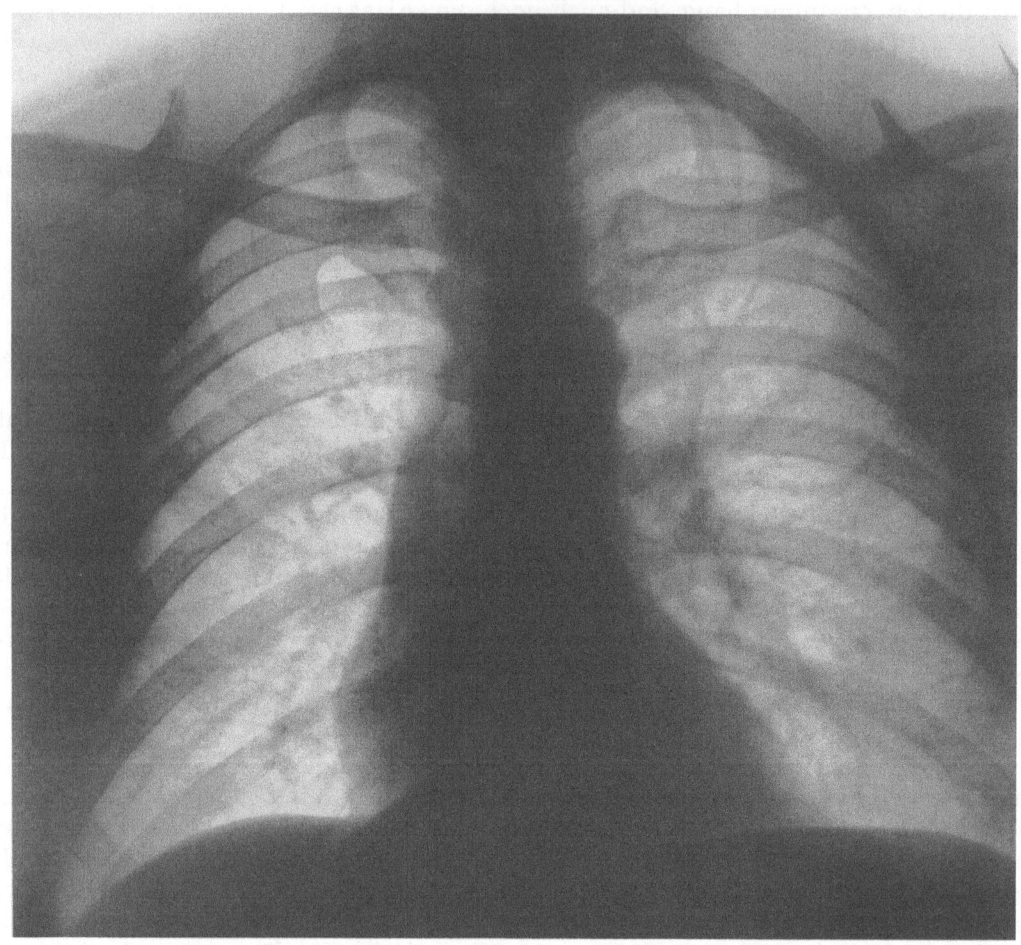

Abb. 125

Fall 125. KRÖKER, Essen
M. A., ♂, 42 Jahre.

Röntgenbefund:

Abb. 125. *Übersicht.* Hochgradige Verschmälerung der rechten Lungenarterien mit kleinem Hilusschatten und Verschmälerung der Lungenvenen (als schmale horizontal verlaufende Bandschatten im rechten Unterfeld erkennbar). Erhöhte Strahlendurchlässigkeit der rechten Lunge.

Diagnose: *Rechtsseitige Hypoplasie der Lungengefäße.*

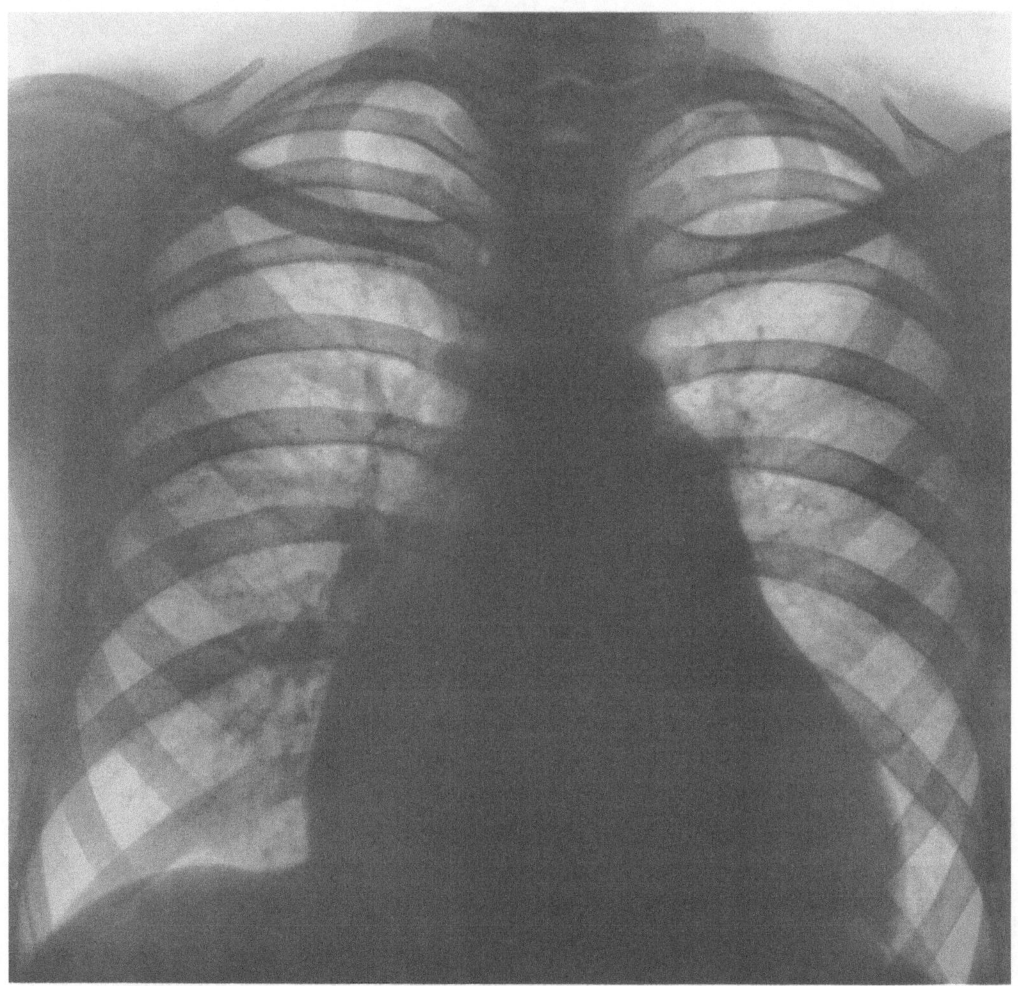

Abb. 126

Fall 126. Kröker, Essen

K., ♂, 24 Jahre.

Röntgenbefund:

Abb. 126. *Übersicht.* Deutliche Verschmälerung der linksseitigen Lungengefäße. Erhöhte Strahlendurchlässigkeit der linken Lunge. Prominenter Pulmonalbogen und starke Herzvergrößerung mit den Zeichen des Cor pulmonale.

Diagnose: *Thrombose der linken Pulmonalarterie nach Embolie. Schweres Cor pulmonale.*

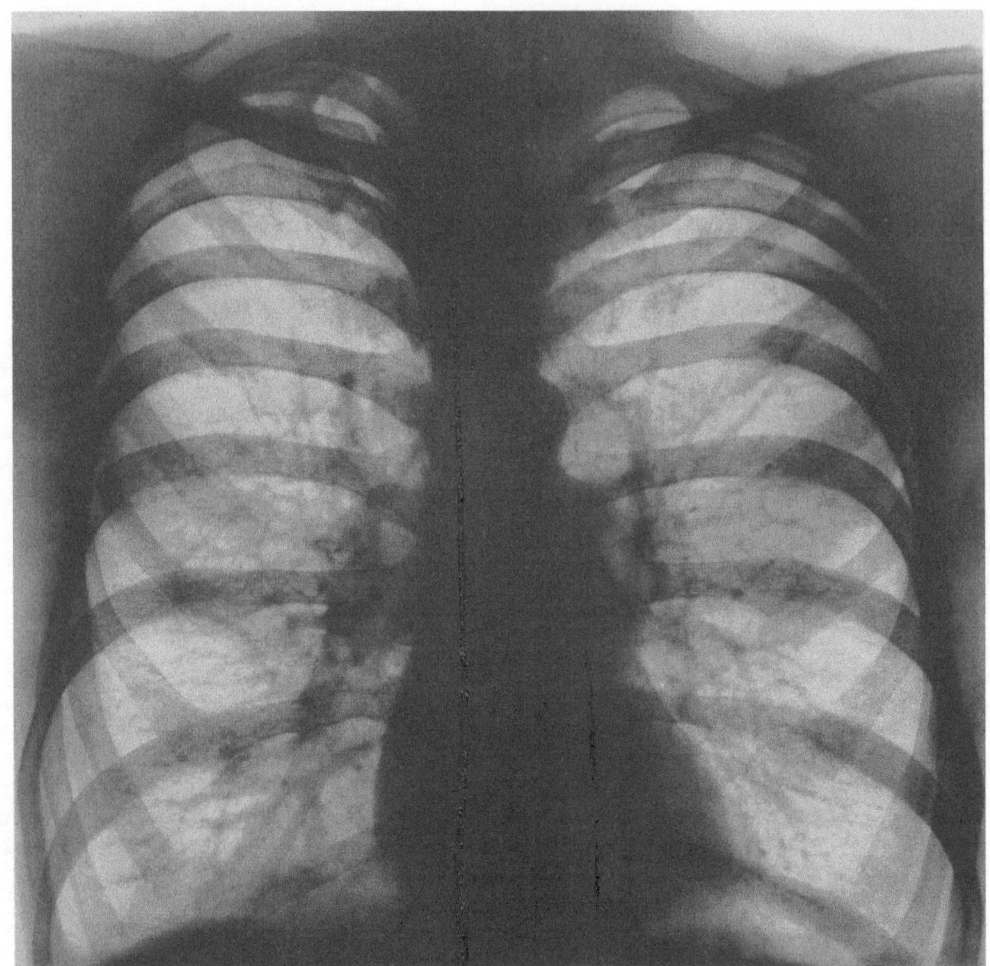

Abb. 127a

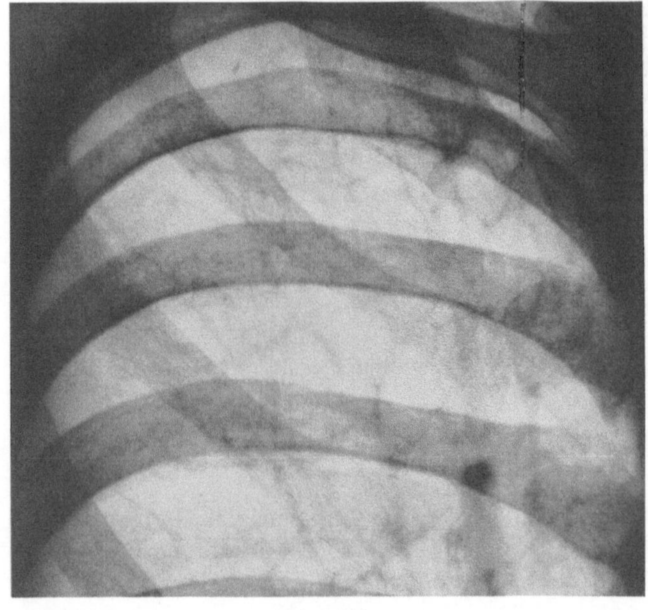

Abb. 127b

Fall 127. KRÖKER, Essen
K. F., ♂, 49 Jahre.

Röntgenbefunde:

Abb. 127. a *Übersicht,* b *Ausschnitt rechtes Oberfeld.* Strähnig-rarefizierte Zeichnung des Lungenmantels mit erhöhter Strahlendurchlässigkeit der Lungen. Erweiterung der zentralen und Verengerung der peripheren Lungenarterien und schmale Lungenvenen (im rechten Unterfeld erkennbar). Prominenz des Conus pulmonalis.

Diagnose: *Ausgedehntes beidseitiges sklerotisches Emphysem.*

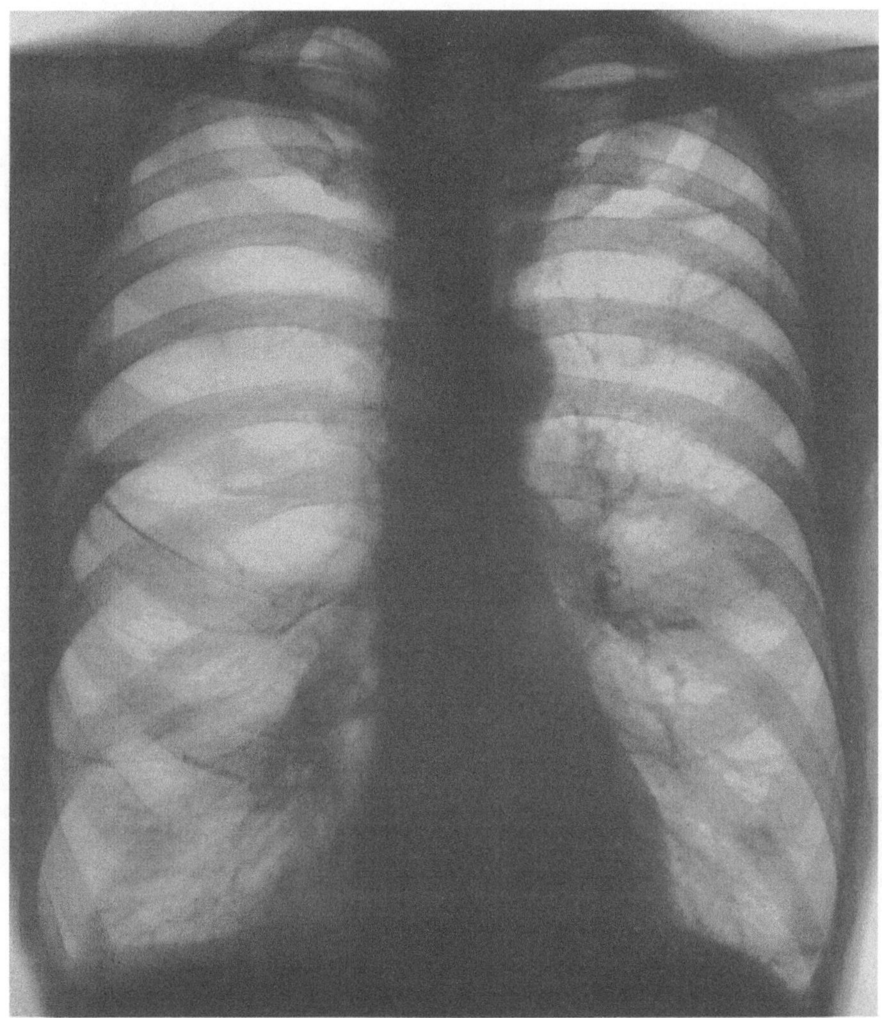

Abb. 128a

Fall 128. KRÖKER, Essen
H. A., ♂, 61 Jahre.

Röntgenbefunde:

Abb. 128a. *Übersicht.* Fehlende Lungenzeichnung im rechten Oberfeld und in Teilen des Mittelfeldes sowie in der linken Spitze. Verlagerung des rechten Hilus nach unten. Die Lungenzeichnung der restlichen rechten Lunge ist gegenüber links vermehrt und teilweise bogenförmig angeordnet (Abb. 128b).

Diagnose: *Großbullöses beidseitiges Emphysem.*

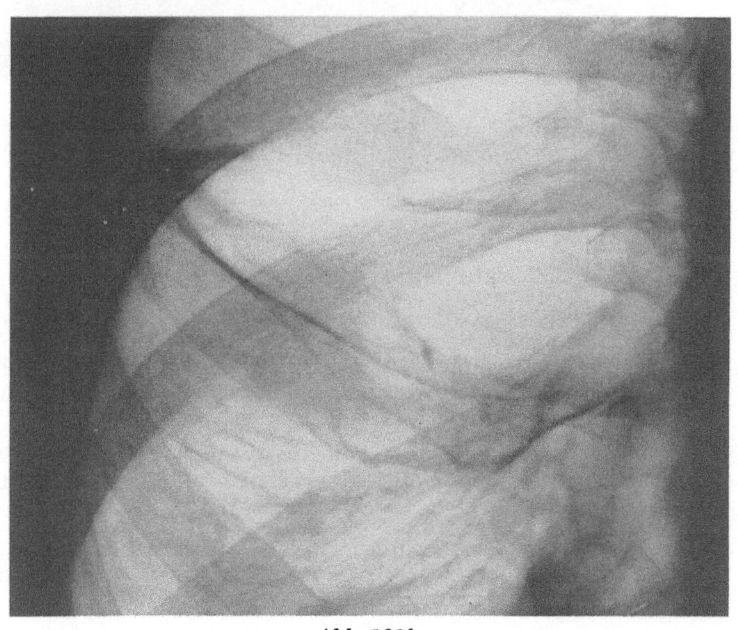

Abb. 128b

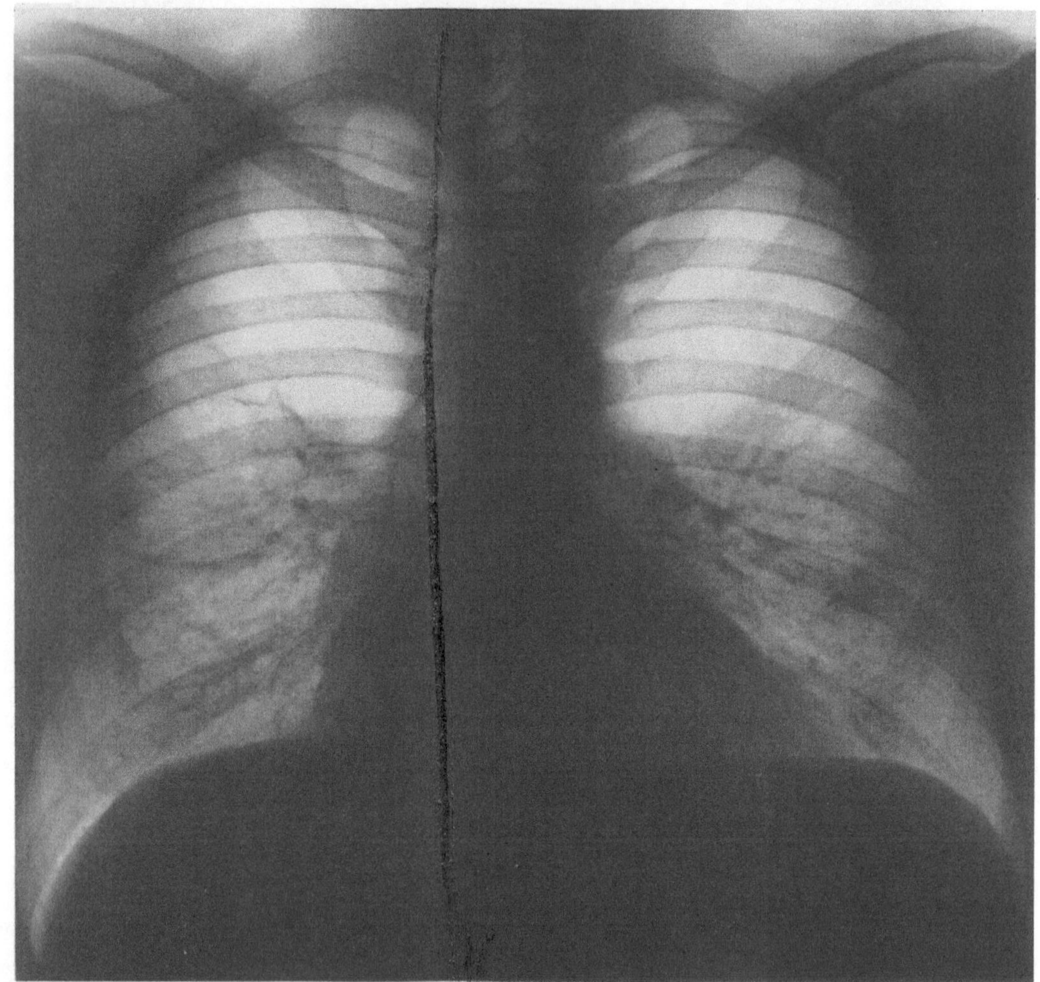

Abb. 129a

Fall 129*, **.

B. W., ♂, 33 Jahre.

Vorgeschichte: Bis vor 11 Jahren vollständig leistungsfähig, der Patient konnte mittelschwere Arbeiten ohne weiteres leisten und Sport treiben. Von da ab zunehmende Atemnot bei Belastung, die schließlich so stark wurde, daß eine Untersuchung durch den Lungenfacharzt erfolgte. Danach Einweisung zur weiteren diagnostischen Klärung und eventuellen Behandlung in die Klinik unter der Verdachtsdiagnose eines doppelseitigen Pneumothorax.

Befund: Belastungsdyspnoe. Leichte Cyanose. Blutbild und Blutsenkung unauffällig. Verminderung des Atemgrenzwerts auf 73%, des Tiffeneautests auf 63% und der arteriellen O_2-Sättigung auf 93% der Norm.

* Aus der Röntgen-Diagnostik-Abteilung (Leiter Prof. Dr. H. Reindell) der Medizinischen Universitätsklinik Freiburg i. Br. (Direktor: Prof. Dr. Dr. h.c. L. Heilmeyer).

** Siehe auch Heilmeyer, Könn.

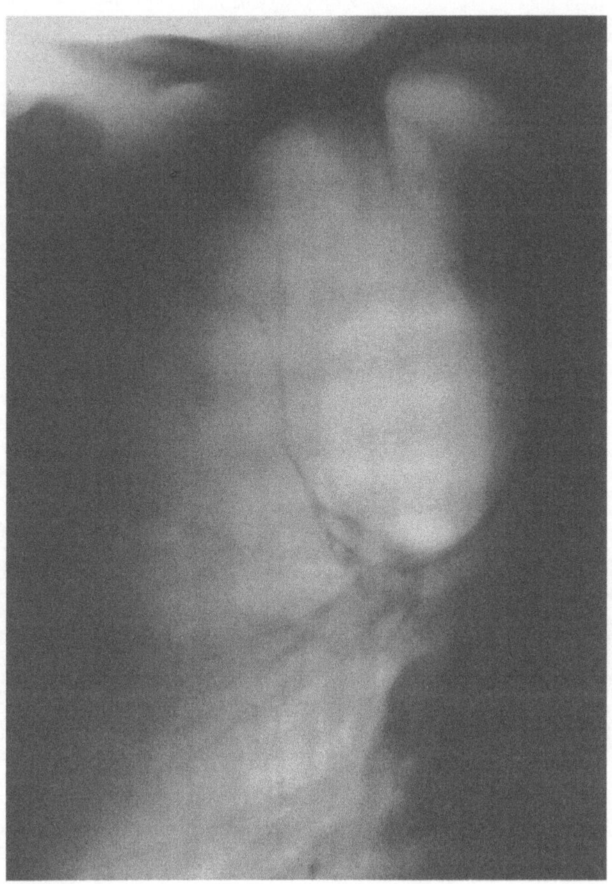

Abb. 129b

Röntgenbefunde:

Abb.129 a. *Übersicht.* Weitgehend fehlende Lungenzeichnung in beiden Spitzen-Oberfeldern, die nach caudal in fließendem Übergang in eine dichter stehende Lungenzeichnung übergeht. Geringe Verlagerung der Hili nach unten.

Abb. 129b. *Schicht in 12 cm.* In das Oberfeld ziehen nur noch einzelne zarte Gefäß- und Bronchialschatten (wie hier im rechten Oberfeld auch links).

Weiterer Verlauf: Durch Resektion beider Oberlappen wurde eine bessere Entfaltung der normal strukturierten restlichen Lungen erreicht und damit auch eine bessere Lungenfunktion wiedererlangt.

Diagnose: *Beidseitige „progressive Lungendystrophie“.*

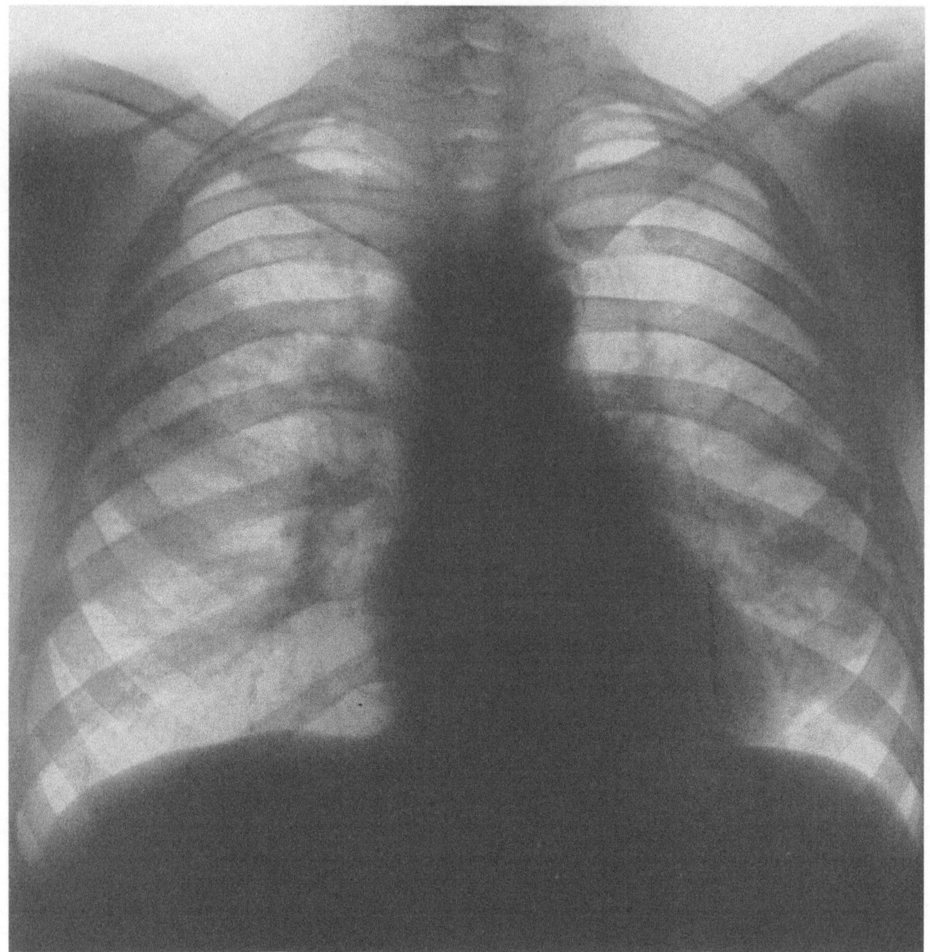

Abb. 130a

Fall 130*. SCHERMULY und BEHREND, Marburg,
W. K., ♂, 36 Jahre. und REUSCH, Königstein i. Ts.

Vorgeschichte: Vor 8 Jahren erste stationäre Behandlung in einer Tuberkuloseheilstätte unter der Diagnose einer doppelseitigen produktiven Tuberkulose.

Damaliger Befund: Außer vereinzeltem Giemen und Pfeifen über der Lunge kein bemerkenswerter Auskultationsbefund. Blutbild und Urin o. B. Auswurf stets Tb-negativ. Blutsenkung 25/28 bzw. 5/14 mm n.W.

Röntgenbefund:

Abb. 130a. *Übersicht* (1. 7. 1953). Vergrößerte Drüsenschatten im rechten oberen Mediastinum und — wie auch das nicht abgebildete Schichtbild bestätigt — in beiden Hili. Verwaschene streifig-flächige Verschattungen im rechten Oberfeld und im linken Mittel-Unterfeld. Unauffällige Gefäßstrukturen.

Weiterer Verlauf: 10 Monate später zweite Heilstättenbehandlung von 8 Monaten unter der Diagnose einer streuenden kavernösen Tuberkulose.

* Die Filme des Falles Nr. 130 verdanken wir folgenden Anstalten: Abb. a: Heilstätte Fronsnert bei Iserlohn, Abb. b—d: Tuberkuloseheilstätte Lippoldsberg (Post Bodenfelde), Abb. e: Stadt. Krankenhaus Korbach, Abb. f, h und i: Beob.-Krankenhaus Hainerberg, jetzt: „Haus in der Sonne", Konigstein i. T., Abb. g: Sanatorium Wehrawald, Todtmoos (Schwarzwald), Abb. j, k und l: Medizinische Universitätsklinik Marburg a. d. L.

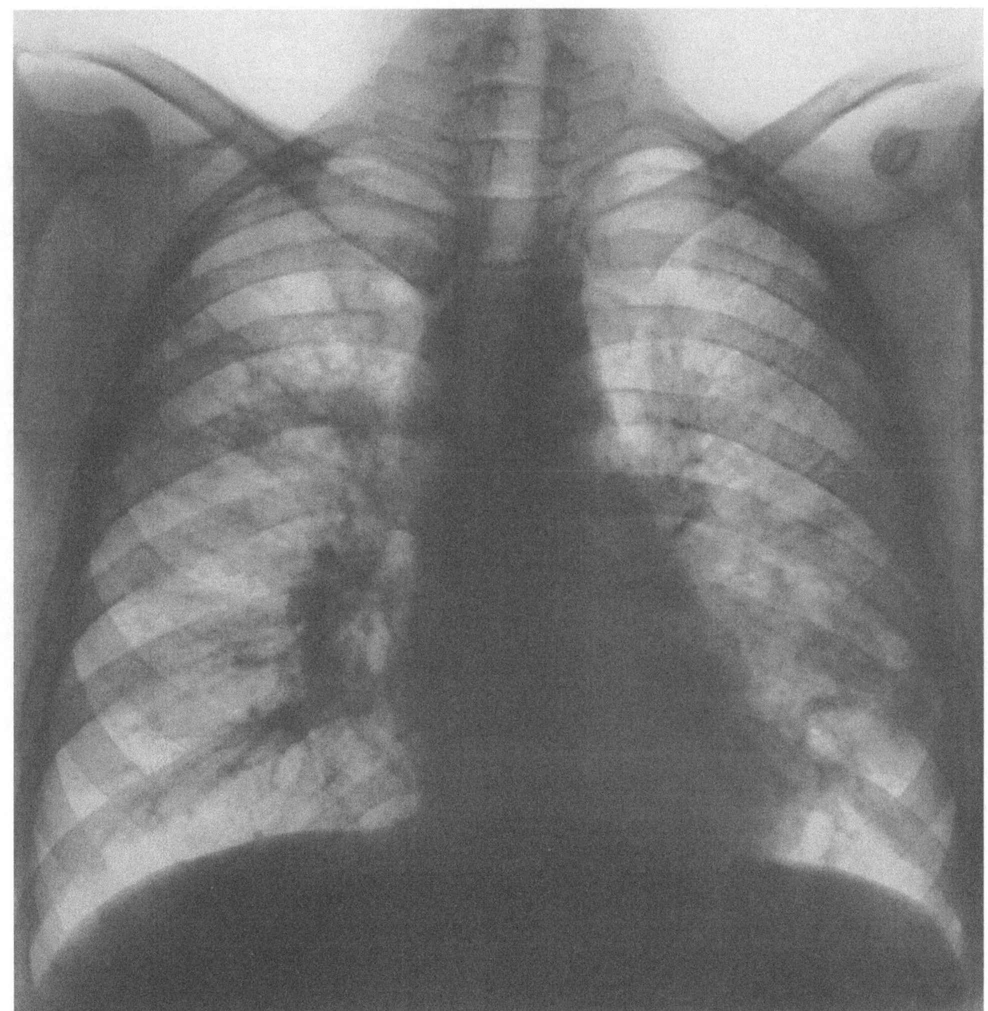

Abb. 130b

Röntgenbefund (Fortsetzung):

Abb. 130b. *Übersicht* (12. 1. 1955 nach Abschluß der Heilstättenkur, $18^1/_2$ Monate nach Abb. 130a). Erhebliche Zunahme der Verschattungen, die im rechten Oberfeld einen grobmaschigen, im linken Oberfeld einen fleckförmigen Charakter erkennen lassen. Ausgedehnte pleuro-perikardiale Adhäsionen am linken Herzrand. Unveränderter Drüsenbefund.

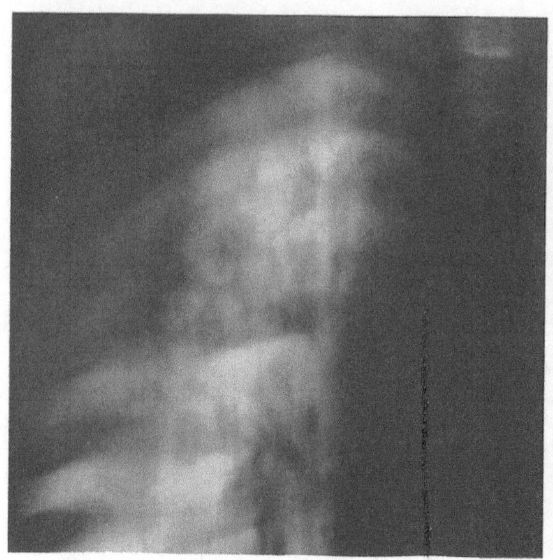

Abb. 130c

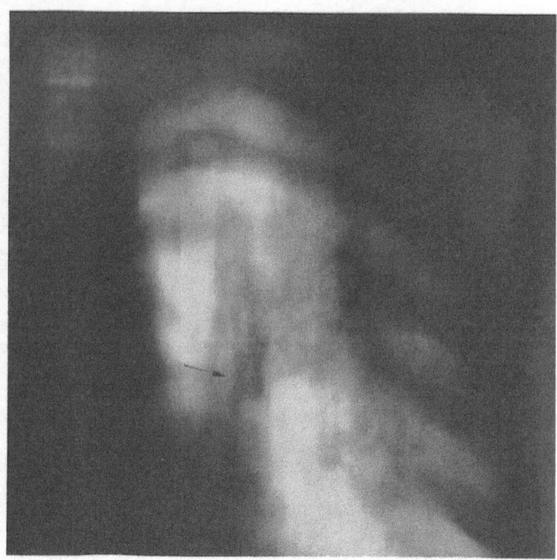

Abb. 130d

Röntgenbefunde (Fortsetzung):

Abb. 130c. *Zugehörige Schicht des rechten Oberfeldes in 7 cm.* Flächige inhomogene Verschattung mit grobwabigen Aufhellungen, nach caudal durch den Lappenspalt begrenzt.

Abb. 130d. *Zugehörige Schicht des linken Oberfeldes in 7 cm.* Verdichtungen und Deformierungen von Bronchialwandungen (↑). Fein- bis mittelblasige Aufhellungen ohne stärkere Verschattungen der Umgebung (ähnliche Veränderungen im nicht abgebildeten Mittel-Unterfeld).

Weiterer Verlauf: Schon 3 Monate später dritte stationäre Behandlung für 5 Monate, weiterhin unter der Diagnose: Tuberkulose mit großer, unter Neoteben sich reinigender Kaverne und Streuungen in beide Lungen.

Befund: Husten, maßige Atemnot, geringer eitriger Auswurf. Über beiden Lungen Giemen und Pfeifen. Blutbild o. B. Im Urin geringe Eiweißausscheidung. Blutsenkung 44/67, später 20/40 mm n.W. Zweimal mikroskopisch säurefeste Stäbchen im Sputum, jedoch Kultur- und Tierversuch im Sputum und im Magensaft auf Tuberkelbakterien negativ.

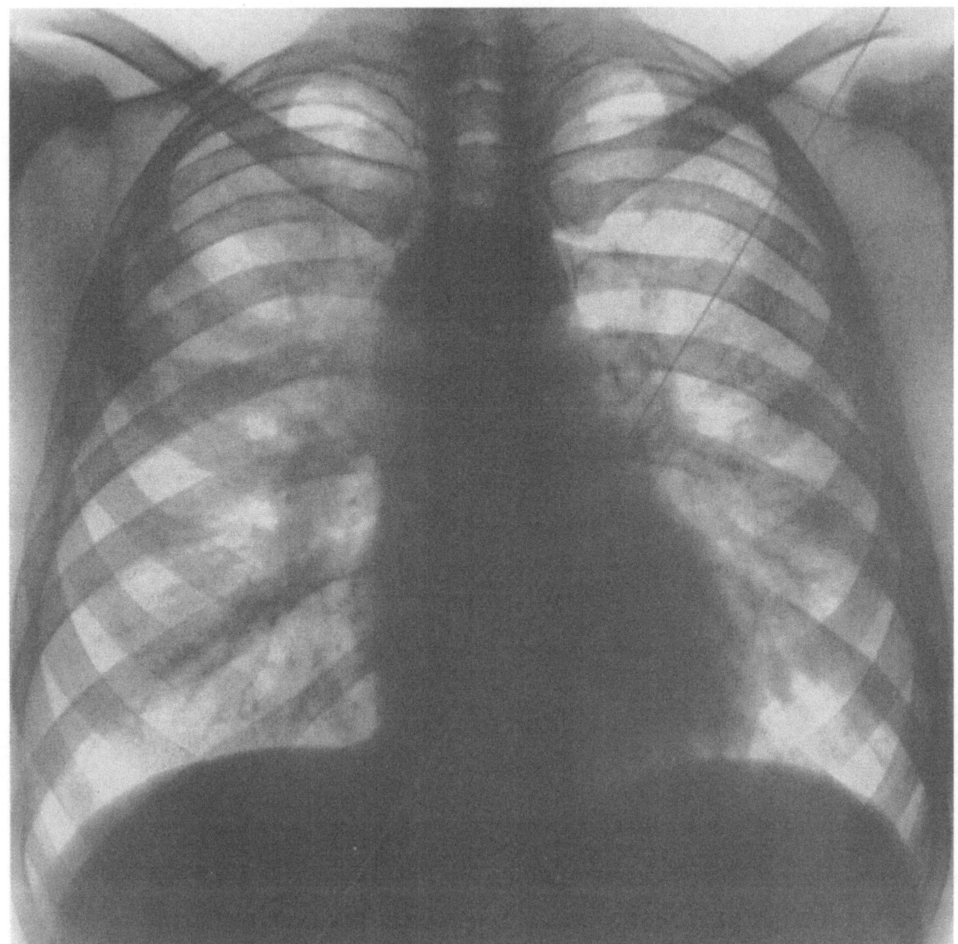

Abb. 130e

Röntgenbefund (Fortsetzung):

Abb. 130e. *Übersicht* (18. 4. 55). 3 Monate nach den vorangegangenen Untersuchungen (Abb. 130b—d) hat sich im rechten Oberfeld eine knapp apfelgroße Aufhellungsfigur mit Spiegel ausgebildet. Gleichzeitig Rückbildung der streifig-fleckförmigen Verschattungen in der Lungenperipherie, besonders links. Hili erstmalig nach oben und außen verzogen.

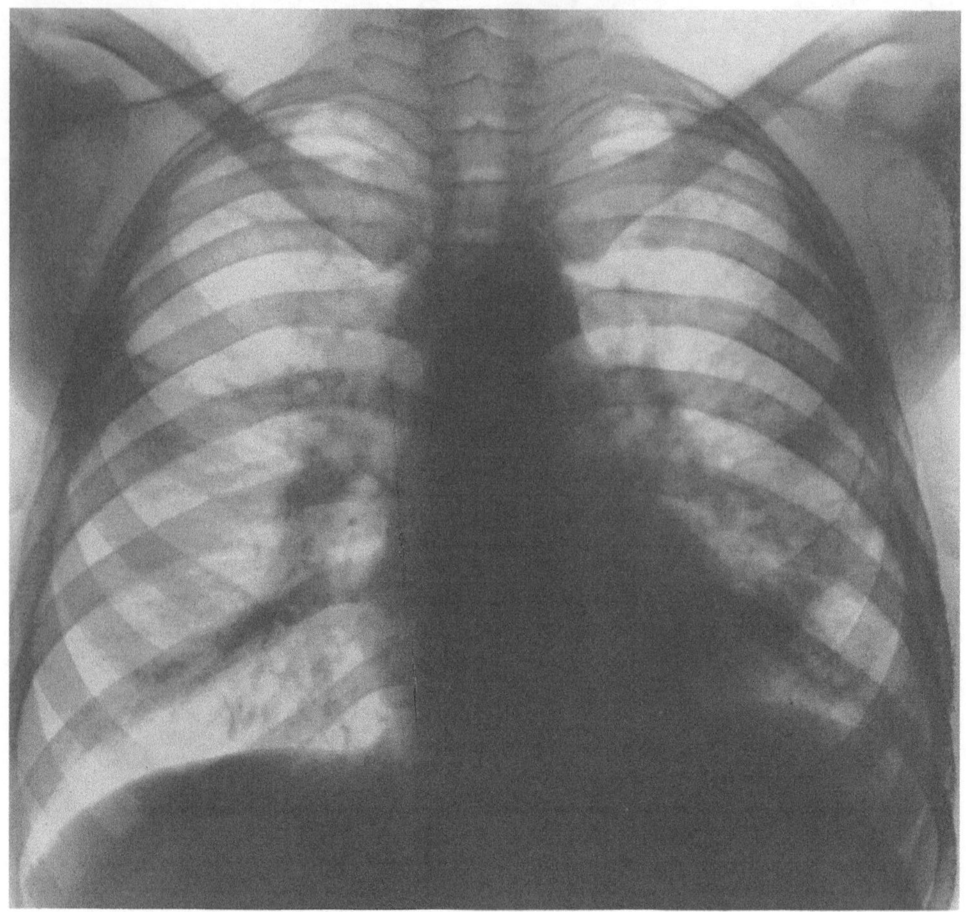

Abb. 130f

Röntgenbefund (Fortsetzung):

Abb. 130f. *Übersicht* (7. 6. 55). 2 Monate später Rückbildung der flächig-infiltrativen Verschattungen im rechten Oberfeld unter Verbleib einer apfelgroßen, zartwandigen Hohlraumfigur ohne Spiegel. Streifig-netzförmige Verdichtungen im Lingulagebiet und linken Unterlappen mit Schrumpfungstendenz. Verziehung des Herzens und Hochraffung der rechten Zwerchfellkuppe. Noch vorhandene, aber deutlich zurückgebildete Lymphdrüsenvergrößerung im rechten oberen Mediastinum.

Weiterer Verlauf: Während einer unmittelbar anschließenden neunmonatigen (vierten) Heilstättenbehandlung bleibt der klinische und Röntgenbefund gleich. Im Blutbild geringe Eosinophilie (4—8%). Alle Tuberkulinproben, Toxoplasmoseprobe und Pilznachweis negativ. Die Erkrankung wird jetzt als eine Cystenbildung unbekannter Ursache angesehen, eine Tuberkulose ist nicht mehr wahrscheinlich.

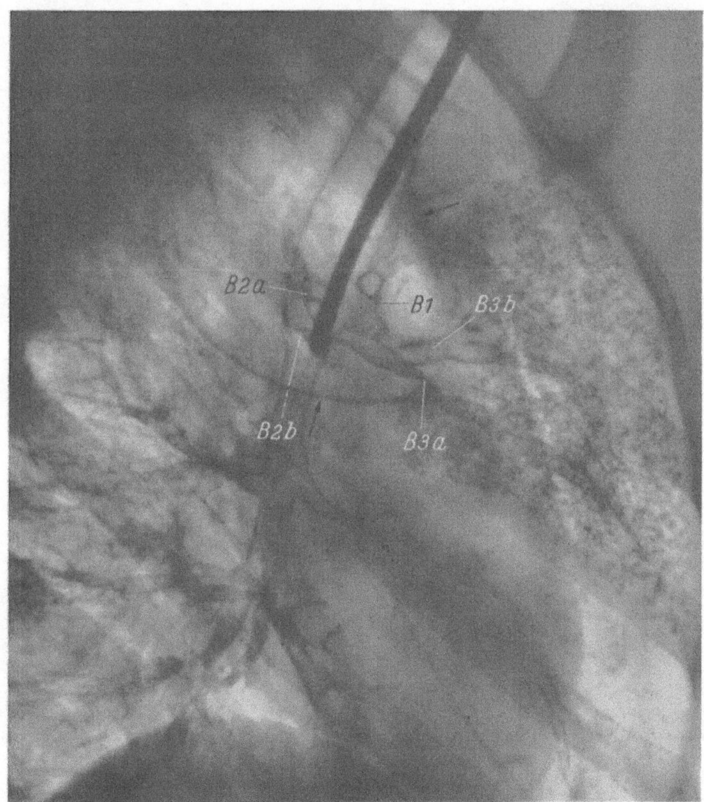

Abb. 130g

Röntgenbefund (Fortsetzung):

Abb. 130g. *Bronchogramm der rechten Lunge im überdrehten Schrägdurchmesser, annähernd seitlich* (17. 1. 56 während der Heilstättenbehandlung, 7 Monate nach Abb. 130f). Deformierung und Stenose beider Subsegmentbronchien des posterioren Segmentbronchus *(B 2a* und *b).* Noch durchgängige Stenose des posterioren Subsegmentbronchus des anterioren Segmentbronchus *(B 3a)* unmittelbar hinter der Aufzweigung über eine Strecke von annähernd 1 cm.

Der prall ausgespannte Hohlraum ist als zart konturierter ovaler Schatten im lateralen (axillären) Anteil des posterioren Segmentes erkennbar (↑).

Weiterer Verlauf: 7 Monate nach Entlassung erneute (funfte) Krankenhausbehandlung wegen zunehmender Atemnot.

Befund: Über beiden Lungen leises Atemgeräusch mit Giemen. Vitalkapazität 1300 cm^3. Blutbild o. B. BSG 48/68 mm n.W. Takata 50. Starke γ-Globulin-Erhohung. Sputum- und Magensaftuntersuchungen auf Tuberkulose negativ, auch im Anreicherungsverfahren. Kein Pilznachweis.

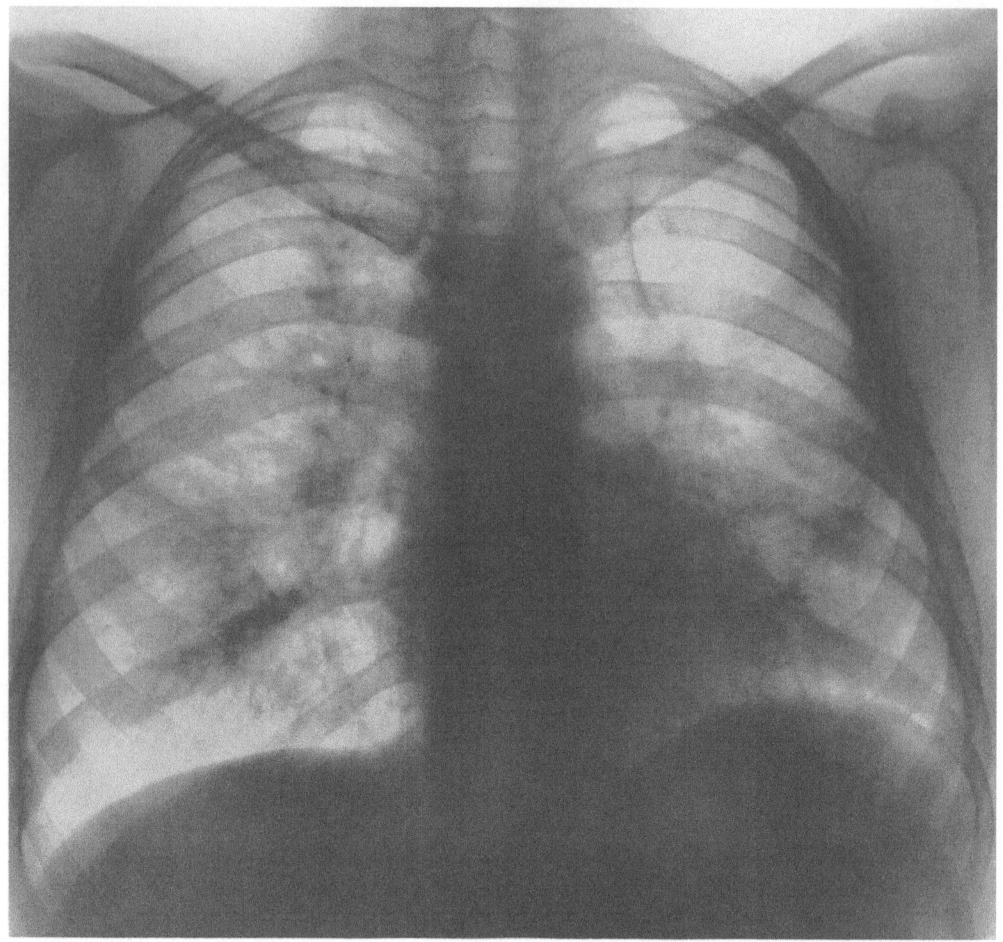

Abb. 130h

Röntgenbefund (Fortsetzung):

Abb. 130h. *Übersicht* (14. 1. 57, gut $1^1/_2$ Jahre nach Abb. 130f und 1 Jahr nach Abb. 130g). Erhebliche Zunahme der groben, streifig-netzförmigen und flächigen Verschattungen in beiden Mittel-Unterfeldern mit zunehmender Schrumpfung, pleuro-perikardialer Adhäsion und Verziehung des Herzens und Zwerchfells sowie im rechten Mittel-Unterfeld mit Verziehung des Hilus. Geringe Zunahme der Hohlraumfigur im rechten Oberfeld, die das laterale rechte Spitzen- und Oberfeld einnimmt. Große Hohlraumfigur im linken Spitzen-Oberfeld, die (nach den nicht abgebildeten Tomogrammen) mehrfach gekammert bis ins Mittelfeld reicht. Rückbildung der Drüsenvergrößerung rechts mediastinal. Verbreiterte Pulmonalarterie im Hilusbereich.

Weiterer Verlauf: Subjektive und klinisch weitere Verschlechterung des Krankheitszustandes. Deshalb erneute kurzfristige (sechste) stationare Behandlung.

Befund: Es wird keine aktive oder behandlungsbedurftige Tuberkulose, sondern ein langsam progredienter beidseitiger Lungenprozeß mit zunehmendem Emphysem festgestellt und eine progressive Lungendystrophie in Betracht gezogen.

Röntgenbefund (Fortsetzung):

Abb. 130i (= Abb. 108d 1. Aufl.). *Schicht in 8 cm* (19. 3. 59, 2 Jahre und 2 Monate nach der Abb. 130h). In beiden Spitzen-Oberfeldern zart umgrenzte, zeichnungsleere Räume, die an Ausdehnung erheblich zugenommen haben; darunter anschließend innerhalb der Lungenfelder kleinere teils deutlich, teils weniger deutlich begrenzte Aufhellungen. Zunahme der streifig-flächigen Verschattung im linken Mittel-Unterfeld und der pleuro-

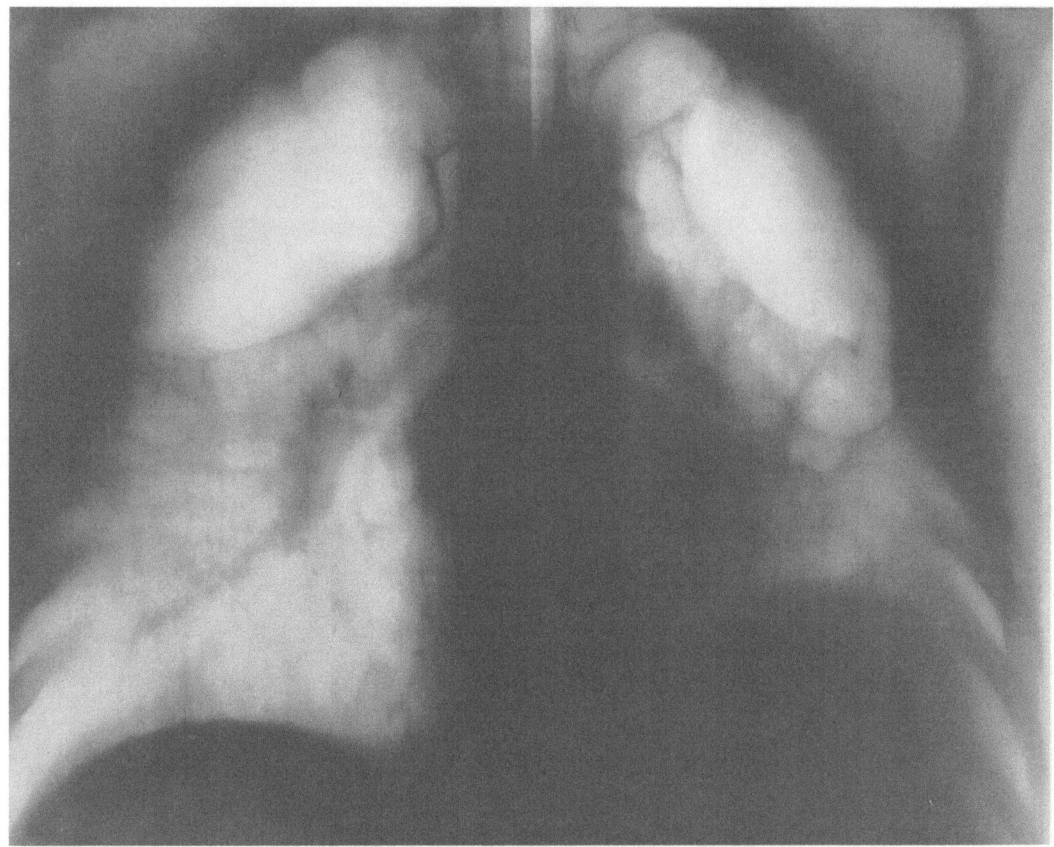

Abb. 130i

perikardialen Adhäsionen mit zunehmender Schrumpfung (Verziehung des Herzens und Raffung des Zwerchfells).

Weiterer Verlauf: Wiederum 2 Jahre und 5 Monate später Klinikeinweisung.

Befund: Reduzierter Allgemeinzustand. Mattfahle Hautfarbe, Lippencyanose. Schwere Ruhedyspnoe mit exspiratorischem Stridor. Deutliche Klopfschallverkürzung und abgeschwächtes Atemgeräusch mit mittel- und feinblasigen Rasselgeräuschen über dem linken Unterfeld. Über den Oberfeldern hypersonorer Klopfschall; leises, teils verschärftes Atemgeräusch mit Pfeifen und Brummen. Prätibiale und Knöchelödeme. Normale Temperatur. Im EKG P-pulmonale, unvollständiger Rechtsschenkelblock bei Rechtstyp. Eitriges *Sputum* (30 cm³/24 Std) mit unspezifischer Bakterienflora. Tuberkulosekulturen und Tierversuche von Sputum, Nüchternsekret und Urin wiederholt negativ.

Tuberkulinreaktion (Mendel-Mantoux) bis 10^{-1} (1:10) negativ. Blutsenkung 110/118 mm n.W. Blutbild ohne Besonderheiten. Befunde einer Amyloidnephrose, die durch Nierenpunktion gesichert wurde: Albuminurie bis 12‰ Esbach, im Sediment hyaline, granulierte und Wachszylinder. Vermehrung der Lipoide im Serum. Kongorotschwund 59%. Keine Retention harnpflichtiger Substanzen im Serum, normale Elektrolytwerte.

Lungenfunktionsprüfung: Extreme Erniedrigung der Vitalkapazität auf 29,5% des Sollwertes, Verminderung des Atemgrenzwertes auf 19% der Norm, Verminderung des Sekundenwertes (Tiffeneau) von 750 cm³ (57,3%). Erhöhung des Residualvolumens auf 48% der Totalkapazität und des Atemvolumens auf 10 Liter. O_2-Aufnahme 290 ml/min. Insgesamt hochgradige Einschränkung der dynamischen Atemgrößen, Verminderung der Lungendehnbarkeit, Strömungswiderstände mäßig erhöht.

Herzsondierung: Erhöhte Druckwerte in der A. pulmonalis (78/11 mm Hg) und im rechten Ventrikel (89/0 mm Hg) während Körperruhe. Normale Vorhofwerte (4/—1 mm Hg).

Bronchoskopie: Atrophische, teilweise verdickte Schleimhaut. Probeexcision ergibt herdförmige Ansammlungen von Epitheloid- und Langhansschen Riesenzellen mit lymphocytärer Infiltrierung der Randbezirke. Keine Nekrose (Verkäsung).

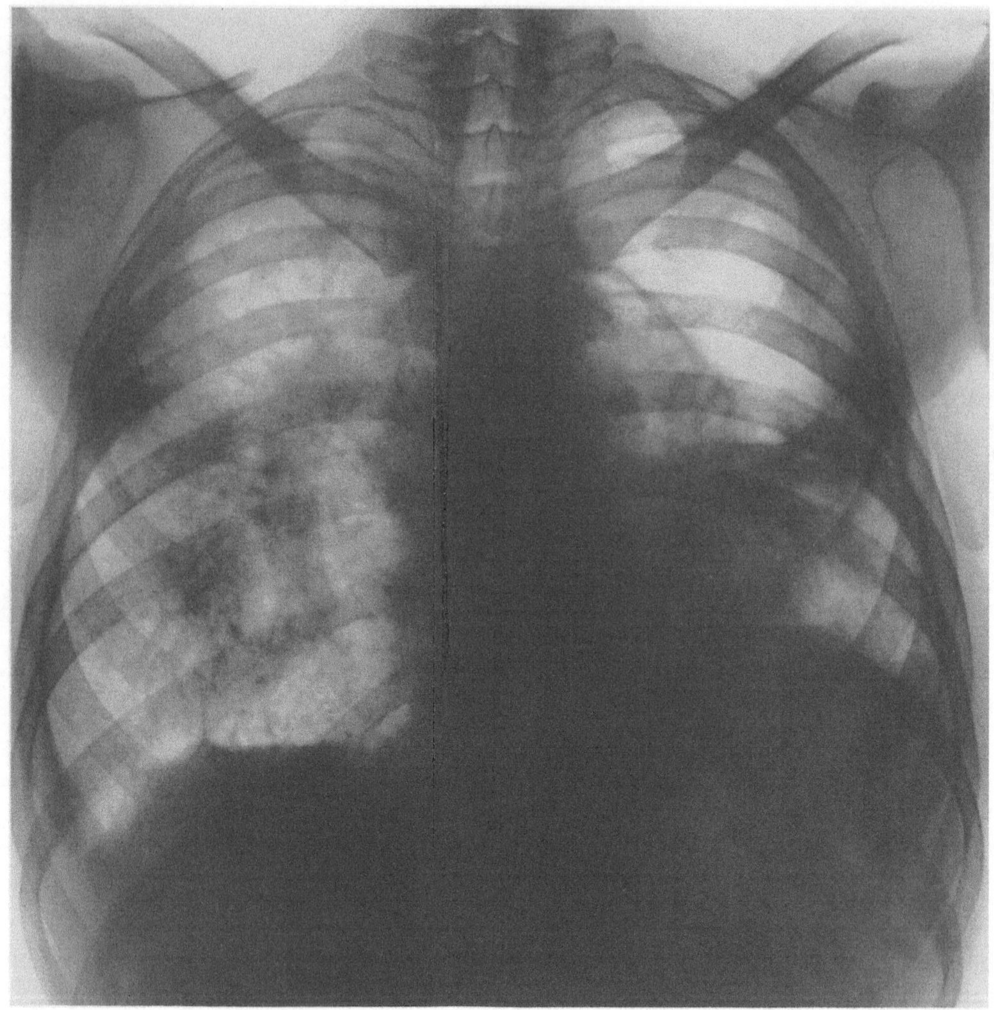

Abb. 130 j

Röntgenbefunde (Fortsetzung):

Abb. 130 j und k. *Übersicht und Schicht der rechten Lunge in 9 cm* (16. 8. 61, 2 Jahre und 5 Monate nach Abb. 130 i). Die Hohlraumfigur im rechten Oberfeld ist kleiner geworden, der rechte Hilus ist stark nach oben, die rechte A. pulmonalis ist bogenförmig nach lateral verzogen. Durchmesser der rechten A. pulmonalis 22 mm (normal bis 15 mm). Relativ enge Venen (↑) (s. Abb. 130 j). Keine wesentliche Befundänderung links.

Abb. 130 l. *Angiographie.* Erhebliche Weitenänderungen der arteriellen Lungengefäße. Die Arterien des Unterlappens sind zentral unregelmäßig erweitert, sie verjüngen sich am Übergang zum Lungenmantel konisch und sind in der Peripherie auffallend eng. Im Gegensatz zum Unterlappen weisen die Arterien des Oberlappens eine annähernd normale Architektonik und eine kontinuierliche Verjüngung zur Peripherie hin auf.

Diagnose: *Morbus Boeck (Stadium IIIb) unter dem symptomatischen Bild einer progressiven Lungendystrophie. Pulmonalsklerose und Cor pulmonale. Amyloidnephrose infolge sekundärer Lungenveränderungen (durch Probeexcisionen histologisch gesichert).*

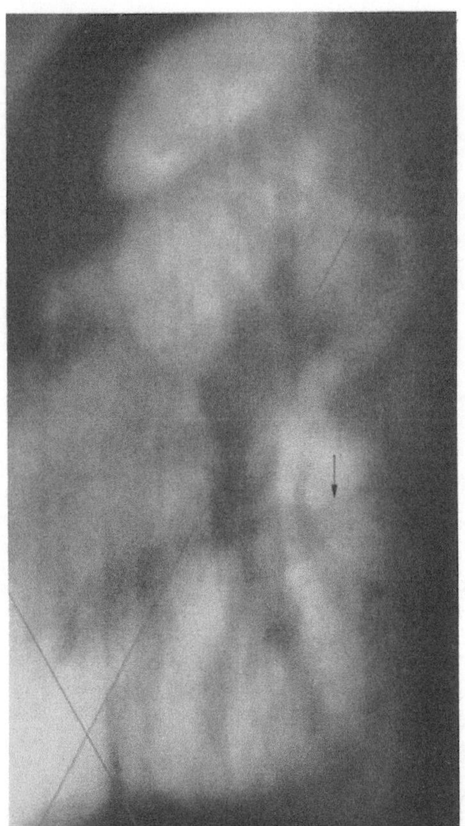

Abb. 130k

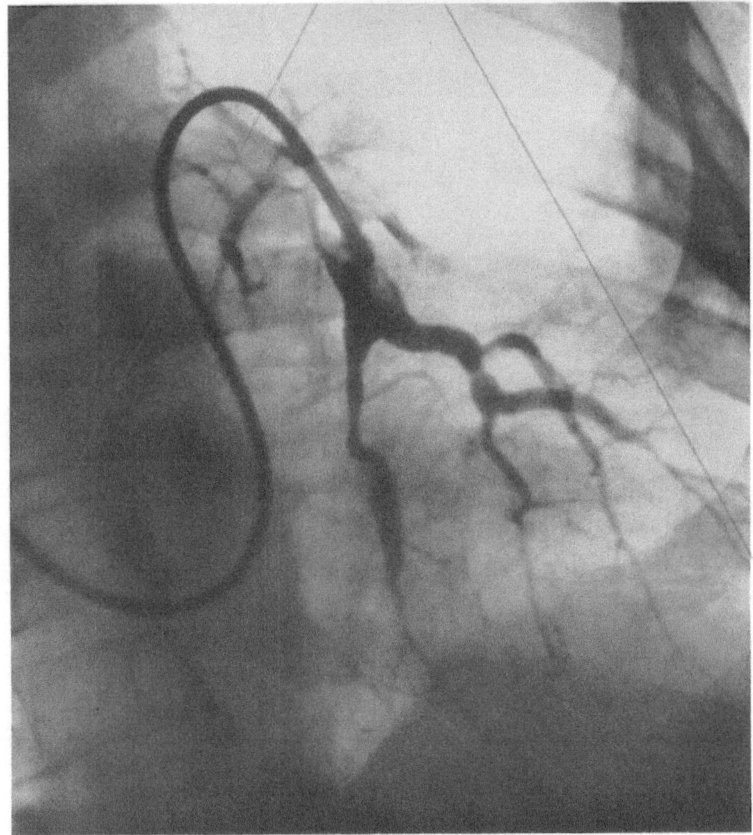

Abb. 130l

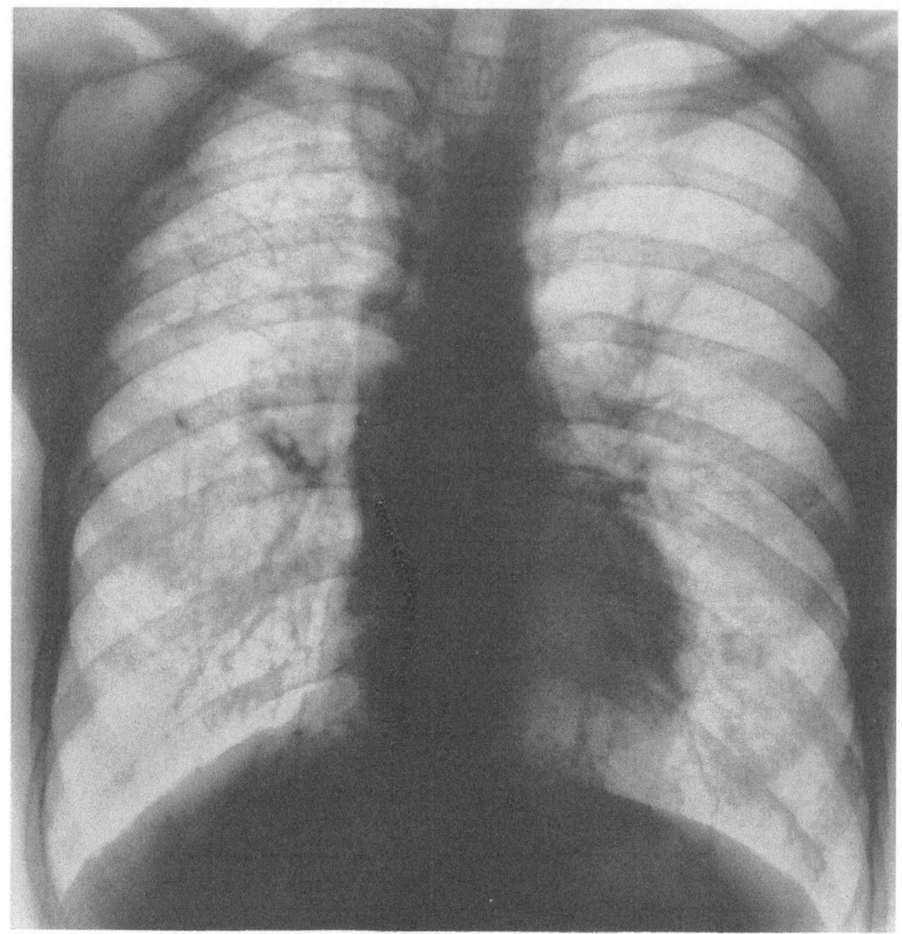

Abb. 131 a

Fall 131 *.

M. F., ♂, 26 Jahre.

Vorgeschichte: Seit Kindheit Bronchitiden mit eitrig-stinkendem Auswurf. Mehrmals traten Hämoptoen auf. Schon bei geringer Belastung Atemnot, Krampfhusten und stechende Schmerzen bei der Atmung.

Befund: Mäßig reduzierter Allgemeinzustand. Ruhedyspnoe. Keine Temperaturen. Blutbild unauffällig. Blutsenkung 6/20 mm n. W. Negative Kongorot-Probe.

Spirometrie: Ausreichende Atemreserven, Erniedrigung der Sauerstoffsättigung durch intrapulmonale Kurzschlüsse.

Röntgenbefunde:

Abb. 131 a. *Übersicht.* Mittel- bis grobwabige Zeichnung des rechten Spitzen-Oberfeldes mit Verschwielung und Verziehung des Mediastinums und bogenförmiger Verlagerung des großen Interlobärspaltes nach oben.

Abb. 131 b. *Ausschnitt rechtes Oberfeld.*

Abb. 131 c. *Bronchogramm p.a.* Es füllen sich multiple Cysten, vor allem im geschrumpften Oberlappen, aber auch im Unterlappen.

Diagnose: *Rechtsseitige Cystenlunge mit Schrumpfungsemphysem im rechten Mittel-Unterfeld (durch Resektion der rechten Lunge bestätigt).*

* Aus der Röntgenabteilung (Leiter Prof. Dr. E. STUTZ) der Chirurgischen Universitätsklinik Freiburg i. Br. (Direktor: Prof. Dr. H. KRAUSS).

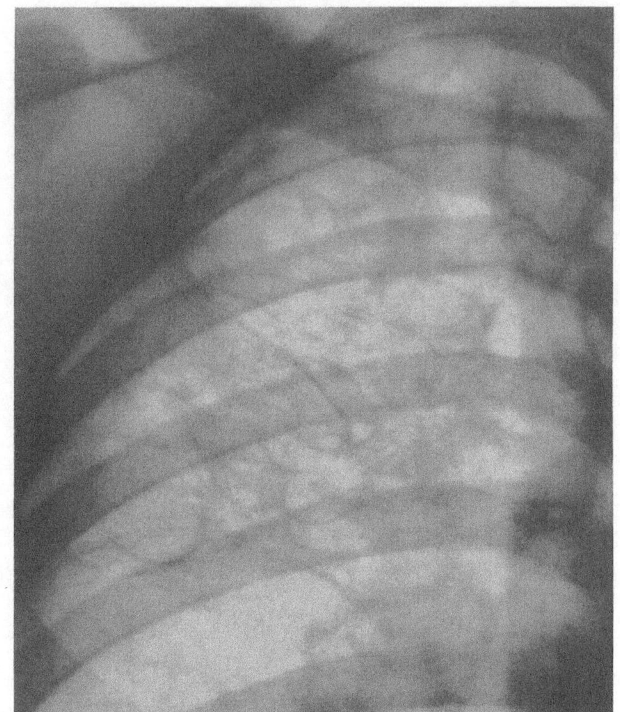

Abb. 131 b

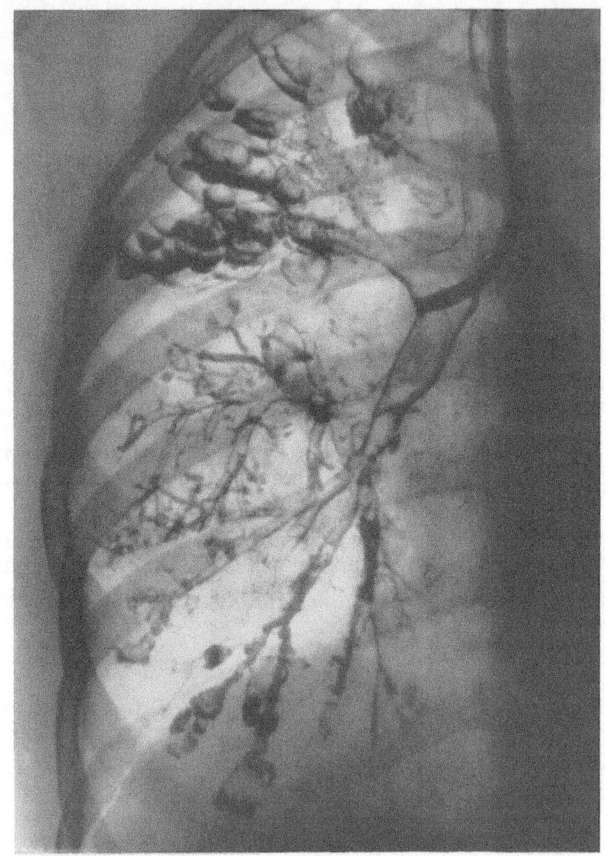

Abb. 131 c

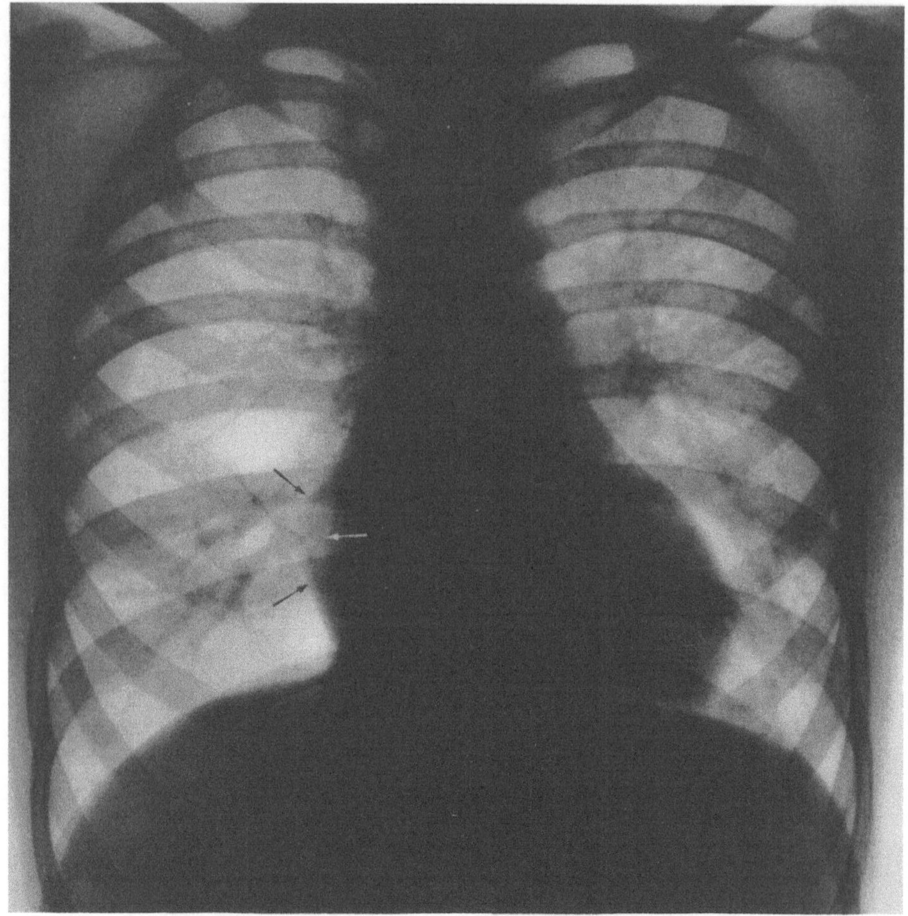

Abb. 132a

Fall 132*.

M. P.-G., ♂, 16 Jahre.

Vorgeschichte: Schon im 7. Lebensmonat wegen Lungenentzündung klinisch behandelt worden. Später mehrfach Lungenentzündungen und häufig Bronchitiden mit asthmoider Komponente. Der Junge kam jetzt zur Abklärung der häufigen Bronchitiden.

Befund: Leichte Cyanose, keine Dyspnoe. Über dem rechten Unterfeld hypersonorer Klopfschall, trockene und feuchte Rasselgeräusche. Blutsenkung und Blutbild unauffällig. Temperatur normal. Im Sputum unspezifische Mischflora, keine Tuberkulosebakterien.

Spirometrie: Respiratorische Ruheinsuffizienz, deutliche O_2-Untersättigung bei erheblich erhohter CO_2-Spannung. Erhebliches Emphysem mit mechanischer Behinderung der Atmung.

Bronchoskopie: Diffuse hypertrophische Bronchitis mit schleimig-eitrigen Belägen, vor allem im rechten Unterlappenbronchus.

Röntgenbefund:

Abb. 132a. *Übersicht.* Im rechten Unterfeld neben dem Herzschatten (heller Pfeil) schmale zeltförmige Verschattung (↑), deren Spitze auf den gering verdichteten großen Interlobärspalt weist. Das übrige rechte Unterfeld und das Mittelfeld sind arm an Zeichnung und erhöht strahlendurchlässig.

* Aus der Röntgen-Diagnostik-Abteilung (Leiter Prof. Dr. H. Reindell) der Medizinischen Universitätsklinik Freiburg i. Br. (Direktor: Prof. Dr. Dr. h.c. L. Heilmeyer).

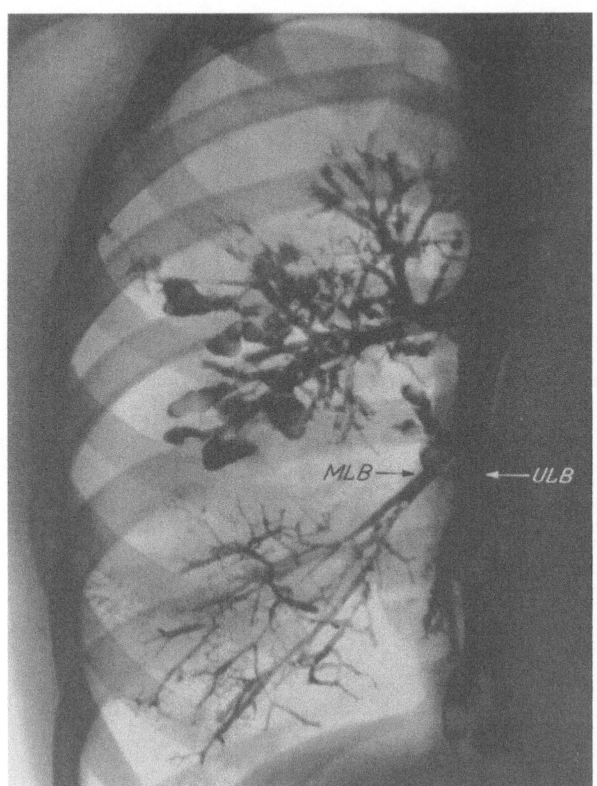

Abb. 132b

Röntgenbefunde (Fortsetzung):

Abb. 132b und c. *Bronchogramm rechte Lunge, p.a. und seitlich.* Der rechte Unterlappen ist hochgradig geschrumpft und liegt im rechten costovertebralen Winkel. Das Bronchialsystem ist dementsprechend gebündelt. Die Bronchien sind cystisch umgewandelt, in Teilen auch deformiert. Einzelne Cysten auch im posterioren Oberlappensegment. Kompensatorische Vergrößerung des Oberlappens mit Spreizung der Bronchien. Mittellappen nach dorsal unten verlagert und erheblich erweitert. Hier auffallend enge Bronchien (MLB = Mittellappenbronchus, ULB = Unterlappenbronchus).

Diagnose: *Angeborene Cystenlunge, vor allem im rechten Unterlappen, mit hochgradiger Schrumpfung des rechten Unterlappens und kompensatorischem Emphysem des Mittellappens.*

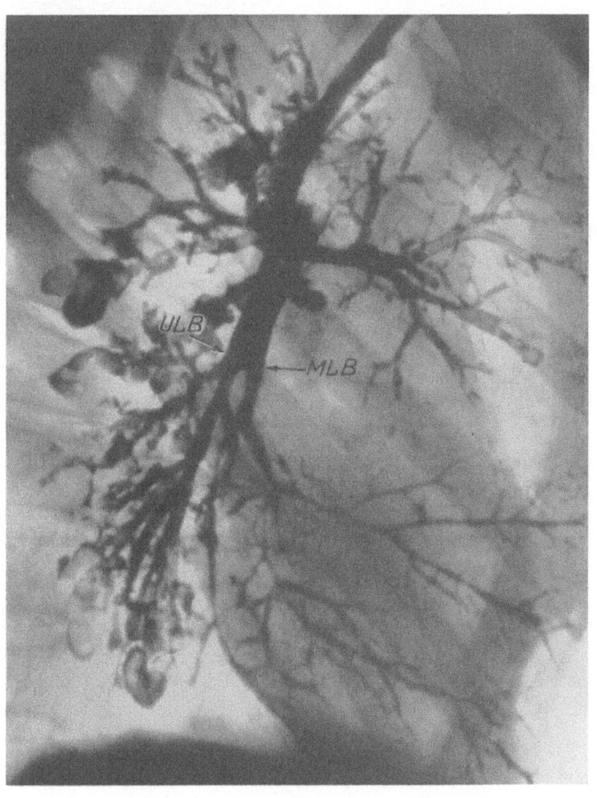

Abb. 132c

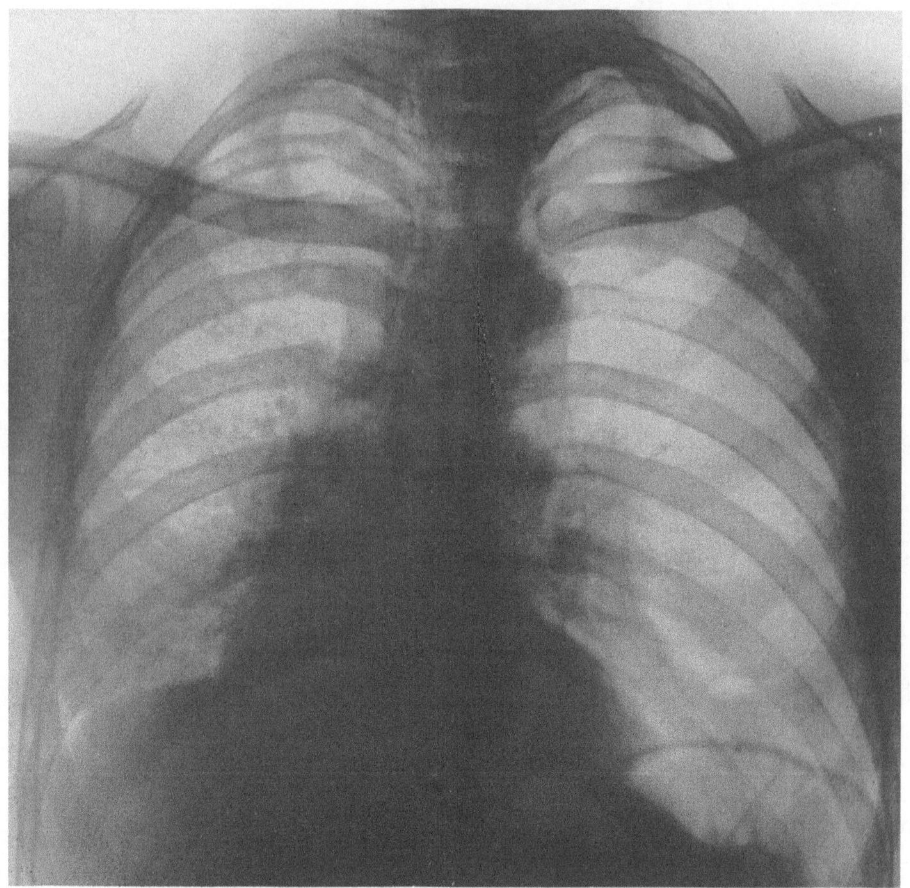

Abb. 133a

Fall 133. HUZLY, Schillerhöhe

B. H., ♂, 46 Jahre.

Vorgeschichte: Seit 2 Jahren Beschwerden in Form von Stechen in der linken Thoraxseite und von Atemnot. Bei einer interkurrenten Erkrankung der rechten Lunge Feststellung von Cysten links, die im weiteren Verlauf größer wurden und zu einer zunehmenden Verdrängung des Mediastinums führten. Seit Jahren schon besteht häufiger Husten.

Befund: Auskultatorisch war die linke Seite dorsal stumm, ein Atemgeräusch war nur parasternal zu hören.

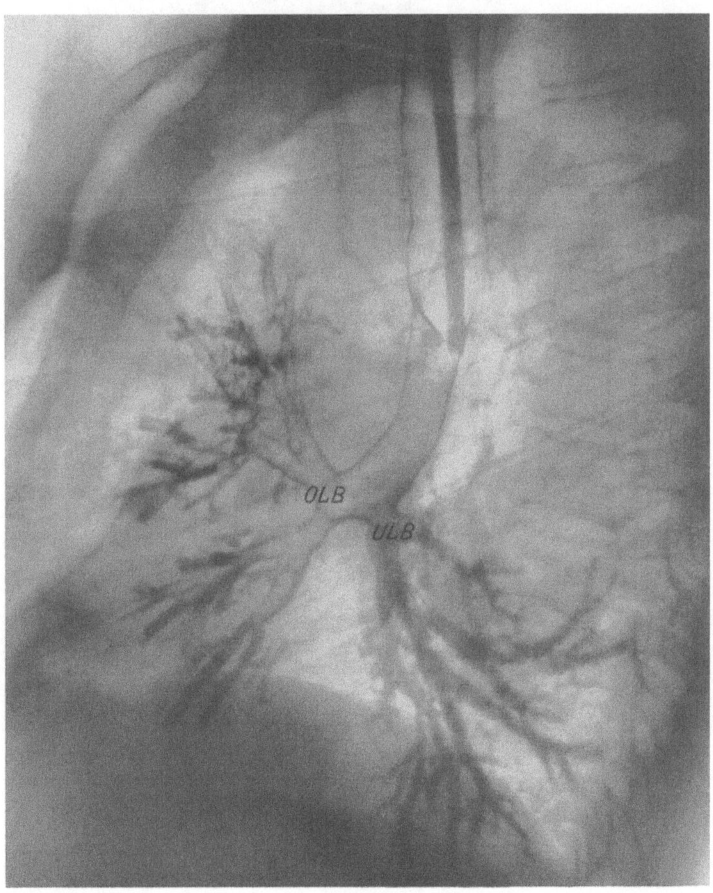

Abb. 133b

Röntgenbefunde:

Abb. 133a. *Übersicht.* Erhöhte Strahlendurchlässigkeit der linken Lunge, welche nur in den medialen unteren Anteilen eine bogenförmig verlaufende Lungenzeichnung erkennen läßt. Verdrängung des Mittelschattens nach rechts mit verstärkter Verlagerung bei der Exspiration.

Abb. 133b. *Bronchogramm, fast seitlich.* Der linke Stammbronchus ist bogenförmig nach ventral, der Oberlappenbronchus (OLB) nach ventral und caudal und der Unterlappenbronchus (ULB) nach caudal verlagert. Keine Bronchialzeichnung in den oberen und dorsalen Anteilen der Lunge.

Diagnose: *Gestielte große Spannungscyste mit zwei kleineren Blasen im linken Unterlappen. Emphysem des linken Oberlappens mit mehreren kirschgroßen Blasen (Befund bei Thorakotomie).*

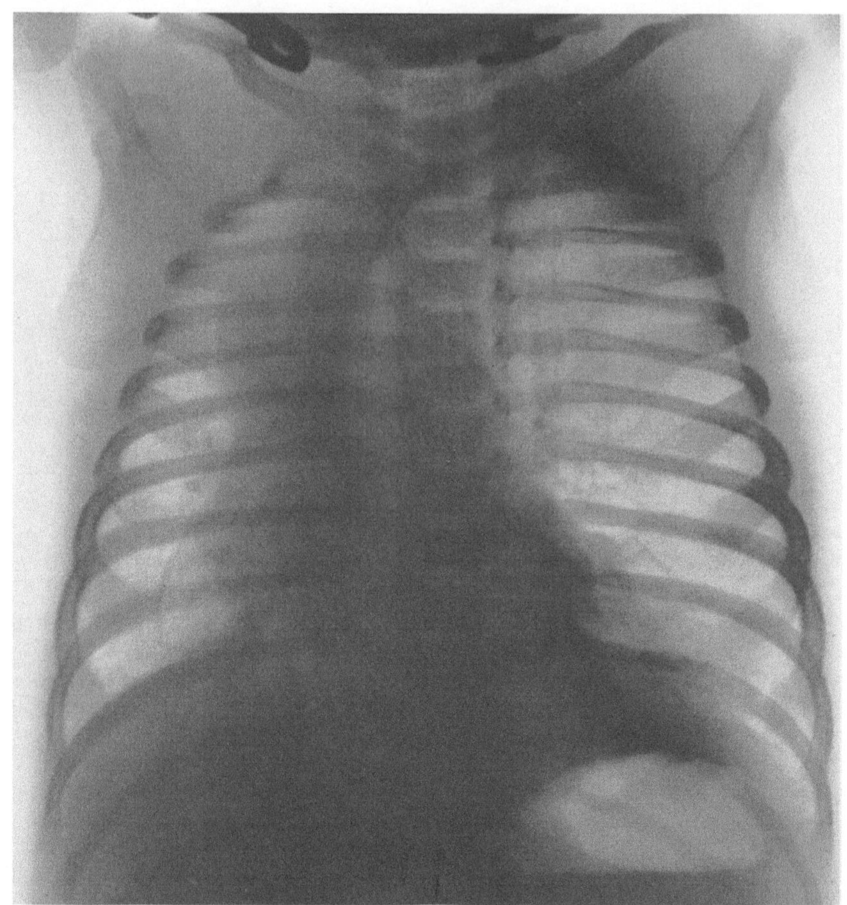

Abb. 134a

Fall 134*.

J. E., ♂, 7 Jahre.

Vorgeschichte: Frühgeburt von 2140 g. Unauffallige Neugeborenenperiode. Mit 6 Wochen Tachypnoe, leichte periorale Cyanose und Erbrechen nach den Mahlzeiten. Keine Temperaturerhöhung. Einweisung unter der Diagnose Bronchiolitis.

Befund: Schwerkrank erscheinendes Kind mit hochgradiger Atemnot und perioraler Cyanose. Die linke Thoraxhälfte ist stärker gewölbt und bleibt bei der Atmung zurück. Über der linken Lunge unterhalb der Clavicula hypersonorer Klopfschall und abgeschwächtes Atemgeräusch. Herztöne retrosternal abgeschwächt.

Röntgenbefund:

Abb. 134a. *Übersicht p.a.* Erhöhte Transparenz des linken Lungensitus im Oberlappenbereich bei erhaltener zarter Lungenzeichnung. Hochgradige Verdrängung des Mediastinums und des Herzens nach rechts. Diffus streifige Verschattung im medialen linken Unterfeld.

---

* Aus der Röntgenabteilung (Leiter: Dr. H. Reinwein) der Universitäts-Kinderklinik Freiburg i. Br. (Direktor: Prof. Dr. H. Künzer).

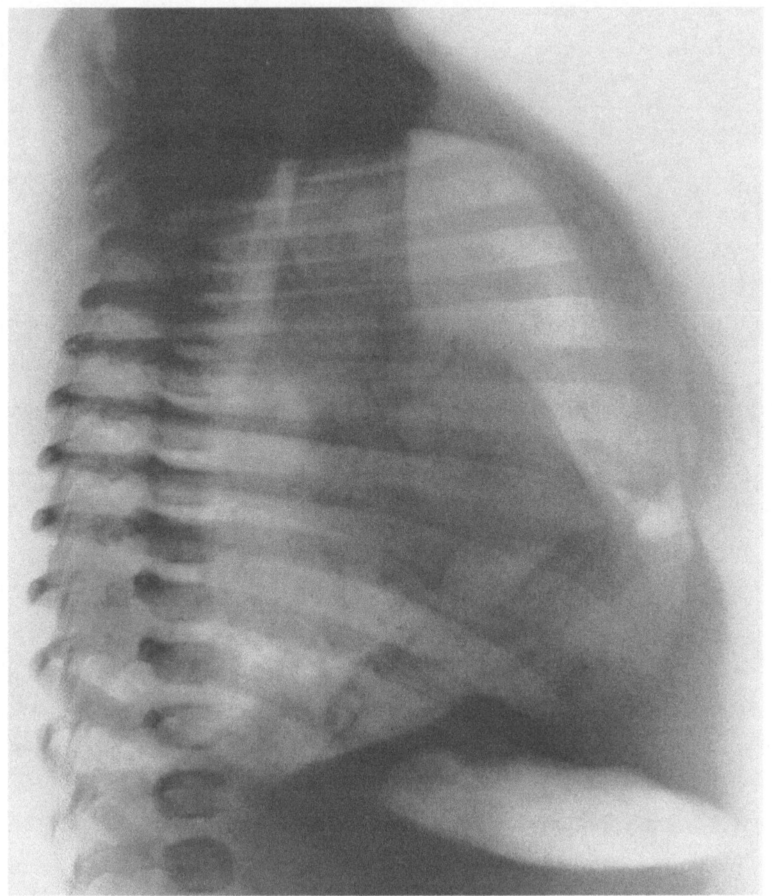

Abb. 134 b

Röntgenbefund (Fortsetzung):

Abb. 134 b. *Seitliche Übersicht, rechts anliegend.* Ausgedehnte retrosternale Aufhellung mit eben erkennbarer zarter Lungenzeichnung. Herz wird nach dorsal verdrängt, Sternum nach ventral vorgewölbt.

Die Röntgenbilder weisen auf eine hochgradige Überblähung des linken Oberlappens mit Ausbildung einer Hernie im vorderen Mediastinum. Die Mittelfeldorgane sind nach rechts-hinten und der Unterlappen nach medial unten verdrängt.

Weiterer Verlauf: Nach Abklingen der akuten Erscheinungen wurde der linke Oberlappen entfernt, der nach Eröffnung der Pleura gebläht hervorquillt (Operateur Prof. Dr. H. Krauss).

Pathologisch-anatomischer Befund: Maximale Blähung des Oberlappens mit hochgradiger Erweiterung der Alveolen. Bronchien und Gefäße unverändert. Kein Anhalt für proximal liegende Bronchusstenose oder für Veränderungen im Bereich der elastischen Fasern (Prof. Dr. H. Zollinger).

Diagnose: *Kongenitales unilobuläres Lungenemphysem (durch Lobektomie gesichert).*

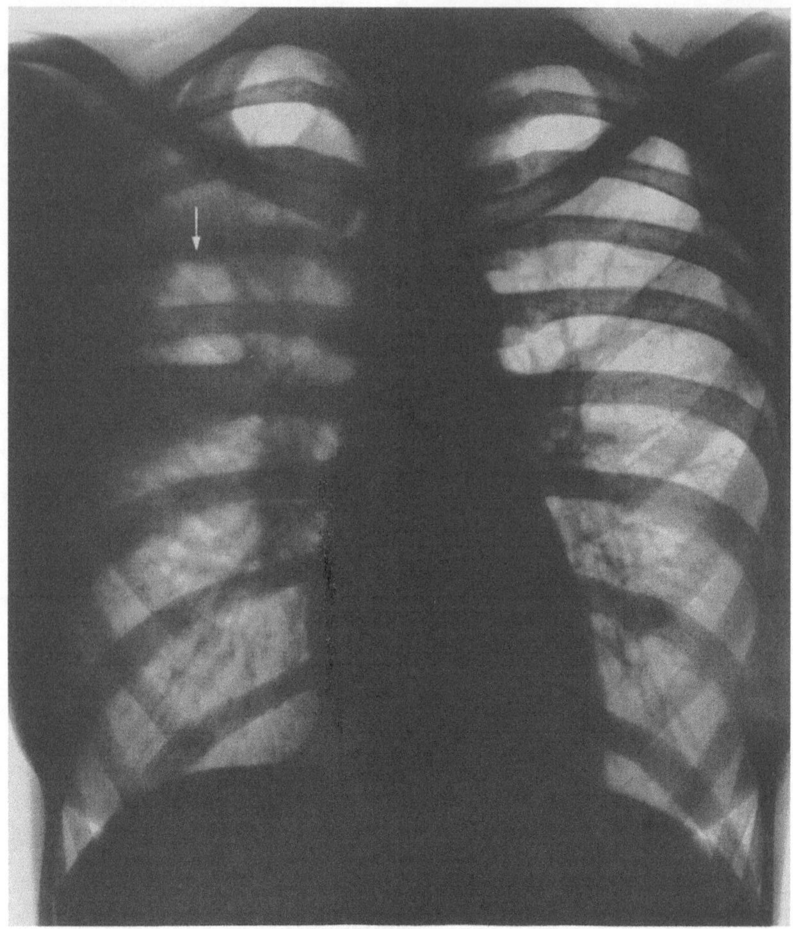

Abb. 135a

Fall 135.
Sch. E., ♀, 28 Jahre.

HUZLY, Schillerhöhe

Vorgeschichte: Seit Kindheit Asthma bronchiale. Vor etwa 10 Jahren Krankenhausbehandlung wegen Absceß im rechten Oberlappen (Abb. 135a). Danach entwickelte sich aus der Absceßhöhle im Verlauf mehrerer Jahre eine langsam größer werdende Cyste (Abb. 135b und c). In den letzten Monaten zunehmende Kurzatmigkeit auch in den asthmafreien Intervallen.

Röntgenbefunde:

Abb. 135a. *Übersicht.* Großflächige, konfluierende Verschattung im rechten infraclaviculären Oberfeld und im Mittelfeld mit großer Absceßhöhle.

Abb. 135b. *Ausschnitt rechtes Ober-Mittelfeld.* 1 Monat später findet sich nach fast vollständiger Resorption der großen Infiltration eine zartbegrenzte, nicht ganz runde Cyste in den lateralen Anteilen des rechten Oberfeldes.

Abb. 135c. *Bronchogramm rechte Lunge, p.a.* 10 Jahre später hat die Cyste deutlich an Größe zugenommen, ihre Wand ist großbogig ausgespannt. Auseinanderdrängung der Bronchien des rechten Oberlappens und Verdrängung der Mittellappenbronchien.

Diagnose: *Große gestielte Spannungscyste im rechten Oberlappen als Absceßfolge (durch Thorakotomie gesichert).*

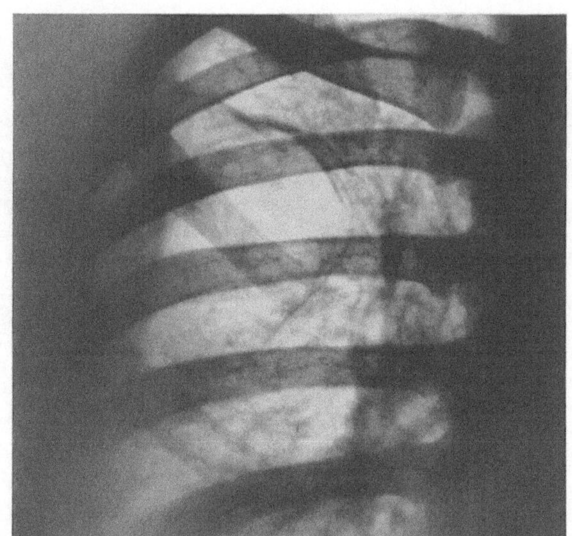

Abb. 135b

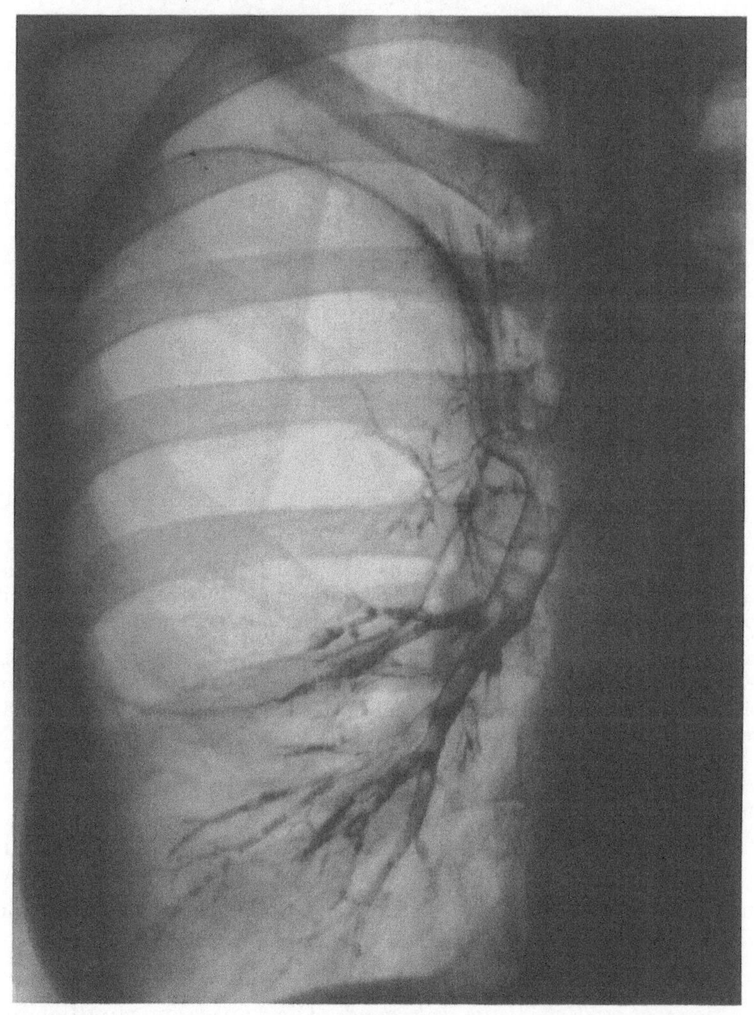

Abb. 135c

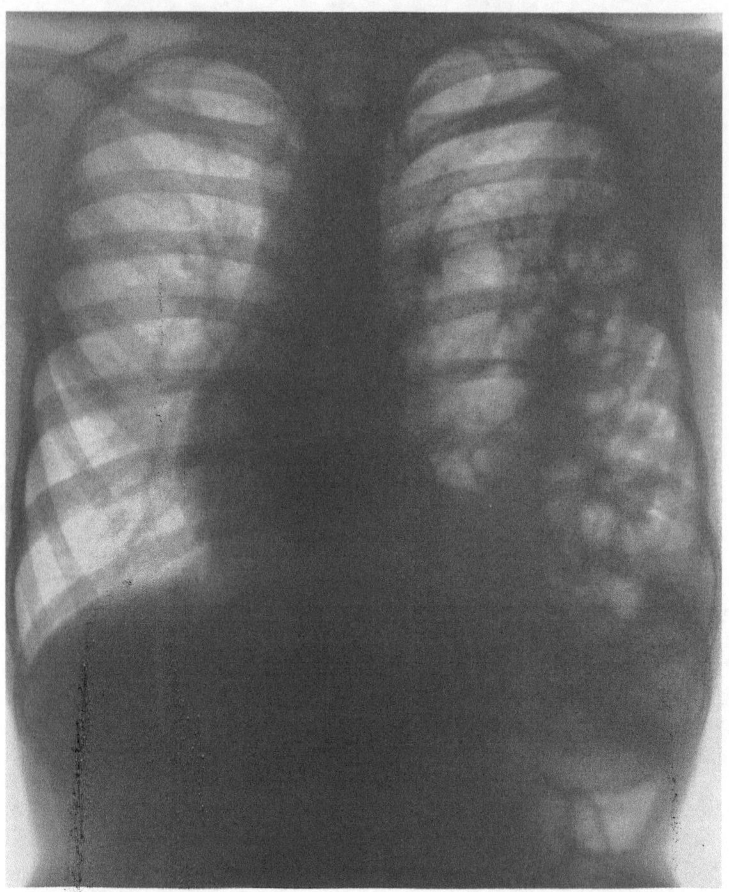

Abb. 136a

Fall 136. KAUFMANN, Basel
L. K., ♀, 9 Jahre.

Vorgeschichte: Das Kind war immer etwas untergewichtig, hatte aber nie auffällige Krankheitssymptome. Normaler Schulbesuch. Bei einer Schirmbilduntersuchung wurde Verdacht auf einen Hydropneumothorax geäußert und das Kind zur Klärung der Diagnose eingewiesen.

Befund: Ordentlicher Allgemeinzustand, Beschwerdefreiheit. Leichte Asymmetrie des Thorax zu ungunsten der linken Seite. Regelmäßige, nicht beschleunigte Atmung. Auskultatorisch sind über dem linken Hemithorax Darmgeräusche hörbar, das Atemgeräusch rechts ist normal. Perkutorisch links basal breite Dämpfung. Vitalkapazität deutlich vermindert. Kahnbauch. Normale Laborbefunde.

Röntgenbefunde:

Abb. 136a. *Übersicht p.a.* Im linken Lungenfeld sind zahlreiche rundliche meist glatt begrenzte Aufhellungen erkennbar, die von caudal bis infraclaviculär reichen. Nur im Spitzen- und infraclaviculären Lungenfeld ist noch eine normale Lungenstruktur erkennbar. Zwerchfell links nicht abgrenzbar, aber kein Ergußschatten. Mediastinum und Herz nach rechts verlagert. Rechte Lunge unauffällig.

Abb. 136b. *Übersicht seitlich, links anliegend.* Die ventralen rundlichen hellen Strukturen lassen ohne weiteres die Folgerung auf verlagerten Dickdarm zu.

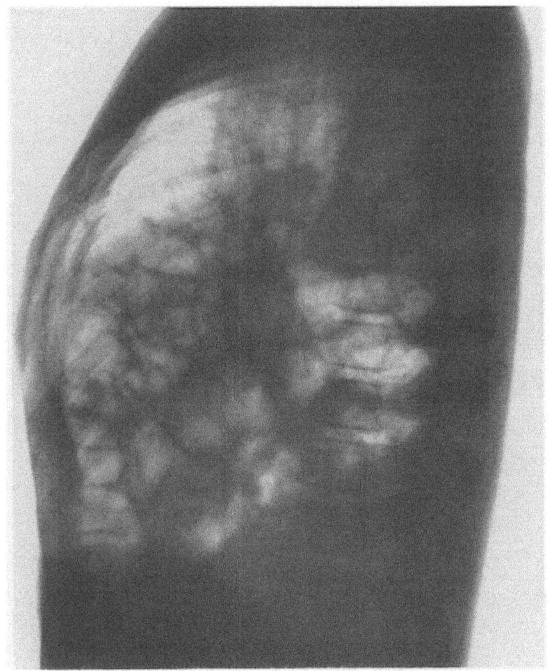

Abb. 136b

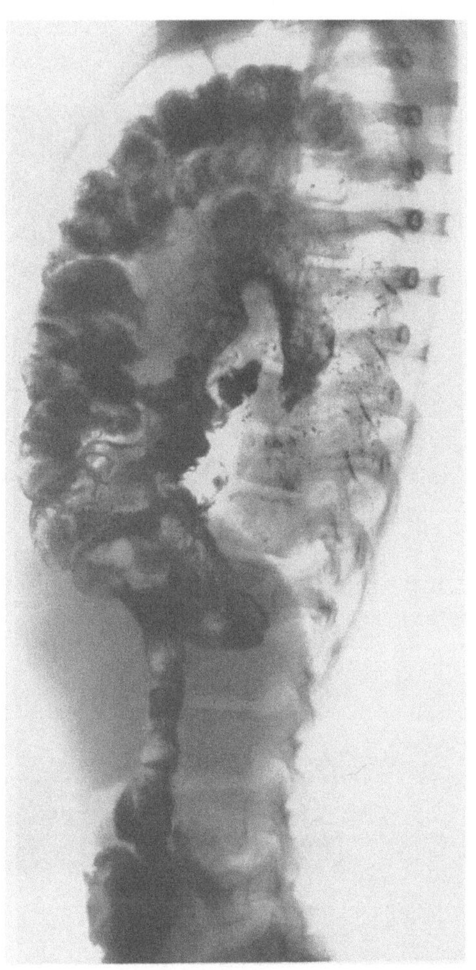

Abb. 136d

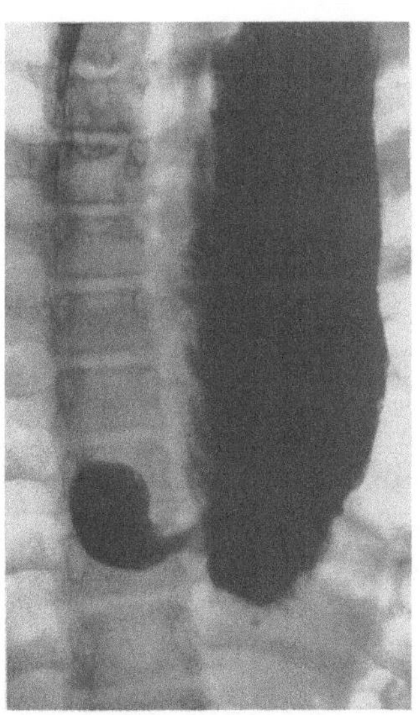

Abb. 136c

Röntgenbefunde (Fortsetzung):

Abb. 136c und d. *Magen-Darmpassage.* Oesophagus und Kardia normal gelegen. Magen in seiner Gesamtheit in den hinteren Hemithorax, Pylorus bis in die obere Thoraxapertur (Abb. c), Jejunum und Colon ascendens sowie ein guter Teil des Transversums in den linken Lungensitus verlagert. Erst das Colon descendens ist an üblicher Stelle gelegen (Abb. d).

Weiterer Verlauf: Operativer Verschluß der Zwerchfellücke nach Reposition der in der Thoraxhohle gelegenen abdominellen Eingeweide: $^3/_4$ des gesamten Dünndarms, Dickdarm bis zum oberen Descendens, ganzer Magen und Milz. Postoperativer Verlauf ungestört. *Durchleuchtungskontrolle:* Gute Ausdehnung der linken Lunge; Zwerchfellhochstand links bei nur geringer Beweglichkeit. Keine abdominellen Organe innerhalb des linken Hemithorax.

Diagnose: *Angeborene Zwerchfellhernie links (operativ bestätigt).*

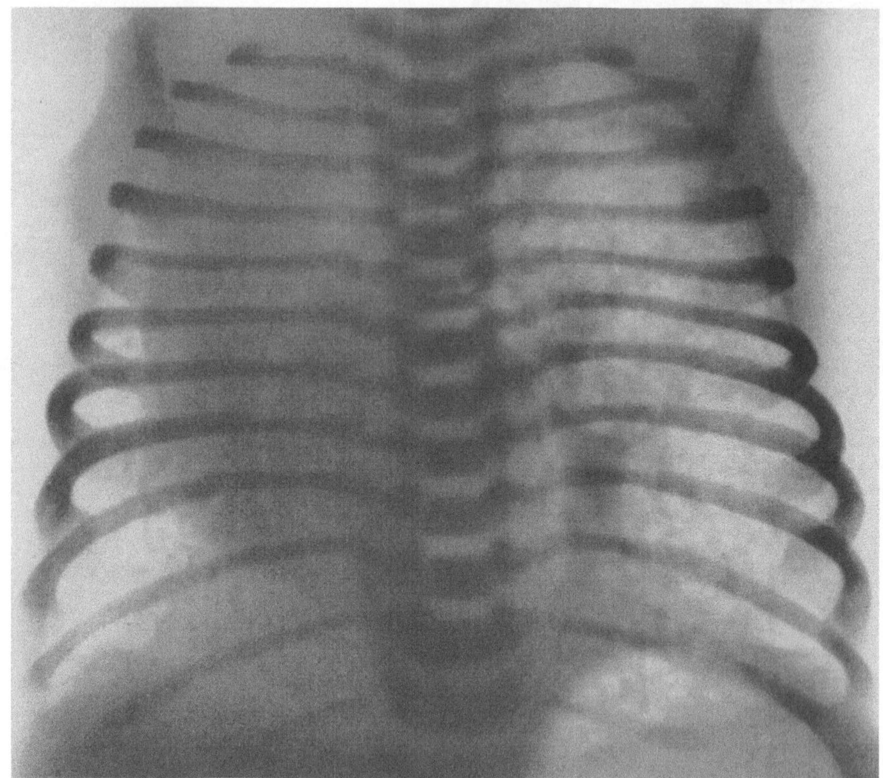

Abb. 137

Fall 137. Kaufmann, Basel
A. T., ♂, 3 Wochen.

Vorgeschichte: Seit 1 Woche stoßende Atmung, Tachypnoe und periorale Cyanose.

Befund: Aplasie der Bauchdeckenmuskulatur. Über der linken Lunge hypersonorer Klopfschall und kaum hörbares Atemgeräusch. Herz perkutorisch nach rechts verlagert. Herztöne und Atemgeräusch rechts abgeschwächt. Im Blutbild Leukocytose von 15000 ohne Linksverschiebung. Sonst unauffällige Laborbefunde. Normales Ergebnis bei der Chromosomenbestimmung.

Röntgenbefund:

Abb. 137. *Übersicht.* Die linksseitige Lungenzeichnung ist mit Ausnahme einer streifigflächigen Verschattung im linken Herz-Zwerchfellwinkel grob retikulär umgebildet. In Hilusnähe mehrere gut begrenzte mittelgroße cystische Aufhellungen. Das Herz und vor allem das obere Mediastinum sind hochgradig nach rechts verdrängt.

Weiterer Verlauf: Trotz des außerordentlich schlechten Allgemeinzustandes wurde ein operatives Vorgehen versucht, wobei der Chirurg sich aber nicht zur Lobektomie des linken Oberlappens entschließen konnte. Exitus am folgenden Tage.

Diagnose: *Adenomatös-cystische Entartung des linken Oberlappens und der Lingula (autoptisch gesichert).*

Literatur

BARTELS, H., E. BÜCHERL, C. W. HERTZ, G. RODEWALD u. M. SCHWAB: Lungenfunktionsprüfungen. Methoden und Beispiele klinischer Anwendung. Berlin-Göttingen-Heidelberg: Springer 1959.

BAUMGARTL, F.: Handbuch der Thoraxchirurgie, Bd. III. Berlin-Göttingen-Heidelberg: Springer.

BERGMANN, L.: Zur Pathogenese des Aspergilloms. Beitr. Klin. Tuberk. **124**, 88 (1961).

BESSLER, W.: Veränderungen des Thoraxbildes bei Kollagenkrankheiten. Radiol. clin. (Basel) **27**, 330 (1958).

BREDNOW, W.: Die Kollagenkrankheiten der Lunge. Beitr. Klin. Tuberk. **124**, 3 (1961).

BÜNGER, P., C. W. FASSBENDER u. G. SCHÜTZE: Zur Mikrolithiasis alveolaris pulmonum. Fortschr. Röntgenstr. **97**, 775 (1962).

BULGRIN, J. G., E. L. DUBOIS and G. JACOBSON: Chest roentgenographic changes in systemic lupus erythematosus. Radiology **74**, 42 (1960).

CITRON, K. R., and J. G. SCADDING: Stenosing non-caseating tuberculosis (sarcoidosis) of the bronchi. Thorax **12**, 18 (1957).

COATES, J. R., and J. C. BELLAMY: Idiopathic pulmonary hemosiderosis. Ann. intern. Med. **55**, 672 (1961).

COMROE, J. H., R. E. FORSTER, A. B. DU BOIS, W. A. BRISCOE and E. CARLSEN: The lung. Clinical physiology and pulmonary function tests. Chicago: The Year Book Publishers 1959.

CORDASCO, E. M., J. R. HASERICK, P. J. SKIRPAN and H. S. VAN ORDSTRAND: Pulmonic manifestations of systemic lupus erythematosus. J. chron. Dis. **5**, 290 (1957).

CRAIG, J. M., J. KIRKPATRICK and E. B. NEUHAUSER: Congenital cystic adenomatoid malformation of the lung in infants. Amer. J. Roentgenol. **76**, 516 (1956).

DITTRICH, P. v., H. REINDELL, K. WURM u. R. ZINTZ: Zum Krankheitsbild der generalisierten Riesenzellarteriitis. Dtsch. med. Wschr. **1960**, 1842.

DIUB, H. P., B. E. GOODRICH and J. R. RICH: The pulmonary aspects of polyarteriitis (periarteriitis) nodosa. Amer. J. Roentgenol. **71**, 785 (1956).

DOERING, P.: Die idiopathische Lungenhämosiderose. Ergebn. inn. Med. Kinderheilk. **14**, 481 (1960).

— Zur Klinik und Pathogenese der essentiellen Lungenhämosiderose. Beitr. Klin. Tuberk. **124**, 62 (1961).

FEINDT, H. R.: Beitrag zur Röntgendiagnostik der Thymome. Fortschr. Röntgenstr. **85**, 409 (1956).

FORSTER, R. E.: Exchange of gases between alveolar air and pulmonary capillary blood: pulmonary differing capacity. Physiol. Rev. **37**, 391 (1957).

FRIEDEL, H.: Die Katheterbiopsie des peripheren Lungenherdes. (Ein Beitrag zur Frühdiagnose des Bronchial-Carcinoms.) Leipzig: Johann Ambrosius Barth 1961.

GARTMANN, J. CH.: Chronische Pneumonie — Lipoidpneumonie — Lungenabsceß. Beitr. Klin. Tuberk. **124**, 71 (1961).

GEORGII, A., u. K. P. EYMER: Über die alveoläre Lungenproteinose. Ergebn. inn. Med. Kinderheilk. **20**, 258 (1963).

GIESE, W.: Die Atemorgane. Im Lehrbuch der speziellen pathologischen Anatomie, Bd. II/3. Berlin: W. de Gruyter & Co. 1960.

GOULD, D. M., and G. V. DALRYMPLE: A radiological analysis of disseminated lung disease. Amer. J. med. Sci. **238**, 621 (1959).

GREMMEL, H., W. SCHULTE-BRINKMANN u. H. VIETEN: Differentialdiagnostische Besonderheiten neurogener Mediastinaltumoren. Radiologe **3**, 37 (1963).

GRILLI, A.: Aspetti radiologici particolari delle cisti di echinococco del polmone. Arch. Tisiol. **17**, 643 (1962).

GROSSE-BROCKHOFF, F.: Interstitielle Lungenfibrose (HAMMAN-RICH). Beitr. Klin. Tuberk. **124**, 21 (1961).

GRUNZE, H.: Tumoren der Thoraxorgane. In: Diagnostik der Geschwulstkrankheiten, herausgeg. von BARTHELHEIMER und MAURER. Stuttgart: Georg Thieme 1962.

HÄMMERLI, U.: Diffuse progressive interstitielle Lungenfibrose (Hamman-Rich-Syndrom). Schweiz. med. Wschr. **1955**, 597.

HAMPERL, H.: Die pathologische Anatomie der interstitiellen Pneumonie. Mschr. Kinderheilk. **108**, 132, 164 (1960).

HANFORD, R. B., G. F. SCHNEIDER and J. D. MACCARTHY: Massive thoracic extra-medullary hemopoiesis. New Engl. J. Med. **236**, 120 (1960).

HARTUNG, W.: Morphologie des bullösen Emphysems, seine Abgrenzung gegen Lungendystrophie. Beitr. Klin. Tuberk. **119**, 343 (1958).
HEILMEYER, L.: Die progressive Lungendystrophie. Beitr. Klin. Tuberk. **124**, 157 (1961).
—, u. F. SCHMID: Progressive Lungendystrophie. Dtsch. med. Wschr. **81**, 2117 (1956).
—, K. WURM u. H. REINDELL: Klinik des Morbus Boeck. Beitr. Klin. Tuberk. **114**, 46 (1955).
HEIN, J.: Zur Differential-Diagnose und Therapie der Rundherde. Internist (Berl.) **1**, 54 (1960).
HELMER, F., P. KREPLER, F. POLLAUF u. J. ZEITLHOFER: Angeborenes lobäres Emphysem und cystische Mißbildung der Bronchien. Z. Kinderheilk. **87**, 237 (1962).
HENNEMANN, G., u. B. HOFMANN: Zur Klinik der diffusen interstitiellen Lungenfibrose. Med. Klin. **1960**, 839.
HERRNHEISER, G.: Röntgenanatomie der Lunge. Fortschr. Röntgenstr. **74**, 623 (1951).
HINSHAW, H. C., and C. H. GARLAND: Disease of the chest. Philadelphia and London: W. B. Saunders Company 1956.
HÖFFKEN, W.: Das Aspergillom der Lunge. Fortschr. Röntgenstr. **84**, 397 (1956).
HOTTINGER, A., H. J. KAUFMANN, K. WEISSER u. A. WERTHEMANN: Über eine seltene Lungenerkrankung Frühgeborener. Ann. paediat. (Basel) **201**, 13 (1963).
HUZLY, A.: Das Mittellappensyndrom. Fortschr. Rontgenstr. **97**, 407 (1962).
— Die Bronchographie bei der Sarkoidose. XIII. Kongr. Ass. intern. Etude des bronches. Zürich **1963**.
KÄHLER, H. J., u. L. HEILMEYER: Klinik und Pathophysiologie des Karzinoids und Karzinoidsyndroms unter besonderer Berücksichtigung der Pharmakologie des 5-Hydroxytryptamins. Ergebn. inn. Med. Kinderheilk. **16**, 292 (1961).
KALBIAN, V. V.: Bronchial involvement in pulmonary sarcoidosis. Thorax **12**, 18 (1957).
KAUFMANN, H. J.: Über eine neue Form von Lungenfibrose bei Frühgeburten. Fortschr. Röntgenstr. **97**, 434 (1962).
— Diskussionsbeitrag zur Differentialdiagnose der adenoid-cystischen Lungendegeneration (Demonstration eines Falles). Basler Ges. für Kinderheilkunde 21. 2. 1962.
KÖNN, G.: Über morphologische Befunde bei dem klinischen Bild der progressiven Lungendystrophie. Beitr. Klin. Tuberk. **124**, 164 (1961).
KRAMER, A., u. W. SIEDE: Das Hamman-Rich-Syndrom. Internist **3**, 366 (1962).
KRAUS, R., u. F. STRNAD: Das umschriebene vikariierende Emphysem als wertvolles Differentialdiagnostikum des beginnenden Lungentumors. Morphologische Studien der Lungenzeichnung im Röntgenbild. Radiologe **1**, 43 (1961).
KRÖKER, P.: Zur Frage der sogenannten progressiven Lungendystrophie. Fortschr. Röntgenstr. **93**, 1 (1960).
KÜMMERLE, F.: Zur operativen Behandlung seltener Lungenerkrankungen. Beitr. Klin. Tuberk. **124**, 152 (1961).
LAUR, A., u. W. DILLER: Diagnostik der Lungenembolie. Dtsch. med. Wschr. **1962**, 720.
—, u. H. W. WEDLER: Die einseitige helle Lunge im Röntgenbild. Fortschr. Röntgenstr. **82**, 305 (1955).
LEGGAT, P. O., and E. H. WALTON: Wegener's granulomatosis. Thorax **11**, 94 (1956).
LENDES, G., u. F. LEICHER: Zum Krankheitsbild der Mikrolithiasis alveolaris pulmonum. Ärztl. Wschr. **3**, 692 (1948).
LINDGREN, S., and A. G. H. LÖFGREN: Cavern formation in pulmonary sarcoidosis. Acta chir. scand., Suppl. **245**, 113 (1959).
LINDIG, W.: Ein klinisch-röntgenologischer Beitrag zum Krankheitsbild der „Mikrolithiasis alveolaris pulmonum". Fortschr. Röntgenstr. **75**, 678 (1951).
— Differentialdiagnose der selteneren chronischen Lungenkrankheiten unter Berücksichtigung klinischer Gesichtspunkte. Beitr. Klin. Tuberk. **124**, 113 (1961).
LINKE, A.: Früherkennung des Krebses, ein kurzes Handbuch für die Praxis. Stuttgart: F. K. Schattauer 1962.
LOECKELL, H.: Rundherdähnliche Infiltrate (Mycetome) bei Lungenmykosen. Radiologe **2**, 255 (1962).
LÜTHI, E.: Beitrag zur Kenntnis der Lymphogranulomatose (Morbus Hodgkin) unter besonderer Berücksichtigung der sekundären Lungenfibrose. Schweiz. Z. Tuberk. **18**, 330 (1961).
LUNDBERG, G. D.: Goodpasture's syndrome. Glomerulonephritis with pulmonary hemorrhage. J. Amer. med. Ass. **184**, 915 (1963).
MAUS, H.: Leiomyomatosis pulmonum disseminata maligna. Frankf. Z. Path. **69**, 95 (1958).
MÜLLER, H.: Die Nebenlungen. In: HENKE und LUBARSCHs Handbuch der speziellen pathologischen Anatomie und Histologie, Bd. III/1, S. 577. Berlin 1928.
MÜLLER, W., u. K. MUSSHOFF: Ampulläre Bronchiektasen, eine seltene Mißbildung der Bronchien. Fortschr. Röntgenstr. **91**, 701 (1959).
MÜLLY, K.: Die Geschwülste der Lunge, Pleura und Brustwand. Die Erkrankungen und Geschwülste des Mediastinums. In: Handbuch der inneren Medizin, 4. Aufl., Bd. IV, Teil 4. Berlin-Göttingen-Heidelberg: Springer 1956.

MUSSHOFF, K., H. KRAUSS, P. FRISCH, H. REINDELL, H. KLEPZIG u. G. ENGSTFELD: Größen- und Formänderungen des Herzens und der Lungengefäße vor und nach Sprengung der Mitralstenose. Dtsch. med. Wschr. **84**, 468 (1959).

—, u. J. WEINREICH: Röntgenologische Differentialdiagnostik chronischer seltener Lungenkrankheiten. Beitr. Klin. Tuberk. **124**, 100 (1961).

NELSON, R. L.: Congenital cystic disease of the lung; report of a case. J. Pediat. **1**, 233 (1932).

NOETZEL, H.: Multiple Angiome im Gehirn bei generalisierter Angiomatosis. Beitr. path. Anat. **123**, 251 (1960).

OVERSTREET, R. M.: Emphysema of a portion of the lung in the early months of life. Amer. J. Dis. Child. **57**, 861 (1939).

PERRIN, A., R. FROMEUT, J. GRAVIER et M. PAUPERT-RAVAULT: Miliaires hemosidérosiques et ossifications nodulaires de poumons dans les sténoses mitrales (à propos de 19 observations personelles). Arch. Mal. Cœur **49**, 153 (1956).

PLECHL, S.-CH.: Das kongenitale lobäre Emphysem. Dtsch. med. Wschr. **88**, 2056 (1963).

PLENK, H. P., S. A. SWIFT, W. L. CHAMBERS and W. E. PLETZER: Pulmonary alveolar proteinosis — a new disease? Radiology **74**, 928 (1960).

PRICE, D. M.: Lower accessory pulmonary artery with intralobar sequestration of lung: a report of seven cases. J. Path. Bact. **58**, 457 (1946).

PUHR, L.: Mikrolithiasis alveolaris pulmonum. Virchows Arch. **290**, 156 (1933).

PURNELL, D. C., A. H. BAGGENSTOSS and A. M. OLSEN: Pulmonary lesions in disseminated lupus erythematosus. Ann. intern. Med. **42**, 619 (1955).

RADENBACH, K. L., u. H. JUNGBLUTH: Tuberkulöse Rundherde und Tuberkulome der Lunge. Radiologe **2**, 233 (1962).

ROSE, G. A.: The natural history of polyarteriitis. Brit. med. J. **1957** II, 1148.

ROSSIER, P. H., A. BÜHLMANN u. K. WIESINGER: Physiologie und Pathophysiologie der Atmung. Berlin-Göttingen-Heidelberg: Springer 1958.

RUCKENSTEINER, E., u. F. TSCHURTSCHENTHALER: Über das Hamartom der Lunge. Med. Klin. **1959**, 1353.

SCADDING, J. G.: Chronic diffuse interstitial fibrosis of the lungs. Brit. med. J. **1960** I, 443.

SCHAICH, W.: Zur Klinik des tuberkulösen Rundherdes. Tuberk.-Arzt **8**, 698 (1954).

SCHIESSLE, W., u. H. GERMESHAUSEN: Interne bioptische Methoden zur Diagnose von Lungen-, Pleura- und Mediastinalkrankheiten. Med. Klin. **1962**, 913.

SCHILDKNECHT, O.: Zur Pathogenese verkalkter Schichtungskugeln, sog. „corpora amylacea" in der Lunge (unter Mitteilung eines außergewöhnlichen Falles). Virchows Arch. **285**, 466 (1932).

SCHINZ, H. R., W. E. BAENSCH, E. FRIEDL u. E. UEHLINGER: Lehrbuch der Röntgendiagnostik, Bd. III/1. Stuttgart: Georg Thieme 1952.

SCHLUNGBAUM, W., u. K.-W. SCHONDORF: Gibt es einen für die Malignität solitärer pulmonaler Rundherde pathognomonischen Röntgenbefund? Radiologe **2**, 246 (1962).

SCHMIDT, P. G.: Die Lungencysten und ihre Differentialdiagnose. Internist **3**, 346 (1962).

SCHOENMAKERS, J., u. H. VIETEN: Atlas postmortaler Angiogramme. Stuttgart: Georg Thieme 1954.

SCHULZE, W.: Röntgenologische Aspekte des oligämischen Obstruktionssyndroms im Lungenkreislauf bei chronischer massiver Pulmonalarterienthrombose. Radiologe **1**, 37 (1961).

SCHWARZ, J., G. L. BAUM and M. STRAUB: Cavitary histoplasmosis complicated by fungus ball. Amer. J. Med. **31**, 692 (1961).

SHAPIRO, R., and L. G. RIGLER: Pulmonary embolism without infarction. Amer. J. Roentgenol. **60**, 460 (1948).

SPENCER, H.: Pathology of the lung. Oxford-London-New York-Paris: Pergamon Press 1963.

STEINER, R. E.: The roentgenology of pulmonary manifestations in mitral heart disease and left heart failure. Progr. cardiovasc. Dis. **2**, 1 (1959).

STENDER, H. S., u. W. SCHERMULY: Das interstitielle Lungenödem im Röntgenbild. Fortschr. Röntgenstr. **95**, 461 (1961).

STÖCKER, E.: Über die intrapulmonale Sequestration der Lunge. Frankf. Z. Path. **69**, 452 (1958).

— Leiomyomatosis pulmonum disseminata maligna. Zbl. allg. Path. path. Anat. **99**, 143 (1959).

STOERK, O.: Über angeborene blasige Mißbildungen der Lunge. Wien. klin. Wschr. **10**, 25 (1897).

STRICKLAND, B.: Pulmonary appearances in polyarteriitis nodosa. J. Fac. Radiol. (Lond.) **6**, 201 (1955).

STRNAD, F.: Fragen zur Röntgendiagnostik der Lungentumoren. Verh. dtsch. Röntgenges. ,Bd. 40, Beiheft Fortschr. Röntgenstr. **88**, 42 (1958).

STUTZ, E., u. H. VIETEN: Die Bronchographie. Stuttgart: Georg Thieme 1955.

SUNDERMANN, A., u. G. PANZRAM: Krankheiten der Atmungsorgane. Pulmonale Komplikationen bei akutem und chronischem Gelenkrheumatismus. Münch. med. Wschr. **1962**, 2205.

TAYLOR, T. L., and H. OSTRUM: The roentgenologic evaluation of systemic lupus erythematosus. Amer. J. Roentgenol. **82**, 95 (1959).

THIEDE, T., and E. CHIEVITZ: Increase in cell volume and pulmonary changes in polycythaemia vera. Acta med. scand. **170**, 443 (1961).

UEHLINGER, E.: Vanishing lung, progressive Lungendystrophie. In: Röntgendiagnostik, Ergebnisse 1952—1956, S. 363. Stuttgart: Georg Thieme 1957.

—, W. A. FUCHS, A. BÜHLMANN u. E. UEHLINGER: Über Lungenfibrosen. Klinik, Radiologie, Pathophysiologie und pathologische Anatomie. Dtsch. med. Wschr. **1960**, 1828.

—, u. G. SCHOCH: Zur Diagnose und Differentialdiagnose der Lungengerüsterkrankungen: Entzündungen und Dystrophien. In: Röntgendiagnostik, Ergebnisse 1952—1956, S. 307. Stuttgart: Georg Thieme 1957a.

— — Das Mittellappensyndrom. In: Röntgendiagnostik, Ergebnisse 1952—1956, S. 373. Stuttgart: Georg Thieme 1957b.

VIVELL, O., W. H. BUHN u. G. LINS: Erfahrungen mit der serologischen Diagnose der interstitiellen plasmacellulären Pneumonie von jungen Säuglingen und Frühgeburten. Z. Kinderheilk. **78**, 653 (1956).

VOGEL, K.-H.: Die Periarteriitis nodosa und ihre Verlaufsformen. Med. Welt. (Berl.) **1961**, 2328, 2392, 2504.

WALTER, E. A.: Giant cell granulom of the respiratory tract (Wegener's granulomatosis). Brit. med. J. **1958** II, 265.

WALTER, H. H.: Zum Bilde des Lungen-Boeck bei Kindern und Jugendlichen. Tuberk.-Arzt **14**, 828 (1960).

WALTHER, G., u. F. HEUCK: Die Klinik und Differentialdiagnose des Alveolarzellcarcinoms. Internist **3**, 378 (1962).

WEGMANN, T.: Lungenmykosen. Med. Klin. **1962**, 1801.

WEINGÄRTNER, L.: Zur Frage der idiopathischen Lungenhämosiderose. Fortschr. Röntgenstr. **87**, 482 (1957).

— Metastasierendes Schilddrüsenadenom. Mschr. Kinderheilk. **107**, 449 (1959).

WELLAUER, J.: Die Lungensequestration und die Herzzwerchfellwinkel. Radiologe **2**, 74 (1962).

WESTERMARK, N.: On bronchostenosis, a roentgenological study. Acta radiol. (Stockh.) **19**, 285 (1938).

— On the roentgen diagnosis of lung embolism. Acta radiol. (Stockh.) **19**, 357 (1938).

WILSON, M. G., and V. G. MITIKY: A new form of respiratory disease in prematures. Amer. J. Dis. Child. **99**, 468 (1960).

WINSLOW, W. A., L. N. PLOSS and B. LOITMAN: Pleuritis in systemic lupus erythematosus; its importance as an early manifestation in diagnosis. Ann. intern. Med. **49**, 70 (1958).

WURM, K., u. H. REINDELL: Die mediastinalen Lymphknotenerkrankungen im Röntgenbild. Radiologe **3**, 42 (1963).

— — Verkalkungen bei der Sarcoidose (Morbus Boeck). Freiburger Med. Ges., 28. 5. 1963.

— — u. L. HEILMEYER: Der Lungenboeck im Röntgenbild. Stuttgart: Georg Thieme 1958.

Verzeichnis der Einsender von Röntgenbildern

Dr. H. Behrend, Marburg, Medizinische Universitätsklinik (siehe bei Dr. Reusch und Dozent Dr. Schermuly).
Dr. L. Bergmann, Apollensdorf b. Wittenberg: Fall Nr. 63.
Dr. M. Birkenfeld, Bad Mergentheim, Caritas-Krankenhaus: Fall Nr. 64.
Dr. I. Bruchmann, früher Weilmünster i. Ts., Kinderheilstätte, jetzt Winterkasten i. Odw.: Fall Nr. 93.
Prof. Dr. H. Brügger, Wangen (Allgäu), Kinderheilstätte (zusammen mit Dr. Walter): Fall Nr. 36, 99, 116.
Dozent Dr. P. Doering, Göttingen, Medizinische Universitätsklinik: Fall Nr. 76.
Dr. Eskuchen, Ulm, Medizinische Klinik der Stadt. Krankenanstalt: Fall Nr. 2.
Dr. W. Fink, Schorndorf, Innere Abteilung des Krankenhauses (zusammen mit Dr. Rastetter): Fall Nr. 34.
Dr. J. Gartmann, Heilstätte Altein, Arosa: Fall Nr. 1, 3, 10, 30, 33.
Prof. Dr. F. Grosse-Brockhoff, Düsseldorf, Medizinische Universitätsklinik: Fall Nr. 79, 85, 86.
Dr. Hempel, Leipzig, Universitäts-Kinderklinik (zusammen mit Prof. Weingärtner): Fall Nr. 17, 19, 42, 46, 75.
Dozent Dr. W. Höffken, Köln-Merheim, Medizinische Universitätsklinik: Fall Nr. 62.
Dr. A. Huzly, Sanatorium Schillerhohe, Gerlingen über Stuttgart-Feuerbach: Fall Nr. 6, 29, 37, 53, 57, 102, 103, 114, 133, 135.
—, zusammen mit Dr. Seidel: Fall Nr. 20, 52, 111.
Dr. G. Jacob, Karl-Marx-Stadt, Krankenhaus Leninstraße, Röntgenabteilung: Fall Nr. 16, 25, 84.
Dozent Dr. H. J. Kaufmann, Basel, Basler Kinderhospital: Fall Nr. 136, 137.
Dr. P. Kröker, Essen, Evang. Krankenhaus Huyssens-Stiftung: Fall Nr. 125, 126, 127, 128.
Dr. S. Lindgren und Dr. A. G. H. Löfgren, Dept. of pulmonary diseases and pathology, St. Goran's Hospital, Stockholm: Fall Nr. 27.
Prof. Dr. Lindig, Bezirkskrankenhaus für Lungenkrankheiten, Leipzig (zusammen mit Medizinischer Universitäts-Poliklinik Freiburg i. Br.): Fall Nr. 41.
Dozent Dr. N. Markoff, Chur, Kantonsspital, Medizinische Klinik (siehe bei Prof. Dr. Uehlinger).
Dozent Dr. E. Nägele, Gießen, Medizinische Universitäts-Poliklinik: Fall Nr. 80, 81, 87.
Dr. K. Pütter, Freiburg i. Br., Robert-Koch-Klinik (siehe bei Dr. Reimann).
Dr. H. Rastetter, Freiburg i. Br., Medizinische Universitätsklinik (siehe bei Dr. Fink).
Dr. W. Reimann, Sanatorium Friedrichsheim über Müllheim (Baden) (zusammen mit Dr. Pütter): Fall Nr. 24.
Dr. G. Reusch, Königstein i. Ts., Haus in der Sonne: Fall Nr. 13, 22, 44, 48, 97, 112.
—, zusammen mit Dozent Dr. Schermuly und Dr. Behrend: Fall Nr. 130.
Dozent Dr. W. Schaich, Sanatorium Luisenheim über Müllheim (Baden): Fall Nr. 95.
Dozent Dr. W. Schermuly (zusammen mit Dr. Behrend und Dr. Reusch; siehe auch bei Dozent Dr. Stender): Fall Nr. 130.
Prof. Dr. H. R. Schinz, Zürich, Röntgeninstitut der Universität (siehe bei Prof. Dr. Uehlinger).
Dr. H. Seidel, Sanatorium Schillerhöhe, Gerlingen über Stuttgart-Feuerbach (siehe bei Dr. Huzly).
Dozent Dr. Sielaff, Heidelberg, Medizinische Universitätsklinik: Fall Nr. 95.
Dr. E. Sommer, Sanatorium Braunwald (Schweiz) (siehe bei Prof. Dr. Uehlinger).
Dozent Dr. H. S. Stender, Marburg, Strahlenklinik und -poliklinik (zusammen mit Dozent Dr. Schermuly): Fall Nr. 88.
Dr. Suter, Davos, Thurgauer-Schaffhauser Heilstätte (siehe bei Prof. Dr. Uehlinger).
Prof. Dr. E. Uehlinger, Zürich, Pathologisches Institut: Fall Nr. 106.
—, zusammen mit Dozent Dr. Markoff, Chur: Fall Nr. 107.
—, zusammen mit Prof. Dr. Schinz: Fall Nr. 23, 68, 69, 70, 71, 98.
—, zusammen mit Dr. Sommer: Fall Nr. 105.
—, zusammen mit Dr. Suter, Davos: Fall Nr. 101.
—, zusammen mit Kinderspital Zürich: Fall Nr. 78.
—, zusammen mit Kantonsspital Schaffhausen: Fall Nr. 39, 82.
—, zusammen mit Kantonsspital Zürich: Fall Nr. 67.

Prof. Dr. E. Uehlinger, Zürich, Pathologisches Institut:
—, zusammen mit Krankenhaus Schwyz: Fall Nr. 49.
—, zusammen mit Pflegerinnenschule Zürich: Fall Nr. 72.
—, zusammen mit Stadtspital Waid, Zürich: Fall Nr. 96.
—, zusammen mit Thurgauisch-Schaffhausische Heilstätte, Davos-Platz: Fall Nr. 83.
Dr. K. Unholtz, Berlin-Kladow, Städt. Klinik für Lungenkranke, Havelhöhe: Fall Nr. 47.
Dr. habil. R. Vetter, Krankenhaus Waldkirch i. Br.: Fall Nr. 54.
Prof. Dr. H. Vieten, Düsseldorf, Institut für medizinische Strahlenkunde, Medizinische Akademie, Düsseldorf: Fall Nr. 18.
Prof. Dr. O. Vivell, Freiburg i. Br., Universitäts-Kinderklinik: Fall Nr. 73, 74.
Dr. H. H. Walter, Heilstatte Wilhelmsheim über Backnang/Wttbg., früher Wangen (Allgäu), Kinderheilstätte (siehe bei Prof. Dr. Brügger).
Prof. Dr. L. Weingärtner, Leipzig, Universitäts-Kinderklinik, jetzt: Halle a. d. Saale, Universitäts-Kinderklinik (siehe bei Dr. Hempel).
Prof. Dr. K. Wurm, Höchenschwand (Schwarzwald), Kurhaus: Fall Nr. 117.
Bundeswehrmedizinalamt Bonn-Beuel: Fall Nr. 115.
Chirurgische Universitätsklinik Freiburg i. Br.: Fall Nr. 8, 14, 26, 31, 32, 54, 55, 58, 59, 66, 94, 108, 109, 110, 113, 122, 131.
Medizinische Universitätsklinik Freiburg i. Br.: Fall Nr. 4, 7, 9, 11, 12, 15, 21, 28, 35, 38, 40, 43, 45, 50, 60, 61, 65, 77, 89, 92, 100, 119, 120, 121, 129, 132.
Universitäts-Kinderklinik Freiburg i. Br.: Fall Nr. 134.
Medizinische Universitäts-Poliklinik Freiburg i. Br. (zusammen mit Prof. Lindig): Fall Nr. 41.
Medizinische Klinik Süd, Lübeck, Städtische Krankenanstalten: Fall Nr. 5, 51, 90, 91, 104, 118, 123, 124.
I. Medizinische Abteilung, München-Schwabing, Stadtisches Krankenhaus (zusammen mit Medizinischer Universitätsklinik Freiburg i. Br.): Fall Nr. 38.
Universitäts-Hautklinik Zürich: Fall Nr. 56.
Kantonsspital Schaffhausen (siehe bei Prof. Dr. Uehlinger).
Kantonsspital Zürich (siehe bei Prof. Dr. Uehlinger).
Kinderspital Zürich (siehe bei Prof. Dr. Uehlinger).
Krankenhaus Schwyz (siehe bei Prof. Dr. Uehlinger).
Pflegerinnenschule Zürich (siehe bei Prof. Dr. Uehlinger).
Stadtspital Waid, Zürich (siehe bei Prof. Dr. Uehlinger).
Thurgauisch-Schaffhausische Heilstätte, Davos-Platz (siehe bei Prof. Dr. Uehlinger).

Diagnosen- und Sachverzeichnis